中华医学影像技术学

辐射防护技术卷

主　　编　牛延涛　马新武

副 主 编　王红光　陈　勇　郭建新　孙建忠　欧阳雪晖　杨晓鹏

编　　者（以姓氏笔画为序）

马新武　山东第一医科大学附属省立医院

王红光　河北医科大学第四医院

王智廷　温州医科大学附属第一医院

牛延涛　首都医科大学附属北京同仁医院

帅　桃　四川大学华西医院

冯泽臣　北京市疾病预防控制中心

邢海群　北京协和医院

朱　健　山东第一医科大学附属肿瘤医院

刘小明　华中科技大学同济医学院附属协和医院

孙建忠　浙江大学医学院附属第二医院

杨晓鹏　郑州大学第一附属医院

张永县　首都医科大学附属北京同仁医院

陈　勇　兰州大学第一医院

欧阳雪晖　内蒙古自治区人民医院

单春辉　河北省人民医院

洪　浩　中国医学科学院肿瘤医院

徐　辉　中国疾病预防控制中心辐射防护与核安全医学所

高向东　太原市中心医院

郭建新　西安交通大学第一附属医院

曹国全　温州医科大学附属第一医院

窦新民　郑州大学附属肿瘤医院

戴天缘　山东第一医科大学附属肿瘤医院

编写秘书

张永县　首都医科大学附属北京同仁医院

人民卫生出版社

·北　京·

版权所有，侵权必究！

图书在版编目（CIP）数据

中华医学影像技术学. 辐射防护技术卷 / 牛延涛，
马新武主编. —北京：人民卫生出版社，2024.4
ISBN 978-7-117-36039-5

Ⅰ.①中…　Ⅱ.①牛…②马…　Ⅲ.①放射医学 – 辐
射防护　Ⅳ.①R445②R142

中国国家版本馆 CIP 数据核字（2024）第 046329 号

人卫智网	www.ipmph.com	医学教育、学术、考试、健康，购书智慧智能综合服务平台
人卫官网	www.pmph.com	人卫官方资讯发布平台

中华医学影像技术学
辐射防护技术卷
Zhonghua Yixue Yingxiang Jishuxue
Fushe Fanghu Jishu Juan

主　　编：牛延涛　马新武
出版发行：人民卫生出版社（中继线 010-59780011）
地　　址：北京市朝阳区潘家园南里 19 号
邮　　编：100021
E - mail：pmph @ pmph.com
购书热线：010-59787592　010-59787584　010-65264830
印　　刷：北京华联印刷有限公司
经　　销：新华书店
开　　本：889×1194　1/16　印张：15
字　　数：465 千字
版　　次：2024 年 4 月第 1 版
印　　次：2024 年 5 月第 1 次印刷
标准书号：ISBN 978-7-117-36039-5
定　　价：168.00 元

打击盗版举报电话：010-59787491　E-mail：WQ @ pmph.com
质量问题联系电话：010-59787234　E-mail：zhiliang @ pmph.com
数字融合服务电话：4001118166　E-mail：zengzhi @ pmph.com

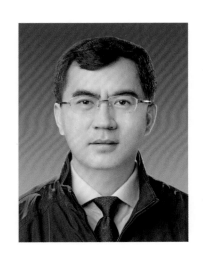

牛延涛

　　医学博士,主任技师,教授,博士研究生导师,首都医科大学附属北京同仁医院医学技术部主任。任北京医学会放射技术分会主任委员,中国医师协会医学技师专业委员会副主任委员,中国医药教育协会医学影像技术学专业委员会主任委员,国家卫生健康委员会放射卫生标准委员会委员,中华医学会放射医学与防护学分会委员,北京医学会放射医学与防护分会常务委员,国家级放射卫生技术评审专家,《中华放射医学与防护杂志》编委,《中国辐射卫生》常务编委,《中国医学影像技术杂志》编委,《中华放射学杂志》通讯编委。

　　多年从事医学影像技术基础理论和质量控制的研究。以第一作者或通讯作者身份发表中华级和SCI论文50余篇,1篇荣获第四届中国科学技术协会优秀科技论文遴选计划优秀论文,1篇入选F5000论文。主编、主译学术专著8部,副主编6部。主持国家自然科学基金和北京市自然科学基金项目4项,获北京市科技新星计划和北京市卫生系统高层次卫生技术人才资助。牵头制订国家标准1项,实用新型专利3项。获国家科学技术进步奖二等奖1项(排名5)。获北京市抗击新冠肺炎疫情先进个人称号,东城区卫健委"抗疫英杰奖",北京市卫健委优秀共产党员,第四届国之名医盛典"国之名医 优秀风范"称号,人民网·人民健康"人民好医生 特别贡献"称号。

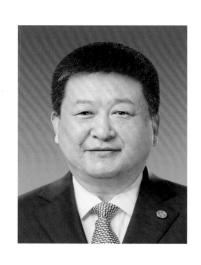

马新武

　　硕士生导师，主任技师，山东第一医科大学附属省立医院医学工程管理公室主任。任中华医学会影像技术分会候任主委，中国医师协会医学技师专委会第二届委员会常委；中国医学装备协会放射影像设备委员会副会长；中国医学装备协会 MR 应用专委会常委；国家卫健委人才评价中心特聘专家；山东省医学会放射技术分会主委；山东省医学会医学工程专委会副主委；山东省医师协会临床工程师分会副主委；中华医学会影像技术分会伦琴学者；人民网人民好医生"大医精诚"称号获得者。

　　参加工作以来，在各类期刊上发表论文 30 余篇，主编著作 6 部，副主编、参编著作 10 余部。担任"十三五"规划教材主编、"十四五"规划教材《医学影像检查技术学》《影像检查技术学》主编。从事医学影像技术及医学工程工作 35 年，获得国家级精品课程一项，承担省级科研课题 10 余项，获山东省科技进步奖一项、山东省科技进步三等奖一项。目前承担山东省科技攻关专项课题大孔径 CT 研发工作。

分卷	主编		副主编			
《中华医学影像技术学·数字X线成像技术卷》第2版	余建明	胡鹏志	洪 泳 何玉圣	李大鹏 任 宏	罗来树	暴云锋
《中华医学影像技术学·MR成像技术卷》第2版	李真林	倪红艳	汪启东 康 庄	路 青 张 翼	吕发金	周高峰
《中华医学影像技术学·CT成像技术卷》第2版	高剑波	雷子乔	郑君惠 张 艳	陈 晶 刘 杰	黄小华	林盛才
《中华医学影像技术学·肿瘤放射治疗技术卷》	林承光	丁生苟	张 云 许 青	张焜毅 孙 丽	钟仁明	刘吉平
《中华医学影像技术学·辐射防护技术卷》	牛延涛	马新武	王红光 欧阳雪晖	陈 勇 杨晓鹏	郭建新	孙建忠
《中华医学影像技术学·影像信息与人工智能技术卷》	刘景鑫	周学军	李广武 周 彬	许 锋 戴亚康	刘 雷	费晓璐

序　言

　　为了顺应医学影像技术学快速发展的需求,紧跟新设备、新技术、新方法和新理论日新月异且更新周期不断缩短的发展步伐,强化学科交叉性、融合性和前沿性的进程,经中华医学影像技术学丛书编写委员会研究决定,启动"中华医学影像技术学"丛书的修订工作。

　　结合学科发展及读者需求,"中华医学影像技术学"丛书第2版包括《中华医学影像技术学·数字X线成像技术卷》《中华医学影像技术学·MR成像技术卷》《中华医学影像技术学·CT成像技术卷》《中华医学影像技术学·肿瘤放射治疗技术卷》《中华医学影像技术学·辐射防护技术卷》《中华医学影像技术学·影像信息与人工智能技术卷》6个分册,全面覆盖影像技术二级学科中各个亚学科的内容,是学科理论知识和实践技能的"百科全书",反映了医学影像技术学科内涵的完整性、系统性、理论性、科学性和实用性。医学影像技术各个亚学科的每个分册又自成一体,分别叙述了各个亚学科的发展历程,各种影像设备及其附属设备的构造、性能特点、成像技术参数、临床意义、成像原理以及安装要求;各种影像设备检查技术的临床适用范围、检查技术要点及图像质量控制措施等。《中华医学影像技术学·影像信息与人工智能技术卷》和《中华医学影像技术学·肿瘤放射治疗技术卷》与影像技术密不可分,其理论知识和实践技能互为借鉴、相辅相成。

　　"中华医学影像技术学"丛书是我国医学影像技术学科和行业的顶级权威著作,是医学影像技术学科和行业发展的指路明灯,是学会为推动学科建设行稳致远、健康发展的一个重大的举措。

　　"中华医学影像技术学"丛书是医学影像技术人员的专业工具书、医学影像专业学生的辅导书,也是临床医师的参考书。本丛书在临床应用中不断锤炼和完善,将对医学影像技术学科的发展具有极大的促进作用,必将造福影像技术学科和广大影像技术工作者。

余建明　李真林

2023年3月

前　言

随着放射诊疗硬件和软件技术的迅猛发展,我国放射诊疗设备装机量大幅提升,每年放射诊疗的总人次快速攀升,估计超过 10 亿人次。在为疾病的诊断和治疗提供支持的同时,公众累积辐射剂量的大幅增加也会提高辐射致癌风险,放射工作人员的辐射防护问题日益突出。基于以上背景,提升放射工作人员的辐射防护意识和相关专业知识、了解国内外研究进展,以便于临床实践中合理判断放射实践的正当性,执行辐射防护最优化,尽可能降低受检者的辐射剂量是非常有必要的。在此背景下,《中华医学影像技术学　辐射防护技术卷》应运而生。

本卷共十三章,包括绪论、辐射防护的物理学基础、辐射的分类与应用、电离辐射生物效应、常用的辐射量、辐射测量、辐射防护的基本原则和方法、医用 X 射线诊断的放射防护、核医学诊疗中的放射防护、肿瘤放射治疗中的放射防护、介入放射学的放射防护、放射防护组织与法规、放射工作人员的职业健康管理。

本卷编写以实用为目的,重点阐述辐射防护的基本理论和相关专业知识,以临床实践为主线,分别从放射诊断、核医学、放射治疗、介入放射学系统性阐述包括放射场所、放射设备、放射工作人员的防护要求和操作规范。注重逻辑性和全书的系统性,重点突出,深入浅出。

本卷的内容系统阐述了国际和国内辐射防护体系的建立,详细介绍了我国的放射防护的法规和现行标准以及放射防护相关学术组织,对于读者了解国内外尤其是我国的辐射防护现状具有重要的参考意义。

本卷的编者大多数来自全国不同地区的医院,均在临床一线工作多年,基础扎实,临床经验丰富。同时,还邀请了中国疾病预防控制中心和北京市疾病预防控制中心的编者参与法规和标准、辐射测量等相关章节的编写。本书的编写正值新型冠状病毒感染疫情防控工作期间,各位编委在一线抗疫的同时,加班加点,圆满完成了编写任务。在此,对各位编委和在各方面给予本书关心和帮助的同道们一并表示最诚挚的感谢。

由于辐射防护相关专业知识复杂且相关标准更新较快,编者水平有限,时间仓促,难免存在不足之处。望各位同道在使用中提出宝贵意见和建议,以便再版和修订时改进。

牛延涛　马新武

2023 年 11 月

目 录

第一章　绪论

人类生活在地球上每时每刻都接受到各种辐射。自然界中的一切物体，都以电磁波和粒子的形式时刻不停地向外传送能量，这种传送能量的方式称为辐射。辐射是指热、光、声、电磁波等向四周传播的一种状态。物体通过辐射所放出的能量，称为辐射能。辐射有一个重要的特点，它是"对等的"。不论物体（气体）温度高低都向外辐射，甲物体可以向乙物体辐射，同时乙也可向甲辐射。辐射本身是中性词，但某些物质的辐射可能会带来危害。在日常生活中，我们晒太阳、看电视、戴夜光表、乘飞机、行 X 射线检查等，都会受到一定的辐射。常见的辐射包括太阳辐射、热辐射、医疗照射等。生活中的辐射一般都是微量的，不会对人体造成伤害，所以人们也感觉不到它的存在。而大剂量的辐射对人体是有害的，因此我们应该采取一些相应的保护措施来防止和减少辐射的伤害。

电离辐射指的是能引起物质原子和分子发生电离的辐射，包括能直接引起物质电离的高速带电粒子（如 α 粒子、β 粒子、质子、重离子等）以及不带电的中子和光子（如 γ 射线、X 射线等），它们通过与物质的相互作用产生带电的次级粒子而间接引起物质电离。放射是指元素从不稳定的原子核自发地放出射线（如 α 射线、β 射线、γ 射线等）衰变形成稳定的元素而停止放射（衰变产物），这种现象称为放射性。衰变时放出的能量称为衰变能量。原子序数在 83（铋）或以上的元素都具有放射性，但某些原子序数低于 83 的元素（如锝）也具有放射性。

辐射防护（radiation protection）是研究保护人员免受或少受电离辐射照射的影响和达到这一目标的方法的学科，又称为放射防护（radiological protection）。其主要内容包括放射防护体系、放射防护标准、辐射监测、防护评价及实施管理等。作为应用性学科，涉及的相关学科包括辐射剂量学、放射生物学、放射流行病学、放射毒理学和辐射探测及屏蔽等。放射物理学（radiological physics）是研究电离辐射的原理、概念、与物质相互作用规律及其应用的学科。它被广泛地应用于医学、工业、农业和科学研究等领域。

第一节　辐射防护的发展史

1895 年 11 月 8 日，德国物理学家威廉·康拉德·伦琴在实验室进行阴极射线管放电现象实验时，发现了 X 射线。1896 年 2 月 3 日，美国达特茅斯学院的物理教授 Edwin B. Frost 制造出第一台 X 射线设备。同年，爱迪生研发出了透视用的荧光屏，并与制造商一起开发了 4 台便携式 X 射线装置，展示在纽约全国电器博览会上。博览会闭幕后，X 射线装置出售给了医院，用来作为诊断疾病的一种手段，这标志着 X 射线透视检查的开始应用。1901 年，伦琴因发现 X 射线获得诺贝尔物理学奖。

在放射线为人类健康提供便利的同时，人类也付出了很大的代价。由于人类当时对放射线的认知有限，X 射线应用早期，人们不知道它的直接危害和潜在危害，许多人受到了过量的照射，不少放射工作人员出现了肢体残缺甚至失去了宝贵的生命。X 射线被发现后仅一年，就有个别从事该项研究的人员出现皮炎和眼部炎症，却没有引起人们的重视。1898 年，居里夫妇和贝可勒尔从几吨重的沥青铀矿石中分离出了一小撮粉末——镭和钋混合物。1903 年，居里夫妇和贝可勒尔共同获诺贝尔物理学奖。1911 年，玛丽·居里因提炼出了纯镭和对放射性的研究工作，又获诺贝尔化学奖。由于当时人们对放射性危害知之甚少，居里夫人以及她的女儿在简陋的条件下从事放射性研究工作，都受到了放射线的极大伤害。爱迪生发明多个 X 射线产品，但爱迪生的助手因辐射致癌导致右手 4 根手指和整个左手截肢，此后又截掉两条手臂，去世时年仅 39 岁。

爱迪生随后终止了相关 X 射线的研究。早期的 X 射线机设备简陋再加上不当的使用，导致发生了一系列放射损伤案例，例如无防护条件的 X 射线影像检查、用 X 射线照射治疗强直性脊柱炎引起的放射伤害等，此后人们才逐渐关注放射线的安全与防护。

1913 年，德国首先成立伦琴学会并发布了有关指南。1920 年，美国伦琴射线学会成立辐射防护委员会，同年英国也成立了伦琴射线和镭防护委员会。1925 年，第一届国际放射学大会在伦敦召开，首次提出 X 射线的防护问题。为解决放射线的计量问题，成立了国际辐射单位与测量委员会（International Commission on Radiation Units and Measurements，ICRU），当时提出以 30d 内接受 X 射线照射出现"红斑"剂量的百分之一作为"耐受标准"。1928 年，在斯德哥尔摩召开的第二届大会，成立了国际 X 射线防护委员会（International X-Ray Protection Commission，IXRPC），并制定出最早的 X 射线操作规范，此后由于战争的原因停止了工作，直到 1950 年才恢复工作，并正式改名为国际放射防护委员会（International Commission on Radiological Protection，ICRP）。几十年来，ICRU 和 ICRP 发布的顺序编号的技术报告和出版物一直是世界各国公认的关于电离辐射剂量和放射防护问题的权威指南。

X 射线中早期的使用涉及很多方面，有的应用在今天看来是不正当的。X 射线不当使用的一个典型案例是试鞋器（图 1-1-1，见文末彩插），用来协助判断鞋子是否合脚。该设备有两个目镜，商家技术人员和家属可同时观察。美国国家标准局于 1946 年制定试鞋器 X 射线剂量规定。1957 年，宾夕法尼亚州率先立法禁用试鞋器，直到 1970 年试鞋器才最终被淘汰。1956 年，芝加哥选美大赛使用 X 射线影像评估脊柱曲线也是不正当的。

早期的放射防护从关注明显的躯体效应到进一步考虑突变效应、致癌效应和遗传危险而不断演进，当时人们一直致力于寻求一个区分危险与安全界限的剂量限值，先后出现过红斑剂量、耐受剂量、容许剂量等概念，现在看来这些概念是不够严谨的。1977 年，ICRP 出版第 26 号出版物，淘汰了沿用数十年的"最大容许剂量"概念，提出"放射实践的正当性、放射防护的最优化和个人剂量限值"三项原则构成的放射防护体系。1990 年，ICRP 以第 60 号出版物取代了 26 号出版物。2007 年，ICRP 的基本建议书又再次更迭，以 103 号出版物取代第 60 号出版物，更新了辐射权重因子和组织权重因子的数值，但放射防护的指导思想依然是不断充实和完善放射实践的正当性、放射防护的最优化和个人剂量限值三项基本原则构成的放射防护体系。

回顾放射防护的发展历史，放射防护经历了四个阶段的发展历程。第一个阶段是早期提出的"红斑剂量、耐受剂量和最大容许剂量"等。第二个阶段是以 1977 年 ICRP 第 26 号建议书为代表，在职业照射、医疗照射方面提出了"放射实践的正当性、放射防护的最优化以及个人剂量限值"基本原则，具有重要里程碑式意义。第三个阶段是以 1990 年 ICRP 发表的第 60 号建议书为标志，进一步充实和改进了放射防护基本原则的放射防护体系。第四个阶段是从 2007 年 ICRP 发表第 103 号建议书开始，更新了辐射权重因子、组织权重因子和标称危险系数的概念，进一步充实了放射防护体系，把照射分为计划照射、应急照射、现存照射三类，改变了过去关于实践和干预的基本分类方法，突出放射防护最优化，强化医疗照射的防护。

2011 年，ICRP 发布了《关于组织反应的说明》，建议用组织反应取代确定性效应的概念，并建议降低对于计划照射情况下工作人员眼晶状体的个人剂量限值。2012 年，ICRP 第 118 号出版物在生物效应、组织阈剂量方面做出重要修订，同时国际原子能机构（IAEA）发布《国际电离辐射防护与辐射源安全基本安全标准》(暂行版)强化了关于公众防护特别是对公众进行氡防护的要求，并进一步认定在食物、饲料、饮料、化妆品、玩具、珠宝或装饰品添加放射性物质，以及以侦查盗窃和反走私为目的，利用辐射人体成像探测隐蔽物体等行为均被认为是不正当的。

2013 年，ICRP 针对儿科放射诊断和介入放射诊断的放射防护发布了第 121 号出版物。2014 年，ICRP 发布第 127 号出版物《离子束放射治疗放射防护》。针对锥形束计算机体层成像（cone beam CT，CBCT）辐射防护特点，2015 年发布第 129 号出版物《锥形束计算机体层成像放射防护》。2018 年，ICRP 发布第 139 号出版物《介入诊疗中的职业放射防护》。2019 年，ICRP 发布第 140 号出版物《放射性药物治疗中的辐射防护》。

虽然"诊断参考水平"已经在国内外医疗照射的相关标准和文件中使用多年，但其确切定义、量的选择和值的确定、应用方法和使用范围等，仍需要进一步地明确和阐释。基于此，ICRP 成立工作组并在第三委员会委员的参与下,于2017年起草并发布了第135号出版物《医学成像诊断参考水平》。为了使国内更多关心这一问题的同行和组织机构了解和掌握相关内容,促进我国医学成像诊断参考水平的建立,合理降低公众的累积剂量,其中文翻译版已经发行。2018年9月21日,国家卫生健康委员会发布了卫生行业标准WS/T 637—2018《X射线计算机断层摄影成年人诊断参考水平》,并于2019年4月1日起实施。

全国放射卫生防护标准专业委员会自1983年成立,制定了一系列的放射卫生防护标准,形成了由国家标准(编号为GB)、国家职业卫生标准(编号为GBZ)和卫生行业标准(编号为WS)构成的放射卫生防护标准体系。

多年来,我国政府十分重视放射诊疗中辐射防护和放射工作人员职业健康管理工作。国务院发布了第60号国家主席令《中华人民共和国职业病防治法》,自2002年5月1日施行。第449号国务院令《放射性同位素与射线装置安全和防护条例》,自2005年12月1日施行,规定了使用放射性同位素和射线装置进行放射诊疗的医疗卫生机构,应当获得放射源诊疗技术和医用辐射机构许可。为加强放射诊疗工作的管理,保证医疗质量和医疗安全,保障放射诊疗工作人员、患者和公众的健康权益,落实有关法律、行政法规的规定,卫生部制定并发布了第46号部长令《放射诊疗管理规定》,自2006年3月1日施行。2012年12月12日发布的《卫生部办公厅关于规范健康体检应用放射检查技术的通知》规定:"健康体检应当优先使用普通X线摄影、CR(计算机X线摄影);有条件的地区,推荐使用DR(数字X线摄影)取代普通X线摄影和CR检查。健康体检不得使用直接荧光屏透视;除非有明确的疾病风险指征(如年龄在50周岁以上并且长期大量吸烟、心血管疾病风险评估为中高风险等),否则不宜使用CT(计算机断层扫描装置);不得使用PET(正电子发射断层显像装置)、PET/CT、SPECT(单光子发射计算机断层显像装置)和SPECT/CT。"

第二节　辐射防护的现状和发展趋势

一、医疗照射为最大的人工辐射源

根据联合国原子辐射效应科学委员会(United Nations Scientific Committee on the Effects of Atomic Radiation, UNSCEAR)2008年的报告,来自天然和人工辐射源的世界人均剂量贡献,1980年分别为2.40mSv和0.58mSv,2006年为3.10mSv和3.14mSv,医用辐射从人均0.53mSv增至3.00mSv,其中CT的贡献为1.50mSv。医疗照射成为最大的人工辐射来源,源自CT的辐射剂量占人工辐射的一半甚至更高,CT已成为最大的非自然辐射源。

2016年,我国大陆地区放射诊疗的总人次为7.82亿,其中常规X射线诊断占比为52.4%,CT检查为37.1%,胃肠机检查为7.1%,介入放射为0.7%,放射治疗为1.5%,核医学为1.1%。CT检查是占公众累积剂量比重最大的人工辐射源,其辐射剂量近些年来一直是人们关注的热点。2006年,美国大约进行了6 200万次的CT检查,虽然数量只占所有影像学检查的15%,但由于每人次CT扫描产生的辐射剂量较高,CT的辐射剂量占所有医疗照射辐射剂量的50%左右。有的地区CT扫描对公众累积辐射剂量的贡献率达70%。

CT导致的辐射剂量过高问题日益严峻。国际放射防护委员会(ICRP)102号出版物中,列举了CT扫描剂量过高所导致条带状脱发的确定性效应案例。2007年底到2008年上半年,美国加州出现了200多个因CT灌注扫描剂量过高而导致的确定性效应案例。美国一个外伤儿童的CT重复扫描累积剂量高达2 800~11 000mSv,终生辐射致癌的风险达39%。近年来,多篇CT辐射剂量大样本调查的文献显示,全球每年有90万人接受由CT所致累积有效剂量(cumulative effective dose, CED)超过100mSv,有的患者1天之内接受CT辐射剂量达100mSv,甚至200mSv或300mSv。放射诊疗中的防护问题引起了国内外广泛重视。

二、我国医用X射线诊断的现状

目前,我国是普通X射线摄影设备第二大国(仅次于日本),CT设备第三大国(仅次于日本和美国),中国的牙科X射线设备和乳腺X射线设备总数相对落后,但近年来设备数量增长迅速。据中国医学装备协会统计,我国CT机总装机量1998年约3 800台,2002年达5 000余台,到2016年底已超过了25 000台。2020年1月至6月,我国仅64排及以下CT安装量达1 974台,2020年和2021年每年的装机量均超过7 000台。

目前,我国约有60万放射工作人员,其中60%~70%的人员从事医学应用,约10%从事燃料循环,约 10% 从事工业应用，其他放射工作人员（包括国防活动、教育和研究等）约为 10%。2018 年，全国放射卫生监测数据显示，开展放射诊疗的单位有 3.2 万家医院、3.6 万家乡镇卫生院以及数量不少的其他机构，涉及的放射工作人员有 35.3 万人，其中从事放射诊断的放射工作人员约 21 万人，介入放射学约 7 万人，放射治疗约 5 万人，核医学约 1 万人。我国人口众多、患者基数大是基本国情，基于以上数据可以看出，我国 X 射线设备相对不足、放射工作人员少，但检查人次较多，故放射工作人员的工作量相对较大，放射工作人员的辐射防护不容忽视。

随着医用 X 射线设备在中国的快速增长，在满足临床医疗需求的同时，放射场所的屏蔽防护设施的建立、放射工作人员放射防护知识的普及和意识的提升、防护装置尤其是近台操作的介入放射工作人员的防护装置的配备可能不能满足放射防护的要求。某省 37 家医院的调查结果显示，有 11 家医院不具备有射线屏蔽防护功能的特殊手术室以防止手术人员接受不必要的照射，18 家医院有防护装置但数量不足，4 家医院没有防护装置，部分医务人员仍然不使用防护服等问题。因此，医务人员了解辐射防护知识，并在临床实践中认真遵循防护要求，对于降低职业人员的照射，保护放射工作人员的身体健康具有重要作用。

三、遵循尽可能低剂量的原则

国际放射防护委员会认为，辐射诱发癌症的剂量已成为身体暴露的主要风险，因而也成为辐射防护的一大难题。当放射性设备的辐射作用于生物体时，它与细胞、组织和体液的相互作用使原子或物质的分子离子化。强电离辐射可直接破坏一些大分子结构，在体内造成蛋白质分子链、核糖核酸或脱氧核糖核酸破损，最终可能导致器官功能障碍，甚至出现整体损伤的临床症状。随着科技的进步，在医用照射中，被检者和放射工作人员的辐射剂量均已下降，但它仍然是难以避免的，在特殊情况下也有可能接受到额外照射。有关调查表明，随着接受辐射时间的延长，有的放射工作人员可能有临床症状，如头晕、乏力、失眠、食欲减退、容易口渴、大汗淋漓，有的出现白细胞总数、绝对淋巴细胞计数、血小板和血红蛋白等血液指标值比正常对照组低。随着工作年限的增加，对于辐射危险的评价、淋巴细胞染色体畸变率和微核率指标异常率高于对照组。

这表明，在中国大部分地区放射医务人员的健康监测仍有改善余地。大多数放射科医务人员没有明显的身体不适，但少数有轻微的临床症状。同时，根据有关文献调查，放射工作人员的心理健康状况也需要关注，再次说明了医院仍然需要更多地关注辐射防护工作。另一方面，临床医生对放射防护的必要性认识不足，尤其是对放射检查正当性的把握仍然有待加强。一个针对儿科放射医师的调查显示，大约 1/3 的 CT 检查可以通过其他方法代替或根本不需进行；一项针对放射医师和急诊室医师的调查显示，大约 75% 的人明显低估了 CT 扫描的辐射剂量，而且有 53% 的放射医师和 91% 的急诊室医师不相信 CT 扫描能增加患者一生当中的患癌风险。

对于辐射剂量与风险效应之间关系的假说一直存在争议，（图 1-2-1，见文末彩插）示意了终生归因风险（lifetime attributable risk，LAR）与所接受的有效剂量之间关系的三种表达模式。第一种是线性无阈（linear non-threshold，LNT）。在辐射防护中，LNT 是对低剂量范围内的剂量-效应关系所做的偏保守假定，在这种模式下，认为发生辐射生物效应的概率与剂量成正比，且不存在剂量阈值。该假说认为，对于任何大于零的剂量都有产生效应（突变或致癌）的可能性，效应的可能性或发生概率是通过线性模型的斜率或当剂量接近于零时的一个线性平方模型的有限斜率计算。相对应地，第二种观点则是在某一特定的剂量阈值以下就不会发生辐射损害的假说，即线性有阈假说（linear threshold hypothesis）。美国科学院电离辐射生物效应（biological effects of ionizing radiation，BEIR）委员会还提出了第三种观点，即辐射兴奋效应（radiation hormesis）。"hormesis"通常译为"兴奋效应"，有的译为"低剂量有毒物质的刺激作用"，环境科学词典译为"毒物兴奋作用"，"hormesis"效应是毒理学界争论的一个热点问题。19 世纪 80 年代，人们发现兴奋效应现象，即高剂量各种抗生素可有效抑制细菌生长，而剂量低到一定程度反而促进细菌生长。那么，低剂量电离辐射是否也存在兴奋效应？值得进一步研究。当前，国际上共同遵循的辐射防护原则是，基于以辐射防护为目的的一种线性无阈假设制订的可合理达到的尽可能低原则（as low as reasonably achievable principle，ALARA）。其含义为：采取辐射防护最优化方法，使已判定为正当并准予进行的实践中，个人受照剂量的大小、受照射人数以及潜在照射的危险全都保持在可以合理达到的尽量低水平。

四、我国放射诊疗相关标准和放射工作人员健康管理

多年来，我国政府非常重视放射诊疗中辐射防护工作。我国的放射防护标准体系趋于完善、细化，目前应用于放射诊疗临床实践的中华人民共和国卫生行业标准主要有：2019年7月1日实施的WS 523—2019《伽玛照相机、单光子发射断层成像设备（SPECT）质量控制检测规范》；2019年7月1日实施的WS 519—2019《X射线计算机体层摄影装置质量控制检测规范》；2020年10月1日实施的GBZ 130—2020《放射诊断放射防护要求》；2021年5月1日实施的WS 76—2020《医用X射线诊断设备质量控制检测规范》；2021年5月1日实施的GBZ 120—2020《核医学放射防护要求》；2020年10月1日实施的WS 674—2020《医用电子直线加速器质量控制检测规范》等。临床实践中，绝大多数放射工作人员都是隔室操作以减少职业照射，但对于介入诊疗等近台手术操作的放射工作人员，应在距离防护受限时充分利用时间防护、屏蔽防护等降低受照剂量，并做好个人剂量监测。经调查，北京某三甲医院近台操作人员2015年度个人剂量监测年有效剂量为0.136~0.551mSv，远低于5mSv的医院管理目标值，仅为天然背景辐射水平的1/6~1/4。

放射工作人员上岗前必须按标准要求进行健康检查。据资料统计，全国有30余万放射医务工作者参与临床工作，但体检覆盖率不高，在全国范围内也不平衡，总体形势为东部沿海地区好于中西部地区，经济发达地区好于经济欠发达地区。个别辐射工作单位对职业危害和卫生监督的认识不足，不能保证每两年一次职业健康体检。为改善放射医务人员放射防护和健康管理水平，要加强硬件设施建设，优化设备和机房设计，完善相关法律法规，强化监管力度，加强对放射医务人员辐射防护培训，杜绝非放射相关专业人员从事放射工作。

五、技术革新与辐射防护水平的提升

普通X射线摄影技术发展的核心是在提高图像质量与降低辐射剂量之间追求最优化，超低剂量化也是今后的发展趋势。随着探测器材料及探测效率的进一步提升，数字X射线摄影流程的优化，及图像重建算法的不断提升，数字化X射线摄影辐射剂量正在大幅降低。如某新型材料的探测器可将X射线光子信号直接转换为电流信号，有效避免了将X射线光子转换为可见光，再将可见光转换为电信号的过程，提高了量子探测效率。

在CT检查中，管电流角度调制可减少器官剂量10%~64%；部分角度扫描可减少50%剂量；降低X射线管电压可减少27%~50%剂量，例如保证质量图像满足临床需求前提下使用70kV扫描可有效降低辐射剂量；对敏感器官使用铋屏蔽也被证明可以分别减少儿童21%和成人37%的器官剂量；采用能谱纯化技术也可大幅降低辐射剂量。在第106届北美放射学会（RSNA）虚拟展台上展出的静态CT产品"复眼24"可大幅缩短扫描时间、降低辐射剂量，提高安全性。

在介入设备中有的厂家采用人工智能（artificial intelligence，AI）为基础的微剂量技术，宣称新技术可以提高10%~20%图像质量，但辐射剂量可下降50%。有的设备具有剂量管理功能，可通过自适应迭代算法有效降低CT和DSA的射线剂量。有的设备具有高性能图像处理平台和丰富的临床应用软件，影像链和图像处理平台融入多项创新微剂量智能算法，可以在影像质量和射线剂量之间寻找到最佳平衡点。

在肿瘤放射治疗时，人体的呼吸和器官运动可引起肿瘤（靶区）及重要器官的移动，使其偏离照射视野，导致肿瘤的低剂量照射和重要器官的高剂量照射。等中心移位技术、呼吸门控技术和图像引导放疗（image-guided radiation therapy，IGRT）可以很好地解决这些问题。质子治疗是一种新的放射治疗技术，突破了传统的放射治疗的方式，避免了传统化学疗法将正常细胞一起"杀死"。质子治疗在穿透正常组织的通路上，只有较少的放射剂量，在到达靶区中心时，才将全部能量释放出来，比传统的放射治疗更加安全。

未来AI技术将为放射诊疗科学的进步提供帮助，让放射科医生的工作更为高效，影像技术将朝着快速、安全、定量、精准、经济的方向发展。我们应进一步凝练医用辐射领域的相关科学和防护技术关键问题，充分发挥多学科、多部门和系统内外学术合作的优势，提高我国医用电离辐射安全与防护的工作水平，维护好广大放射诊疗患者和放射诊疗工作人员的健康权益。

（张永县　牛延涛）

第二章　辐射防护的物理学基础

自伦琴 1895 年发现 X 射线、贝可勒尔 1896 年发现铀的放射性以来，电离辐射在人类社会发展过程中扮演着越来越重要的角色。在人们应用电离辐射的实践过程中，辐射防护也随之产生和相伴发展。跨越了三个世纪的电离辐射应用历史，也是辐射防护的历史。人们在电离辐射应用的实践中，逐渐积累了辐射防护经验，逐步确立和不断完善着电离辐射防护的目的、原则、标准和措施。医用电离辐射是涉及人数最多、应用范围最广的领域。核与辐射技术在医学领域的广泛应用，极大地改善了疾病诊断与治疗的条件，为提高大众的健康水平作出了不可替代的贡献。

辐射防护是一门随着放射技术应用过程发展起来的趋利避害的应用性学科。电离辐射本质上是能量，电离辐射的有害效应则是这种能量在人体内沉积所导致的直接危害或潜在危害。基于描述这类危害的目的，我们首先要了解电离辐射本身，了解电离辐射场、电离辐射与物质相互作用的类型和能量的转移传递等方面的定性概念和定量指标。因此，本章从原子物理、原子核结构、电离辐射与物质的相互作用来介绍相应的基础知识。

第一节　原子核及核外结构

世间万物都是由原子和分子构成，原子是构成元素的最小单位，其直径为 10^{-10}m，质量约为 $10^{-26} \sim 10^{-24}$g。目前，包括人工制造的不稳定元素，人们已经知道了 110 种元素。一般来说，物质的许多化学及物理性质、光谱特性基本上与核外电子有关，而放射性现象主要归因于原子核。

一、原子内部结构

1911 年，卢瑟福用 α 粒子束轰击金属薄膜，发现存在大角度 α 粒子散射。通过对实验结果的理论分析，确定原子中存在一个带正电的核心，即原子核（atomic nucleus）。原子核的线度在 10^{-12}cm 的数量级，仅为原子的万分之一，质量却占整个原子质量的 99.9% 以上。卢瑟福 α 散射实验奠定了现代原子模型的基础。由于原子整体上呈电中性，因此原子核的电量必定与核外的电子总电量相等，符号相反。后经过研究，原子核由中子（neutron）和质子（proton）组成，质子和中子统称为核子（nucleon）。不同的原子核所含的核子数目不同，核子数也称为原子核的质量数（A），等于原子序数（Z，即原子核的质子数）与中子数（N）之和。中子不带电，质子电荷量与电子电荷量相等，都为一个电荷单位 e，不同的是质子带正电荷，而电子带负电荷。原子结构如图 2-1-1 所示。

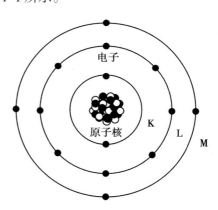

图 2-1-1　原子结构示意图

任何原子的核外电子数称为该原子的原子序数。由于原子是电中性的，核内质子数必等于核外电子数，因此原子序数同时表示了核外电子数、核内质子数和核电荷数。具有确定质子数和中子数的原子的总体称为核素，具有相同原子序数（质子数）的原子的总体称为元素。到目前为止，天然和人工合成的元素共有 109 种，它们组成一个元素周期表。原子序数相同而质量数不同的核素，它们在元素周期表中处于同一个位置，故互称同位素。

二、原子核能级

电子在原子核库仑场中所具有的势能主要由主量子数 n 和轨道量子数 l 决定，并随着 l 的增大而提高。习惯上规定当电子与原子核相距无穷远时，这种势能为零，因此当电子位于原子核外某一个壳层时，势能为负。n 和 l 的变化就构成了分立的原子能级。电子填充壳层时按照从低能级到高能级的顺序以保证原子处于能量最低状态，这种状态称为基态。

当一个自由电子填充壳层时，会以一个发射光子的形式释放能量，能量值的大小等于壳层能级能量的绝对值，这些能量称为相应壳层的结合能。由于壳层能级能量随主量子数 n 和轨道量子数 l 增大，并且是负值，因此，轨道电子的结合能随 n 和 l 的增大而减小。以钨原子为例，由于 K、L、M 层能级的能量分别是 $-70\,000eV$、$-11\,000eV$ 和 $-2\,500eV$，因此 K、L、M 层电子的结合能分别是 $70\,000eV$、$11\,000eV$ 和 $2\,500eV$（图 2-1-2）。

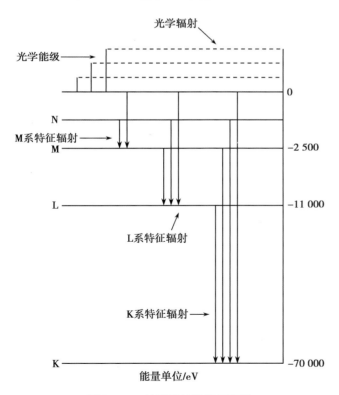

图 2-1-2 钨原子的能级示意图

同样，由于高原子序数的能级能量更低，并且是负值，因此对于同一个能级，结合能将随原子序数增大而增加。以 K 层电子为例，当原子是氢、碳、氧和钨时，结合能依次是 $13.6eV$、$285eV$、$528eV$ 和 $70\,000eV$。

当电子获得能量，从低能级跃迁到高能级而使低能级出现空位时，此原子处于激发态。激发态的原子很不稳定，高能级电子会自发跃迁到低能级空位上而使原子回到基态。两能级能量差值的一种可能情况是以电磁辐射的形式发出，这种电磁辐射称为特征放射。当特征放射的能量足够高，进入 X 射线能量范围时，又称为特征 X 射线；另一种可能是传递给外层电子，获得能量的外层电子脱离原子束缚而成为自由电子，这种电子称俄歇电子，它的能量等于相应跃迁的 X 射线的能量减去该电子的结合能。

原子核内部也存在类似原子的壳层结构和能级。每个壳层只能容纳一定数量的质子和中子，核子填充壳层的顺序也遵从低能级到高能级的顺序。当核获得能量，可以从基态跃迁到某个激发态。当它再跃迁回基态时，以 γ 射线形式辐射能量，能量值等于跃迁能级值之差。跃迁回基态的过程可以是一步完成，也可首先跃迁到其他较低的能级，再经数步回到基态。

一个微观粒子能量很微小，通常不是以能量的国际单位制（SI）单位焦耳（J）表示，而是采用电子伏特（eV）或千电子伏特（keV）或兆电子伏特（MeV）。$1eV$ 是一个电子在真空中通过 $1V$ 电位差所获得的动能，它与其他三个单位的转换关系是：

$$1eV = 1.0 \times 10^{-3}keV = 1.0 \times 10^{-6}MeV = 1.602\,192 \times 10^{-19}J$$

三、原子、原子核的质量

由于一个原子的质量很微小（$10^{-26} \sim 10^{-24}g$），因此，通常不是以 g 或 kg 为单位而是采用原子质量单位 u 表示；当原子的质量以 u 为单位时测量得数，称之为相对原子质量。原子质量单位 u 的定义为：

$$1u = \frac{1}{12}\,{}^{12}_{6}C \text{ 原子质量} \qquad (式 2-1-1)$$

按阿伏伽德罗定律，1mol 任何元素的物质包含有 $6.022\,045 \times 10^{23}$ 个原子，此数称为阿伏伽德罗常数 N_A。由于 1mol 物质的质量（即摩尔质量）在数值上与相对原子质量相等，单位是克/摩尔（g/mol），故 ${}^{12}_{6}C$ 的摩尔质量是 12g/mol。由阿伏伽德罗常数和 ${}^{12}_{6}C$ 的摩尔质量可计算得到原子质量单位 u 和质量单位 g 或 kg 之间的换算关系：

$$1u = \frac{12}{N_A} \times \frac{1}{12} = 1.660\,565\,5 \times 10^{-24}g$$

$$= 1.660\,565\,5 \times 10^{-27}kg \qquad (式 2-1-2)$$

由于一个电子的质量只有 0.000 548u，而质子质量为 1.007 277u，中子质量为 1.008 665u，因此可认为原子核质量近似等于原子质量。

四、质量和能量的关系

质量和能量都是物质的基本属性。根据相对论，这两个属性是相互联系的。具有一定质量的物体具有相应的能量，当它的质量发生了变化，则其能量也发生相应变化，反之亦然。两者的关系可用质能关系式表示，即：

$$E = mc^2 \qquad \text{（式 2-1-3）}$$
$$\Delta E = \Delta mc^2 \qquad \text{（式 2-1-4）}$$

上式中，E 为物体的能量；ΔE 为物体能量的变化；m 为物体的质量；Δm 为物体质量的变化；c 为光速，在真空中等于 $2.997\ 924\ 580 \times 10^8 \text{m/s}$。

质量可以通过物体的惯性和万有引力现象表征出来，能量可通过物体状态变化时对外做功显示出来，两者不可分割。任何能量变化的同时也对应质量的变化，任何质量变化的同时也伴有能量的变化。如果一个物体从外界吸收 ΔE 的能量，则这个体系的质量就增加 $\Delta m = \Delta E/c^2$；反之，如果一个体系向外界辐射 ΔE 的能量，则该系统的质量就减少 $\Delta m = \Delta E/c^2$。可见，物体质量的改变不仅依靠与周围物体作实物（原子、分子）交换来完成，也可以通过能量的转化来完成。

对应于 1g 质量的能量是：

$$E = mc^2 = 10^{-3}\text{kg} \times (2.997\ 924\ 580 \times 10^8 \text{m/s})^2$$
$$= 8.987\ 551\ 79 \times 10^{13} \text{J}$$

这是一个巨大的能量，相当于 2 800t 煤的燃烧热能。

一个原子质量单位的能量是：

$$E = mc^2$$
$$= 1.660\ 565\ 5 \times 10^{-27}\text{kg} \times (2.997\ 924\ 580 \times 10^8 \text{m/s})^2$$
$$= 1.492\ 441\ 8 \times 10^{-10} \text{J}$$
$$= 932.501\ 6 \text{MeV}$$

类似地，可计算得到电子、质子和中子的静止质量能量分别是 0.511 003 4MeV、938.279 6MeV 和 939.573 1MeV。

相对论还指出，运动物体的质量 m 随其运动速度 v 的变化而变化：

$$m = \frac{m_0}{\sqrt{1 - v^2/c^2}} \qquad \text{（式 2-1-5）}$$

式中，m_0 为物体的静止质量；m 为物体速度为 v 时的质量，当 $v \ll v_0$ 时，$m = m_0$。上式表明，物体的质量随它的运动速度增大而增大；任何物体的运动速度不可能超过真空中的光速。

在相对论中，运动物体的动能 E_k 等于其总能量 E 与静止质量能量 m_0c^2 之差，即：

$$E_k = E - m_0 c^2 \qquad \text{（式 2-1-6）}$$

对于光子，由于其静止质量 m_0 为零，因此光子的总能量就是其动能。

五、核外电子结构

按照经典理论，卢瑟福原子模型的电子应绕核旋转作加速运动。这样，电子将不断向四周辐射电磁波，它的能量不断减小，从而逐渐靠近原子核，最后落入原子核中。所以，经典理论的原子是一个不稳定系统，其中的轨道及转动频率不断变化，辐射电磁波频率也是逐渐改变的，原子光谱应是连续谱。但是，氢原子光谱实验表明，原子相当稳定，原子光谱也是不连续的谱线。为了解决上述困惑，1913 年玻尔（N. Bohr）在卢瑟福原子模型基础上，将普朗克的量子化概念应用到原子系统，结合光谱项定义，提出 3 个基本假设。

（一）定态假设

原子系统只能处于一系列分立的能量状态。在这些状态下，电子绕核做加速运动，但并不辐射电磁波。这些状态称为原子系统的稳定状态，简称定态。相应的能量分别是 E_1，E_2，E_3，$\cdots$（$E_1 < E_2 < E_3 < \cdots$）。

（二）频率条件

原子从一个定态向另一个定态跃迁时，要辐射或吸收电磁波，其频率由两定态的能级差决定，即：

$$h\nu = E_n - E_k \qquad \text{（式 2-1-7）}$$

式中 h 为普朗克常量。

当氢原子从高能级 E_n 跃迁到低能级 E_k 时，发射光子；反之吸收光子，光子频率为：

$$\nu = \frac{E_n - E_k}{h}$$

光子频率也可根据氢原子光谱的经验公式：

$$\tilde{\nu} = R_H \left[\frac{1}{m^2} - \frac{1}{n^2} \right]$$

式中 $\tilde{\nu}$ 是波长 λ 的倒数，称为波数；$R_H = 1.096\ 775\ 8 \times 10^7 \text{m}^{-1}$，称为里德伯常数；$m = 1, 2, 3, \cdots$，对于每一个 m，$n = m+1, m+2, m+3 \cdots$，构成一个谱线系。得：

$$\nu = \tilde{\nu} c = R_H \left[\frac{1}{k^2} - \frac{1}{n^2} \right] c \qquad \text{（式 2-1-8）}$$

将上式乘以普朗克常量可得两定态的能级差。

（三）量子化条件

在电子绕核转动时，必须满足电子的角动量量子化条件，即角动量（L）的数值只能取 $h = h/2\pi$ 的整数倍。

$$L = mvr = nh, \quad n = 1, 2, 3, \cdots$$

（式2-1-9）

式中 n 为量子数，n 值不同，电子运动的轨道半径和能量都不一样。

玻尔理论虽然成功地解释了氢原子光谱的规律性，但还存在"硬伤"。首先，它只能计算氢原子的能级、光谱频率，却不能计算光谱强度；其次，对于稍微复杂的原子，例如氦原子，按照玻尔理论无法说明其光谱规律。玻尔理论的不足还在于未完全跳出经典物理的范畴，虽指出经典物理不适用原子这样的微观体系，但在研究电子运动时，却又应用了经典物理描述宏观现象所用的坐标、速度和轨道等概念，只是通过附加的量子化条件来选择符合量子化条件的能量状态作为原子的稳定状态，所以玻尔理论还没有抓住原子现象最基本的特性。因此，玻尔理论后来被人们称为旧量子论。

1924年，德布罗意提出了微观粒子的波动性假设。他认为运动的微观粒子都具有波的特性，其波长 $\lambda = h/mv$。根据德布罗意的假设，很容易导出玻尔的量子化条件。

在旧量子论和德布罗意假设的基础上，薛定谔、海森堡、狄拉克和玻恩等建立了新的理论体系——量子力学，用完全不同于经典力学的概念和方法来研究微观粒子的运动规律。量子力学是一种统计理论，只能对微观粒子的分布给出概率性的判断。根据量子力学理论，原子中的电子轨道概念没有意义，因为与各方面有关系的只是原子所处量子态的能量，电子轨道的概念仅仅是与原子能级的对应关系的直观形象。根据量子力学，在原子核外的整个空间的任何一处都有找到电子的概率，并且出现电子概率最大的地方到原子核的距离与玻尔轨道半径相等或接近。

电子在原子中的运动虽然复杂，但不是没有规律的。量子力学理论能比较正确地反映电子在原子内部运动的客观规律。

在量子力学中，用下面阐述的四个量子数来描述绕核运动的电子所处的状态：

1. 空间量子化 元素的性质取决于原子的结构，即原子中电子所处的状态。电子的状态主要取决于4个量子数。

（1）主量子数：电子绕核高速运动时出现概率的大小，决定了原子所具有的能级，能级低时电子离核较近，它所形成的电子云（电子在原子中概率的分布，形象称为电子云）分布空间愈小；能级高时电子离核较远，电子云分布空间愈大。可以想象原子核外电子云是分层排布的，这样的层可用旧量子论中的电子壳层表示。

电子壳层可用主量子数 n 表示，n 取 1，2，3… 时，相应的电子壳层可用 K、L、M、N、O、P、Q 等符号表示，n 值愈大，说明电子距核越远，原子的能级越高。因此，主量子数是决定原子能级的主要因素。

（2）角量子数：原子中任何一个电子在原子核附近空间出现的概率大小是有规律的，因此，电子云的形状也是有规律的。处于同一电子壳层中的电子，由于电子间的相互作用，可以有几种不同的运动状态，其能量稍有不同。根据在同一电子壳层中的电子所具有的能量及运动状态不同，又可分成若干电子亚层，其亚层数目由角量子数 l 确定。在 n 确定后，l 可取 0，1，2，3，…，$(n-1)$，共有 n 个不同的值。对应的电子亚层用 s、p、d、f、g、h 等符号表示。

主量子数 n 是决定原子能级的重要因素，而角量子数 l 对应的 s、p、d、f 对原子能级也有一定的影响。所以电子壳层（主量子数 n）和电子亚层（角量子数 l）决定了原子所具有的能量——原子能级。

（3）磁量子数：原子核和核外电子都是带电体，这些带电体的运动，必然在周围产生磁场。因此，电子的运动受到这种复杂的磁场的影响，从而使它们的电子云向不同的方向伸展，也就是说，各种轨道平面的空间应有一定的取向。根据量子力学理论，原子轨道平面的空间取向也是不连续的，在角量子数 l 确定后，其轨道平面有 $(2l+1)$ 个不同的取向，可用磁量子数 m_l 表示，$m_l = 0 \pm 1 \pm 2 \pm \cdots \pm l$。

（4）自旋量子数：电子绕原子核运动与地球绕太阳运动相似，除公转外还有自转，称为电子自旋。电子自旋有两个不同的取向，或者说电子有两种自旋状态，即正向自旋和反向自旋。自旋状态由自旋量子数 m_s 决定，可取 $m_s = \pm\dfrac{1}{2}$。

在这四个量子数确定后，便可知道电子所处的状态即电子轨道的大小、形状、轨道平面在空间的取向和电子的自旋方向。

2. 电子的壳层结构 对于多电子的原子来说，

核外电子的运动较为复杂。但根据泡利不相容原理，在同一原子中，不可能有两个运动状态完全相同的电子存在，也就是说不可能有两个电子具有完全相同的4个量子数，可见原子中的电子是分布在不同状态的。

原子中具有相同量子数 n 的电子构成一个壳层。如果电子数比较多，它们就分成几个壳层。例如，主量子数 $n=1$ 的壳层称为第一主壳层（K壳层），$n=2$ 的壳层称为第二主壳层（L壳层），以此类推。每个壳层又分为许多次级壳层亦称亚层，每个亚层又有 $2(2l+1)$ 个不同的状态，即每个亚层最多可容纳 $2(2l+1)$ 个电子。对于主量子数为 n 的壳层，可容纳的最多电子数为：

$$N_n = \sum_{l=0}^{n-1} 2(2l+1) = 2n^2 \quad （式2-1-10）$$

若原子中的某个电子处于 3p 状态，说明该电子处于核外第3壳层（M层），第 p 电子亚层上，主量子数为 $n=3$，轨道量子数为 $l=1$。

六、原子核的成分

原子核是由质子和中子两种粒子组成的，质子带正电，中子不带电。一个原子完全可以用符号 ${}_Z^A X$ 来说明，其中 X 是元素的化学符号，A 是质量数，定义为核子（质子和中子）的数目，Z 是原子序数。原子以这种方式表示亦可称为核素。例如，${}_1^1 H$ 代表氢原子核或核素。

七、原子核的大小

原子和原子核不像宏观物体有明显的界面，所谓原子的大小是指核外电子分布的范围。原子核接近球形，通常用核半径来表示原子核大小。核半径是指核力（短程强相互作用力）的作用范围。在 α 散射实验中，已经证明原子核的半径小于 10^{-15}m。现在有许多方法可以测定原子核的大小，测量的结果显示原子核的半径与质量数关系为：$R=r_0 A^{1/3}$，r_0 是个常数，精密测定为 1.20×10^{-15}m。

八、原子核的角动量

原子核具有角动量，它的总角动量等于 $\sqrt{I(I+1)}\hbar$，I 为整数或半整数，称为原子核的自旋量子数。同核外电子的情况相仿，原子核角动量在任一方向可以观察到的最大分量是 $I\hbar$。一个原子核的总角动量是构成这个原子核的质子和中子的轨道角动量和它们的自旋角动量之和。原子核的角动

量从原子光谱的超精细结构，或从分子光谱测得。具有偶数质量数 A 的原子核的 I 值都是整数，奇数质量数的原子核的 I 值都是半整数。

九、原子核的磁矩

原子核中质子是带电的，它的运动会产生磁场，所以原子核具有磁矩。原子核的总磁矩可表达为：

$$\mu_I = g\sqrt{I(I+1)}\frac{\hbar e}{2M} \quad （式2-1-11）$$

式中 M 是质子的质量，g 是原子核的朗德 g 因子，但该值不能通过公式计算，只能由实验测得，其值有正有负。

十、原子核的结合能

如果把原子核的质量与构成原子核的核子（Z个质子和 N 个中子）的静止质量总和加以比较，发现原子核的质量都小于组成它的核子质量之和，这个差值称为原子核质量亏损。若忽略原子核与核外电子结合成原子时的质量亏损，则原子核的质量亏损为：

$$\begin{aligned}
\Delta M &= Zm_p + Nm_n - \left[M({}_Z^A X) - Zm_e \right] \\
&= Z(m_p + m_e) + Nm_n - M({}_Z^A X) \\
&\approx ZM({}_1^1 H) + Nm_n - M({}_Z^A X)
\end{aligned}$$

$$（式2-1-12）$$

式中 $M({}_1^1 H)$、m_n 和 $M({}_Z^A X)$ 分别为氢原子、中子和 X 原子的质量。

与质量亏损 ΔM 相联系的能量为 ΔMc^2，表明自由状态的单个核子结合成原子核时有能量放出，这称为原子核的结合能。

原子核的结合能也可以理解为，如果将一个原子核拆散，使组成它的核子成为自由状态的核子，外界必须做与结合能相等的功。

十一、原子核外壳层电子的结合能

原子核对核外电子具有很强的吸引力，离核最近的 K 层电子所受核引力最大。因此，要把内层（K层）电子从原子中移走所需能量最多；而外层电子受核的引力较小，移走外层电子所需的能量也较小。通常把移走原子某壳层电子所需要的最小能量，称为该壳层电子在原子中的结合能。

原子能级实质上是指电子与核结合成原子时，能量的减小值；而结合能是指移走电子时所需要的最小能量。明显，原子能级是结合能的负值，二者

绝对值相等而符号相反。原子中 K 层电子的结合能最大,其能级最低;外层电子的结合能较小,能级则较高。

第二节　原子核的衰变和裂变

一、原子核的稳定性

世界上已发现的核素约有 2 000 种,其中只有近 300 种是稳定的,不稳定核素都会自发地放出射线,最终变为稳定核素。影响核稳定性的因素较多。

(一)中子数与质子数之间的比例关系

对于轻核,中子数和质子数相等的核素较稳定。对于重核,由于核内质子数增多,相互间的库仑斥力增大,要保证原子核稳定,就需要有更多的中子来增加相互间的核吸引力。

(二)核子数的奇偶性

如果将近 300 种稳定核素按质子数和中子数的奇偶性分类,就会发现大多数是偶偶核,奇偶核和偶奇核各占约 20%,剩下的不到 2% 是奇奇核,这表明质子数和中子数各自成对时,原子核较稳定。

(三)重核的不稳定性

原子序数小于 82 的元素至少存在一种稳定核素,而原子序数大于 82 的元素都不稳定,会自发地放射出 α 粒子或自发裂变而成为铅(Z=82)的稳定同位素。

二、衰变的类型

不稳定核素自发地放出射线,转变为另一种核素,这种现象称为放射性,这个过程称为放射性衰变,这些核素称为放射性核素。发出的射线种类可能有 α 射线、β 射线、γ 射线,还可能有正电子、质子、中子等其他粒子。发生衰变前的核称为母核,发生衰变后的核称为子核,衰变过程中释放的能量称为衰变能。一个衰变过程既可以用反应式表示,也可以用衰变纲图表示,衰变纲图比反应式更直观。

(一)α 衰变

原子核自发地放射出 α 粒子(也就是氦的原子核)的转变过程称为 α 衰变,衰变后质量数减少 4,电荷数减少 2。反应式表示为:

$$_Z^A X \rightarrow\ _{Z-2}^{A-4}Y + _2^4He + Q \qquad (\text{式 2-2-1})$$

式中,X 表示母核;Y 表示子核,A 和 A−4 表示衰变前后的质量数,Z 和 Z−2 表示衰变前后的电荷数,

Q 表示衰变能。由于衰变能等于母核的静止质量减去子核及 α 粒子静止质量之差所对应的能量,因此只有母核与子核静止质量之差大于 α 粒子静止质量时,才能保证衰变能大于零,衰变才可能发生。

重核易发生 α 衰变,发生衰变后原子核的质子数和中子数都将减少 2,镭($_{88}^{226}Ra$)是典型的 α 衰变核素。它可能通过发射 4.78MeV 的 α 粒子直接衰变到氡($_{86}^{222}Rn$)的基态,也可能通过发射 4.60MeV 的 α 粒子先衰变到氡的激发态,后者再放射 0.18MeV 的 γ 射线而跃迁到基态。在两种衰变方式中,前一种方式的分支比(即发生的概率份额)是 94.5%,后一种方式的分支比是 5.5%(图 2-2-1)。

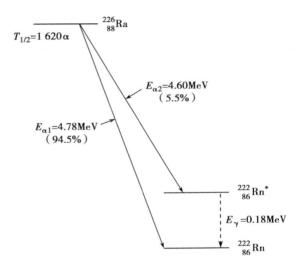

图 2-2-1　镭到氡的衰变

(二)β 衰变

原子核自发地放射出电子 e^- 或正电子 e^+ 或俘获一个轨道电子的转变过程称为 β 衰变。为示区别,发射负电子的称为 $β^-$ 衰变,发射出的电子称为 $β^-$ 粒子;放射正电子的称为 $β^+$ 衰变,发射出的正电子称为 $β^+$ 粒子;俘获轨道电子的称轨道电子俘获。如果俘获的是 K 层电子,则称 K 俘获;如果俘获的是 M 层电子,则称 M 俘获。衰变后子核与母核质量数相等,电荷数相差 1。三种类型 β 衰变的反应式可分别表示为:

$$_Z^A X \rightarrow\ _{Z+1}^{A}Y + e^- + \bar{v} + Q$$
$$_Z^A X \rightarrow\ _{Z-1}^{A}Y + e^+ + v + Q \qquad (\text{式 2-2-2})$$
$$_Z^A X + e^- \rightarrow\ _{Z-1}^{A}Y + v + Q$$

式中,v 和 $\bar{v}$ 表示中微子和反中微子。

(三)γ 跃迁和内转换

α 和 β 衰变后的子核很可能处于激发态,会以 γ 射线形式释放能量跃迁到较低的能态或基态,这

种跃迁的过程称γ跃迁。例如,放疗中常用的钴-60源、铯-137源和铱-192源既具有β放射性,也具有γ放射性。原子核能级的间隔一般在 10^{-3}MeV 以上,故γ射线能量低限是 10^{-3}MeV,高端可达到兆电子伏能量级。

处于激发态的原子核还有另外一种释放能量的方式,即将跃迁的能量直接转移给一个轨道电子而将后者发射出原子,这种现象称为内转换,发射出的电子称为内转换电子。根据能量守恒定律,内转换电子的动能等于跃迁的能量减去轨道电子的结合能。由于 K 层电子最靠近原子核,因此只要能量足够,K 层内转换的概率最大。应注意的是,不能将内转换过程理解为内光电效应,即不能认为是原子核先放出光子,然后光子再与核外的轨道电子发生光电效应,原因是发生内转换的概率要比发生内光电效应的概率大得多。

无论是电子俘获过程还是内转换过程,由于原子的内壳层缺少了电子而出现空位,外层电子将会来填充这个空位,因此两个过程都会伴随着特征 X 射线和俄歇电子的发射。

三、放射性度量

实验发现,在时间间隔 $t \to t+dt$ 内发生衰变的原子核数目 dN 和 t 时刻的原子核数目 N 以及时间间隔长度 dt 成正比,即:

$$-dN = \lambda N dt \qquad (\text{式 2-2-3})$$

式中,λ 称衰变常数,表示单位时间内每个原子核衰变的概率,其数值大小因核素而异,值越大,衰变越快。利用初始条件 $t=0$ 时,$N=N_0$,求解式 2-2-3 得:

$$N = N_0 e^{-\lambda t} \qquad (\text{式 2-2-4})$$

上式说明放射性衰变服从指数规律。

放射性活度是指一定量的放射性核素在一个很短的时间间隔内发生的核衰变数除以该时间间隔之商,符号为 A,可用公式表示为:

$$A = -\frac{dN}{dt} = \lambda N = \lambda N_0 e^{-\lambda t} = A_0 e^{-\lambda t}$$

$$(\text{式 2-2-5})$$

式中,A 和 A_0 分别是 t 时刻和初始时刻的放射性活度。

活度的国际单位制单位是贝可勒尔(Bq),衍生单位有 MBq、GBq 和 TBq。在此之前,放射性活度单位是居里(Ci)。这些单位之间的关系可表示为:

$$1\text{Ci} = 3.7 \times 10^{10}\text{Bq} = 3.7 \times 10^4\text{MBq}$$
$$= 3.7 \times 10\text{GBq} = 3.7 \times 10^{-2}\text{TBq}$$

$$(\text{式 2-2-6})$$

放射性核素其原子核衰减到原来数目一半所需的时间称放射性核素半衰期($T_{1/2}$)。将 $N = N_0 e^{-\lambda t}$ 代入式 2-2-2,得半衰期与衰变常数的关系为:

$$T_{1/2} = \frac{\ln}{\lambda} = \frac{0.693}{\lambda} \qquad (\text{式 2-2-7})$$

式中 $T_{1/2}$ 的单位是秒(s),对半衰期长的核素可以用分(min)、天(d)、年(a),经过一个半衰期后,放射性活度衰减到初始值的 1/2,两个半衰期后衰减到初始值的 1/4,依此类推,在经过 n 个半衰期后衰减到初始值的 $(1/2)^n$。

平均寿命 τ 是指放射性原子核平均生存的时间。由式 2-2-3 知,在时间间隔 $t \to t+dt$ 内有 dN 个原子核发生衰变,这些原子核的寿命是 t,t 可以从 0 变化至 ∞,故 N_0 个原子核的平均寿命可表示为:

$$\tau = \frac{\int_0^\infty (-dN)N}{N_0} = \int_0^\infty \lambda t e^{\lambda t} = \frac{1}{\lambda} = 1.44T_{1/2}$$

$$(\text{式 2-2-8})$$

放射性比活度是指单位质量放射源的放射性活度,其单位是 Bq/g。放射性比活度是衡量放射性物质纯度的指标。任何核素的放射源不可能全部由该种核素组成,而是被浓度大得多的相同元素的稳定同位素所稀释,还可能含有与放射性元素相化合的其他元素的一些稳定同位素,还会有衰变子核。含有的其他核素越少时,放射性比活度就越高,反之则越低。

四、递次衰变

放射性核素转变为稳定核素时往往需要多次衰变才能完成,这种衰变称递次衰变。衰变过程中形成的核素系列称衰变系列,如 $^{90}_{36}\text{Kr}$ 转变为 $^{90}_{40}\text{Zr}$ 需经 4 次 β⁻衰变:

$$^{90}_{36}\text{Kr} \xrightarrow{14s} {}^{90}_{37}\text{Rb} \xrightarrow{2.9\text{min}} {}^{90}_{38}\text{Sr} \xrightarrow{28a} {}^{90}_{39}\text{Y} \xrightarrow{64h} {}^{90}_{40}\text{Zr}$$

$$(\text{式 2-2-9})$$

式中,14s、2.9min、28a、64h 分别是四次衰变的半衰期。

递次衰变时,任一子体随时间的变化不仅与本次衰变的衰变常数有关,而且与前面所有衰变的衰变常数有关。

五、人工放射性核素

人工放射性核素在医学中有着广泛的应用,如钴-60、铱-192、锝-99、锶-90 等,利用核反堆生产是人工放射性核素的主要来源,制备的途径有两种:

①利用反应堆中的强中子单束照射靶核，即核俘获中子而生成放射性的原子核；②利用中子引起重核裂变，从裂变碎片中提取放射性核素。这样制备出来的核素是丰中子核素，通常具有β¯衰变。高能加速器也可用来生产放射性核素，这样制备出来的核素是缺中子核素，通常具有β⁺衰变，但多数是短寿命的。

第三节 电离辐射与物质的作用

一、电离辐射

电离辐射是任何具有足够能量的粒子或射线，与原子或分子中的电子相互作用，电子获得足够的能量从原子或分子中脱离出来，使受作用物质发生电离现象的辐射。电离辐射是一切能引起物质电离的辐射的总称，具有波长短、频率高、能量高等特点。要全面了解电离辐射与物质的相互作用，理解电离辐射是非常重要的。

当射线作用于原子时，轨道电子有可能获得足够的能量，脱离原子核的束缚，成为自由电子。这样一来，核外电子数少了，质子数就相对多了，所以原子呈正电性，称为阳离子。脱离原子的电子称为负电子，与阳离子一起构成一对离子对，这一过程称为电离。入射粒子（或射线）通过与原子的相互作用，损失能量，如果这一过程持续下去，将最终失去全部能量，被物质吸收。带电粒子通过物质时，在径迹上将产生很多离子对，射线在单位路程上产生的离子对数目被称为比电离或电离密度。对于单能快速电子，在空气中的比电离值与电子的速度有关，速度越大，比电离值越小，穿透本领也越强。因此，电离辐射的比电离和穿透力是影响损伤的重要因素。

α射线、β射线、中子束、γ射线和X射线都能引起原子电离，因此归类为电离辐射。

（一）直接电离辐射和间接电离辐射

1. 直接电离辐射 又称带电荷的电离辐射。带电粒子都有使原子最外层轨道电子脱离原子核的能力，例如α射线的粒子带2个正电荷，能够吸收周围的自由电子形成稳定的He原子。β射线的粒子能量可使轨道电子脱离原子核的束缚。每一次作用，都是电离辐射与原子直接相互作用使电子直接脱离原子核的束缚，因此，所有带有电荷的电离辐射（如α射线和β射线）称为直接电离辐射。

2. 间接电离辐射 又称不带电荷的电离辐射。不带电荷的射线如X射线、γ射线和中子束对物质的作用称为间接电离辐射。它们通过物质时，不与原子的轨道电子相互作用，只是偶尔与原子碰撞。

（二）强、中等、弱电离辐射

强电离辐射是指在粒子运行的路径上，能产生密度很高的离子束的电离辐射。α射线的粒子和其他重粒子是强电离粒子，β射线粒子的电离能力比α粒子弱，但还是中等电离能力的粒子。

X射线、γ射线的电离能力最弱，称为弱电离粒子。中子比较特殊，它不能直接使物质电离，但它与物质相互作用时，可产生由弱到强的电离效应。

二、激发

激发是指射线与原子相互作用时，其能量不足以使原子发生电离，内层低能级的电子获得一定的能量跃迁到能级较高的激发态，但不足以脱离原子束缚的过程。

获得能量处于激发态的电子，以退激的方式回到基态，多余的能量以电磁辐射的形式释放。在辐射测量方法中，常会提到用激发的作用方式来测量辐射。

三、不同电离辐射与物质的作用

（一）α射线与物质的作用

α射线是放射性物质中发出来的一种快速的带电粒子流，由于带电，所到之处很容易引起电离。α粒子带2个正电荷、4个核子，属重粒子。α粒子通过物质时，将部分能量传递给物质的轨道电子，轨道电子被激发到高能级或从原子中脱离形成自由电子。

α射线的能量大，与物质相互作用时，可产生大量的离子对，但在物质中的运动距离很短。例如一个3.5MeV的α粒子，在空气中的射程约20mm，能产生10万离子对，同样能量的α粒子在人体组织中的射程约30μm。

α射线穿透能力很弱，这一特点在测量α粒子的方法中常会提到。α粒子的辐射防护主要考虑内照射，几乎不考虑外照射。

（二）β射线与物质的作用

β射线是一种高速运动的带电粒子，其电离本领比α射线小得多，穿透能力比α射线大，但比γ射线、X射线射程短，很容易被铝箔、有机玻璃等材料吸收。β射线与物质的相互作用有直接电离辐射和韧致辐射两种方式。

1. 直接电离辐射 相对于α粒子而言，β粒子带一个负电荷，质量非常小，几乎可以忽略不计。β

粒子的比电离值相对于相同能量的 α 粒子小很多。事实上，它们与物质的轨道电子一样，通过碰撞使原子核外电子脱离原子核，引起直接电离辐射。β 粒子不像 α 粒子那样，在其运动的路径上，不能引起像 α 粒子那样多的直接电离粒子，因此相同能量的 β 粒子比 α 粒子的穿透路程长。一个 3.5MeV 的 β 粒子在空气中的射程为 11m，在人体软组织中为 17mm。能量低则穿透距离更短，如碳-14 发射的 0.157MeV 的 β 粒子在空气中的射程只有 300mm，在人体软组织中为 0.8mm。

2. 轫致辐射 又称刹车辐射或制动辐射，指高速电子骤然减速产生的辐射。泛指带电粒子与原子或原子核发生碰撞时突然减速发生的辐射。例如，一些 β 粒子，尤其是高能量的 β 粒子，在穿过原子核附近的正电场时，受到原子核库仑场的吸引作用，运动轨迹发生改变，损失部分能量，以 X 射线的方式释放多余的能量，称为轫致辐射（图 2-3-1）。

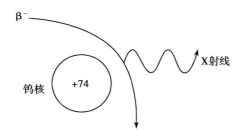

图 2-3-1 β 粒子被钨原子吸引产生轫致辐射的示意图

轫致辐射广泛应用于医学和工业，在辐射防护中非常重要。医院的 X 射线透视诊断技术，其原理就是利用 X 射线能够穿透多种人体组织。这意味着轫致辐射带来更多的辐射防护问题，为了减少轫致辐射的产生，需要了解其产生的详细过程。

首先，重核（原子序数大、带正电荷量多）比轻核产生轫致辐射的概率大，这是因为 β 粒子在穿过重核时受到原子核库仑场的引力比轻核大。其次，产生轫致辐射的 β 粒子只将部分能量以 X 射线的形式释放。事实上，转换为轫致辐射能的比例 F 与 β 粒子的动能和穿过物质的原子序数成正比。关系式为：

$$F = 3.3 \times 10^{-4} \cdot Z \cdot E_{max} \qquad （式 2-3-1）$$

式中 F 表示转换为轫致辐射能的比例；Z 表示穿过物质的原子序数；E_{max} 表示 β 粒子的最大能量，单位为 MeV。

从上式不难看出，低原子序数的物质（如水、有机玻璃、铝）产生轫致辐射的比例低，高原子序数的物质（如铅）产生的比例高。例如，从磷-32 放出的 β 粒子（$E_{max}=1.7MeV$），穿过铅（Z=82）时，5% 的能量转变为轫致辐射，穿过有机玻璃（有效原子序数约为 7）时，只有不到 0.5% 的能量转变为轫致辐射。

（三）γ 射线、X 射线与物质的作用

γ 射线、X 射线与物质相互作用的方式与 α 射线、β 射线不同，α 射线、β 射线在物质中的射程基本固定，它们连续损失能量，直到能量被介质完全吸收。X 射线和 γ 射线射程很长，能量强度逐渐降低，而不会完全被吸收。

γ 射线、X 射线通过物质时能量减少，其速度不改变，永远以光速运动，但其波长会变长。γ 射线、X 射线与物质相互作用表现为微粒性，可以将其看作光子流去研究。这些相互作用在介质中导致电离，称为初级电离。初级电离产生的电子再引起介质发生电离称为次级电离。一次初级电离可以引发很多次级电离和激发。次级电离将大多数能量传递给吸收介质。如果电离发生在人体组织内则会产生潜在的损伤。

γ 射线和 X 射线与物质的相互作用是电磁辐射的粒子特性导致的，因此按照光子或电磁束的方式来描述其与物质的作用，有光电效应、康普顿效应（康普顿散射）和电子对效应（电子对生成）等方式。

1. 光电效应（photoelectric effect） 又称光电吸收，指能量小于 1MeV 的光子，将其全部能量转移给内层电子，使内层电子获得足够的能量脱离原子核的束缚，发射出光电子（图 2-3-2）。光电子穿过介质时，会产生次级电离和激发，光电子被激发后，在原来的位置上留下空穴，此时的原子处于激发态，由自由电子填充空穴，或其他壳层电子来填充空穴。后面这种情形中，高能级电子多余的能量以特征 X 射线方式释放出来（标识放射）。若 X 射线再与原子的外层电子作用，使电子脱离原子核，产生的电子称为俄歇电子（图 2-3-3）。俄歇电子的

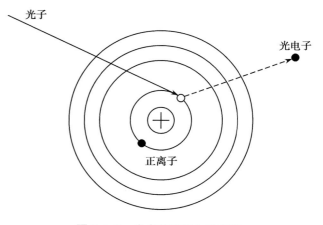

图 2-3-2 光电效应产生示意图

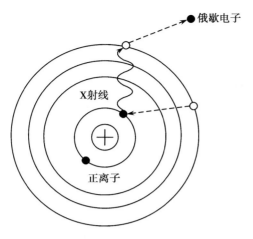

图 2-3-3　俄歇电子产生示意图

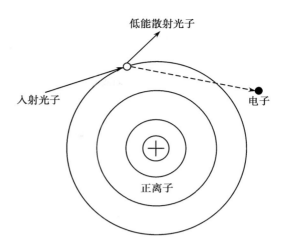

图 2-3-4　康普顿散射示意图

能量降低了许多。

光电效应在原子序数大的材料中发生的概率大，对屏蔽辐射而言，铅是屏蔽低能光子很好的屏蔽材料。对于像铝这样低原子序数的材料，光电效应相对不重要。在医院相关科室的机房、人员防护中，大量使用了铅防护，如铅屏风、铅帘、铅衣、铅脖套、铅手套等。

2. 康普顿效应（Compton effect）　又称康普顿-吴有训散射，是光子和原子中比较外层的壳层电子发生碰撞而产生的现象。光子将部分能量传递给电子，获得能量的电子脱离原子逸出后继续移动（散射电子），使物质产生次级电离和激发。光子被散射，能量降低、频率改变、运动方向改变（散射冲击），还可能继续与其他物质相互作用。另一种散射过程是光子与原子核结合较紧的电子碰撞时，光子可以不损失能量，只是改变前进的方向，称为不变散射。图 2-3-4 是入射光子使原子核外层电子释放，光子能量降低被散射的康普顿散射示意图。

光子的散射角与入射光子的能量和传递给电子的能量多少有关。低能光子传递给电子的能量

小，光子就会以大角度散射出去。

高能光子（10~100MeV）把大部分能量传递给电子，散射角度不会太大。在原子序数高的物质中，光子能量为 0.2~5.0MeV 时，康普顿散射占主导。

3. 电子对效应（electron pair effect）　当能量大于 1.02MeV 的光子与物质相互作用时，受到重核的强电场作用，一个光子转化为一个负电子和一个正电子，这种现象叫电子对效应。光子的能量除一部分转变为正、负电子静止质量外，其余将转变为正、负电子的动能。一般 X 射线光子能量较低，不足以引起电子对的生成。1.02MeV 是产生电子对的阈能，即产生电子对所需的 γ 射线的最小能量。大于 1.02MeV 的 γ 射线不仅会使电子对生成，甚至可以引起核反冲。正、负电子通过次级电离损失能量，在趋向静止时将产生湮没辐射，结果两个电子又同时转化为能量为 0.51MeV 的光子。这就是物质和能量的相互转化关系。图 2-3-5 是铅核产生电子对和湮没辐射的示意图。

高于阈能的光子，产生电子对的概率随原子序数的增加而增加，也随光子能量增加而增加。能量

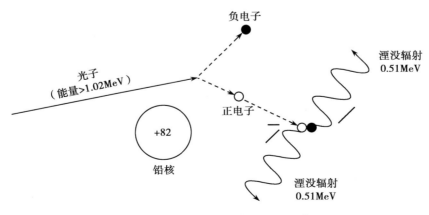

图 2-3-5　电子对和湮没辐射产生示意图

在 1.02~5.00MeV 时，产生电子对效应的概率增加比较慢，超过 5.00MeV 时增加较快。高能光子与原子序数大的物质相互作用时，电子对效应是主要的。

4. 相干散射（coherent scattering） X 射线与物质相互作用而发生干涉的散射过程被称为相干散射。在此过程中，没有对光子能量的吸收，只发生了射线能量的重新组合。相干散射是一种无电离的过程，对被检者组织不存在损伤。在诊断 X 射线范围内，相干散射只占 X 射线与被检者的整个相互作用概率的 5%。

在 20~100keV 诊断 X 射线能量范围内，只有光电效应和康普顿效应是主要的，相干散射所占比例很小。

综上，光子与物质相互作用是复杂的，有多种相互作用的方式。表 2-3-1 是对 3 种主要作用的总结。

图 2-3-6 是光子能量、原子序数和发生各种作用的概率图。横轴表示光子能量（MeV），纵轴表示原子序数。

（四）中子与物质的作用

中子是原子核的组成部分，中子的质量与质子的质量大致相等，可通过核裂变和核反应来获得。放出的自由中子称为快中子，能量大于 0.10MeV。快中子与原子发生碰撞，能量降低，变为中能中子（1.0eV~0.1MeV）或热中子（0.025eV）。中能中子和快中子没有严格的能量界限，在不同的文献可能引用不同的能量范围，但在研究中子与物质相互作用

时这点差异并不重要。

中子与 γ 射线一样不带电荷，与原子核及电子之间没有静电作用。当中子与物质相互作用时，主要是和原子核内的核力相互作用，与外壳层的电子不会发生作用。中子与物质相互作用有三种方式：弹性散射、非弹性散射和中子俘获。弹性散射和非弹性散射发生在快中子和中能中子减速的过程。当中子变为热中子时，它们被物质俘获。

1. 弹性散射 弹性散射是指中子与物质相互作用时发生弹性碰撞，中子发生反射或散射（在弹性碰撞过程中，能量是守恒的）。在发生弹性碰撞时，快中子或中能中子与原子核发生碰撞，放出的能量转换为碰撞核的反冲能量，中子被反射或散射（图 2-3-7，见文末彩插）。靶核的运动方向和散射中子的数量依赖传递能量的大小。

中子向介质传递能量最有效的方式是使其与自己质量相当的物质碰撞，如与另一个中子或质子碰撞。如果中子与比自己质量大的目标相撞，则被反射，仅会损失很少一部分能量。相反，如果与一个比自己质量小得多的目标相撞，也只损失很少一部分能量。基于此，富含氢的物质（如水、混凝土、石蜡）最适合于屏蔽中子辐射。

中子与带电的重核发生弹性散射，通过电离和激发损失能量，就像 α 粒子与物质作用那样，属于强电离辐射。在生物组织中，快中子发生弹性散射的概率很大，对人体的危害也很大。

表 2-3-1　光子与物质的相互作用

效应	作用的对象	光子能量	与物质原子序数的关系	效果
光电效应	内层电子	低（<1MeV）	随原子序数增加而增加	内层电子产生光电子，产生特征 X 射线
康普顿效应	外层电子	中等（0.2~5.0MeV）	与原子序数无关	外层电子产生光电子，产生低能散射光子
电子对效应	原子核	高（>1.02MeV）	随原子序数增加而增加	产生电子对湮没辐射，变为两个能量为 0.51MeV 的电子

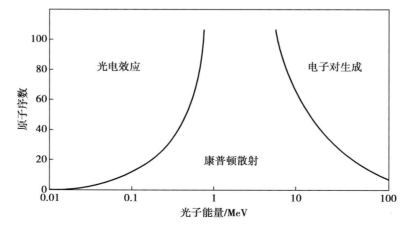

图 2-3-6　光子与物质三种相互作用的相对概率

2. **非弹性散射** 非弹性散射的过程很复杂,主要发生在快中子和中能中子与比自身大的靶核发生碰撞后,中子并不会被反射,而是被靶核吸收。很快中子重新释放,能量降低,靶核获得能量处于激发的亚稳定态,靶核很快通过退激放出 γ 射线。散射中子和靶核总动能不守恒(因为部分能量用于产生 γ 射线),称为非弹性散射(图 2-3-8,见文末彩插)。

非弹性散射发生的概率取决于中子的能量,随中子能量的增加而增大。由于存在非弹性散射,在屏蔽中子时必须同时考虑屏蔽 γ 射线。

3. **中子俘获** 当快中子和中能中子被减速后,变为热中子,能量为 0.025eV。大多数热中子被原子核吸收,原子核通过产生 γ 射线放出多余的能量(图 2-3-9,见文末彩插)。

中子俘获可产生一系列反应。例如:一些轻核俘获中子后,形成一个质子;硼和锂俘获中子放出 α 粒子;重核元素如 U 和 Pu 俘获中子可产生核裂变。物质俘获中子后可产生放射性同位素。中子与物质的作用见表 2-3-2。

表 2-3-2 中子与物质的作用

作用形式	中子的能量	物质原子序数	特征
弹性散射	快中子	低	热中子反冲核被强电离,最易在生物组织中反应
非弹性散射	快中子和中能中子	高	反冲核被强电离放出 γ 射线,考虑屏蔽
中子俘获	热中子	与截面有关	可能产生高能 γ 射线

射线与物质的主要作用方式见表 2-3-3。

表 2-3-3 射线与物质的作用的几种主要方式

射线类型	作用过程	特征
α 射线	与束缚电子非弹性碰撞	电离和激发
β 射线	与核外电子非弹性碰撞 在库仑场作用下加速、减速	电离和激发、产生轫致辐射
γ 射线和 X 射线	光电效应/康普顿效应/电子对生成	光子被吸收/光子被散射/产生两个 0.51MeV 的光子
中子	弹性散射/非弹性散射/中子俘获	不产生 γ 射线/产生 γ 射线/产生其他辐射

第四节 临床常用辐射装置的成像基础

临床常用辐射装置主要为放射诊断设备、肿瘤放射学设备及核医学设备。下面主要介绍这三类设备的基本原理、基本结构及主要部件与相关技术等。

一、放射诊断设备

(一)X 射线的产生

自 1895 年 11 月 8 日德国物理学家威廉·康拉德·伦琴发现 X 射线以来,科学家们经过反复研究,从理论上明确了 X 射线是在真空条件下,高速飞驰的电子撞击到金属原子内部,使原子核外电子发生跃迁现象而释放的一种能,X 射线的产生是能量转换的结果。现在所用的人工 X 射线辐射源,都是利用高速电子撞击靶物质而产生的。可见,产生 X 射线必须具备三个基本条件。

1. **电子源** X 射线管灯丝通过电流加热后,随时提供足够数量的电子。

2. **高速电子流** 灯丝加热产生的电子,能高速撞击阳极靶面。必须具备两个条件:一是在 X 射线管阴极与阳极之间施加高电压,两极间的电位差使阴极电子向阳极高速运动;二是 X 射线管必须具备高真空度,以使高速运动的电子不受气体分子的阻挡而降低能量,同时保护 X 射线管灯丝不会因氧化而被烧毁。

3. **使电子骤然减速的阳极靶面** 经受高速电子撞击而产生 X 射线,并形成高压电路的回路(图 2-4-1)。

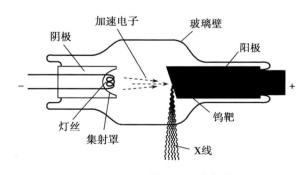

图 2-4-1 X 射线产生的条件

(二)X 射线的特性

X 射线的本质是在均匀的、各向同性的介质中,直线传播的不可见电磁波,除具有电磁波的通性外,还有以下特性。

1. 物理特性

（1）穿透性（penetrability）：X射线具有一定的穿透能力，其穿透力不但与其能量有关，还与被照物质的原子序数、密度及厚度有关。X射线管电压越高，产生的X射线波长越短，穿透能力越强。X射线对人体不同组织穿透性能的差别是X射线透视、摄影及CT检查的基础。

（2）荧光效应（fluorescence effect）：荧光物质在X射线照射下被激发而产生可见的荧光，如钨酸钙、氰化铂钡、银激活的硫化锌等。暗室透视用的荧光屏、摄影用的增感屏、影像增强器的输入/输出屏、非晶硅探测器的荧光物质等都能在X射线激发下产生荧光。

（3）电离效应（ionizing effect）：当X射线照射气体或其他物质时，具有足够能量的X射线光子不但能够击脱物质原子的轨道电子产生一次电离，脱离原子的电子再与其他原子碰撞，还会产生二次电离。诊断X射线机上的电离室限时器，就是根据气体电离形成电离电荷易被收集的原理制造而成。电离效应是X射线放射治疗的基础，但对人体正常组织也会产生损伤。

（4）热作用（heating effect）：X射线照射物质时，X射线能量绝大部分转变为热能，使物体产生温升。利用X射线的热作用可以测定吸收剂量。

2. 化学特性

（1）光敏性（photosensitivity）：X射线能使很多物质产生光化学反应，如可使感光材料感光。X射线照射量及其分布的测定等，就是利用了这一特性。

（2）脱水、着色作用：某些物质如荧光屏、增感屏、铅玻璃、水晶等经X射线长期照射后，因结晶水脱掉而变色；碘仿经X射线照射后，能将碘析出而沉淀。

3. 生物效应　X射线照射生物体能够产生电离和激发作用，使生物细胞产生抑制、损伤甚至坏死。人体不同组织对X射线敏感程度不同，会产生不同反应。放射治疗就是利用X射线生物效应治疗疾病。X射线对人体正常组织也会产生损伤，因此在临床诊断和治疗中，必须注意非受检部位及非治疗部位的屏蔽防护，同时放射工作人员也应注意自身特别是敏感部位的防护。

（三）放射诊断设备类型

放射诊断设备的发展包括：透视检查是从荧光屏暗室透视、影像增强器明室透视到动态平板探测器明室透视；摄影是从屏-片系统、计算机X射线摄影（CR）系统到DR系统；CT是从非螺旋CT（逐层扫描）、螺旋CT（容积扫描）到能谱CT等。

目前，临床工作中常用的放射诊断设备为数字X射线摄影（DR）、乳腺X射线摄影、平板胃肠机、数字减影血管造影（DSA）、计算机体层成像（CT）等。这些设备都使用X射线作为照射源，基本结构包括X射线管、高压发生装置、接收器、检查床、采集工作站、后处理工作站、辅助装置等。

1. 数字X射线设备　数字X射线设备的成像，一方面是基于X射线的穿透性、荧光效应和感光效应；另一方面是基于人体组织之间有密度和厚度的差别。当X射线管发出的X射线透过人体不同组织结构时，被吸收的程度不同，所以到达图像接收装置（image receptor）上的X射线量就存在差异。这样，接收装置上就形成明暗或黑白对比不同的影像，可以是静态图像，也可以是动态图像（图2-4-2，见文末彩插）。

数字X射线设备的组成主要包括以下几个部分：

（1）X射线管：X射线管（X-ray tube）也称X射线管组件、球管、管球等，是X射线设备中产生X射线的核心部件，其主要作用是将电能转换成X射线。X射线管的质量好坏是决定成像系统精度的先决条件。

传统的乳腺X射线摄影机一般采用钼靶X射线管。近年来，乳腺X射线摄影的X射线管阳极靶面一般采用钼/铑双靶或钼/钨双靶，也有只用钨靶的。

DSA设备的X射线管容量及阳极热容量要求高。DSA设备连续透视和曝光采集，既要求X射线管能有较大的输出功率，又要求其阳极热容量大。随着大型X射线设备、DSA设备以及乳腺DR等专用设备的临床应用，X射线管正在逐步向大功率、高阳极热容量、水油双冷却方式、小焦点和专用化方向发展。

（2）高压发生装置：高压发生装置是X射线发生装置的重要组成部分，又称高压发生器、高压油箱等。主要作用是为X射线管提供管电压及灯丝加热电压，其性能决定X射线的质和X射线的量，从而决定X射线图像的质量。所以高压发生装置决定了X成像装置的精度，是X射线设备中最关键部件之一。

（3）控制装置：X射线图像质量的优劣取决于

X射线设备的曝光量,即取决于管电压、管电流及摄影时间的精确控制。

(4)影像接收装置:影像接收装置的主要作用是接收透过受检者的带有人体信息的剩余射线,形成潜影或原始图像数据。

数字X射线设备通常具有自动辐射剂量控制功能,包括自动亮度控制及自动曝光控制。

配置影像增强器、摄像机及电视系统的X射线装置,透视中的自动亮度控制常采用光电倍增管或光电二极管阵列来实现;屏-片系统或IP的摄影中的自动曝光控制方法,通过使用传统的电离室控制方法。

静态平板探测器的摄影有两种方法:一种继续使用电离室的方法,另一种使用在静态平板探测器上设定一定数目的特定区域来模拟电离室进行曝光。如平板乳腺DR就是使用探测器设定特定区域兼电离室的方法进行自动曝光控制的。乳腺DR的自动曝光控制(AEC)是首先根据乳腺压迫厚度和乳腺密度来估算摄影条件,大部分此类技术都是在正式曝光之前经由一个低剂量曝光来进一步估算摄影条件。

动态平板探测器的自动剂量控制即透视或摄影采集自动剂量控制,是在平板上设定一个或几个区域模拟电离室的选择区域,在透视或摄影采集时获得的平板探测器曝光指数(detector exposure index, DEXI)与系统中存储的DEXI进行比较,优化透视或摄影采集的管电压、管电流量、铜滤过等相关参数,从而改变剂量,实现自动亮度控制和自动曝光控制。

2. CT设备 CT扫描成像是利用CT球管发出的X射线束对人体检查部位一定厚度的层面进行扫描,由CT探测器接收透过该层面的X射线并转变为可见光,由光电转换器转变为电信号,再经模-数转换器(analog to digital converter)转为数字信号,输入计算机处理。扫描所得信息经计算而获得每个体素的X射线衰减系数或吸收系数,再排列成数字矩阵(digital matrix),经数-模转换器(digital to analog converter)把数字矩阵中的每个数字转为由黑到白不等灰度的像素(pixel),并按矩阵排列即构成CT图像。

CT设备的组成主要包括以下几个部分(图2-4-3,见文末彩插):

(1)CT球管:CT球管是产生X射线的器件,与一般X射线机上使用的X射线管结构基本相同。由于CT对X射线管的功率要求较高,相比传统X射线成像,CT成像过程中X射线发生的时间要长很多,特别是在螺旋CT中,长时间X射线发生会造成阳极上大量热积累,靶面温度介于2 600~2 700℃之间(钨的熔化温度为3 300℃)。为了防止钨靶熔化,要求X射线管具有高的热容量和散热效率。

(2)CT高压发生器:CT机对高压的稳定性要求很高。因为高压值的变化直接反映X射线能量的变化,而X射线能量与吸收值的关系极为敏感(在光电效应区域,吸收值与能量的三次方成正比),是决定人体组织对X射线衰减系数的关键值。因此,在CT的高压系统中需采用高精度的反馈稳压措施。

(3)CT探测器:是一种将X射线能量转换为电信号的装置,临床应用的CT探测器可分为固体和气体两大类。探测器是CT的核心部件,负责收集穿过人体衰减后的X射线,并将这些信息转换成数字信号输入计算机进行处理,现在的探测器基本是采用固体闪烁计数型探测器。

二、肿瘤放射学设备

肿瘤放射学设备是肿瘤放射技术的基础,也是临床放射治疗方案得以实施的基本条件。肿瘤放射学设备有外放疗设备和内放疗设备。外放疗设备有深部X射线治疗机、远距钴-60治疗机及伽玛刀、电子直线加速器、质子重离子加速器、中子加速器等;内放疗设备有后装机、粒子植入等。

(一)深部X射线治疗机

深部X射线治疗机目前临床应用较少,其功能在医用直线加速器中被涵盖。其机型主要有以下几种。

1. 接触治疗机 治疗皮肤癌,管电压10~60kV。

2. 表层治疗机 治疗浅层,管电压60~140kV。

3. 中层治疗机 治疗皮下中层组织,管电压140~180kV。

4. 深部治疗机 治疗组织深部的病灶,管电压180~250kV。

(二)远距钴-60治疗机

远距钴-60治疗机由一个密封的钴-60放射源、一个源容器及防护机头、具有开关的遮线器装置、具有定向限束的准直器、治疗机架、治疗床、计时器及运动控制系统、辐射安全及连锁系统组成。钴-60所产生的γ射线具有较强的穿透力,能量为

1.17~1.33MeV,深部剂量高,皮肤剂量低,旁向散射小,结构简单,适用于治疗较深部位肿瘤。

伽玛刀是将多个钴-60放射源静止性照射到一点上,使该点的剂量很大,从而达到治疗的目的。伽玛刀由放射系统、校准系统(头盔)、手术台、控制台、液压系统和计算机治疗计划系统六部分组成。

(三) 医用加速器

加速器是利用电磁场把带电粒子加速到较高能量的装置。按粒子加速轨道形状分为直线加速器和回旋加速器。按加速粒子的不同分为电子加速器、质子加速器、离子加速器和中子加速器。按加速电场所在的频段分为静电加速器、高频加速器和微波加速器。按工作时的温度高低分为常温加速器和超导加速器。医用加速器按照能量区分可以分为低能机、中能机和高能机。不同能量加速器的X射线能量一般为4MeV或6MeV或8MeV,有的到10MeV。能量为50MeV的医用电子直线加速器属于高能范围。目前临床使用最多的是医用直线加速器,医用质子重离子加速器国内使用较少。

医用直线加速器(medical linear accelerator)是利用具有一定能量、速度达到亚光速的高能电子,与大功率微波电场相互作用,从而获得更高的能量。电子直接引出,可作电子线治疗。电子打击重金属靶,产生轫致辐射,发射X射线,可用于X射线治疗。医用直线加速器按照微波传输的特点分为行波直线加速器和驻波直线加速器两类(图2-4-4,见文末彩插)。

医用直线加速器的基本工作原理是:主控制台的触发器将调制器触发,产生系列脉冲(脉冲宽度通常为几微秒,重复频率为几百赫兹),加到磁控管阴极及电子枪的阳极,引起磁控管发生振荡,产生微波功率,同时电子枪发射的电子也从轴向进入加速管,在加速管中微波与电子相互作用,使电子从微波电磁场中不断获得能量,最后由加速管终端输出至偏转盒,作为电子线输出,或者打靶作为X射线输出。靶的下面是均整器,其下面有平板电离室。平板电离室一方面将电子或X射线在其中的电离电流信号输送至剂量监测仪,以确定治疗剂量;另一方面将束流强度变化的信号输送至束流控制系统,通过前、后驱动线圈来控制电子的运动轨道和输出量。

(四) 医用质子、重离子和中子加速器

质子重离子治疗是放射治疗的新技术,是质子治疗和重离子治疗两种治疗方法的合称。主要用于肿瘤细胞的治疗,由质子或者重离子组成的离子射线对肿瘤细胞起到杀伤的作用。

质子是比较小的离子,如氢原子去掉电子后带有正电荷的粒子。重离子是质量数大于2的原子核如碳、氖、硅等原子量较大的原子核或者离子。质子或重离子经由同步加速器加速至约70%的光速时,这些离子射线被引出射入人体,在到达肿瘤病灶前,射线能量释放不多,但是到达病灶后,射线会瞬间释放大量能量,形成名为"布拉格峰"的能量释放轨迹,整个治疗过程好比是针对肿瘤的"立体定向爆破",能够对肿瘤病灶进行大剂量的照射,同时又避开照射正常组织,实现疗效最大化。其中质子治疗主要破坏癌细胞的DNA单链,细胞还有修复的可能性,而重离子治疗则主要破坏DNA的双链,使癌细胞完全没有修复的可能性,达到彻底"杀死"癌细胞的目的。

质子直线加速器由高频电源、离子源、加速电极、靶室、真空系统等部分组成。称为漂移管的加速电极以直线方式排列,被交替施加高频电压,用来加速质子,质子在漂移管缝隙中被加速,进入漂移管后,保护质子不受减速电场的影响。

重离子加速器是一种用人工方法产生快速重离子束的装置,它利用一定形态的电磁场将重离子加速高达几千、几万乃至接近三十万千米每秒的高能量的重离子束,用以轰击人体肿瘤细胞。主要用于加速比α粒子重的离子,有时也可用来加速质子。

中子治疗是另一种放射治疗方法,具体操作中先给癌症患者注射一种含硼(硼-10)的无毒药物,这种药物与癌细胞有很强的亲和力,主动侵入癌细胞,会迅速聚积于癌细胞内,而其他正常细胞内聚积的硼却极少。当药物在癌细胞内聚积之后,利用加速器提供的中子,产生超热中子束照射肿瘤部位,中子就会被癌细胞内的硼所俘获,并在癌细胞内发生很强的核反应,释放出杀伤力极强的射线。这种射线射程很短,只有一个细胞的长度,所以它只杀死癌细胞,而癌细胞周围的正常组织则不会受到损伤。

三、核医学设备

核医学成像是将具有放射性核素标记的示踪剂引入人体内(经口服、静脉、皮内或鞘内注射途径),通过成像设备在体外对放射性核素发射的射线进行采集,可以从不同角度反映人体脏器内细胞的功能、脏器的血流供应及分布、脏器的代谢过程、

抗原或受体的分布特性等,即功能和代谢成像,又称为放射性核素显像。一般情况下,疾病引起的功能性改变早于形态学改变,因此核医学成像有利于疾病的早期诊断和基础医学研究,可达到分子水平的诊断。

核医学设备是利用射线与物质相互作用所产生的电离、激发、感光等各种效应,将射线的能量转变为电信号,并加以显示和记录的装置。核医学设备有许多分类方法,按照临床用途分为活度计、辐射防护仪、体外分析仪、体内功能测量仪和显像设备等。显像设备主要用于测定患者体内放射性药物的分布和代谢情况,常用的显像设备有γ照相机、SPECT、PET,以及复合模式 SPECT/CT 和 PET/CT、PET/MR 设备等。

(一)γ照相机

γ照相机(gamma camera)是核医学最基本的成像设备。γ照相机能对脏器中的放射性核素的分布进行一次性成像和连续动态成像。γ照相机基本成像原理是将一圆盘状的探测器置于被测部位体外,从源发出的经过准直孔的γ射线投射到成像记录系统相应的区间,射线被在该区间的闪烁晶体吸收,并转换成与能量沉积成比例的荧光光子数,光子在闪烁体上传播,最后投射到位置灵敏光电倍增管上。将光电倍增管读出的信号通过在线数据获取系统,计算出该事件在闪烁晶体内的作用位置(x,y 坐标),然后将该像点的坐标再通过准直器还原到物面上的射线发射点所在的区间的坐标,因此成像记录系统呈现的正是物体的射线发射区间的分布。γ照相机主要组成部分为:①探头;②电子线路;③显示记录装置;④附加设备。探头是γ照相机的核心,主要由准直器、闪烁晶体、光电倍增管阵列、电子学线路等构成,具有准直探测和定位射线的功能。

(二)单光子发射计算机体层成像

单光子发射计算机体层成像(single photon emission computed tomography,SPECT)利用一定途径将特定的放射性核素引入体内,通过探头在体外测定其分布的浓度并转化为电信号,经计算机数据处理重建得到体层图像。SPECT 由高性能和大视野的γ照相机探头、旋转机架、多功能检查床、图像采集控制台和图像处理的计算机工作站及外围辅助设备五部分组成,可进行平面采集以及多角度和多方位的数据采集和图像重建。其中探头是 SPECT 的核心部件。

SPECT 与传统的平面成像设备γ照相机相比,光电倍增管(PMT)的磁屏蔽必须加强,以克服探头在旋转过程中地球磁场的变化对 PMT 性能的影响。系统的均匀性、线性、稳定性要求较高,还要装备易于旋转的机架和低衰减的检查床,配备图像处理软件,以实现对机架的控制和满足图像重建的需要。

(三)正电子发射计算机体层成像

正电子发射计算机体层成像(positron emission computed tomography,PET)是利用发射正电子的核素标记或合成相应显像剂,引入人体后定位于靶器官。这些核素在衰变的过程中发射正电子,该正电子在组织中与周围物质中的负电子相互作用,发生湮没辐射,发射出方向相反、能量相等(511keV)的两个光子,可在体外通过探头探测光子信号。PET 设备主要由探测器(探测器环、射线屏蔽装置、棒源等)、机架、控制台、计算机及外围设备组成。PET 与 SPECT 相比,其优势主要在于:①所用发射正电子的放射性核素如 ^{11}C、^{13}N、^{15}O 等都是人体组织的基本元素,易于标记各种生命必需的化合物及其代谢产物或类似物而不改变它们的生物活性,且可参与人体的生理、生化代谢过程;加上这些核素的半衰期都比较短,检查时可给予较大的剂量,从而提高图像的对比度和空间分辨力。②PET 对射线的限束是电子准直(electronic collimation),故其灵敏度比 SPECT 高 10~100 倍,改善了分辨力(可达 4mm),图像清晰,诊断准确率高。③PET 采用了成对探测器进行探测,且γ光子能量高,不易被吸收,故湮没辐射的位置深度对测量结果无明显影响,可得到准确的衰减校正,可将实测数和经衰减校正后的真实数进行三维分布的"绝对"定量分析,远优于 SPECT。

图像融合技术在医学影像学中是指将解剖形态图像与功能代谢图像融为一体的技术。图像融合是将不同的医学影像或同一类型但采用不同方法获得的医学影像进行空间匹配融合,使两个或多个图像数据有机地组合到一幅图像上。其主要设备包括 SPECT/CT、PET/CT、PET/MR 等。

(四)SPECT/CT

SPECT/CT 是 SPECT 和 CT 两种成像技术相结合形成新的核医学成像,通过图像配准和图像融合两个过程,实现了 SPECT 功能代谢影像和 CT 解剖形态学影像的同机融合。两种医学影像技术取长补短、优势互补,可通过一次显像检查分别获得 SPECT 和 CT 两种不同模式的显像,然后由软件将两种体层图像融合在一起,采集过程中无须移动检查床,保证了图像融合的精度,使核医学功能影像能够进行精确的解剖定位,有效地提高了SPECT检查的特异性。

（五）PET/CT

PET/CT由PET和多排螺旋CT组合而成。PET/CT具有PET和CT的全部功能,但它绝不是二者功能的简单叠加。与单独PET和单独CT相比,PET/CT的优点在于:①二者相互补充。CT图像弥补了PET图像的不足,有助于放射性浓聚灶的精确定位、识别^{18}F脱氧葡萄糖(^{18}F-FDG)的生理性摄取、放射性增高病灶的定性诊断、发现和诊断小病灶和显像剂浓聚程度不高的病变等;②PET图像弥补了CT图像的不足,有助于淋巴结的良恶性鉴别诊断、在早期发现形态结构尚正常的肿瘤病变、显示等密度病变、确定生物靶区等;③两种图像能相互印证,提高诊断的准确性和可信度。

（六）PET/MR

PET/MR对比前两种图像融合技术更为复杂,PET和MR两种设备的相互干扰影响了数据的采集。但随着新材料的研发及屏蔽技术的发展等,实现了PET/MR一体融合的同步数据采集。PET/MR具有融合结构、代谢、功能、分子影像的综合能力,其优势在于:①实现了功能成像和解剖结构显像的互补;②MR兼顾软组织分辨力和功能成像,可同步实现PET功能成像和MR功能成像的强强联合;③PET可以和MR波谱技术联合使用以测量人体内同一组织的生物化学特性,用于评价新陈代谢状态或诊断肿瘤及其他多种疾病;④在分子探针领域,可以实现PET所用的一些诊断核素分子探针与MR所用的细胞体内示踪法和细胞疫苗疗法的联合;⑤可以实现PET和MR两种设备在相同时间和空间的同步采集,同时获得人体的高清解剖、基因受体信息、分子代谢及静息态脑功能连接及神经纤维网络。PET/MR在神经系统、肿瘤、心功能评估及小儿肿瘤等疾病方面具有独特的临床应用价值PET/MR设备见图2-4-5(见文末彩插)。

（王红光 高向东）

第三章 辐射的分类与应用

第一节 辐射的分类及特点

在宇宙和人类生存环境中广泛存在着某种自然现象,它是物质传递能量的方式之一,是由场源发出的电磁能量中一部分脱离场源向远处传播的现象,称为辐射(radiation)。其能量以波动形式或运动粒子的形式向外扩散,这些微观粒子包括电子、质子、中子、光子、介子及某些原子核或原子等。狭义的辐射指的是电离辐射。

辐射按其作用原理可分为电离辐射和非电离辐射,二者的生物学效应的作用机制不同,其防护原理和技术方法也不同。电离辐射指由带电粒子或某些不带电粒子或两者混合组成的任何辐射,这种辐射能引起物质电离或激发。电离辐射的特点是:具有一定穿透力,视觉不能感知(仪器可探测),遇到某些物质可能发出荧光,能使被照射物质电离或激发。电离辐射一般分为两大类:一类发射的粒子是带电的,如电子、质子、α粒子等,称为直接电离辐射,这些粒子与物质作用时能直接使物质电离或激发;另一类发射的粒子是不带电的,如光子(X射线和γ射线)、中子等,它们与物质作用时不能直接引起物质电离,而是使靶物质释放直接电离粒子或引起核反应,如光子与物质作用产生次级电子,中子与物质作用产生次级带电粒子或发生核反应,而这些次级带电粒子能再次使物质发生电离,称为间接电离辐射,放射医学和放射生物学涉及的电离辐射有γ射线、X射线等。与电离辐射相反,自然界中广泛存在着各种波长不同的辐射,它们作用于靶物质不能引起分子或原子电离,称为非电离辐射。非电离辐射的波长较长,辐射的内在能量较低,主要通过产热等与人体组织发生相互作用,而不是引起电离或激发,它们穿透人体的能力取决于波长,一般穿透力强的波长较短。电离辐射是辐射与物质作用时有电离过程而定义的,电离辐射与非电离辐射的能量分界不是绝对的。辐射在某一介质中是电离辐射,而在另一种介质中有可能不足以引起电离而成为非电离辐射。就非电离辐射而言,电磁波的波谱很宽,其生物作用取决于辐射的量子能量水平,量子能量越大,生物学作用越强(表3-1-1)。

表 3-1-1　电离辐射与非电离辐射的频谱分布

名称	真空中波长/m	频率/Hz	能量/eV
无线电波	$1\sim10^4$	$3\times10^4\sim3\times10^8$	$1.24\times10^{-10}\sim1.24\times10^{-6}$
低频	$1\times10^3\sim1\times10^4$	$3\times10^4\sim3\times10^5$	$1.24\times10^{-10}\sim1.24\times10^{-9}$
中频	$100\sim1\,000$	$3\times10^5\sim3\times10^6$	$1.24\times10^{-9}\sim1.24\times10^{-8}$
高频	$10\sim100$	$3\times10^6\sim3\times10^7$	$1.24\times10^{-8}\sim1.24\times10^{-7}$
超高频	$1\sim10$	$3\times10^7\sim3\times10^8$	$1.24\times10^{-7}\sim1.24\times10^{-6}$
微波	$1\times10^{-3}\sim1$	$3\times10^8\sim3\times10^{11}$	$1.24\times10^{-6}\sim1.24\times10^{-3}$
红外线	$1\times10^{-3}\sim0.8\times10^{-6}$	$3\times10^{11}\sim3.7\times10^{14}$	$1.24\times10^{-3}\sim1.55$
可见光	$0.8\times10^{-6}\sim0.38\times10^{-6}$	$3.7\times10^{14}\sim7.9\times10^{14}$	$1.55\sim3.26$
紫外线	$0.38\times10^{-6}\sim1\times10^{-8}$	$7.9\times10^{14}\sim3\times10^{16}$	$3.26\sim1.24\times10^2$
X射线	$1\times10^{-8}\sim1\times10^{-12}$	$3\times10^{16}\sim3\times10^{20}$	$1.24\times10^2\sim1.24\times10^6$
γ射线	$1\times10^{-12}\sim1\times10^{-13}$	$3\times10^{20}\sim3\times10^{21}$	$1.24\times10^6\sim1.24\times10^7$

辐射按其本质可分为电磁辐射和粒子辐射。电磁辐射实质是电磁波,仅有能量而无静止质量,依据频率和波长不同可分为无线电波、微波、激光、红外线、可见光、紫外线、X射线和γ射线等,其中X射线和γ射线属于电离辐射范畴,而无线电波、微波、激光、红外线、可见光、紫外线均属于非电离辐射。粒子辐射是一些高速运动的粒子流,通过消耗自己的动能把能量传递给其他物质,既有能量又有静止质量,包括电子、质子、中子、α粒子、π介子和带电重离子等。

在地球环境中,各种生物和人类始终受到辐射的照射,按其来源可分为天然辐射和人工辐射,无论是何种来源的辐射按其作用机制可分为电离辐射和非电离辐射。随着科学技术不断地发展更新,人类健康意识不断地增强,人工辐射源对人体的辐射风险日益受到关注。目前,医学上研究电离辐射的危害多于非电离辐射。

一、天然辐射的种类及特点

(一)天然电离辐射

天然电离辐射(natural ionizing radiation,NIR)是自地球存在以来就伴随人类生存环境的电离辐射,也是人类受到电离辐射的最主要来源。存在于自然环境中的放射性物质称为天然辐射源,主要来源有宇宙射线、地壳陆地辐射以及天然放射性核素等,这种天然存在的电离辐射也称作天然本底辐射。

1. 宇宙射线 存在于宇宙间的高能射线,是属于地外辐射,也称为空间辐射,主要来自太阳系和太阳系外的银河系。宇宙射线分为初级宇宙射线和次级宇宙射线。初级宇宙射线是从宇宙空间进入地球的高能粒子流,主要由质子、α粒子和电子构成。初级宇宙射线进入大气层后与大气层中原子核(氮、氧等)相互作用产生级联效应或次级核反应,释放出次级质子、中子、介子、重子等形成次级宇宙射线。宇宙射线的特点是内含射线种类多,能量范围宽,其强度随海拔高度与地球纬度不同而异,但是许多高能的宇宙射线可被大气层阻挡,对地面人类的外照射剂量贡献不大。自古以来人类就生活在充满天然电离辐射照射的环境中,而且随着社会的进步,人们接受天然电离辐射的平均量还会因为人为活动的时空变化而增加,宇宙射线的强度会随海拔高度的增加而增大。例如,高原地区的人群受到的宇宙射线照射剂量比平原地区的人群高;越来越

多的人乘坐飞机增加了受宇宙射线的照射机会。在海平面上,宇宙射线对人体的年平均照射当量剂量约为0.3mSv;在飞机飞行高度的宇宙射线强度比地面要高得多,在洲际航线的巡航高度上,剂量率可以达到地面值的100倍。

2. 天然放射性核素 地球上的天然放射性核素分为宇生放射性核素和原生放射性核素。宇生放射性核素主要是由于宇宙射线与大气层和地球表层原子核相互作用而产生,如宇生放射性核素^{3}H、^{7}Be、^{14}C、^{22}Na等。存在于自然界中的放射性核素一方面可对人员造成外照射,另一方面还可以随空气、水和食物进入人体造成内照射。原生放射性核素是自地球存在以来就存在于地壳的放射性核素,地壳陆地表面的土壤、岩石、水、大气乃至包括人体在内的生物组织和植物组织中,都存在天然的原生放射性核素。对人体照射影响较大的主要原生放射性核素有铀系、钍系和锕系核素以及地壳中存在的其他放射系的天然放射性核素,如^{40}K、^{87}Rb等。近几十年来,地下空间的开发利用增加了地壳γ辐射和氡辐射;建筑材料、室内装修材料(天然石材)以及室内滞留时间的增加也加大了人类接受氡和其他原生放射性核素的照射剂量。天然辐射源对成年人造成的平均有效剂量约为2.4mSv,其中内照射所致的有效剂量比外照射高。世界上有些地区,由于地表层含有高浓度的铀、钍,从而使地表γ射线剂量高于一般地区,称为高本底地区。例如,印度的喀拉拉邦、巴西的大西洋沿岸以及我国广东省阳江市的部分地区等。

(二)天然非电离辐射

天然非电离辐射(natural non-ionizing radiation,NNIR)包括来自地球和大气层电磁场、太阳系与星际电磁辐射源等。大量实验表明,非电离辐射的生物学作用只是引起机体的原子、分子旋转或颤动,并以光、热等形式消耗其能量。因此,地球的热辐射、太阳热辐射、宇宙电磁场源和雷电等都是天然电磁辐射的来源。

二、人工辐射的分类及特点

(一)人工电离辐射

人工电离辐射(artificial ionizing radiation,AIR)指随着科学技术发展,由人为原因增加的电离辐射照射。近一个世纪以来,随着人类陆续在医疗、能源、工业、农业、建筑、地质、考古、军事等行业乃至日常生活中不断开发利用电离辐射技术,人类接受

的人工电离辐射照射大幅度增加。

人工电离辐射包括医疗照射、核技术研究、核动力生产、一般工业应用(工业探伤、料位计等)、国民经济中民用产品(显像管电视机、烟雾探测器等)、装饰性建筑材料等。医疗照射来源于 X 射线检查诊断、核医学诊断、肿瘤的放射治疗以及介入放射学;核技术研究中核爆炸在大气层中形成人工放射性物质,使环境受到污染;核能发电等核动力生产中产生的放射性核素,绝大部分存留于受照过的核燃料中,核燃料循环运行的每个环节都会有放射性物质被释放于环境中。据联合国原子辐射效应科学委员会(UNSCEAR)统计,人工电离辐射中的医疗照射是全球公众接受各种电离辐射照射的最大来源,而且还在不断增加。因此,医疗放射学、核医学、放射肿瘤学、介入放射学等医用辐射所致受检者与患者的医疗照射防护越来越受到社会关注。

据联合国原子辐射效应科学委员会(UNSCEAR)2008 年估算,环境中各种辐射来源所致的全球人均年有效剂量为 3.0mSv,其中 80%(2.4mSv)来自天然辐射,19.6%(约 0.6mSv)来自诊断性医疗照射,其余的 0.4%(约 0.01mSv)来自其他人工辐射源。

1. 医用射线装置和含放射源装置 对人类疾病进行诊断和治疗而使用的各种 X 射线诊断、治疗机,含放射源治疗装置(如远距钴-60 治疗机、中子刀和伽玛刀等),医用加速器以及放射性核素诊断与治疗药物(试剂)等都是人工辐射源。

2. 核能生产 核矿物开采与冶炼、核原件的运输、各部门对放射性物质的使用等生产活动中产生的放射性废气、废水、废物(简称放射性"三废")排放而进入人类的生存环境。

3. 辐照加工 利用核设施产生的高能射线和粒子对材料进行改性加工,对食品进行保鲜、灭菌、防霉,对种子进行改良等辐照加工工艺,通常使用核反应堆、钴-60 和铯-37 辐照场、工业用电子加速器等放射性设施和装置。

4. 放射性核素生产与使用 人们利用反应堆和加速器生产放射性核素,以供工业、农业、医学和生物学应用。生产和应用本身会存在各种程度不同的核辐射,使用中产生的"三废"对人类环境也造成不同程度的放射性污染。

5. 工业探伤与地质探矿中的核设备 工业探伤多用 γ 射线探伤机,地质探矿多用中子发生器和同位素中子源,这些设备都是人工辐射源。

近代以来,人工辐射技术在工业、农业、能源、

科学研究、医学诊断与治疗等方面应用广泛,已经成为现代医学不可缺少的重要组成部分,发挥了其独特的作用。但是,辐射本身是一把"双刃剑",它既可以造福人类社会,也可能会引发辐射危害。辐射防护主要研究辐射对人体的健康效应及其损伤机制,为辐射的应用提供有效的防护手段与安全措施。

(二)人工非电离辐射

人工非电离辐射(artificial non-ionizing radiation,ANIR)指随着科学技术发展,由人为原因增加的非电离辐射。人工辐射源包括雷达系统、电视和广播基站、射频感应及介质加热设备、射频医疗设备、各种电加工设备、通信发射基站、卫星地球通信站、大型电力发电站、输变电设备、高压及超高压输电网、地铁列车、电气火车以及大多数家用电器等,它们都是不同频率、不同强度的电磁辐射源。目前,人工非电离辐射是生物学研究的重点,而不是医学辐射防护学研究的重点。

第二节 医用辐射的应用

一个多世纪以来,辐射所具备的各种特殊理化性质、生物学效应及自发核衰变特性,使其在生物医学科学研究、疾病的诊断与治疗领域得到应用并迅速普及。如今,在医学上电离辐射的应用包括放射诊断学、放射治疗学、临床核医学、介入放射学等;非电离辐射的应用包括磁共振成像(MRI)、电磁辐射治疗(如射频消融术、高频电疗等)、超声波成像与碎石、激光治疗与美容、红外线治疗等,已经成为现代医学不可或缺的重要组成部分。

一、医用辐射的应用范畴

(一)放射诊断学

X 射线是 1895 年由德国物理学家伦琴发现的,它与 1896 年贝克勒尔发现的天然放射性及 1897 年汤姆生发现的电子并称为 19 世纪末 20 世纪初物理学的三大发现。以这三大发现作为基础,人们对物质微观结构有了更客观的认识,推动了原子及原子核技术进入不同领域的实质应用。

20 世纪初,人们利用 X 射线的穿透性、能激发荧光物质产生可视影像以及能使胶片感光形成黑白影像的特性,在医用 X 射线诊断设备上实现了透视和记录人体解剖结构影像(摄影)进行疾病的检查诊断。人体医学 X 射线检查包括普通 X 射线检查

（X射线摄影和X射线透视）、X射线造影和X射线特殊检查（乳腺软X射线摄影、体层摄影）等。传统的医学放射学检查中，先后出现了许多技术革新，例如，根据人体组织器官的密度、厚度的差异研发出钡剂、碘剂等对比剂；为了解决影像重叠问题，开展了断（体）层X射线摄影检查；为了使用方便而研发出移动式X射线透视和摄影设备、X射线电视、车载X射线机、C形臂X射线机等；在影像接收器方面研发出影像增强器以及数字探测器，这些技术改进的目的是方便不同类型医学X射线检查诊断，提高影像的灵敏度。传统的X射线机以胶片和增感屏作为载体来获得影像学信息，它的软X射线多，患者皮肤剂量较大，图像质量不高，防护水平低。促使医学诊断又一次变革的是20世纪70年代诞生的X射线计算机体层成像（X-CT），后来又不断涌现出新的数字化X射线设备。CT在短短20年间经历了五代更新，随后问世的多排（层）螺旋CT迅猛发展，加上数字减影血管造影（DSA）、数字胃肠检查（DG）、计算机X射线摄影（CR）、数字X射线摄影（DR）以及双X射线源CT等新设备、新技术和新方法接连涌现，显著地提高了临床医学中的放射诊断质量。

在医学诊断和治疗两个方面，辐射已经成为现代医学的基本工具之一。现代诊断放射学能够快捷、准确地诊断和监测大部分临床疾病，据统计，临床上有大约一半的患者采用了X射线摄影、透视、X射线CT等放射学检查，这些检查对大部分患者的诊断起着决定性作用。

（二）放射治疗学

由于放射线对细胞有损伤作用，人们想到了利用放射线照射来治疗疾病，放射治疗学是最先从放射学中分离出来独立形成的一门用于疾病治疗的分支学科，已经历了近百年的发展历史。

放射治疗是利用放射线如放射性同位素产生的α射线、β射线、γ射线，以及各类射线装置如X射线治疗机或加速器产生的X射线、电子束、中子束、质子束及其他粒子束等治疗疾病的一种方法，利用电离辐射对肿瘤靶区的照射而杀灭肿瘤组织。放射治疗的目的是，在给予肿瘤靶区足够高的治愈辐射剂量的同时，使其周围的正常组织或器官接受尽量低的辐射剂量。放射治疗可以分为应用高能X射线、电子线和γ射线的外照射治疗以及利用放射性核素进行腔内或组织间治疗的内照射治疗。内照射在放射治疗中占有较小的比例，一般是作为外照

射的一种辅助治疗手段。目前，近距离照射常见的技术有腔内放射治疗、组织间插植放射治疗、粒子植入及术中放射治疗等。按照放射线在组织中的射程，放射治疗分为远距离放射治疗和近距离放射治疗。放射治疗使用的放射性核素主要为γ射线源。常用的放射性核素有钴-60、铱-192和碘-125等。钴-60放射性核素可用于远距离放射治疗和近距离放射治疗；铱-192和碘-125放射性核素只能做近距离放射治疗。

现代科学技术的进步使得放射治疗呈现加速发展趋势，超高压治疗机、计算机及辅助工具的使用、改进和经验积累，使放射治疗效果得到显著提高。目前，放射治疗已成为肿瘤治疗的最重要手段之一，类似于外科手术，属于一种局部治疗手段。

（三）临床核医学

核医学（nuclear medicine，NM）是利用人体内放射性核素发出的射线进行诊断、治疗疾病及进行医学研究的学科。它分为临床核医学和实验核医学两个部分，其中临床核医学分为核医学诊断和核医学治疗两个方面；临床核医学诊断又分为显像诊断与非显像诊断。1983年，美国核医学学会给核医学的定义是"核医学是应用放射性和稳定性核素的核特征对人体进行解剖学或生理学的诊断估价，也是应用开放性放射源进行治疗的医学专业"。由于它的安全、有效、无痛和无创性，在临床上广泛应用。反应堆和加速器的问世，促进了人工制备放射性核素新时代的到来。随着放射性核素标记和示踪技术用于人体脏器的显像及功能测定，放射性核素与医学相结合产生了核医学学科。临床核医学既有各种核素显像与功能测定的诊断检查，又有以不断发展的放射性核素标记药物的靶向治疗。

进入人体内，用于治疗或诊断的放射性核素及其标记化合物统称为放射性药物（radiopharmaceutical）。1940年，放射性核素制剂在临床上开始使用，放射性核素的临床应用是现代医学的重要标志之一，主要集中在核医学检查和肿瘤治疗这两个方面。20世纪50年代，先后研制出扫描机和γ照相机。20世纪60年代，^{99m}Tc发生器和^{99m}Tc标记显像剂相继用于临床。20世纪70年代，电子计算机的应用把核医学推到定量与动态核医学的新阶段，单光子发射计算机体层成像（SPECT）装置问世，使许多功能性的疾病可以通过SPECT得以诊断。

20世纪90年代，分子核医学逐渐崛起，临床核医学开启了新篇章，PET运用人工生产的正电子

发射体的核素标记生理性化合物或代谢底物、氨基酸、受体的配体及水等，可以显示人体脏器或组织的代谢活性及受体的功能与分布，PET 的出现使得医学影像技术上升到一个更高的水平，它能够无创伤性、动态地、定量评价活体组织或器官，并在生理状态下及疾病过程中根据细胞代谢活动的生理、生化改变，获得分子水平的影像信息，它为疾病的早期诊断开创了新的方法。

（四）介入放射学

介入放射学（interventional radiology，IVR）指在进行诊疗程序中，利用 X 射线透视或 CT 影像系统引导、定位、监控和记录，经皮穿刺或通过人体固有孔道或器械插至病变部位，对患者进行血管造影、采集细胞，或开展灌注、引流、血管栓塞、扩张成形等微创方法进行疾病诊断和治疗操作的一系列技术。与开放性外科手术相比，介入放射学具有费用低廉、方法简便、微创、很少需要全身麻醉、术后疼痛较轻、临床合并症少、恢复快、无需住院或住院时间短等优势，导致公众和医院对介入放射学的需求与日俱增。从 20 世纪 60 年代后期开始，介入放射学在全球得到日益广泛的应用，程序种类、应用范围、设备数量和诊疗频率都在迅速增长。除此之外，多种介入放射学技术如血管成形术、微创伤放射学介入诊疗技术等，对有效治疗严重威胁人们生命的心血管系统、中枢神经系统和其他器官系统的疾病，发挥了重要的作用，这些技术成本低廉，推广方便，已经得到普及应用。

目前，介入放射学已成为与内科、外科治疗学并列的第三大治疗学科，它的出现使放射科医师从单一的辅助性诊断走向诊断与治疗的临床第一线，同时也使临床医师进入到了放射医学行列。但是，介入放射学是近台放射性操作，对患者和有关工作人员所致的照射剂量较大，已成为辐射防护学关注的课题之一。因此，介入放射学医师必须提高自身的业务水平和操作的熟练程度，增强防护意识，加强对介入放射学的防护管理，开展防护知识的培训，建立切实可行的有效防护措施，把介入操作者和患者的辐射危害降低到最低限度，使介入放射学健康发展，更好地造福人类。

（五）磁共振成像

磁共振（magnetic resonance，MR）指物质的磁性和磁场相关的共振现象。磁共振早期用于药物和生化分析中，通过 MR 可以确定物质的化学成分，推断化学结构探明溶液的构象，后来科学家将其用于医学影像领域，并成为当今最有影响的影像诊断手段之一。磁共振成像（MRI）技术是利用人体内的某些物质（如 ^1H、^7Li、^{13}C、^{19}F、^{31}P、^{127}I 等）的原子核在置于磁场并受到一种特定的射频激发时所发射的电磁信号，通过计算机处理而成像的。在 MRI 检查中，受检者躺在强磁场中，然后用无线电射频脉冲辐照人体，同时利用复杂的电子系统去检测获得的信号，并将这些信号转换成人体组织在各个特定层面上清晰可见的图像，将这些在不同层面上获取的信息进行合成，便得到人体各脏器的三维图像。

MRI 不同于 X 射线和超声波检查，它通过磁场使人体组织成像，属于非电离辐射范畴。进行 MRI 检查时，受检者受到静磁场、射频场和梯度磁场三种磁场的辐照，从理论上讲，任何一种磁场的作用都将产生相关的生物学效应，这种效应对受检者健康是否有影响仍不明确，根据目前的研究资料还不能得出磁共振对人体存在危害的结论。因此，MRI 在医学影像领域中仍被认为是最安全的诊断方法之一。

MRI 的健康效应和远后效应一直被人们所关注。静磁场对生物体的影响至今尚未明确，超过 3.0T 以上静磁场对人体影响的研究资料更少，超高场的健康效应及应采取的应对措施等都需要更进一步的研究。梯度磁场的健康效应主要表现为磁致光幻视，指的是在梯度场作用下受检者眼前出现闪光感或色环的现象。射频辐射的健康效应中，值得注意的是人的睾丸和眼睛等器官对温度的升高非常敏感，该器官是射频场最容易损伤的部位。有必要对磁共振检查的危害性做长期的观察和研究。

（六）电磁辐射治疗

自 20 世纪电磁辐射被引进医疗领域以来，射频辐射在医学上的应用非常广泛。射频辐射在电穿孔、电融合等，尤其是在临床治疗中越来越受到青睐。射频辐射有其独特的优点：在透明物质中透过量大于激光；线极插入组织时，遇到组织粘连仍能辐射；凝结组织量大于激光，且不容易穿破血管；摧毁组织直到炭化无烟雾产生；止血效果优于激光；插入组织的光纤难度小、成本低廉、安全性大。射频消融术是近年发展起来的新技术，在心脏疾病和肿瘤治疗中发挥着重要作用。射频消融术是通过特定波段（中波、短波、超短波）的射频电流使细胞内温度升高而达到破坏细胞（如破坏心脏异位起搏细胞、肿瘤细胞等）的目的。

生命机体内具有类似于毫米波振荡频率的固

有振荡频率,并起着协调生理功能的作用,如强极化的细胞膜和其他大分子振动的固有频率为 $10^{10}\sim 10^{12}$ Hz,毫米波的振荡频率恰好在此范围,故可利用低强度毫米波的谐振吸收,当生物系统谐振吸收电磁能量后产生不属于温度变化的生物学效应。毫米波的生物学效应在治疗心脑血管系统疾病,消化系统疾病,肿瘤的辅助治疗,以及骨、关节、软组织创伤的治疗等多个方面得到了广泛应用。分米波疗法是有效的高频电疗方法之一,分米波疗法温热分布较均匀,其深部温热效应能增强深部组织和器官的血液循环,还具有脱敏作用和免疫抑制效应。

不同频段的电磁辐射作用于生物体后,能量被生物体吸收,其余部分能量被反射或穿过生物体,被吸收的能量将产生不同的生物效应。按照发生部位不同可分为生物整体效应、细胞/生物膜效应和自由基效应等。另外,医学上还按照其发生的机制不同把电磁辐射的生物学效应分为热效应、非热效应(谐振)、累积效应和局部照射的远位效应。总的来说,电磁辐射对机体的损伤效应,涉及整体器官、细胞和分子水平等多个层次,在细胞凋亡和转化、细胞周期调控、染色体损伤、自由基、细胞信号转导、膜电位、基因及蛋白质表达等方面全球范围内都有研究,但研究的可重复性较差,数据之间缺乏对比性。低水平的电磁辐射对健康的影响很难观察到,只有满足某些条件的电磁辐射(高强度的辐射),才能够造成明显的生物学效应。

(七)超声波成像

正常人耳所能听到的声波频率范围在 $20\sim 2\,000$ Hz,超过 $2\,000$ Hz 的声波称为超声波,医学上使用的超声波频率在 20kHz 以上。超声波属于机械波,由振动产生。超声医学是超声波在医学领域的应用,是声学、医学和电子工程技术相结合的学科,包括超声诊断学、超声治疗学和生物医学超声工程。超声波是一把"双刃剑",既可以用于探测病变信息并进行适当处理,同时它又是一种机械振动能量形式,当超过一定量时,可以对人体组织造成损伤。

超声生物效应表现为生物大分子分解、变性、释放自由基、酶活力的改变、DNA 损害、姐妹染色体单体交换率的增加。超声波对生物体的作用机制有热效应、机械效应、空化效应三种类型。一般认为,在低声强长辐照时间情况下,引起损伤的机制以热效应为主;在高声强短辐照时间情况下,引起损伤的机制以瞬态空化效应为主;当声强在

$700\sim 1\,500$ W/cm^2 的范围内时,损伤的机制主要来自机械效应。

有实验显示,超声诊断对机体没有明显的影响,尤其是对胚胎、胎儿,染色体和 DNA 近期内未见到明显的不可逆性损伤,但远期的影响仍需要进一步观察研究。超声用于治疗时,对于机体各组织器官的作用与辐照量存在很大关系,由于机体各器官对超声敏感性不同,所引起的反应也有所差异。通常超声治疗,在一定的治疗剂量范围内,且操作规范,对人体几乎无害。偶发的副反应或是由于操作不当(如剂量过大、时间过长、疗程过久等),或是患者机体的过敏反应所造成的。常见的不良反应有红细胞、白细胞数下降,血糖降低,胃肠道反应性疼痛,肢体灼痛,出现疲乏、无力、失眠、多梦等,个别患者会出现情绪不稳定现象。因此,超声诊疗的安全与防护也应得到进一步的关注和研究。

(八)激光治疗

激光是 20 世纪 60 年代出现的一种新光源,"激光"一词表示因受激辐射而产生的放大光,是一种人造的、特殊类型的非电离辐射。激光具有亮度高,单色性、方向性、相干性好等特点,在工业、农业、国防、医疗和科研中得到广泛应用。激光在医学上常用于眼病、皮肤病治疗及外科手术等。

激光对机体的作用是以激光的生物学效应为基础的。凡是激光与生物组织相互作用后所引起的生物组织的理化性质、形态和功能等的任何改变,都称为激光的生物效应,主要表现为热效应、光化学效应、机械压力效应和电磁场效应。激光对机体的危害主要表现在对眼、视觉及皮肤等的损伤。在一般情况下,可见光与近红外波段激光主要损伤视网膜,紫外与远红外波段激光主要损伤角膜,而远红外与近红外波段、可见光与紫外波段之间,各有一过渡波段,可同时造成视网膜和角膜的损伤,并可危及眼的其他屈光介质,如晶状体等。激光对皮肤的损伤可分为由热反应引起的热效应和由非热反应引起的非热效应两大类,其中以热效应为主。热效应引发的皮肤损伤表现为红斑反应和色素沉着,属于轻度反应;随着照射剂量增加可发生较为严重的皮肤损伤,可出现水疱,皮肤褪色、焦化、溃疡形成。除了发生温度超过体温的热效应以外,还可发生温度不超过体温的非热效应,如光化学效应、机械压力效应、电磁场效应和离子效应等,皮肤损伤通常是可逆的。

随着激光技术在医学领域的广泛应用,长期从

事激光操作的人员不断增多,在操作和使用激光器时,由于激光器所发出的射线通过其他物体或者墙壁等产生的微量反射,长期在这种环境中工作的人群即使没有直接被激光照射,也有可能受到损害。预防和减少激光辐射的损伤,加强对眼和皮肤等对激光辐射较为敏感的器官组织的防护,越来越受到人们的关注和重视。

二、人工辐射源的照射

随着 CT、SPECT 和 PET/CT 各种医用放射性和放射性核素检查诊断设备,X 刀、伽玛刀和电子、质子、重离子加速器等放射性治疗设备应用的增多,全球范围内接受放射性检查以及放射性治疗的人数逐年增加,医疗照射已经成为人类受到人工照射的主要来源。在医疗照射中,以诊断为目的的照射又占主导地位。联合国原子辐射效应科学委员会(UNSCEAR)2010 年报告指出,医疗照射已经成为公众所受各种电离辐射照射中最大且不断增加的人工电离辐射照射来源,而 X 射线诊断的剂量贡献占医疗照射的 95% 以上。由此,医疗照射防护特别是对 X 射线诊断的辐射防护也就成为涉及所有公众成员及其后代的重要公共卫生课题,受到社会各界的普遍关注。

(一)医疗照射

辐射是一把双刃剑,既可以用来造福人类,也能引发对人体的伤害。由于辐射性损害隐匿于医疗照射的收益之中,往往不易被察觉,若防范不当,则会酿成事故,污染人类生活环境,造成严重后果。医疗照射(medical exposure,ME)指患者和受检者因自身医学诊断、牙科诊断或治疗所受的照射、知情但自愿照料和抚慰患者的人员(不包括施行诊断或治疗的执业医师和医技人员)所受的照射,以及生物医学研究计划中的志愿者所受的照射。

在本质上,医疗照射是患者在不同程度知情同意情况下自愿接受的,患者个人是直接健康利益的受益者,同时也是辐射危害的承受者。确保对患者利大于弊,净利益为正,是医疗照射的首要目标,同时应适当地考虑到对放射工作人员和其他人员的辐射照射危害。由于医用辐射实践的独特性质,对患者的医疗照射,需要采取与其他计划照射情景不同的、更加细致的正当性判断方法。正当性判断这一环节需要医疗照射的施行者发挥"守门人"的重要作用,以保证在为患者提供有效诊治的同时,防止患者受到不必要的辐射照射。对特定个体患者实施特定放射诊疗程序的正当性判断,是医疗照射施行者的职责所在,应给予高度重视。

1. 医疗照射防护的责任与义务 人类所接受人工辐射的主要来源是医疗照射,为加强对医疗照射机构的设置、医疗照射管理,必须有相应的政府机构承担医疗照射项目审批、设置及监督管理。医疗机构应对保证受检者与患者的防护与安全负责,有关执业医师与医技人员、辐射防护负责人、有资质专家、医疗照射设备供方等也应对保证受检者与患者的防护与安全分别承担相应的责任。

医疗机构应保证:只有具有相应资格的执业医师才能开具医疗照射的检查申请单或治疗处方;只能按照医疗照射的检查申请单或治疗处方对受检者与患者实施诊断性或治疗性医疗照射;在开具医疗照射检查申请单或治疗处方时,以及在实施医疗照射期间,执业医师对保证受检者与患者的防护与安全承担主要任务与义务;所配备的医技人员满足需要,并接受过相应的培训,在实施医疗照射检查单或治疗处方所规定的诊断或治疗程序的过程中能够承担指定的任务;制订并实施经审管部门认可的培训准则。

2. 特殊人群防护的基本要求 医疗照射的特殊人群主要指婴幼儿、少年儿童、育龄妇女、孕妇、健康体检人群等,该人群是辐射损伤的高危人群,应慎行或尽量避免放射线照射。由于儿童辐射敏感性高于成年人,预期寿命较长,因而有较大可能显现出辐射引起的有害效应,而育龄妇女和孕妇由于卵巢和胚胎组织的存在,医疗照射放射损害更需要执业医师的重视。

(1)育龄妇女、孕妇、群体检查的基本要求:我国《放射诊疗管理规定》及相关标准中强调医疗单位和各相关人员对保护受检者负有责任,特殊人群的 X 射线诊断检查必须遵守正当性判断和安全防护的最优化原则,降低受检者的吸收剂量,降低全民剂量负担,保护广大受检者的身体健康。

《放射诊疗管理规定》要求,"放射诊疗工作人员对患者和受检者进行医疗照射时,应当遵守医疗照射正当化和放射防护最优化的原则,有明确的医疗目的,严格控制受照剂量;对邻近照射野的敏感器官和组织进行屏蔽防护,并事先告知患者和受检者辐射对健康的影响""对育龄妇女腹部或骨盆进行核素显像检查或 X 射线检查前,应问明是否怀孕;非特殊需要,对受孕后 8~15 周的育龄妇女,不得进行下腹部放射影像检查"。

（2）婴幼儿、儿童和青少年检查的基本要求：在全球范围内，儿童 X 射线检查频率有日益增高的趋势，每年有数以百万计的儿童接受可导致较高辐射剂量的 CT 扫描或介入放射学程序，且儿童受到放射线照射诱发生物效应敏感性高于成年人。婴幼儿呼吸比成年人快，身高和体重与年龄有关，儿科患者的辐射剂量影响因素较多。由于婴幼儿放射学检查的不配合性，或难于在摄影时保持规定的静止状态，导致重拍和误拍的概率增大，所以对于婴幼儿、儿童的放射学检查方法，诊断思维和辐射防护有其特殊性。

由于辐射诱发婴幼儿、儿童随机性效应的危险远高于成年人，对儿童施行 X 射线检查的正当性更应慎重进行判断，必须优先考虑采用不涉及电离辐射的替代成像手段，例如超声或磁共振成像技术来获取诊断信息，严格掌握适应证，根据临床指征和辐射防护原则，确实认为 X 线检查是合适的方式时方可进行 X 射线检查。

儿童进行 X 射线摄影检查时，应采用短时间曝光的摄影技术；婴幼儿进行 X 射线摄影时，一般不应使用滤线栅，借助 X 射线透视进行骨科整复和获取异物时不得连续曝光，并要尽可能缩短累计曝光时间。放射诊疗机构应提供固定儿童体位的设备，避免由于患儿体位变动而导致的影像质量干扰，除非特殊病例，不应由工作人员或陪伴者扶持患儿，确需扶持时，应对扶持者采取防护措施。

在儿童 X 射线检查操作中，执业医师还必须考虑：是否已对受检儿童及其家属进行适当的检查程序告知；儿童姓名、日期、位置标识等是否正确；儿童由装置固定还是其家属固定；照射野尺寸是否合适，中心点是否正确；是否应用防护屏蔽；照射参数设置是否正确（如曝光时间是否尽可能短、管电压是否合理、可否增加额外滤过、散射滤线栅是否安装）；是否存在废弃影像，对于废弃影像是否收集和分析。

在群体放射学检查中，涉及儿童及青少年的放射学检查，例如儿童入幼儿园，学生入学体检，以及中考、高考升学体检等，常规的胸部放射学检查有胸部透视和胸部摄影两种方法。胸部透视价格低廉且容易开展，但胸部透视患者受照射剂量较大，因此胸部透视的潜在危害大于胸部摄影。《放射诊疗管理规定》指出："不得将核素显像检查和 X 射线胸部检查列入对婴幼儿及少年儿童体检的常规检查项目"，以减少人员的受照剂量，保障受检人员的健康。

3. 生物医学研究中志愿者的照射要求　国家审管部门要求注册者和许可证持有者，只有当研究按照《赫尔辛基宣言》的条款和国际医学科学组织理事会（CIOMS）与世界卫生组织（WHO）规定的准则进行时才能对生物医学研究的志愿者实施照射。此研究还要符合 GB 18871—2002《电离辐射防护与辐射源安全基本标准》和国家法规的相应要求，并接受伦理委员会的意见，委员会应在权衡对社会的净利益或对该研究对象可能的净利益的情况下，考虑有效剂量和合适的器官剂量以及引起健康效应的风险。如果此医疗照射没有对受照个人产生直接效益，就必须要求有作为个案适用的特定的剂量约束，只能由具有相应资格且训练有素的人员施行这种照射。在施行此类照射之前，必须对受试者如实说明照射带来的风险和可能的利益，取得书面的知情同意书，受试者能够完全自由地按自己的意志行事，有权同意或拒绝参加试验，在任何时候可自由撤销其参加试验的同意书。另外，健康的婴幼儿和少年儿童（<16 岁）不应作为生物医学研究计划的受试者。此类试验还必须考虑育龄妇女怀孕的可能性，除非妊娠本身是研究的焦点，而且无法采用其他风险更小的手段，否则，禁止将孕妇作为涉及胎儿受照的研究项目的受试者。

4. 过度医疗照射可能存在的原因和控制措施　电离辐射在医学的应用中，主要受照对象是患者，但也要充分量职业照射、公众照射、潜在照射和事故照射的可能性。患者利益并非主要目的的一些诊断检查，其正当性必须专门予以考虑。对于现有医疗程序和新技术的风险和效能，可利用的信息在不断增多，因而应对所做决定进行适时的审议。据国际原子能机构（IAEA）2007 年对放射诊断检查正当性所做的国际调查，可能高达 50% 的检查是不必要的。执业医师应注意这一问题，并采取有效措施避免并非患者临床情况所必需的一些医学放射学检查。

导致过度医疗照射可能存在的原因如下：

（1）患者意愿：部分患者将医疗质量与所做检查项目，尤其是"高端"设备的检查的数量相比较，或者相信个别网络资源提供的不可靠信息，可能主动要求医生开具更多的检查项目申请单。因此，在临床决策过程中，医生应当告知患者相关的风险和利益，并充分考虑患者本人意愿，在患者本人意愿与风险和利益之间仔细权衡。

（2）经济利益：因各国的医疗卫生体制而异，收费标准较高的一些放射学检查项目（如 CT、PET/CT 等）可能是医疗机构收入的一个重要来源，导致为利益驱动而滥用放射学检查，如多次进行重复的检查，对不具备适应证的患者进行检查，对"自我转诊"的患者进行不必要的检查。对于转诊患者，放射学检查结果应该在同级别医疗机构之间互认。经济利益因素可能会影响医生的公信度和医疗服务的公平获得性。此类情况不仅对患者造成不必要的辐射危害和经济负担，也有悖于医学伦理和辐射防护的基本原则。因此，除需对此采取有效的行业监管外，医疗机构也应自律。

（3）贪图便利：经常会遇到患者近期已经在同一所医疗机构做过某项放射学检查，就诊时忘记携带影像资料，为了方便和节省时间，不去调阅病历（或电子病历）记录，而让患者重复做此项检查。检查、检验结果互认制度中强调：检查结果互认适用于在有效时限内出于同一目的的检查，原检查结果、图像所示与临床症状相符，可满足临床疾病诊疗的需要。因此，不必要的重复检查不符合患者的健康利益，必须杜绝类似情况的发生。

（4）自卫性医疗：为避免自己陷入可能的医疗纠纷，部分医生过度依赖包括放射学检查在内的辅助医疗检查手段。对于放射学检查，医生应当充分考虑辐射风险，严格遵守医疗照射的正当性原则，将患者受到的照射限制在正确诊断所需的尽可能低的水平。

（5）行业影响：医学影像新技术研发和技术改进都需要一定周期，医务人员在利益与代价比分析的基础上对这些技术的了解和评估也需要时间，在此期间可能出现由于知识匮乏而不恰当使用这些新技术和新设备的情况。

（6）传媒影响：公众对一些社会性议题的看法往往会受到许多社会因素的影响，传媒的影响是其中之一。个别传媒为了提高社会关注度和吸引公众眼球，对某个医疗差错夸大渲染甚至歪曲事实的公开报道，可能导致公众对医疗安全的敏感度和关注度极度增加。公开和增进公众的认知本应受到鼓励和倡导的，但不科学的报道会带动缺乏理智的公众情绪，造成医患关系的紧张。在这种情况下，可能导致一部分医生更多的自卫性医疗行为，而患者拒绝接受有指征的医疗检查，医疗实践的合理性受到了损害。

（7）其他原因：随着医学各学科不断地发展，

对于临床上非放射医学专业的医师来说，本专业知识负荷和工作负荷过重，而且还要不断了解本专业医疗和技术的新发展、新思路。所谓术业有专攻，相当一部分人对本学科以外的医学辐射防护学不太了解，且未接受过正式的辐射防护培训，对于医疗照射中患者辐射剂量的认知水平很低。在开展诊疗中，很多医生经常希望用最短的等待时间获得最快的检查结果，比起对患者辐射危害较低的其他影像学检查，更倾向于开具 CT 检查的申请单。不同来源的导则之间可能传递相互矛盾的信息，使得医生无所适从而盲目开具放射学检查申请单，无法做到科学而专业地评估医疗照射的正当性。

过度医疗照射的控制措施如下：

（1）相当数量的放射学检查并不具有临床正当性，因而避免不必要的放射学检查是最为有效的辐射防护措施。如果近期已经做过检查，应当尽力避免不必要的重复检查。应尽可能检索患者既往检查程序及其报告或既往检查史，电子化数据库中存储的数字影像数据有利于这一检索。为避免重复检查，有必要建立放射学检查和患者剂量的追溯系统。

（2）应当避免不大可能产生有用结果的检查。只有当检查结果能改变患者管理或增加临床诊断置信度时，才认为该项检查是有用的。医生应确认检查结果产生与患者临床状况之间的关联性。

（3）应当避免在未考虑安全性、资源效用和诊断产生的最佳贡献的情况下进行检查。在无法下定论时，临床医师应与影像学专家讨论有助于选择合适的检查方式和影像成像技术。

（4）临床医师开具放射学检查时，申请单上应写明患者基本情况、病史及临床诊断等信息，以便给检查提供有参考价值的信息来选择投照方式。如果患者施行检查前本人自述与所开具的检查单上检查部位有出入时，要及时与临床医师沟通确认，避免非病变部位受到不必要的照射。

（5）转诊医师与放射科医师之间的沟通讨论有助于增加检查的正当性，减少不必要的医疗照射。尤其是部分医师和患者过度依赖"高端"设备的检查，放射科医师有义务向开单医师和患者解释此项检查的风险、利益和必要性。如果临床医师认为没有必要施行检查，要拒绝患者提出的放射学检查要求并给予解释。

临床各科医师要充分重视患者防护，严格掌握各种医疗照射的适应证，尽量避免对患者造成不必要的照射。在必须采用射线诊断的情况下，也要尽量选择采用最佳方法，并把医用辐射设备工作条件调节到最优化状态，从而将射线剂量合理降到最低水平，正确合理使用医疗照射。

5. 事故性照射的预防 辐射事故（radiation accident，RA）指由于放射性同位素丢失、被盗，或者射线装置、放射性同位素失控而导致工作人员或公众受到意外的、非自愿的异常照射，又称放射事故。从辐射安全的观点出发，若某后果或潜在后果可造成不容忽视的任何意外事件，包括操作失误、设备失效或损坏都属于辐射事故的范畴。医用辐射事故（medical radiological accident，MRA）指由于医用密封源、非密封源或射线装置等失控，导致人员受到意外非自愿情况下的异常照射。

患者的事故性照射指任何无意的事件，包括操作失误、设备缺陷或其他事故等给患者造成的与正常实践所受照射明显不同的照射。国家强调要加强事故性医疗照射的调查分析，在事故性照射发生后，应立即启动应急响应程序，缓减事故后果。审管部门鼓励医疗机构对有关患者进行长期追踪随访，以观察和预防潜伏期较长的迟发性有害效应的发生。

（1）预防事故发生的基本要求：普及放射工作人员的放射防护知识，加强对操作规程和规定的培训，做好预防性放射防护监督和经常性放射防护监督等是防止辐射事故发生的关键。加强医疗照射的防护管理，预防辐射事故发生至关重要，应按照以下几个方面进行。

1）贯彻法律、法规标准，加强人员培训：建立健全规范的放射诊疗技术和医用辐射机构准入制度及监督管理制度，贯彻执行《职业病防治法》《放射性同位素与射线装置安全和防护条例》《放射诊疗管理规定》和《放射诊疗建设项目卫生审查管理规定》等。注重工作人员培训教育，特别是对接触放射源的工作人员进行特殊培训、操作规程和规定培训，工作人员上岗前必须接受放射防护和有关法律法规知识考核，在岗期间应定期参加复训。

2）实现设备防护最优化与技术监管：医疗机构应建立能发现设备故障和单部件故障的操作系统，对患者的任何非计划医疗照射要减至最小，并有利于避免或减少人为失误。对于放疗设备，应采取多层次防护与安全措施，以确保措施失效时其他防御措施能进行弥补和纠正。

3）制订全面的规范操作程序：开展放射诊疗

的单位应制订全面的规范操作程序，相应的操作程序应方便工作人员随时查阅。医师和有关的医技人员在使用设备之前要依据操作规范，对于不同的患者，综合分析运用设备的各项参数，在可接受图像质量的范围内，确保患者所受到的照射是达到预期诊疗目的所需的最小照射。

4）制订辐射事故应急预案：虽然有预防措施，但是辐射事故仍有一定的概率会发生。因此，必须制订辐射事故应急预案，使相关人员了解应急预案的目的，并定期进行演练。各医用放射诊疗单位应根据可能发生的辐射事故风险，制订本单位的辐射事故应急预案并报上级审管部门备案，时刻做好本单位放射意外事故的应急准备。

（2）事故预防的控制措施

1）放射诊断学事故预防的控制措施：应根据各项可能导致事故的因素制订相应的设备安全操作规程和质量控制方案，包括图像质量的评定，废弃影像的原因分析，患者剂量的估计，辐射发生器物理参数的定期检查，用于患者诊断的物理和临床因子的验证，有关程序和结果的书面记录，剂量测定和监测设备的校准及其操作状态的验证。

2）放射治疗事故预防的控制措施：在相关领域专家参与下，建立全面的质量保证大纲。内容应包括设备购置、验收检测和调试、校准、治疗计划及其实施、维修、双向交流和事件报告。整个环节中相应的职责和程序，应注重外部质量监查的作用，并及时进行放疗设备的检测与剂量校准；运用多层次防护与安全措施，将放疗设备设计成可通过自动拒绝设计规范以外的操作要求或通过对指令的有效性提问的方法来减少人员失误；在对计划照射的靶体积给予所需要剂量的同时，使正常组织在放射治疗期间所受到的照射控制在可合理达到的最低水平，并在可行和适当时采取器官屏蔽措施；放射治疗源应妥善管理，当放射治疗源停止使用时，应尽快为其储存和退役处理做好安排。

3）核医学事故预防的控制措施：工作人员应严格贯彻执行核医学有关的防护和技术标准，遵循正当性原则；患者服用诊疗目的的放射性药物必须由符合国家有关医疗照射处方程序的培训和经验要求的执业医师开具处方；申请医师应衡量此项检查的风险和利益，必要时应考虑替代性的技术方法（如超声、磁共振等）；申请医师应考虑患者是否为特殊人群（妊娠期、哺乳期妇女或儿童），应慎重判断其实践的正当性；对特殊人群（妊娠期、哺乳期妇女或儿童）进行核医学检查或治疗时，应最大限度地避免或减少电离辐射对胚胎、胎儿或儿童的影响。

4）介入放射学事故预防的控制措施：介入操作人员应定期接受培训，包括实时了解实际操作中患者皮肤剂量信息，以及当透视时间延长而可能接近引起皮肤严重放射损伤阈值时的相关技术培训；介入操作应有临床治疗方案的记录说明；在操作过程中，操作者应密切注意患者受照剂量最大的皮肤区域，设备管理人员与介入医师应采取严密的操作步骤，掌握各种常规介入操作中患者可能接受到的皮肤剂量，当患者皮肤最大累积剂量接近、达到或超过所规定的剂量值时，应记录其剂量值、投照部位及照射范围；当达到或超过剂量阈值时，应对患者进行随诊，以便确定是否出现放射性皮肤损伤。

（二）职业照射

职业照射（occupational exposure, OE）指除了国家有关法规和标准所排除的照射，以及根据国家有关法规和标准予以豁免的实践或源所产生的照射以外，工作人员在工作过程中所受的所有照射。

应对任何工作人员的职业照射水平进行控制，使之不超过下述限值：

由审管部门决定的连续 5 年的年平均有效剂量（但不可作任何追溯平均），20mSv；任何一年中的有效剂量，50mSv；眼晶状体的年当量剂量，150mSv；四肢（手和足）或皮肤的年当量剂量，500mSv。

对于年龄为 16~18 岁接受涉及辐射照射就业培训的徒工和年龄为 16~18 岁在学习过程中需要使用放射源的学生，应控制其职业照射使之不超过

下述限值：年有效剂量，6mSv；眼晶状体的年当量剂量，50mSv；四肢（手和足）或皮肤的年当量剂量，150mSv。

对孕妇的职业照射的附加限制：

1. 妇女与男性受辐射照射总的危害大体上是类似的，故应与男性在同一防护体系下从事放射性工作。

2. 由于胎儿对辐射的敏感性远高于成人，胎儿作为公众的一员，理应得到与公众大致相同的防护。

3. 女性工作人员和用人单位（或雇主）都有责任保护胚胎或胎儿。

4. 女性工作人员在意识到自己已经怀孕时应立即通知其用人单位或雇主，以便必要时改善其工作条件，不得将怀孕视为解雇女性工作人员的理由。

5. 用人单位或雇主有责任改善职业照射的工作条件，以保证向胚胎或胎儿提供与公众成员相同的防护水平，使胎儿在余下的妊娠时期受到的附加当量剂量不超过 1mSv。

6. 用人单位或雇主必须向为履行其职责进入控制区或监督区的女工作人员提供以下相关信息：孕妇受到照射对胚胎或胎儿造成的危险；女性工作人员在怀疑自己怀孕后立即通知其用人单位或雇主的重要性。

7. 职业卫生医师应及时向管理部门建议对怀孕的工作人员的工作条件需要采取专门的预防措施和程序，并向孕妇说明与其工作有关的对胎儿的危险。

（窦新民　牛延涛）

第四章　电离辐射生物学效应

第一节　电离辐射生物学效应机制

电离辐射将能量传递给有机体引起的任何改变，统称为电离辐射生物学效应（biological effect of ionizing radiation），人类的放射损伤是一种严重的病理性辐射生物效应。

一、电离辐射对生物大分子的作用

（一）基本原理

生物分子损伤是一切辐射生物效应的物质的基础。而生物分子损伤与自由基生成密切相关。自由基是指一些独立存在的、带有一个或多个不成对电子的原子、分子、基团或离子。自由基的最大特性是化学不稳定性和高反应性，寿命很短，羟自由基（·OH）的平均寿命为 10^{-9}~10^{-8}s，生物分子自由基寿命也多在 10^{-6}~10^{-4}s 之间。

1. 生物分子自由基的生成

（1）直接作用：电离辐射直接引起靶分子电离和激发而发生物理化学变化，生成生物分子自由基。

（2）间接作用：电离辐射作用于生物分子周围介质（主要是水）生成水解自由基，自由基再与生物分子发生物理化学变化生成生物分子自由基，称次级自由基。

2. 生物分子损伤与修复　生物分子自由基生成后迅速起化学反应，两个自由基不配对电子相互配对，或是不配对电子转移给另一个分子，造成分子化学键的变化，引起生物分子破坏。自由基反应能不断地生成新自由基，继续与原反应物起反应，形成连锁反应，使生物分子损伤的数量不断扩大，直到出现歧化反应，生成两个稳定分子。

被损伤的生物分子，通过各种方式可以进行修复。在自由基反应阶段（10^{-5}s 内）若介质中存在能供氢的分子，如含巯基化合物（谷胱甘肽等），则生物分子自由基可被修复，称化学修复。

在有 O_2 情况下，生物分子自由基被氧化成超氧自由基而难以修复。这可用来解释氧能增强辐射效应。

（二）电离辐射对 DNA 的作用

DNA 是细胞增殖、遗传的物质基础，是引起细胞生化、生理改变的关键性物质。DNA 是电离辐射作用的靶分子，在细胞辐射损伤中起重要作用。电离辐射原发效应包括直接效应和间接效应，直接效应是 DNA 直接吸收射线能量而遭受损伤，间接效应是 DNA 周围其他分子（主要是水分子）吸收射线能量产生具有很高反应活性的自由基进而损伤DNA。

1. DNA 分子损伤类型

（1）碱基变化：主要由羟自由基引起，包括：碱基环破坏；碱基缺失；碱基替代，即嘌呤碱被另一嘌呤碱替代，或嘌呤碱被嘧啶碱替代；形成嘧啶二聚体等。

（2）DNA 链断裂：射线的直接和间接作用都可使脱氧核糖破坏或磷酸二酯键断开致使 DNA 链断裂，是辐射损伤的主要形式。双链中一条链断裂称单链断裂，两条链在同一处或相邻处断裂称双链断裂。双链断裂难以修复，是细胞死亡的重要原因。

（3）DNA 交联：DNA 分子受损伤后，在碱基之间或碱基与蛋白质之间形成共价键，而发生 DNA-DNA 交联和 DNA-蛋白质交联。嘧啶二聚体既是一种链内交联，还可发生链间交联。

2. DNA 合成抑制　DNA 合成抑制是非常敏感的辐射生物效应标志，受 0.01Gy 照射即可观察到抑制现象。小鼠受 0.25~1.25Gy γ 射线全身照射 3h 后，3H-TdR（一种 3H 标记的脱氧核苷酸）掺入脾脏 DNA 的量即明显下降，下降程度与照射剂量成正比。照射后 DNA 合成抑制与多种因素有关，包括合成 DNA 所需的 4 种脱氧核苷酸形成障碍、酶活力受抑制、DNA 模板损伤、启动和调控 DNA 合成的复制子减少，以及能量供应障碍等。

3. DNA 分解增强 在 DNA 合成抑制同时，分解代谢明显增强。原因可能是辐射破坏了溶酶体和细胞核膜结构，脱氧核糖核酸酶（DNase）释放直接与 DNA 接触，增加了 DNA 的降解。在一定剂量范围内，降解程度取决于照射剂量。照射后 DNA 代谢产物尿中排出量明显增多。

4. DNA 损伤修复类型以及机制 针对不同类型 DNA 损伤需要特定、多样、大量的 DNA 修复机制。一些损伤直接由蛋白质介导修复，而大多数修复过程则是由多种蛋白质介导的一系列催化反应。

5. RNA 的损伤修复作用 RNA 甲基化损伤修复机制、RNA 修复酶及非编码小分子 RNA 对辐射损伤有良好的修复效果。

（三）电离辐射对蛋白质和酶的作用

1. 分子破坏 蛋白质和酶分子在照射后可发生分子结构的破坏，包括肽键电离、肽键断裂、巯基氧化、二硫键还原、旁侧羟基被氧化等，从而导致蛋白质分子功能的改变。

2. 对合成的影响 辐射对蛋白质生物合成的影响比较复杂，有的被激活，有的被抑制，有的呈双相变化，即先抑制而后增强。在血清蛋白方面，照射后血清白蛋白和 γ 球蛋白含量下降，α 和 β 球蛋白含量升高。虽然血清蛋白质成分有升有降，但蛋白质净合成是呈下降的。

3. 分解代谢增强 许多蛋白质水解酶照射后活力增加，蛋白质分解代谢也显著增强。照射后因溶酶体破坏，组织蛋白酶释放，活力明显增加，促使细胞内外蛋白质分解增强。同时，照射后人体摄取食物减少，加剧蛋白质分解代谢，释出大量游离氨基酸。一部分生糖氨基酸通过糖异生作用转化为葡萄糖，另一部分代谢为尿素或其他非蛋白氮，整个机体处于负氮平衡状态。尿中氨基酸及其代谢产物如牛磺酸、肌酸、尿素等排出量增多。

二、电离辐射对细胞的作用

（一）细胞的辐射敏感性

人体各类细胞对辐射的敏感性不一致。细胞辐射敏感性与细胞的分化程度成反比，与细胞增殖能力成正比。不断生长、增殖、自我更新的细胞群对辐射敏感，稳定状态的分裂后细胞对辐射有高度抗力。而多能性结缔组织，包括血管内皮细胞、

血窦壁细胞、成纤维细胞和各种间胚叶细胞也较敏感。

（二）细胞周期的变化

辐射可延长细胞周期，细胞周期各阶段的辐射敏感性不同（图 4-1-1）。处于 M 期的细胞受照很敏感，可引起细胞即刻死亡或染色体畸变（断裂、粘连、碎片等），不立刻影响分裂过程，而使下一周期推迟，或在下一次分裂时子代细胞夭折。G1 期的早期对辐射不敏感，后期则较为敏感，RNA、蛋白质和酶合成抑制，延迟进入 S 期。S 期前期亦较为敏感，直接阻止 DNA 合成，在 S 期后期敏感性降低，此时 DNA 合成已完成，DNA 即使受损亦可修复。G2 期对辐射极敏感，分裂所需特异蛋白质和 RNA 合成障碍，细胞在 G2 期停留下来，称"G2 阻断"，是照射后即刻发生细胞分裂延迟的主要原因。

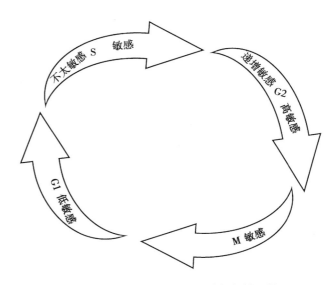

图 4-1-1　细胞周期各阶段的辐射敏感性

（三）染色体畸变

细胞在分裂过程中染色体的数量和结构发生变化称为染色体畸变。畸变可自然发生，称自发畸变。许多化学因素、物理因素以及病毒感染使畸变率增高。电离辐射也是诱发因素，由于电离粒子穿透染色体或其附近时，染色体分子电离发生化学变化而断裂。

1. 染色体数量变化 照射时染色体发生黏着，细胞分裂时可能产生染色体不分离现象，致使两个子细胞中染色体不是平均分配，生成非整倍体细胞。

2. 染色体结构变化

（1）染色体型畸变：当染色体在复制前受照射（即细胞处于 G1 期或 S 期初期受照射），发生畸变

后再进行复制,称染色体型畸变。电离辐射诱发的畸变以染色体型畸变为主。

（2）染色单体型畸变:当染色体复制后受照射(即细胞处于 S 期后期或 G2 期受照射),在一个染色单体臂上发生断裂或裂隙,称为染色单体型畸变。单体断片、单体互换等属这一类。

（四）细胞死亡

1. 细胞死亡类型

（1）间期死亡:细胞受照射后不经分裂,在几小时内就开始死亡,称间期死亡,又称即刻死亡。体内发生间期死亡的细胞分为两类:一类是不分裂或分裂能力有限的细胞,如淋巴细胞和胸腺细胞,受几百毫戈瑞照射后即发生死亡;另一类是不分裂和可逆性分裂的细胞,如成熟神经细胞、肌细胞和肝、肾细胞等,需要照射几十至几百戈瑞才发生死亡。细胞间期死亡发生率随照射剂量增加而增加,但达到一定峰值后,再增加照射剂量,死亡率也不再增加。间期死亡的原因是核细胞的破坏,其机制主要是 DNA 分子损伤和核酸、蛋白质水解酶被活化,导致染色质降解,组蛋白外溢,发生细胞核固缩、裂解。照射后膜结构的破坏、细胞能量代谢障碍,也是促成间期死亡的因素。

（2）增殖死亡:细胞受照射后经过 1 个或几个分裂周期以后,丧失了继续增殖的能力而死亡,称增殖死亡,也称延迟死亡。体内快速分裂的细胞,如骨髓细胞受数戈瑞射线照射后数小时至数天内即发生增殖死亡。分裂细胞在受到很大剂量照射后也可发生间期死亡。增殖死亡的机制主要是由于 DNA 分子损伤后错误修复和染色体畸变等原因导致有丝分裂的障碍。

（3）细胞焦亡:细胞焦亡是由炎性小体引发的一种程序性细胞死亡,主要细胞病理和生化特征包括细胞肿胀、溶解以及系列促炎因子的加工成熟并分泌释放至细胞外。这种死亡方式最先是在某些细菌感染巨噬细胞中发现的,是先天免疫系统对病原体产生的重要免疫反应。在细胞焦亡过程中,细胞不断胀大直至膜破裂,内含物释放到细胞外引起促炎和炎症反应,因此是一种细胞裂解性、炎症性细胞死亡方式。

（4）铁死亡:是一种铁离子依赖的受调控的细胞死亡,细胞内铁离子累积促进活性氧的产生,导致脂质过氧化,后续引发细胞死亡。

2. 剂量-存活曲线　反映照射剂量与细胞死亡率之间关系,分析受照射细胞群体辐射效应的一种模式。

（五）细胞损伤的修复

1. 亚致死损伤修复　亚致死损伤是指细胞接受辐射能量后所引起的损伤不足以使细胞致死,如果损伤积累起来,就可以引起细胞死亡。但若给予足够的时间,则细胞有可能对这种损伤进行修复,称为亚致死损伤修复。所以将一定剂量进行分次照射,每次照射中间给予一定间隔,细胞的死亡率比同等剂量一次照射明显减少。

2. 潜在致死损伤修复　潜在致死损伤指照射后细胞暂未死亡,如不进行干预,细胞将会发生死亡。假如改变受照射细胞所处状态,例如置于不利于细胞分裂的环境中,则受损伤细胞可得到修复而免于死亡,称潜在致死损伤修复。

三、组织器官的辐射效应

电离辐射对组织器官的作用是很广泛的,可以影响到全身所有组织系统。但在一定剂量水平上,由于组织细胞的辐射敏感性不同,各器官的反应程度也不一致。

（一）造血器官

造血器官是辐射敏感组织,电离辐射主要是破坏或抑制造血细胞的增殖能力,所以损伤主要发生在有增殖能力的造血干细胞、祖细胞和幼稚血细胞。对成熟血细胞的直接杀伤效应并不十分明显。

1. 造血干细胞损伤　造血干细胞辐射敏感性很高。常以脾集落生成单位(CFU-S)作为造血干细胞的代名词。根据 CFU-S 的平均致死剂量(mean lethal dose, D_0)值可估算出照射后体内残存造血干细胞的数量。

2. 造血祖细胞损伤　人的造血细胞损伤只能测定造血干细胞的后代造血祖细胞。造血祖细胞是造血干细胞分化为形态上可辨认的幼稚血细胞之前的中间阶段。造血祖细胞随照射剂量增加而呈指数下降。

3. 对造血调控的影响　正常情况下,血细胞生成有赖于造血微环境和体液因子的支持和调控。照射后造血微环境受到明显的损伤。

造血微环境由微血管系统、基质细胞和神经成分等构成。微血管系统对辐射较敏感,照射后血管通透性增加,血流缓慢甚至完全中断,影响物质运输,产生活性代谢产物,加重造血损伤。血管系统的变化与造血细胞退变坏死几乎同步发生,且与照射剂量密切相关。

造血基质细胞是造血微环境的重要构成成分，它包括纤维细胞、巨噬细胞、网状细胞、脂肪细胞和上皮样细胞。造血基质细胞通过释放体液因子和细胞间短距离调控参与血细胞生成，基质细胞的数量、类型和比例改变，都可影响造血过程。

（二）胃肠道

胃肠道是辐射敏感器官，小肠最敏感，胃和结肠次之。辐射对胃肠道影响是多方面的，最显著的是照射后早期恶心呕吐、腹泻，小肠黏膜上皮损伤。辐射对胃肠道运动、吸收、分泌功能也有影响，如胃排空延迟，胃酸分泌减少；早期小肠收缩和张力增高，分泌亢进，肠激酶活力增强，但吸收功能降低。后期运动、分泌功能都降低。

1. 早期恶心呕吐和腹泻 腹部或全身照射早期会出现恶心、呕吐，1Gy 左右即可发生，持续数小时之久。出现的快慢、呕吐次数和持续时间长短，都与照射剂量有关。

较大剂量（>4~5Gy）照射后，早期可出现腹泻，大于 10Gy 照射可发生多次或频繁腹泻。

2. 小肠黏膜上皮损伤 小肠黏膜绒毛表面覆盖完整上皮细胞，是保持正常分泌吸收和屏障功能的基础。绒毛表面的上皮细胞是一种持续更新的细胞系，肠上皮干细胞位于隐窝底部，不断增殖分化向绒毛表面移动。小肠上皮干细胞辐射敏感性很高，D_0 值约 1.3Gy。照射后很快见隐窝细胞分裂停止，细胞破坏、减少。破坏程度与照射剂量有关。照射剂量小者，隐窝细胞数轻度减少，且很快修复，对绒毛表面细胞影响不大。照射剂量大时，隐窝破坏，隐窝数减少，更大剂量（>10Gy）时，使大部以至全部隐窝被破坏，绒毛被覆上皮剥脱，失去屏障功能。

（三）神经和内分泌系统

神经细胞就形态而言对辐射不敏感，需大剂量才能引起间期死亡。但就机能改变而言，0.01Gy 就可出现变化，亚致死量或致死量照射后，高级神经活动出现时相性变化，先兴奋而后抑制，最后恢复。各时相时间长短与剂量有关，较小剂量时，兴奋相较长，或不出现抑制相。剂量较大时，则兴奋相短，较快转入抑制相。自主神经系统也有类似现象，照后初期丘脑下部生物电增强，兴奋性增高，神经分泌核（室旁核）的分泌亦增强。

内分泌腺除性腺外，形态上对辐射亦不甚敏感，在致死剂量照射后垂体、肾上腺、甲状腺等功能都会出现时相性变化，初期功能增强，分泌增多，随

后功能降低，损伤的极期肾上腺功能可再次升高，低剂量率慢性照射时，肾上腺皮质功能常降低，血浆皮质醇含量和尿 17-羟皮质类固醇排出量减少。

性腺是辐射敏感器官，睾丸敏感性高于卵巢，0.15Gy 照射睾丸即见精子数量减少，2~5Gy 照射可暂时不育，5~6Gy 以上可永久不育。睾丸以精原干细胞最敏感，D_0 值为 0.2Gy；其次为精细胞，精母细胞和成熟精子有较高耐受力。低剂量率慢性照射常出现性功能障碍。

卵巢是不增殖的衰减细胞群，没有干细胞，成年卵巢含有一定数量的不同发育阶段卵泡。照射破坏部分卵泡可暂时不育。卵泡破坏的同时，可引起明显内分泌失调，出现月经周期紊乱，暂时闭经或永久性停经。

（四）心血管系统

心脏对辐射的敏感性较低，小于 10Gy 照射主要为造血损伤引起的出血和感染。10Gy 以上照射可引起心肌的变化，包括心肌纤维肿胀、变性坏死甚至肌纤维断裂等。

血管以小血管较敏感，毛细血管敏感性最高。照射后早期即有毛细血管扩张，血流短暂加速后，即出现流速缓慢。临床可见皮肤充血、红斑。红斑出现快慢与照射剂量有关，10Gy 照射后数小时即可出现，1Gy 照射数日后才出现。镜下可见血管内皮肿胀，空泡形成，基底膜剥离，以后内皮增生突向血管腔，血管壁血浆蛋白浸润，继而胶原沉着，致使管腔狭窄甚至堵塞。小血管病变是受损伤器官晚期萎缩，功能降低的原因。

由于内皮细胞损伤，血管周围结缔组织中透明质酸解聚增强，加上照射后释放的组织胺、缓激肽及细菌毒素等作用，小血管的脆性和通透性增加。

（五）免疫系统

1. 非特异性免疫的变化

（1）皮肤黏膜屏障功能减弱：照射后黏膜通透性增加，分泌酶和酸的抑菌、杀菌能力减弱。

（2）细胞吞噬功能减弱：由于造血损伤，中性粒细胞和单核细胞急剧减少，残存细胞的吞噬功能和消化异物的功能都降低。

（3）非特异性体液因子杀菌活力降低：照射后血清和体液中溶菌酶、备解素和补体系统的含量减少，杀菌效价降低。照射剂量愈大，下降愈快，恢复愈慢。

2. 特异性免疫的变化 无论是中枢免疫器官（骨髓、胸腺、类囊器官）还是外周免疫器官（淋巴

结、脾脏等）都是辐射敏感器官,所以照射后对体液免疫和细胞都有影响,但体液免疫较细胞免疫敏感性高。浆细胞具有很高的辐射抗性,有人认为即使受数十戈瑞照射,亦不影响其分泌抗体。

3. 某些调节免疫功能的细胞因子的变化 小鼠全身照射后,脾脏生成白细胞介素2（IL-2）和干扰素（IFN）的功能受抑,抑制的程度都随照射剂量增加而加深,它们受抑的 D_0 值分别为 2.53Gy 和 1.91Gy。

4. 急性全身照射后免疫功能的变化 致死剂量照射后固有免疫的许多成分严重受抑。皮肤黏膜的屏障作用下降,阻挡及杀灭病原微生物的功能减弱,增加了细菌入侵组织的机会。更大剂量照射后肠道上皮细胞大量死亡,绒毛裸露,使肠壁通透性增高,导致菌血症和毒血症的发生。

大剂量照射时淋巴细胞迅速减少,照射后接受抗原刺激引起的特异性免疫反应严重受抑,抗体形成反应受抑最深,易发生感染。测定抗体水平是反映获得性免疫的重要指标。

第二节　电离辐射生物效应分类及影响因素

一、辐射生物学效应分类

人体受辐射作用时,根据照射剂量、照射方式及效应表现情况,一般将生物效应分类表述。

（一）按照射方式分类

1. 内照射与外照射 放射性物质通过各种途径进入人体,其辐射能产生生物学效应称为内照射,内照射的作用主要发生在放射性物质通过途径和沉积部位的组织器官,但其效应可波及全身,效应以射程短、电离强的 α、β 射线作用为主。辐射源由体外照射人体称外照射,包括 γ 射线、中子、X 射线等穿透力强的射线,外照射的生物学效应强。

2. 局部照射和全身照射 外照射身体某一部位,引起局部细胞的反应称局部照射。局部照射时身体各部位辐射敏感性依次为腹部>胸部>头部>四肢。全身均匀或非均匀受照射而产生全身效应称全身照射;剂量较小者为小剂量效应,照射剂量较大者（>1Gy）有可能发展为急性放射病。大面积胸腹局部照射可发生全身效应,以致急性放射病。按照射剂量大小和不同组织敏感反应程度致全身损伤分为脑型、骨髓型、肠型三种。

（二）按照射剂量率分类

1. 急性效应 高剂量率,短时间内照射达较大剂量,效应迅速表现。

2. 慢性效应 低剂量率长期照射,随着照射剂量增加,效应逐渐积累,经历较长时间才表现出来。

（三）按效应出现时间分类

1. 早期效应 照射后立即或数小时后出现的变化。

2. 远期效应 亦称远后效应。照射后经历一段时间间隔（一般6个月以上）表现出来的变化。

（四）按效应的发生和照射剂量的关系分类

1. 确定性效应（deterministic effect） 旧称非随机性效应（nonstochastic effect）。指效应严重程度（不是发生率）与照射剂量的大小有关,效应的严重程度取决于细胞群中受损细胞的数量或百分率。机体多数器官和组织的功能并不因损失少量甚或大量的细胞而受到影响,这是因为机体有强大的代偿功能。在电离辐射作用后,若某一组织中损失的细胞数足够多,而且这些细胞又相当重要,将会造成可能观察到的损伤,主要表现为组织或器官功能不同程度的丧失。

此种效应存在阈剂量。照射剂量很小时,产生这种损害概率为零;若剂量高于某一水平（值）时概率很快达到100%。在超过阈剂量后,损伤严重程度随剂量增加而加重。辐射的这种效应称为确定性效应,因为只要照射剂量达到阈剂量值,这种效应就一定会发生。照射后白细胞减少、白内障、皮肤红斑脱毛等均属于确定性效应。一般来说,超过阈剂量越大,确定性效应的发生率越高,且程度越严重。

2. 随机性效应（stochastic effect） 指效应的发生率（不是严重程度）与照射剂量的大小有关,这种效应在个别细胞损伤（主要是突变）时即可出现。当机体受到电离辐射照射后,一些细胞受损死亡,另一些细胞发生变异不死亡,可能形成一个变异子细胞克隆。当机体防御机制不健全时,经过不同的潜伏期,由一个变异但仍存活的体细胞生成的这个细胞克隆可能导致恶性病变,即发生癌症。这种概率（不是严重程度）随照射剂量增加而上升,但严重程度与照射剂量无关,不存在阈剂量的效应称为随机性效应。若这种变异发生在生殖细胞（精子或卵子）,其基因突变的信息会传给后代,产生的损伤效应称为遗传效应。遗传效应和辐射诱发癌变等属于随机性效应。

（五）按效应表现的个体分类

1. 躯体效应 受照射个体本身所发生的各种效应。

2. 遗传效应 受照射个体生殖细胞突变，而在子代表现出的效应。

躯体效应指发生在个体受照射身上的损伤效应，故确定性效应都是躯体效应；随机性效应可以是躯体效应（辐射诱发癌），也可以是遗传效应（损伤发生在后代）。

二、影响辐射生物学效应的主要因素

电离辐射作用于人体产生生物效应，涉及电离辐射对人体的作用及人体对其的反应。影响辐射生物效应发生的诸多因素，基本上可归纳为辐射因素和个体因素两个方面。

（一）辐射因素

1. 辐射类型 不同种类的辐射产生的生物效应不同。高传能线密度（linear energy transfer，LET）辐射在组织内能量分布密集，生物学效应相对较强，故在一定范围内，LET 愈高，生物学效应愈大。从辐射的物理特性看，电离密度和穿透能力是影响其生物学作用的主要因素。

α 射线电密度大，穿透能力弱，外照射时，对机体损伤作用小，在体内照射时，对机体的损伤作用很大；β 射线电离能力小于 α 射线，但穿透能力较强，外照射可引起皮肤表层损伤，内照射亦引起明显生物效应；γ 射线或高能 X 射线穿透能力很强，与体内物质作用时产生次级电子，后者引起电离效应，其电离密度小于 α 射线和 β 射线，但 X 射线和 γ 射线能穿透深层组织，外照射时易引起严重损伤；各种高能重粒子和快中子穿透力也很强，在组织内其射程的末端发生极高的电离密度，这种基于深部局限范围内密集的辐射杀伤作用，已被应用于临床

肿瘤放射治疗。中子射线和 γ 射线是核爆炸重要杀伤因素之一，是引起机体立即损伤的主要因素；中子与带电粒子相比，在质量与能量相同条件下，穿透力较大，中子与组织作用时，主要是氢原子核与中子碰撞获得能量最多，产生电离密度大的氢反冲核，将能量传递给生物分子，产生次级带电粒子，以电离和激发方式把能量传递给生物分子，引起生物分子的损伤。

2. 辐射剂量与剂量率 照射剂量与生物效应之间存在一定相依关系，剂量愈大，效应愈显著，但不全呈线性关系。衡量生物效应可以采用不同的方法和判断指标。若以机体的死亡率或存活率为判断生物效应的指标，则可得出图 4-2-1 的函数关系。

实验资料和理论计算证明，指数曲线反映病毒、细菌、某些低等原生动物和植物的规律，而 S 形曲线符合多细胞体，特别是高等动物规律。图中 S 形曲线表明，当死亡率在 50% 附近时，曲线有急剧的变化，即在此处剂量较小的变化就引起较明显死亡率改变，因此将引起被照射个体死亡 50% 的剂量称为半致死剂量，作为衡量机体放射敏感性参数。

以平均生存或死亡时间为指标，将辐射剂量范围扩大至 100Gy 以上，发现受照射物平均生存时间随辐射剂量加大而缩短，但不完全是直线关系（图 4-2-2）。

当剂量小于 1Gy 时，效应不明显，早期看不出生存时间的变化，某些情况下晚期会有寿命的缩短，故称晚死。当剂量超过 1Gy 时，部分个体的存活时间缩短，出现早死。剂量在 1~10Gy 之间时，剂量愈大，平均生存时间愈短，剂量与效应基本上呈线性关系，在此剂量范围内机体主导病变是造血功能抑制。剂量在 10~100Gy 时，平均生存时间处于一个坪值，约为 3~5d，此时肠道损伤是机体主导病变。剂量超过 100Gy 时，平均生存时间又随剂量加

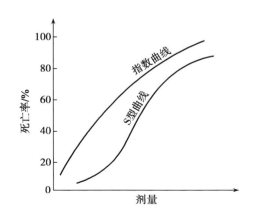
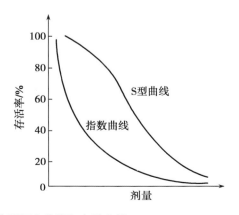

图 4-2-1 电离辐射引起的典型死亡曲线和存活曲线

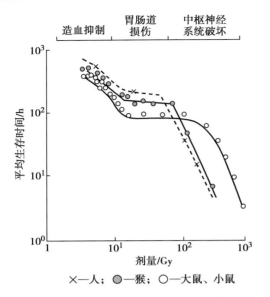

×—人；●—猴；○—大鼠、小鼠

图 4-2-2　急性全身照射时照射剂量与平均生存时间的关系

大而缩短基本上呈线性关系。这种剂量下机体的主导病变是中枢神经系统的破坏。以上的规律是从大鼠和小鼠的大量实验性放射损伤的研究中总结出来的，基本上也适用于所有的哺乳类动物，只是剂量范围的具体数值略有不同。例如，图中人和猴发生肠道死亡和中枢神经性死亡的剂量低于鼠类发生同类死亡的剂量。

目前对人体损伤的剂量效应关系主要是根据核事故性损伤，参考动物实验资料而进行估计的。对于人体损伤效应的估计见表 4-2-1。

表 4-2-1　人体受不同剂量照射后损伤效应

剂量/Gy	病理变化
<0.25	不明显和不易察觉的变化
0.25~0.5	可恢复的功能变化，可有血液学的变化
0.5~1.0	功能性变化、血液变化，但无临床症状
1.0~2.0	轻度骨髓型急性放射病
2.0~3.5	中度骨髓型急性放射病
3.5~5.5	重度骨髓型急性放射病
5.5~10.0	极重度骨髓型急性放射病
10~50.0	肠型急性放射病
>50.0	脑型急性放射病

从辐射作用远期效应看，照射剂量愈大，后果也愈重。例如，日本长崎、广岛受原子弹爆炸辐射作用后幸存者中，受照射的剂量越大者发生实体癌和白血病的频率越高。

剂量率是指单位时间内机体所接受的照射剂量，常用 Gy/d、Gy/h、Gy/min 或 Gy/s 表示。剂量率越高，生物效应越显著，剂量率达一定范围时与生

物效应之间则失去比例关系。剂量率对生物效应影响随所观察的具体效应不同而异。引起急性放射损伤必须有一定的剂量率阈值。每日 0.005~0.05Gy 剂量率即使长期照射累积很大剂量也不会产生急性放射病的症状，只能导致放射性损伤的发生。当剂量率为 0.05~0.1Gy/min 或更高时有可能引起急性放射病，严重程度随剂量率增大而加重。

小剂量慢性作用条件下，剂量率对生物效应的发生有明显影响。例如，当累积剂量相同时，不同剂量率所引起的机体寿命缩短及白血病发生率也不一致。

总的来讲，照射剂量大小是决定辐射生物效应强弱的首要因素，剂量越大，效应越强，但当剂量增大到一定程度后，效应不再增强。另外，在一定剂量范围内，同等剂量照射时，剂量率高者效应更强。

3. 照射频次与时间　同一剂量的辐射，在分次照射的情况下，其生物效应低于一次照射的效应。分次愈多，各次间隔的时间愈长，则生物效应愈小。这显然与机体的修复过程有关。例如，大白鼠 1 次全身照射 10Gy，其死亡率为 100%；若 10Gy 分 10 次给予，每次 1Gy，死亡率降低至 90%；若分 20 次给予，每次 0.5Gy，死亡率降至 30%。

4. 照射部位与面积　机体受照射部位对生物效应有明显的影响，实验资料证明，当照射剂量和剂量率相同时，腹部照射的后果最严重，依次排列为盆腔、头颈、胸部及四肢。照射的几何条件对生物效应有很大的影响。人体事故照射时，往往由于几何条件不同而造成身体各部位的不均匀照射。不同部位的不同器官和组织的放射敏感性有较大差别，因此不均匀照射的后果因各部位吸收剂量不同而异。

当照射的其他条件相同时，受照射的面积愈大，生物效应愈显著。这是电离辐射在临床应用的实践中早已肯定的规律。6Gy 的辐射作用于几平方厘米的皮肤时，只引起受照局部暂时发红，一般不伴有全射性症状。若同样的照射量作用于几十平方厘米的面积，会出现恶心、头痛等症状，但不久会消失。若照射面积增加至全身的 1/3，则相同的照射剂量会引起急性放射病。若照射面积增至全身的 1/2，则可产生致死性后果。在临床肿瘤放射治疗中，一般都将照射野尽可能缩小，并且采用分次照射以减少每次的剂量，这样可降低正常组织的放射损伤效应，并达到对局部肿瘤尽可能大的杀伤。

5. 照射方式　照射方式可分为内照射、外照射

和混合照射。内照射是指放射源(放射性核素)进入体内发出射线,作用于人体的不同部位。外照射是指放射源在体外,其射线作用于机体的不同部位或全身。若兼有内、外照射则称为混合照射,后者兼有内、外照射的效应。

外照射又可分为单向或多向照射,一般来说,当其他条件相同时,多向照射的生物效应大于单向照射。多向照射时组织接受的照射剂量比较均匀,照射面积亦大,所以生物效应明显增强。

内照射生物效应受多种因素影响,主要是放射性核素的物理化学特性、摄入途径、分布和排出特点、生物半排期、物理半衰期等。

(二)个体因素

不同种系、不同个体、不同组织和细胞、不同生物大分子,对射线作用的敏感性有很大差异,当辐射的各种物理因素和照射条件完全相同时,所引起的生物效应却有很大差别。

1. 种系类别的差异 不同种系的生物对电离辐射敏感性有很大的差异,其总趋势是:种系演化越高,生物体组织结构越复杂,则放射敏感性越高。脊椎动物中,哺乳类动物的放射敏感性比鸟类、鱼类、两栖类及爬行类动物高。在哺乳动物中各种动物的放射敏感性也有一定差别,人、狗和豚鼠等放射敏感性高于兔、大鼠和小鼠的放射敏感性;不同种类动物放射敏感性差异产生的原因,尚无满意解释。

在同一类动物中,不同品系之间放射敏感性有时亦有明显的差异,一般对其他有害因子抵抗力较强的品系,其放射抵抗力亦较高。

2. 个体发育阶段的差异 哺乳动物放射敏感性因个体发育所处阶段不同有很大差别。一般为放射敏感性随个体发育过程而逐渐降低,特点亦有变化。

前期胚胎对射线最敏感,剂量在 0.05~0.15Gy 时即可杀死受精卵,受孕第 1d 的大鼠在 0.1Gy 照射后,胚胎吸收率为 1.9%(正常对照为 4.7%)。

器官形成期受到照射时,主要出现先天性畸形,胚胎死亡率较前一阶段降低。大鼠和小鼠在此阶段(受孕第 5~13d)受 12Gy 照射者畸形率很高。人类在这个阶段(受孕 35d 左右)对辐射、药物或病毒都很敏感,常引起先天性畸形。与动物不同的是人类除中枢神经系统以外其他畸形较动物少见。

胎儿期放射敏感性较低,引起各器官结构和功能的变化需要较大剂量,一般在几十厘戈瑞以上。

广岛原子弹爆炸时,此阶段胎儿受照射后小头症发病率较高,并随剂量加大而升高。

胚胎在器官形成期后,个体放射敏感性逐渐下降。在出生后个体发育过程中,放射敏感性幼年动物比成年要高,但老的个体由于各种功能衰退,其耐受辐射(特别是大剂量辐射)能力明显低于成年时期。

关于电离辐射对个体发育影响的研究,对临床医学和辐射防护都有重要意义。有研究者提出所谓"十日法规",建议除医疗指征绝对必须外,对育龄妇女下腹部 X 射线检查都应当在月经周期第 1 日算起的 10d 内进行,这样可避免对妊娠子宫的照射,即使小剂量也应完全避免。

3. 组织、器官和细胞的差异 严格地说,没有一种组织完全不受辐射的影响但不同组织和细胞对辐射的反应却有很大的差别。成年动物各种细胞的放射敏感性与其功能状态有密切关系。1906 年法国科学家 Bergonie 和 Tribondeau 在研究大鼠睾丸的辐射效应时发现,分裂的细胞(生精细胞)受辐射的影响比不分裂的细胞(间质细胞)大,他们根据研究结果提出了一条定律,即一种组织的放射敏感性与其细胞的分裂活动成正比,而与其分化程度成反比。按这一定律,有丝分裂活动旺盛、正常时进行许多次分裂以及在形态和功能上未分化的细胞放射敏感性高,其后许多其他的观察也证实这条定律基本上符合客观实际。人体各组织放射敏感性排序如下。

(1)高度敏感组织:淋巴组织(淋巴细胞和幼稚淋巴细胞)、胚胎组织、胃肠上皮(特别是小肠隐窝上皮细胞)、胸腺(胸腺细胞)、骨髓(幼稚红细胞、粒细胞和巨核细胞)、性腺(睾丸和卵巢的生殖细胞)。

(2)中度敏感组织:感觉器官(角膜、晶状体、结膜等),内皮细胞(主要是血管、血窦和淋巴管内皮细胞),皮肤上皮(包括毛囊上皮细胞),唾液腺以及肾、肝、肺组织的上皮细胞。

(3)轻度敏感组织:内分泌腺(包括性腺内分泌细胞)、心脏、中枢神经系统。

(4)不敏感组织:结缔组织、肌肉组织、软骨和骨组织。

上述敏感性分类也不是绝对的,由于组织所处的功能状态不同或所用放射敏感性的指标不同,其排列顺序亦可变动。例如,在正常情况下,分裂很少的肝细胞比不断分裂的小肠黏膜上皮细胞放射敏感性低，两者同样照射 10Gy 时，前者仍保持其形态上的完整性，而后者却出现明显的破坏。但若预先进行部分肝切除术以激活肝细胞分裂，则引起两者同样效应的照射剂量十分相近。因此，有人强调指出，细胞的电离辐射敏感性主要是细胞分裂过程，而不是组织中的不同细胞类型。

上述各组织的放射敏感性均以形态学损伤为衡量标准来进行比较的，若以机能反应作为衡量标准，则可能得出显然不同的结论。例如，成年机体中枢神经需要较大剂量才能引起形态学损伤，但极小的辐射剂量就引起显著的功能改变。

应当指出，上述 Bergonie 和 Tribondeau 定律虽然适用于大多数情况，但也有明显的例外，如卵母细胞和淋巴细胞。这两种细胞并不迅速分裂，但都对辐射敏感。

4. 亚细胞和分子水平的放射敏感性 同一细胞的不同亚细胞结构的放射敏感性有很大差异，细胞核的放射敏感性显著高于胞质。细胞内 DNA 损伤和细胞放射反应（包括致死效应）之间的相互关系是分子放射生物学的基本问题之一。DNA 分子损伤在细胞放射效应发生上占有关键地位。一般来说，哺乳动物细胞对辐射的致死效应比较敏感。在充分给氧的环境中（如细胞培养悬液内），几戈瑞的照射剂量就足以使大多数细胞停止分裂，从纯辐射化学的角度来看，吸收如此小剂量的辐射所造成的分子损伤是极小的。细胞进行正常功能所需的各种生物大分子，如蛋白质和酶的数量很大，其中少数分子的损伤不致引起严重的效应。然而，核酸分子则较少。DNA 分子损伤被认为是细胞致死的主要因素。DNA 分子数有限，它是细胞生长、发育、繁殖和遗传的重要物质基础，这就使 DNA 损伤在整个细胞的放射损伤中占据着特别重要的地位。

除上述因素外，影响电离辐射生物效应的还包括其他条件。例如：育龄雌性个体的辐射耐受性稍大于雄性，这与体内性激素含量差异有关；幼年和老年的辐射敏感性高于壮年；处于过热、过冷、过劳和饥饿等状态时，对辐射的耐受性亦降低；身体虚弱和慢性病患者，或合并外伤者对辐射的耐受性亦降低。

此外，还有介质因素的影响。细胞培养体系中或机体体液中在照射前含有辐射防护剂，如含巯基的化合物可减轻自由基反应，促进损伤生物分子修复，减弱生物效应。反之，如含有辐射增敏剂，如亲电子和拟氧化合物，能增强自由基化学反应，阻止

被损伤分子和细胞修复，提高辐射效应。目前，防护剂和增敏剂在临床放射治疗中都有应用，前者为保护正常组织，后者为提高放疗效果。

三、急性放射病

（一）定义
急性放射病（acute radiation disease）是机体在短时间内受到大剂量（>1Gy）电离辐射照射引起的全身性疾病。外照射和内照射都可能发生急性放射病，但以外照射为主。急性放射病外照射的射线有γ、中子和 X 射线等。

（二）发生条件
1. 核战争 万吨级以下核爆炸时的暴露和有屏蔽人员、万吨级以上核爆炸时有屏蔽的人员、在严重沾染区内通过和停留过久的人员，受到早期核辐射或放射性沾染的外照射是发生大量急性放射病伤员的主要因素。

2. 平时
（1）核辐射事故：全世界目前有 430 多座核电站在运行，还在不断新建核电站，各类辐射源也广泛应用于生产、医疗各个领域，但往往由于使用或保管不当，20 世纪 50 年代至今辐射事故仍有发生，最大一次是 1986 年切尔诺贝利核电站事故，造成急性放射病 200 多例，29 人死亡。我国自 20 世纪 60 年代以来也曾发生过多起辐射源事故，伤亡多人。

（2）医疗事故：放射性核素和辐射装置在医疗界的广泛应用，也会引发医疗事故。国外曾发生误用过量放射性核素治疗患者而产生内照射急性放射病致死的事故，也曾发生过因辐射装置故障使患者受到过量照射的事故。

（3）治疗性照射：因治疗需要给予患者大剂量照射时，有可能造成治疗性急性放射病。如骨髓移植前常用大剂量（>6Gy）全身照射或全身淋巴结照射，作为骨髓移植前的预处理。

（三）分型和分度
根据照射剂量大小、病理和临床过程的特点，急性放射病分为三型，即骨髓型、肠型和脑型。

1. 骨髓型放射病 骨髓型放射病的特征是造血损伤，贯穿疾病的全过程。照射几小时后骨髓即见细胞分裂指数降低，血窦扩张、充血。随后是细胞坏死，造血细胞减少，血窦渗血和破裂、出血。血细胞减少红系早于粒系，最初是幼稚细胞减少，随之成熟细胞亦减少。骨髓变化程度与照射剂量有

关,照射剂量小者,血细胞仅轻微减少,出血亦不明显。照射剂量大者,造血细胞严重缺乏,甚至完全消失,仅残留脂肪细胞、网状细胞和浆细胞,淋巴细胞可相对增多,其他如肥大细胞、破骨细胞、成骨细胞亦增多,并有严重出血,骨髓呈严重抑制现象。骨髓被破坏后,若仍有足够的造血干细胞,还能重建造血。骨髓造血的恢复会在照射后第三周开始,明显的再生恢复在照射后 4~5 周。若照射剂量很大,造血功能往往不能自行恢复。

淋巴细胞(主要为脾和淋巴结)变化规律与骨髓相似,亦以细胞分裂抑制、细胞坏死、淋巴细胞减少及出血为主,其发展比骨髓快,恢复亦比骨髓早,但完全恢复需要较长的时间。

随着造血器官病变的发展,骨髓型放射病的临床过程有明显的阶段性,可划分为初期、假愈期、极期和恢复期。尤以中、重度分期明显。

2. 肠型放射病　肠型放射病是以呕吐、腹泻、血水便等胃肠道症状为主要特征的非常严重的急性放射病。机体受肠型剂量照射后,造血器官损伤比骨髓型更为严重。但因病程短,造血器官的损伤尚未发展,小肠黏膜已发生了广泛坏死脱落,因此肠道病变是肠型的主要病理特点。

由于小肠黏膜上皮细胞的更新周期为 5~6d,所以肠型放射病在 1 周左右即出现小肠危象,小肠黏膜上皮广泛坏死脱落。眼观肠壁变薄,黏膜皱襞消失,表面平滑。镜观隐窝细胞坏死,隐窝数减少甚至完全消失,绒毛裸露,在隐窝和绒毛可见巨大的畸形细胞(亦称 ω 细胞)。畸形细胞是肠腺细胞受损伤后,丧失了正常分裂能力,但仍能合成 DNA,以致胞体肿大,失去了正常的上皮细胞形态和功能。肠黏膜上皮广泛坏死脱落并出现畸形细胞,是肠型放射病的病理特征。在小肠黏膜上皮变化的同时,黏膜固有层和黏膜下层血管充血、间质水肿,有少量粒细胞和圆细胞浸润。

3. 脑型放射病　脑型放射病是以中枢神经系统损伤为特征的极其严重的急性放射病,发病快、病情凶险,多在 1~2d 内死亡。造血器官和肠道的损伤更加严重,但由于病程很短,造血器官和肠道损伤未充分显露,主要病变在中枢神经系统。损伤遍及中枢神经系统各部位,尤以小脑、基底核、丘脑和大脑皮层显著。病变的性质为循环障碍和神经细胞变性坏死。眼观大脑充血、水肿;镜观可见神经细胞变性坏死,血管变性,血管周围水肿、出血,炎细胞浸润等。小脑的辐射敏感性高于其他部位,尤其是颗粒层细胞变化显著,细胞减少,细胞核固缩或肿胀。蒲肯野细胞空泡变性、坏死。大脑皮层神经细胞发生变性坏死,常见有胶质细胞包绕而成"卫星"或噬神经细胞现象,有时形成胶质细胞结节。坏死神经细胞的髓鞘发生崩解和脱失。

上述病变很快引起急性颅内压增高,脑缺氧,以及运动、意识等一系列神经活动障碍,导致在 1d 左右死亡。死亡原因主要为脑衰竭。

4. 除上述普遍公认的三型以外,国内外有些学者根据事故病例和实验研究提出,在肠型和脑型之间存在一个心血管型放射病。其照射剂量介于肠型和脑型之间,病程较脑型稍长。病变特点是心肌变性坏死、炎症或萎缩,并有心血管系统的功能障碍。临床主要表现为休克或急性循环衰竭,此型放射病的提出,对研究大剂量照射的发病机制和治疗有指导意义。

四、慢性放射病

慢性放射病指在较长时间内连续或间断受到超当量剂量限值的电离辐射作用,达到一定累积剂量后引起多系统损害的全身性疾病,造血组织损伤为主要表现。

慢性放射病可由外照射或内照射引起。慢性外照射放射病,主要是受 X 射线、γ 射线或中子射线照射引起;慢性内照射放射病则是由于放射性物质进入体内而引起。平时和战时可能发生。在平时,见于长期从事放射性工作,而又不注意防护或违反安全操作规程的人员。在核战争时,则见于在放射性沾染区内停留过久而又未采取有效防护措施的人员。

由于机体对电离辐射的反应除了受辐射类型、照射方式、剂量率高低的影响外,还因个体对辐射的敏感性、年龄、性别、营养及原来的健康状态等条件不同而表现差别较大,以致较难确定统一的引起慢性放射病的剂量范围。目前多认为,在数月内全身受照总量达 1.5~2.0Gy,就有可能发生慢性放射病。

对慢性放射病,主要是根据临床症状和射线照射史结合化验检查进行诊断。其临床表现如下。

慢性放射病的临床特点是:起病慢,病程长;症状多,阳性体征少;症状出现早于外周血象改变,外周血象改变又早于骨髓造血变化;症状的消长、外周血白细胞数的升降与接触射线时间长短和剂量大小密切相关。

1. **自觉症状** 主要表现包括神经衰弱综合征和自主神经功能紊乱。常见症状有疲乏无力、头昏头痛、睡眠障碍、记忆力减退、易激动、心悸气短、多汗、食欲减退等。男性患者还可能有性功能减退，女性患者则可能有月经失调，如经期延长、周期缩短，或月经减少甚至闭经等。慢性内照射损伤患者，除上述症状持续较久外，部分受亲骨性核素损伤的患者，可有特殊的"骨痛综合征"，疼痛多见于四肢骨、胸骨、腰椎等部位，特点是部位不确切，与气候变化无关系。有些外照射患者亦见骨、关节疼痛症状。

2. **体征** 发病早期，通常没有明显的异常体征。部分用手接触射线患者可见手部皮肤粗糙、角化过度、皲裂、指甲变脆增厚等慢性放射性皮炎的表现。有患者有早衰体征，如牙齿松动、脱发、白发、皮肤皱纹增多和晶状体放射性损伤表现，在晶体状后极皮质下出现点状或小片状混浊。部分患者出现神经反射异常，如腱反射及腹壁反射减弱、消失或不对称。自主神经系统可出现眼心反射、立卧反射异常。较严重者可有明显的出血体征，如皮肤瘀点、毛细血管脆性试验阳性、牙龈出血、鼻出血等。

上述症状出现在病程早期，脱离射线后可逐渐减轻或消失。若不及早采取措施，症状继续加重，可由功能性变化发展为器质性改变。

3. **实验室检查** 慢性放射病最常见的客观改变是血液学的变化。外周血中白细胞数量的变化出现最早，一般有三种类型。

（1）白细胞增高型：白细胞总数由原来的正常范围增至 $11 \times 10^9/L$ 以上，持续时间较长。

（2）白细胞减低型：白细胞总数逐渐降到 $4 \times 10^9/L$ 以下，或在正常范围下界波动。

（3）白细胞总数先升高后降至低于正常水平，也有患者因为在病情未稳定时再接触射线或增加工作量引起，白细胞可降至 $4 \times 10^9/L$ 以下。白细胞数波动可出现 1~2 次，少数患者可出现 3 次，但当白细胞稳定在 $4.0 \times 10^9/L$ 以下时，则不容易再恢复。

上述变化类型中，最常见的是白细胞总数减少，分类呈现中性粒细胞减少而嗜酸粒细胞、淋巴细胞和单核细胞的比例增加。

白细胞的形态也有变化，如中性粒细胞的核棘突、核固缩、核溶解、核空泡等增多，胞质出现空泡和中毒性颗粒，淋巴细胞常见双核、双叶核、微核，甚至核固缩或空泡。胞质也可出现空泡或染色深蓝等变化。

血小板和红细胞改变出现较迟，前者减少后者则偶见增生。

骨髓早期可无显著改变，后期则有粒细胞成熟障碍，往往呈再生低下状态。若骨髓增生过盛，需密切注意有无发展为白血病的可能。

其他血液学标志可能有骨髓畸形分裂细胞增多，外周血大小淋巴细胞的比值、淋巴细胞糖原积分、淋巴细胞染色体畸变度和淋巴细胞微核率增高等变化。

五、内照射放射损伤

放射性核素经多种途径进入人体后，沉积于体内某些组织器官和系统引起的放射损伤称为内照射放射损伤。

内照射损伤在战时和平时均可发生。战时，放射性核素内污染由放射性落下灰（雨）进入人体内所致。平时，放射性核素的工业、农业、医学等领域中广泛地应用，若出现使用不当或意外事故，均有可能造成内污染。

（一）放射性核素在体内的代谢

1. **放射性核素进入体内的途径与吸收** 核战争时放射性落下灰（简称落下灰），放射性战剂和平时污染于环境中的放射性核素，通过食物、水和空气，经消化道、呼吸道、皮肤和伤口进入体内。

（1）经消化道进入：放射性核素经过污染的手、水、食物、药品等，或通过食物链经消化道进入体内。

（2）经呼吸道进入：放射性核素可以气态、气溶胶或微小粉尘的形式存在于空气中，气态放射性核素（氡、氙、氚）易经呼吸道黏膜或透过肺泡被吸收入血。粉尘或气溶胶态的放射性核素在呼吸道内的吸收取决于粒径大小及化合物性质。一般粒径愈大，附着在上呼吸道黏膜上愈多，进入肺泡内愈少，吸收率低。难溶性化合物在肺内溶解度很低，多被吞噬；而可溶性化合物则易被肺泡吸收入血。

（3）经伤口和皮肤黏膜进入：伤口和皮肤黏膜沾染放射性核素后，若不及时洗消，会通过伤口和皮肤黏膜渗透、吸收进入体内。

2. **分布** 放射性核素进入体内以两种方式参与代谢过程：一种是参与体内稳定性核素的代谢过程，如放射性钠和碘参与体内稳定性 ^{23}Na 和 ^{127}I 的代谢；另一种是参与同族元素代谢过程，如放射性核素 ^{90}Sr 和 ^{137}Cs 分别参与钙和钾的代谢。根据其在组织和器官中的代谢特点,可分为均匀性分布和选择性分布。

(1)均匀性分布:某些放射性核素较均匀地分布于全身各组织、器官中,如 ^{14}C、^{24}Na、^{40}K、^3H 等。

(2)选择性分布:某些放射性核素选择性蓄积于某些组织、器官中。例如:放射性碘大部分蓄积于甲状腺;碱土族元素 ^{89}Sr、^{90}Sr、^{45}Ca 等主要蓄积于骨骼;镧系元素 ^{140}La、^{144}Ce、^{147}Pm 等主要蓄积于肝脏;^{106}Ru、^{129}Te、^{106}Rh 等主要蓄积于肾脏中。

3. 排出 放射性核素从体内排出的途径、速度和排出率与其理化性质和代谢特点有关。

(1)排出途径:进入体内的放射性物质通过胃肠道、呼吸道、泌尿道及汗腺、唾液腺和乳腺等途径从体内排出。

1)胃肠道经口摄入或吸入转移到胃肠道的难溶性或微溶性放射性核素,在最初的 2~3d 内,主要经粪便排出体外。如 ^{144}Ce、^{239}Pu、^{210}Po 由粪便可排出 90% 以上。

2)呼吸道气态放射性核素(如氡、氙)及挥发性放射性核素,主要经呼吸道排出,排出率高,速度快。如氡和氙进入体内后,在最初 0.2~2.0h 内大部分经呼吸道排出。停留在呼吸道上段的放射性核素,可随痰咳出。

3)泌尿道经各种途径进入体内吸收入血的可溶性放射性核素,主要经肾随尿排出。如 ^{34}Na、^{131}I、^3H 等进入体内后第 1 天尿中排出量占尿总排出量的 50% 左右,3d 内占尿总排出量的 90% 左右。

(2)排出速度:沉积在体内的放射性核素自体内排出速度以有效半减期(effective half-time,Te)表示。指体内放射性核素沉积量经放射性衰变和生物排出使放射性活度减少一半所需的时间。

(二)内照射放射损伤临床特点

放射性核素进入体内后,各有其不同的分布和代谢特点;其射线在体内持续地照射,直到放射性核素完全衰变成稳定核素,或完全排出体外时才终止。因此,内照射损伤的临床过程与外照射放射病有不同的特点。

1. 选择性损伤 大多数放射性核素在体内选择性蓄积在组织器官中。在放射性核素沉积较多、放射性高、吸收剂量大而排泄慢的组织器官受损伤最重。一般把某放射性核素引起内照射损伤最重的器官称为该核素的紧要器官,或称危象器官。例如,^{131}I 大部蓄积于甲状腺,^{90}Sr 主要蓄积于骨骼。甲状腺和骨骼分别称为放射性核素 ^{131}I 和 ^{90}Sr 的紧要器官。

2. 潜伏期较长 放射性核素滞留在体内,沉积在不同组织和器官中,持续不断地进行照射。放射性核素自身具有物理衰变和生物机体排泄作用,使沉积在组织器官中的放射性核素量不断减少。因此,对紧要器官的照射剂量累积到能发生损伤时,需要较长的时间。

3. 病程发展缓慢 放射性核素进入组织体内后,辐射能在体内释放是一个缓慢持续的过程。因此,照射量率较小,剂量是逐渐累积的,所以病情发展缓慢,病程较长。

4. 病程分期不明显 因病程、病情发展缓慢,放射核素辐射对个体的损伤作用和个体的抗损伤反应同时存在着,尽管病情可能会逐渐加重,临床症状也会渐渐地显现出来,故病程分期不明显。

六、外照射皮肤放射损伤

(一)定义

短时间内身体局部受大剂量电离辐射或长期受超剂量当量限值的照射后,受照部位所发生皮肤的损伤称皮肤放射损伤。

(二)发生条件

1. 战时 体表皮肤在核爆炸后沾染大量放射性落下灰,引起 β 射线损伤;早期大剂量核辐射局部作用也可引起。

2. 平时 核反应堆、加速器、核燃料后处理等发生事故以及医疗超过剂量照射事故时发生皮肤放射损伤。

(三)影响皮肤放射损伤的因素

1. 射线的种类与剂量 电离辐射的种类不同,引起皮肤损伤的程度和所需剂量也不同。电离密度较大,穿透能力较小的 β 射线和软 X 射线,大部分为皮肤浅层吸收,易引起皮肤损伤。相反,电离密度较小,穿透能力较强的硬 X 射线和 γ 射线,易透过皮肤表层达深层组织,故引起体表皮肤损伤所需的剂量就较大。

2. 剂量率与照射间隔 一般地说,剂量率愈大,照射间隔时间愈短,皮肤的生物效应愈大。

3. 机体和皮肤的敏感性 不同年龄的皮肤对电离辐射的敏感性不同。儿童的皮肤较成年人敏感性高,60 岁以上人的皮肤对电离辐射的反应性较低。女性皮肤比男性敏感,尤其在妊娠、月经期反应更明显。皮肤的基底细胞和毛囊细胞的敏感性较其他层细胞为高,一般认为,不同部位皮肤的敏感性亦有差异。其敏感程度为面部>颈前>腋窝>四肢屈侧>腹部。某些疾病如肾炎、心脏病、各种皮炎等可增加其敏感性。

4. 理化因素的影响 当皮肤由于寒冷、冻伤或受压迫等引起血液循环不良时，对辐射敏感性增加。热、光、紫外线及引起充血的化学物质（如碘、酸、碱等），能提高皮肤对射线的敏感性。

5. 影响落下灰损伤皮肤的因素

（1）β射线的剂量和能量：皮肤受落下灰中β射线照射的剂量愈大，损伤愈严重。

落下灰中β射线有两个能量峰：一是0.1MeV，占总活度的50%~80%，在组织中的半减弱层为0.08mm，相当于表皮厚度，故其能量在表皮被吸收，引起表皮损伤；二是0.6MeV，占总活度的20%~50%，在组织中的半减弱层为0.8mm，真皮厚度为1.0mm，因此，可引起真皮层损伤。

（2）沾染程度和沾染时间：落下灰β射线引起皮肤损伤是由于落下灰直接沾染暴露部位皮肤，沾染量大，且持续照射一定时间不及时洗消所引起，而沾染后立即淋浴或游泳者，则很少引起β射线损伤。

（3）体表防护情况：落下灰引起的皮肤损伤，主要发生于暴露部位及易于蓄积灰尘的部位，如头、颈、腰部。

（4）落下灰的理化性质：落下灰中有些成分具有刺激性或腐蚀性，可加重皮肤放射损伤。

（四）急性皮肤放射损伤

急性皮肤放射损伤指一次大剂量照射或短时间多次照射皮肤后引起的皮肤放射损伤。临床上分为三度（Ⅰ度：5Gy，红斑、脱毛反应；Ⅱ度：10Gy，水泡反应；Ⅲ度：>15Gy，溃疡、坏死反应）。临床经过分为四期：初期反应期、假愈期、症状明显期（反应期）和恢复期。

（五）慢性皮肤放射损伤

慢性皮肤放射损伤是由于经常受到小剂量电离辐射局部照射所引起的。一般多见于长期接触放射源，而又不注意皮肤防护的工作人员，也可由急性放射性损伤转化所致。按病变特点，分为慢性放射性皮炎、硬结性水肿、晚期放射性溃疡和放射性皮肤癌4种。以慢性放射性皮炎最常见，放射性皮肤癌少见。

（1）慢性放射性皮炎：病变发展慢，和慢性干性湿疹很像，伤处出现弥漫性或局限性红斑，皮肤干燥、粗糙，甚至皲裂；有时发生脱皮或皮肤角化

症，也可出现局部色素沉着，皮下可见血管或毛细血管扩张；指甲暗晦、变脆、粗糙，失去光泽，并常出现裂纹。汗腺和皮脂腺部分或完全萎缩，分泌功能降低甚至消失，毛囊多数萎缩，毛发脱落。

（2）硬结性水肿：一般在照射后数月，损伤部位逐渐出现一种非可陷性水肿，触摸时硬实，以后由于皮肤失去弹性，压迫时又形成不易消失的凹陷。局部皮肤萎缩、菲薄、干燥，常伴有色素沉着，皮下毛细血管扩张。有时出现粗糙皲裂或形成溃疡，可引起剧烈疼痛。

（3）晚期放射性溃疡：慢性溃疡与晚期坏死，可在急性皮肤放射损伤基础上发生；也可在照射后数月或数年发生。病变常发生于皮肤损伤晚期和硬结性水肿的部位，且会向深层发展，累及骨骼和体腔，如腹腔、盆腔等，愈合很慢，常伴有剧痛；有时可转化为放射性癌肿。

（4）放射性皮肤癌：可见于慢性放射性皮炎晚期，在损伤部位过度角化、萎缩、毛细血管扩张、瘢痕增生，溃疡长久不愈的基础上可转化成皮肤癌。从照后到癌变，其潜伏期平均为20~25年；从出现慢性放射性皮炎到癌变，平均10年左右。皮肤癌发生率低，且很少转移。

第三节 小剂量外照射的生物效应与电离辐射的远期效应

一、小剂量外照射的生物效应

（一）小剂量外照射的概念

在研究辐射效应时，把一次或分次受到1.0Gy以下的γ射线和X射线或中子射线的外照射，或经常受到低剂量率的慢性外照射看成是小剂量照射的上限，用以区别产生急性效应的大剂量照射。

自20世纪80年代初开始使用"过量照射"（over exposure）一词，国家标准GB/T 4960.5—1996《核科学技术术语 辐射防护与辐射源安全》这样定义："应急或事故情况下，所受剂量超过年有效剂量限值的照射。还可以以全身均匀照射100mSv为界划分轻度过量照射与明显过量照射。"从前述内容可以看出，过量照射和小剂量照射均指超过剂量限值的照射，指的是同一段照剂量区域，但没有具体数值规定。其区别是，过量照射是以超过剂量限值，即从下限起步的，而小剂量照射是从上限加以限定的即把不致引起急性放射病的受照剂量（≤1.0Gy）作为

其上限值。

小剂量照射包括事故照射、应急照射、职业照射、医疗照射、高本底辐射或因多次高空飞行而受到宇宙线照射等。

小剂量外照射包括两个方面的含义：①一次受到较小剂量的照射，指可以一次或数天内多次受到小剂量照射，例如事故性照射或应急照射；②长期受到低剂量率的慢性照射，这是指受到当量的剂量限值范围内的照射，例如放射工作者的职业照射、医疗诊断照射及环境污染照射等。

目前国际上对小剂量的剂量范围尚无统一明确的规定。根据辐射事故统计资料分析，大部分人员受照的剂量都低于 1.0Gy，其中又以 0.5Gy 以下者占多数。小剂量照射下限区域生物效应表现比较复杂，0.2Gy 以内可能出现兴奋效应，对机体有益；超过 0.25Gy 可对造血器官或其他主要器官造成损伤。对小剂量研究还有许多问题不清楚，由于剂量小，效应反应轻微，个体差异比较大，剂量 - 效应关系不明显。本节着重讨论一次剂量低于 1.0Gy 的外照射或长期接受低剂量率照射所引起的生物效应。

（二）小剂量一次照射效应

1. 近期效应　近期效应指机体在照后 60d 以内所发生的变化。人员受到一次小剂量照射后，近期主要出现两方面的变化。

（1）早期临床症状：早期临床症状多在受照后当天出现，持续时间较短，不经治疗一般数天后可自行消失。其表现以自主神经功能紊乱为主，如头昏、乏力、睡眠障碍、食欲减退、口渴、易出汗等。早期临床症状除受剂量大小的影响外，与机体的精神状态、受照前健康状况以及劳累程度等因素有关。在受到相同剂量照射的情况下，有反应较重，还有却无异常。因此在分析判断早期临床症状时必须结合照射剂量和实验室检查综合判定。

（2）血液学变化：受不同剂量照射后，外周血白细胞总数和淋巴细胞绝对值减少，主要变化如下。

1）一次照射剂量低于 0.1Gy，血象基本在正常范围内波动。

2）一次 0.1~0.2Gy，白细胞总数变化不明显，淋巴细胞绝对数先略降后升高，以后逐渐恢复至原水平。

3）一次照射剂量 0.25~0.5Gy，白细胞和淋巴细胞计数较正常值减少，但白细胞总数不低于正常值的下限。

4）一次照射 1.0Gy，早期可出现白细胞总数下降，淋巴细胞下降更明显，最低值可降至照前水平的 50%，一年后恢复至原先水平。

以上为受照射群体一般变化规律，在个体间可出现较明显差异。有的剂量虽然很小，但白细胞总数下降很明显。如果照射方式是分次照射或在短时间内连续照射，由于人体的修复功能将在不同程度上发挥作用，故其变化与一次急性照射相比表现较轻。

（3）淋巴细胞染色体畸变：人类淋巴细胞染色体对辐射较敏感，仅为 0.05Gy 的剂量照射后，在血液学检查无变化时，早期就可见到淋巴细胞染色体畸变增多，其畸变率随剂量增加而增高，而畸变可以长期存在。例如，一次钴源事故受到 0.05~0.10Gy 小剂量照射，10 年后作血细胞检查，仍见畸变率增高（畸变类型以无着丝点畸变为主）。

电离辐射主要诱发染色体畸变，健康人染色体自发畸变率很低，双着丝粒体+着丝粒环小于 0.05%，畸变细胞率和总畸变率几乎相等，平均为 0.2%~0.3%，染色体型畸变 95% 可信区间为 0~2.0%，若等于或高于 2.5% 应视为异常。各类染色体畸变率与年龄有显著相关关系，与性别无显著相关关系。

（4）其他指标的变化：生殖系统对辐射亦较敏感，表现为精子数量减少，受照射剂量愈大，减少愈明显，开始恢复的时间也愈慢；生化指标也有文章报道受照后早期，尿中氨基酸排出增多，血中白蛋白减少、球蛋白增加等。

2. 小剂量一次照射的医学随访结果　国内学者对曾受到数百毫戈瑞剂量事故受照者进行为期 3~10 年的随访观察，主要结果如下。

（1）一般健康状况良好，均能从事本职工作或体力劳动。临床检查未发现阳性体征。

（2）血液常规检查，包括白细胞总数、淋巴细胞绝对数、血小板计数以及血红蛋白含量等，均在正常值范围内波动。

（3）染色体畸变率在受照剂量偏大时仍高于正常值水平。

（4）生育能力无影响，子女生长发育正常，智力体力与正常儿童未见差异。

从上述可见，一次小剂量外照射对机体的影响是轻微的。临床的阳性所见一般在短期内可自行消失。

（三）小剂量慢性照射效应

人员受到当量剂量限值范围内的长期照射，称为小剂量慢性照射或低水平照射。因受照次数多，叠加时间长，机体既有损伤表现，又有修复和适应的表现。当修复能力占优时，明显损伤反应在相当长时期可不出现，当机体修复适应能力差或累积剂量到一定程度时，可出现慢性损伤性效应。

1. 临床症状　接触低剂量率长期照射后，机体对射线作用出现一定代偿性反应，并对造成的损伤有修复能力，只有剂量较高的慢性照射，累积剂量达一定程度，机体失去代偿、修复能力时才出现慢性损伤。临床症状在接触射线后几个月、数年或更长时间后才会出现。主要有自觉乏力、头晕头痛、睡眠障碍、记忆力减退、食欲减退和性功能减退等。

2. 实验室检查

（1）外周血象变化：长期小剂量照射最明显变化是白细胞出现不同程度减少。外周白细胞总数、中性粒细胞、淋巴细胞绝对数及血小板数量等项均有降低。变化程度与累积剂量、年剂量、接触射线时间长短呈正相关关系。有报道称长期小剂量照射后，白细胞总数出现增高趋势。ICRP 第 41 号出版物提出，电离辐射非随机性效应的值取决于剂量率，每年 0.4Sv 引起造血抑制，每年 2.0Sv 引起致命性骨髓再生不良。

（2）淋巴细胞染色体畸变及微核检查：外周血淋巴细胞染色体畸变率和微核率均显示增高。畸变类型以无着丝点畸变为主。微核率与年剂量呈直线相关。

慢性放射损伤为较长时间分次的小剂量低剂量率照射。小剂量慢性照射染色体畸变特点与小剂量急性照射远期染色体变化相似。淋巴细胞微核率是比较简单、易掌握，适于较大人群剂量的估算，是慢性伤综合诊断中一项助染色体检查参考指标。

（四）微小剂量辐射的兴奋效应和适应性反应

国内外放射医学界近年对微小剂量辐射，尤其对很低剂量率辐射效应做了大量调查实验，积累了丰富的有价值的资料。发现累积剂量在 0.5Gy 以下的单次或持续低剂量率的 X 射线、γ 射线辐射，可诱导产生与大剂量辐射明显不同的效应。证明低于该剂量水平的辐射可刺激动物生长发育、延长动物寿命、提高生育能力，还可增强动物和人体免疫功能，降低肿瘤发生率等，称为兴奋效应（hormesis）。

近年还发现，经微小剂量（如 50~75mGy）辐射预处理的细胞、脏器或整体动物，相继接受较大剂量辐射时，能够对损伤产生抗性，尤其在增强 DNA 修复能力、减轻染色体损伤方面更明显，称为适应性反应。深入探讨上述效应发生机制及生物学意义对辐射防护的理论和实践具有重要价值。

（五）小剂量外照射的医学处理

1. 处理原则

（1）正确的健康评价：小剂量电离辐射作用于人体，由于剂量小、剂量率低，机体损伤轻，健康评价工作难度增大。评价小剂量辐射对人体影响在长期随访观察基础上，还需结合射线接触史、临床表现、化验检查，注意选择合适的非照射人群或采用自身照前数值作对照和动态观察，排除其他因素影响，资料经全面分析后才能作出结论。

（2）合理休息和治疗：受照人员合理休息，每半年至 1 年健康复查一次，给予必要对症治疗；个别症状明显、白细胞长期不能恢复正常者可适当休息或调离放射工作。

（3）加强防护，避免不必要照射：如改善环境和工作条件，进行个人剂量限制，使个人所接受的辐射剂量不超过规定的剂量限值。

2. 治疗方法　根据病情暂时或长期脱离放射工作。患者应正确对待疾病，消除恐惧心理，适当体育锻炼，补充营养及多种维生素，以增强机体抵抗力，并在此基础上采用中西医结合方法进行治疗。

二、电离辐射的远期效应

机体受电离辐射照射 6 个月后所发生的效应称为远期效应（或远后效应），也可以在照后数年甚至更长时间出现。

电离辐射远期效应可以发生在：①急性辐射损伤后已恢复的人员，如原子弹爆炸或核事故时受到中等或较大剂量照射的人员。特点是受照者本身在照射后早期曾经历急性放射损伤的临床过程。②长期接受小剂量慢性照射者，如职业受照者或医疗受照者。其特点是受照者可能不显示任何早期辐射损伤的病征，而是在若干年后显示出某些有害疾病的发生率较正常人群明显增高。电离辐射远期效应可以通过受照人群进行流行病学调查或进行动物实验研究。

（一）致癌效应

辐射致癌效应为随机性效应，是人类最严重的辐射远期效应。对日本原子弹爆炸受照幸存者的长期观察证实这一群体某些癌症的发病率高于对照人群，且随时间的推移，这种对比更为明显。

1. 主要的癌症类型

（1）白血病：是最重要的远期效应。其特点是：①发病率高于其他实体肿瘤，与受照剂量呈明显线性关系。日本原子弹受害者中，在爆炸后2~3年已发现急性粒系白血病，爆炸后5年发生率最高，一直到照射后26年仍高于对照人群；②以急性白血病多见，且死亡率较高；③受照时年龄小则发病较早且危险性较大。

（2）甲状腺癌：是电离辐射外照射和内照射对人体诱发重要远期效应之一。特点是：①潜伏期长，且随受照年龄的增加而延长，一般为13~26年；②发病率女性高于男性，受照年龄小者高于年龄大者；③发病率与照射剂量基本呈线性关系。

（3）其他癌症：长期吸入含放射性尘埃或气溶胶的矿工诱发肺癌。多次胸部透视可能诱发乳腺癌。此外，胃癌、结肠癌、多发性骨髓瘤、卵巢癌等也可能发生。

2. 辐射致癌的剂量-效应关系　大量实验研究和流行病学调查证实，辐射诱发不同肿瘤与受照剂量、射线性质、照射条件和照射对象的特点相关，并且有不同类型的剂量-效应曲线，反映了辐射作用于机体不同组织器官的复杂过程。

3. 辐射致癌的潜伏期　潜伏期指受照后到肿瘤显现所经历的时间。从照射到细胞开始不受控制生长期间的时间为真潜伏期。而一般所谓潜伏期是指从受照到肿瘤被确定诊断的时间为临床潜伏期，即细胞受照后从启动到肿瘤长大到足以被发现所经历的时间。因此，估计平均潜伏期取决于发现肿瘤所使用方法手段的敏感性和对被照人群监视的密切程度，同时更取决于肿瘤生长速度和该肿瘤生长特征（局部蔓延或转移），以及所侵犯的器官是否容易被检出。此外，也与受照剂量大小和射线种类以及受照时的年龄相关，一般自然发病率相对较高的年龄段受照，辐射诱发肿瘤的频率亦较高。

辐射诱发肿瘤的潜伏期随不同脏器、肿瘤类型不同而异。辐射致白血病潜伏期最短，原子弹爆炸后2~3年开始，20年后趋于正常，平均为10~13年，乳腺癌23年，皮肤癌25年，UNSCEAR（1986年报告）推荐的辐射诱发肿瘤潜伏期中位时间为20~30年。对潜伏期长的肿瘤，常常被随访期所截断，此值随着随访时间延长应有所增加。在低剂量时最小潜伏期可以超过受照个体的寿命，这样在人的存活期内就不会发生肿瘤，这个剂量被推测为实际上的耐受剂量。

4. 辐射致癌的影响因素　影响电离辐射诱发人类各种恶性疾病，有关来自辐射源方面的因素，已在上文剂量-效应关系中予以描述，关于受照机体方面的影响因素有以下几方面。

（1）器官敏感性：人体不同组织对辐射致癌效应明显不同，敏感性最高的组织是甲状腺和骨髓，白血病发生率最多（特别是粒细胞性白血病），而前列腺、睾丸几乎不诱发；从组织器官特点可见辐射致癌敏感性与组织更新速度不一致，如高敏感性的甲状腺，却是细胞更新慢的组织，而低敏感性的小肠，细胞增殖却很快；辐射致癌敏感性与肿瘤自发率无密切关系，如甲状腺癌和皮肤癌自发率低，却很容易由辐射所诱发；辐射致癌发病率与癌死亡率不平行，两者不能相互代替，如甲状腺癌发病率高而死亡率低；由于随访观察期不同，各种肿瘤的危险系数不同，如白血病潜伏期短，相对危险系数高，但随观察时间延长，白血病危险系数下降，实体瘤的死亡率上升。

（2）年龄影响：年龄是影响自发癌的重要因素，辐射致癌在易发年龄段受照可增加危险。日本原子弹爆炸幸存者中10岁以下受照者在早期白血病危险系数最高；20岁左右女性乳腺癌危险系数最高；肺癌随受照时年龄增加而增加。

在放射治疗时，小于30岁女性乳腺接受照射容易发生乳腺癌，大于45岁者乳腺癌发病概率变小。青少年接受放疗后期发生骨肉瘤的概率高。大于5岁的头颈部肿瘤患者接受放疗的后期发生甲状腺癌和神经系统肿瘤可能性大。

（3）性别因素：辐射诱发人类乳腺癌只在女性中增多，而甲状腺癌女性高于男性3倍。有人认为白血病男性略高于女性。其他类肿瘤在性别上差别不大。

（4）其他因素：辐射致癌还受遗传因素和环境因素的影响，如犹太人儿童的甲状腺癌发生率比其他少数民族高，吸烟可使铀矿工肺癌的发生率增高。

（二）遗传效应

亲代生殖细胞遗传物质因电离辐射所致突变而对胚胎或子代产生的影响，称遗传效应。如果辐射引起显性突变，在下一代就会表现出来，如果是隐性突变，则必须与一个带有相同突变基因的配偶相结合，才能在后代表现出来，所以遗传效应是一种随机性效应。

1. 辐射遗传效应的流行病学调查　动物实验

研究中早已明确辐射诱发的突变能导致有害的遗传效应。人类的遗传效应观察一般是通过辐射流行病调查,根据受照人群的有关遗传学指标,如自然流产、死胎、死产、先天性畸形、新生儿死亡率、性别及新生儿身长体重等,与对照人群进行比较分析才能得出结论。

2. 细胞遗传学观察 调查分析亲代生殖细胞受到照射后其遗传性损害在子代体细胞染色体中的表现,称为细胞遗传学调查。1967 年曾对日本原子弹爆炸幸存者子女 7 540 人进行此项调查,发现幸存者子女体细胞染色体异常的发生频率较高,但与对照人群无统计学意义的差别。

(三)其他远期效应

1. 放射性白内障 电离辐射对眼损伤主要表现为晶体混浊、形成白内障。多见于核事故的中、重度急性放射病恢复后以及头面部放疗的患者。出现白内障的时间可以从受照后数月至数年不等。照射剂量越大,年龄越小者潜伏期也越短。

2. 生长发育障碍 母体从妊娠期受照射,对胎儿、新生儿影响非常显著。在 106 名受放疗的妇女调查中,妊娠期曾受照射出生的 75 名儿童,有 28 名发生畸形和发育障碍,其中 20 名属智力发育不全,并出现迟钝、脑积水等;8 例有脊柱裂、肢体畸形、斜视、先天盲等异常。

3. 血液系统疾病 造血组织对辐射损伤是比较敏感的,处于分化阶段的细胞尤为敏感。多能造血干细胞是造血系统最原始成分,决定着辐射作用后机体造血恢复情况。一次大剂量照射可能引起贫血,贫血类型以高色素性血为主。

自从 X 射线发现并应用于医学诊断和治疗以来,曾有英国和日本的资料报道接受 X 射线治疗或从事医用 X 射线人员患再生障碍性贫血风险增加。上述资料多来源于 20 世纪 60 年代以前,人们对射线的危害认识不足,防护条件不好的情况下诱发的红系、粒系和巨核细胞增生不良而发生的放射性再生障碍性贫血,其临床特点及经过,与一般再生障碍性贫血并无实质性差别。

4. 生殖功能障碍 性腺对电离辐射很敏感,受到较强电离辐射作用可引起生育障碍,称为放射性不孕症。根据受照剂量大小表现为暂时性不孕和永久性不孕症。放射性不孕症为确定性效应,存在阈值。

(郭建新)

第五章　常用的辐射量

第一节　电离辐射常用量

电离辐射常用量是 ICRP 为评估照射水平、控制健康危害，对受照人体规定的一类辐射量。放射防护的宗旨是：控制电离辐射的剂量，从而预防确定性效应的发生，使随机性效应的危险限制在可以接受的水平。

由于受到的辐射类型不同，各器官和组织的辐射敏感性也各不相同，所以当机体受到辐射时的伤害也不尽相同。因此，需要通过规定一些放射防护量来估算机体受照后的剂量及其可能对机体产生的伤害程度。

放射防护量包括：①吸收剂量，它是放射防护量的基础；②当量剂量，这用来评价和比较受到不同类型的辐射后，对组织和器官产生的辐射影响；③有效剂量，用来评价受照后对机体产生的健康危害程度；④待积剂量，用来估计放射性物质进入机体后所产生的内照射的危害；⑤集体剂量，用来评价和比较不同辐射源对受照群体构成的照射所产生的危害。

一、比释动能

（一）比释动能的概念及表征意义

不带电粒子（中子、光子）同物质相互作用时，并不是直接将能量向物质转移，而是分为两个阶段。第一阶段，不带电粒子（中子、光子）通过相互作用将部分能量向次级带电粒子转移；第二阶段，次级带电粒子同物质相互作用，在物质中引起电离、激发，最后能量被物质吸收。辐射剂量学中用比释动能（kinetic energy released per unit mass）来描述不带电粒子（中子、光子）与物质相互作用时，传递给次级带电粒子能量的大小，符号为 K。

（二）比释动能的计算方法

比释动能 $K(T, r)$ 是指 T 时间内，不带电的粒子（中子、光子）在 r 点处，在单位质量物质中所释放出的所有次级带电粒子的初始动能之和的平均值。或者说，比释动能指入射的光子束或中子束在 r 点处的单位质量物质中转移的平均辐射能量。计算公式为式 5-1-1：

$$K(T, r) = \frac{\mathrm{d}E_{\mathrm{tr}}(T, r)}{\mathrm{d}m} \qquad \text{（式 5-1-1）}$$

式中，$\mathrm{d}E_{\mathrm{tr}}$ 为不带电粒子在给定体积元、质量为 $\mathrm{d}m$ 的物质内，释放出来的全部次级带电粒子（中子情况下指重带电粒子，光子情况下指电子）的初始动能的总和。

需要注意的是，不带电粒子在释放出次级带电粒子时，为了克服原子中的结合能消耗了入射粒子的能量，此能量与不带电粒子和物质相互作用前的总动能比可忽略不计，因此，在讨论比释动能时并不涉及这部分能量。

次级带电粒子的能量损失分为碰撞损失和辐射损失。对于中子而言，次级带电粒子（重带电粒子）的辐射损失几乎可以忽略不计；然而，对于光子来说，则需要同时考虑碰撞损失和辐射损失，特别是当光子能量很大的时候，次级带电粒子（电子）的辐射损失明显。因此，比释动能分为碰撞比释动能 $K_{\mathrm{c}}(T, r)$ 和辐射比释动能 $K_{\mathrm{r}}(T, r)$：

$$K(T, r) = K_{\mathrm{c}}(T, r) + K_{\mathrm{r}}(T, r)$$

$$\text{（式 5-1-2）}$$

如果次级带电粒子由于韧致辐射所导致的能量损失份额为 g，那么：

$$K_{\mathrm{c}}(T, r) = K(T, r) \cdot (1 - g) \qquad \text{（式 5-1-3）}$$

$$K_{\mathrm{r}}(T, r) = K(T, r) \cdot g \qquad \text{（式 5-1-4）}$$

就光子而言，碰撞比释动能 $K_{\mathrm{c}}(T, r)$ 是指在单位质量物质中，光子释放出来的所有次级带电粒子初始总动能中最终以电离、激发方式损失的能量。辐射比释动能 $K_{\mathrm{r}}(T, r)$ 指所有次级带电粒子初始总动能中以韧致辐射方式损失的能量。显然，碰撞比释动能和辐射效应的关系更为密切。

比释动能的国际单位为焦耳每千克（J/kg），专用名为戈瑞（Gy），1Gy=1J/kg。根据辐射场实际情况，有毫戈瑞（mGy）、微戈瑞（μGy）等，其关系为：

$$1Gy = 10^3 mGy = 10^6 \mu Gy$$

单位时间内比释动能的增量为比释动能率 $\dot{K}$，即 $\dot{K} = \dfrac{\mathrm{d}k}{\mathrm{d}t}$。国际单位为焦耳每千克秒[J/(kg·s)]，专用名称为戈瑞每秒 Gy/s，常用的单位还有 Gy/min、mGy/h 等。

综上所述，比释动能包括碰撞比释动能和辐射比释动能，它只适用于描述不带电粒子（中子和光子）与受照的物质之间的相互作用。因此，在计算比释动能的数值时，应当给出具体的辐射类型和受照物质的种类。同时，因为比释动能关注的是单位质量物质中，不带电粒子向次级带电粒子转移的能量，所以，在辐射场的特定位置，只要带电粒子（中子和光子）的能量保持不变，物质的比释动能就只取决于物质的自身性质，与其周边物质毫无关系。

比释动能的概念常用来计算辐射场量，推断生物组织中某点的吸收剂量，描述辐射场的输出额等。国际放射防护委员会（ICRP）规定 X 射线机输出额的表示，采用光子在空气中的比释动能率来描述。需强调的是，按定义，比释动能、碰撞比释动能乃至辐射比释动能，只适用于不带电的电离辐射中子和光子。

二、吸收剂量

（一）吸收剂量的概念及表征意义

我们知道，比释动能描述的是不带电粒子传递给次级带电粒子的能量，而射线所引起的各种生物学效应只与其在介质中用于电离和激发的能量有关，这些能量是射线真正沉积的能量。射线在介质中沉积的能量越多，则介质吸收的辐射能量越多，那么由辐射引起的生物学效应就越明显。为了描述物质吸收的辐射能量的大小，辐射剂量学中引入了吸收剂量（absorbed dose），符号为 D，并以此来研究能量吸收与辐射效应之间的关系。

（二）吸收剂量的计算方法

吸收剂量 $D(T,r)$ 指在 T 时间内，任意电离辐射在 r 点处向某一体积内授予的单位质量物质的平均辐射能量，或者说，吸收剂量指在 r 点处单位质量物质吸收的平均辐射能量。其计算公式为：

$$D(T,r) = \frac{\mathrm{d}\varepsilon(T,r)}{\mathrm{d}m} \quad (式5\text{-}1\text{-}5)$$

式中，$\mathrm{d}\varepsilon(T,r)$ 是指 T 时间内，电离辐射授予 r 点处质量为 $\mathrm{d}m$ 的物质的平均辐射能量。它表示进入给定体积元、质量为 $\mathrm{d}m$ 的物质体内全部带电粒子和不带电粒子能量的总和，与离开该体积元的全部带电粒子和不带电粒子能量总和之差，再减去在该体积内发生任何核反应所增加的静止质量的等效能量。

吸收剂量的国际单位为焦耳每千克（J/kg），专用名称为戈瑞（Gy），与原有单位拉德（rad）关系为：

$$1rad = 10^{-2}J/kg = 10^{-2}Gy$$

单位时间内吸收剂量的增量为吸收剂量率 $\dot{D}$，即 $\dot{D} = \dfrac{\mathrm{d}D}{\mathrm{d}t}$，国际单位为焦耳每千克秒[（J/(kg·s)]，专用名称为戈瑞每秒（Gy/s），常用的单位还有 mGy/h、Gy/h、Gy/min 等。

为确定 r 点处的吸收剂量值 $D(T,r)$，授予能量的那个体积必须非常小，以便显示因辐射场、物质不均匀造成的剂量值随空间位置 r 点的变迁而变化的情况：

$$D(T,r) = \lim_{m \to 0} \overline{z} \quad (式5\text{-}1\text{-}6)$$

为确定 r 点处的吸收剂量值 $D(T,r)$，授予能量的体积又必须足够大，以保证考察授予能量的 T 时间内，因多个作用过程的随机性导致授予能量的统计不确定性可以忽略。

【例】 某一质量为 1.5g 的物质，在 10s 内吸收电离辐射的平均能量为 300erg（1erg=10^{-5}J），求该物质的吸收剂量和吸收剂量率。

根据题意已知：

$$\mathrm{d}m = 1.5g = 1.5 \times 10^{-3} kg$$
$$\mathrm{d}\varepsilon = 300erg = 3 \times 10^{-5}J$$
$$\mathrm{d}t = 10s$$

则该物质的吸收剂量和吸收剂量率为

$$D = \frac{\mathrm{d}\varepsilon}{\mathrm{d}m} = \frac{3 \times 10^{-5}}{1.5 \times 10^{-3}} = 2 \times 10^{-2}Gy = 20mGy$$

$$\dot{D} = \frac{\mathrm{d}D}{\mathrm{d}t} = \frac{20}{10} = 2mGy/s$$

总的来说，吸收剂量是由无限小体积内发生的核转变和相互作用过程共同提供的。不过在所关注的体积内，发生的核转变数，远少于核转变过程中发出的电离粒子而后经历的相互作用次数，因此常可忽略自发核转变对吸收剂量的贡献。在粒子与物质的相互作用过程中，包括了不带电粒子引起的作用和次级带电粒子所引起的作用，但二者相差无几，因为在所关注的体积内，不带电粒子引发的相互作用次数，远不及这些过程释出的带电粒子随后引发的相互作用次数，以致不带电粒子自身提供的吸收剂量常可忽略，不带电粒子的吸收剂量，绝大部分是通过次级带电粒子造成的。

次级带电粒子与介质相互作用时，一部分能量会"就地"给予物质，而另一部分则通过次级带电粒子与物质碰撞产生δ粒子、特征X射线的光子以及俄歇电子，这些次级粒子会从得到能量的体积元里离去，进入到其他的体积元里继续发生反应，形成带电粒子能量的级联传播。此外，还有一部分能量可能会变成轫致辐射，在远离带电粒子级联传播的区域，又将形成新的带电粒子。综上所述，在特定时间内的 r 点处，单位物质质量的吸收剂量 $D(T, r)$，最终都是由到达该点处的各类带电粒子共同造成的（图5-1-1）。

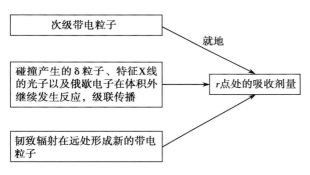

图 5-1-1　吸收剂量的来源

吸收剂量与辐射效应的大小关系密切，它关注的是受照射物质在给定体积元内，单位质量物质吸收的辐射能量。这些能量有来自给定体积元内的，也有来自给定体积元外的。来自给定体积元外的，吸收剂量要考虑到给定体积元在受照射物质中的位置，以及周边物质的性质。所以，吸收剂量与受照射物质的形状、大小以及关注的位置密切相关。同时，不同物质吸收辐射能量的本领是不同的。吸收剂量适用于任何类型的辐射和受到照射的任何物质，因此在描述吸收剂量的数值时应当给出具体辐射类型和物质种类。一般来说，授予某一体积内物质的平均能量愈多，则吸收剂量愈大，其辐射效应越明显。

辐射平衡是辐射场特定位置存在的一种状态。若由每一种给定能量、特定类型的电离粒子从辐射场某点一个无限小体积内带走辐射能（$d\varepsilon_{out}$），与相同能量、同类粒子带进该体积的辐射能（$d\varepsilon_{in}$）刚好相等，则称辐射场在这一点上存在辐射平衡。简而言之，辐射平衡下，进入辐射场中某点一个无限小体积内的辐射能，正好补偿了离开该体积的辐射能。电离辐射场中，不同的辐射成分可能有不同类型的辐射平衡，这里重点讲述带电粒子平衡。

由于次级粒子的电离、激发过程，并非全在 r 点处发生。所以，次级电子会从关注的体积内带走部分能量 $d\varepsilon_{out}$，若受到外照射的物质中由任何类型给定能量的带电粒子，从 r 点处关注的体积中带走的能量可由同样能量同类带电粒子进入该体积的能量给予完全补偿，则称 r 点该体积存在完全的带电粒子平衡（charged particle equilibrium，CPE）。达到带电粒子平衡的条件是：r 点处体积元周围的辐射场是均匀的，在次级带电粒子的最大射程范围内，入射辐射并无明显衰减。

如图5-1-2所示，在带电粒子平衡条件下，吸收剂量 D 等于碰撞比释动能 $K_c(T, r)$，即 $D(T, r) = K_c(T, r)$，或者 $D = K(T, r) \cdot (1-g)$。

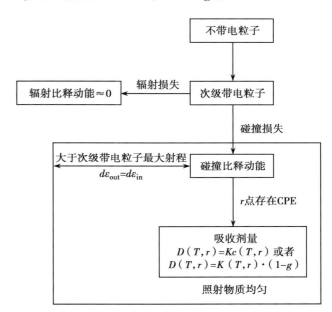

图 5-1-2　带电粒子平衡下，吸收剂量碰撞与比释动能的关系

实际上，在受照射物质中，入射辐射总有衰减，因此完全的带电粒子平衡很难实现，一般讨论带电粒子的准平衡。

如图5-1-3所示，光子入射到视为均匀介质的受照物中，在受照物的浅层，吸收剂量的初始值比较低，因为光子在浅层释出的电子，其大部分能量被这些电子带到了其他位置上，因此也没有建立起带电粒子平衡，碰撞比释动能大于吸收剂量。

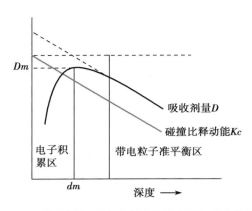

图 5-1-3　吸收剂量与碰撞比释动能随介质深度变化的关系

随着物质深度的增加，来自前方的电子越来越多，因而吸收剂量逐渐增大。直到某一深度时，由于深度增加所增加的次级电子数目，与因入射光子衰减而减少的次级电子数目相抵消，吸收剂量达到最大值。

由于次级带电粒子射程有限，当介质深度超过次级带电粒子最大射程以后，来自前方次级带电粒子带来的能量，不再随深度增加而增加，同时，入射光子的能量随入射深度的增加而不断衰减。所以，介质深度超过某个值之后，碰撞比释动能 K_c、吸收剂量 D 都随着深度的增加而同步减小，这种随受照物质深度增加，吸收剂量值按碰撞比释动能值变化规律而同步改变的趋势，也称作带电粒子的准平衡。表 5-1-1 列举了比释动能与吸收剂量之间的区别。

表 5-1-1　比释动能和吸收剂量的区别

辐射量	比释动能	吸收剂量
剂量学含义	不带电粒子在给定体积元的单位质量物质内交给次级带电粒子的平均辐射能量之和	任意电离辐射被给定体积元的单位质量物质吸收的平均辐射能量
适用介质	任何介质	任何介质
适用辐射类型	非带电粒子辐射	任何辐射

三、当量剂量

（一）当量剂量的概念及表征意义

尽管吸收剂量可以用来说明受照射的生物体所吸收的射线的能量，但实验表明，即使在吸收剂量相同的前提下，辐射的种类、能量和照射条件等发生变化时，所引起的生物效应也会有很大差异。为反映这种能力上的差异，放射生物学采用的指标是相对生物效能（relative biological effectiveness，RBE）。A 辐射对 B 辐射的 $RBE_{A \to B}$ 定义为：为产生同一水平、同类效应，B 辐射与 A 辐射所用吸收剂量 D_B 和 D_A 的比值，即 $RBE_{A \to B} = D_B / D_A$。相对生物效能（RBE）值与照射的物理因素有关。如辐射类型、剂量率、剂量水平及其辐射的分次、照射间隔的时间和生物因素有关，其中生物种类、组织类型、效应种类、效应终点等都会影响 RBE 的值。传能线密度（lineal energy transfer，LET）是指直接电离粒子在其单位长度径迹上消耗的平均能量，或其在介质中经过一定距离，由于碰撞而损失的能量。即每单位长度径迹所转移的能量，单位用 keV/μm。相对生物效能 RBE 的作用是研究与高 LET 辐射损伤程度相当的低 LET 辐射的照射水平。基于此，放射防护学提出了当量剂量（equivalent dose），符号为 H_T，以及相关的辐射权重因子 ω_R。

（二）当量剂量的计算方法

当量剂量 H_T 是指组织、器官在特定区域内接受的平均吸收剂量，以辐射权重因子 ω_R 修正后所得的剂量总和。对于某种辐射 R 在某个组织或者器官 T 中的当量剂量 $H_{T,R}$，可由下列公式得出：

$$H_{T,R} = \omega_R \cdot D_{T,R} \qquad （式 5-1-7）$$

式中，$D_{T,R}$ 是器官、组织 T 或特定靶区范围内，由辐射 R 产生的平均吸收剂量。ω_R 是与入射到人体或滞留于人体的放射性核素发出的第 R 种辐射相应的辐射权重因子，其实，ω_R 是依据第 R 种辐射的相对生物效能，对器官、组织的平均剂量 $D_{T,R}$ 施加修正的一个因子（表 5-1-2）。

表 5-1-2　辐射权重因子

辐射类型	能量范围	辐射权重因子
光子	所有能量	1
电子和 μ 介子	所有能量	1
质子和带电 π 介子		2
α 粒子、裂变碎片、重核		20
中子（能量 En）	<1MeV	$2.5 + 18.2 \exp[-(\ln 2En)^2/6]$
	1~50MeV	$5.0 + 17.0 \exp[-(\ln 2En)^2/6]$
	>50MeV	$2.5 + 3.25 \exp[-(\ln 2En)^2/6]$

当辐射场由具有不同 ω_R 值的不同类型和/或不同能量的辐射构成时，组织或器官总的当量剂量为各辐射在该组织或器官上形成的当量剂量的线性叠加，即：

$$H_T = \sum_R \omega_R D_{T,R} \qquad \text{(式 5-1-8)}$$

由于 ω_R 是无量纲，所以当量剂量 H_T 的国际单位与吸收剂量相同，即焦耳每千克（J/kg）。例如，α 粒子致肺组织的剂量为 1mJ/kg，经辐射权重因子 ω_R 修正以后变成了 20mJ/kg，修正后的 20mJ/kg 不再是 α 射线的吸收剂量。与 1mGy α 射线吸收剂量对肺组织造成的影响程度大致相仿的话，光子的吸收剂量需要 20mGy。为了与吸收剂量相区别，特别对当量剂量的国际单位赋予了一个专门名称：希沃特（Sv），1Sv＝1J/kg。当量剂量曾用单位为雷姆（rem），1rem＝10^{-2}Sv。

如表 5-1-3 所示，尽管吸收剂量相同，但从对肺的辐射损伤而言，α 射线远大于 γ 射线。

表 5-1-3　肺受到不同类型照射时辐射影响程度的比较

辐射类型	吸收剂量/mGy	辐射权重因子	当量剂量/mSv
α 射线	1	20	20
γ 射线	1	1	1

如表 5-1-4 所示，尽管吸收剂量差别较大，但两种情况对肝造成的辐射影响程度大致相仿，这是因为就诱发辐射效应的能力而言，α 射线远比 γ 射线强得多。

表 5-1-4　肝脏受到不同类型照射时辐射影响程度的比较

辐射类型	吸收剂量/mGy	辐射权重因子	当量剂量/mSv
α 射线	1	20	20
γ 射线	20	1	20

单位时间内组织或者器官 T 所接受的当量剂量为当量剂量率 $\dot{H}_T$，即 $\dot{H}_T = \dfrac{dH_T}{dt}$，其国际单位为希沃特每秒（Sv/s）。

【例】 质子治疗已用于恶性肿瘤患者的放射治疗，通常是质子照射或者质子＋光子混合照射。某患者脑部进行了质子＋光子混合均匀照射治疗，其中质子的吸收剂量为 10mGy，光子（X 射线）的吸收剂量为 10mGy，求该患者脑部在治疗过程中吸收的当量剂量。

根据公式 5-1-8 及表 5-1-5 可得：

$$H_T = \sum_R \omega_R D_{T,R} = \omega_x \cdot D_x + \omega_{质子} \cdot D_{质子}$$
$$= (1 \times 10 + 2 \times 10)\text{mSv} = 30\text{mSv}$$

由于质子的辐射权重大于光子（X 射线），因此

受到混合辐射照射时当量剂量要分别计算，由此可见即使接收相同的吸收剂量，辐射种类不同对受照者产生的生物学影响也是不同的。

当量剂量 H_T 和剂量当量 H(r) 的区别在于：剂量当量 H(r) 是对受照组织中所关注点 r 处的吸收量，施加品质因子 Q(r) 的修正。剂量当量是可以测量的一个量，因而可以在辐射防护监测中使用。当量剂量则是与器官、组织相关体积内的平均吸收剂量关联的，对吸收剂量施加修正的是辐射权重因子；当量剂量无法直接测量，仅用于评价、比较辐射照射的健康危害程度。

放射防护评价中，当量剂量的意义在于对于特定器官，无论对它造成的是何种辐射，只要当量剂量值相同，该器官受到的随机性效应的影响程度大致相仿。

四、有效剂量

（一）有效剂量的概念及表征意义

人的不同器官和组织的大小不一样，在受到电离辐射照射时，对辐射的敏感程度也不一样，因此受到相同当量剂量的辐射照射时所产生损伤的随机性效应也不一样。为此引入标称概率系数（危险度）这一概念，即器官或组织接受单位剂量当量 1Sv 照射引起随机性损害效应的概率，单位是 Sv^{-1}。不同器官或组织的质量大小不同，不同器官或者组织的辐射敏感程度也不同，所以与不同器官或者组织相应的标称概率系数（危险度）的数值也不同，ICRP 所规定的组织器官危险度数值列于表 5-1-5 中。

表 5-1-5　人体器官或组织的危险度

组织	辐射效应	危险度/Sv^{-1}
性腺	遗传效应	4×10^{-3}
乳腺	乳腺癌	2.5×10^{-3}
红骨髓	白血病	2×10^{-3}
肺	肺癌	2×10^{-3}
甲状腺	甲状腺癌	5×10^{-4}
骨表面	骨癌	5×10^{-4}
其余组织	癌	5×10^{-3}

注：其余组织不包括手、前臂、足、踝、皮肤和眼晶状体。胃肠道受照时，胃、小肠、大肠上段、大肠下段分别作为四个单独的器官。

均为 1Sv 当量剂量时，对于不同的组织或者器官，辐射效应的危险度不同。为了表征不同器官和组织在受到相同当量剂量情况下，对人体导致有害

效应的严重程度的差异,引入了一个表示相对危险度的权重因子 ω_T 对器官当量剂量施加修正,ω_T 被定义为待测组织 T 在接受 1Sv 时的危险度与全身均匀照射 1Sv 时的危险度之比。

ω_T 的实质是当全身均匀受到相同当量剂量照射时,个人蒙受的随机性健康危害中,T 器官所占的份额。1991 年 ICRP 发布的第 60 号出版物中给出了不同组织和器官的权重因子(表 5-1-6)。

表 5-1-6 1991 年 ICRP 推荐的组织权重因子值

组织、器官	组织的权重因子(ω_T)	合计
性腺	0.20	0.20
肺、胃、结肠、红骨髓	0.12	0.48
食道、膀胱、肝、乳腺、甲状腺、其他组织	0.05	0.30
皮肤、骨表面	0.01	0.02
全身		1.00

2007 年 ICRP 发布的第 107 号出版物指出,过去的 60 号出版物列举的相对辐射危害不够精确,使组织的权重因子计算具有不确定性。所以,在 2007 年出版物中将组织和器官分成了 4 个类型,另外又增加了一组剩下的"其余组织",用来覆盖那些计算辐射危险中缺乏资料的组织和器官。

表 5-1-7 中是 2007 年 ICRP 推荐的组织权重因子值。红骨髓的 $\omega_T=0.12$,就是红骨髓受照 1Sv 时健康危害程度相当于全身均匀受照 1Sv 时的 12%。

表 5-1-7 组织权重因子 ω_T(ICRP,2007)

组织、器官	涉及的组织/器官数	ω_T	合计
肺、胃、结肠[1]、红骨髓、乳腺、其余组织[2]	6	0.12	0.72
性腺(卵巢或睾丸)[3]	1	0.08	0.08
食道、膀胱、肝、甲状腺	4	0.04	0.16
骨表面、皮肤、脑、唾液腺	4	0.01	0.04
全身	/	/	1.00

注:1. 结肠的剂量认为是上部大肠(ULI)、下部大肠(LLI)剂量的质量加权平均值。

2. 其余组织含口腔黏膜、小肠(ST)、肌肉、淋巴结、肾上腺、心壁、胸腺、胰腺、胸外组织(ET)、双肾、胆囊、脾、子宫(颈)、前列腺;其中,前列腺、子宫(颈)分属男(M)、女(F)特有;剩下 12 个,两性都有。

3. 性腺的 ω_T 用于睾丸、卵巢剂量的平均值。

4. "其余组织"的 ω_T 值,用于男女平均的"其余组织"当量剂量的平均值。

综上,为了描述受照后各组织、器官的损伤程度,提出了有效剂量(effective dose),符号为 E。

(二)有效剂量的计算方法

有效剂量 E 是所有组织和器官以各自的组织权重因子 ω_T 加权修正后,其当量剂量的总和,即:

$$E=\sum_T \omega_T \cdot H_T=\sum_T \omega_T \cdot \sum_R \omega_R \cdot D_{T,R}$$

(式 5-1-9)

有效剂量可以理解为,与全身不均匀照射所引起随机性健康危害程度相仿的全身均匀照射时的当量剂量。有效剂量数值相同意味随机性健康危害程度大致相同。

有效剂量 E 的国际单位是焦耳每千克(J/kg),单位的专用名称为希沃特(Sv)。

单位时间内有效剂量的增量为比释动能为 $\dot{E}$,即 $\dot{E}=\dfrac{\mathrm{d}E}{\mathrm{d}t}$。其 SI 单位为焦耳每千克秒[J/(kg·s)],专用名称为希沃特每秒 Sv/s。

防护评价中,有效剂量的意义在于:放射防护关注的低剂量率、小剂量范围内,无论哪种照射情况(外照射、内照射、全身照射抑或局部照射),只要有效剂量值相等,人体承受的随机性健康危害程度大致相仿。

【例】 评价下列照射情况,人体承受的随机性健康危害程度的大小。

(1)假设不考虑其他器官和组织的当量剂量

如果甲状腺的当量剂量为 $H_{甲状腺}=4mSv$,肺的当量剂量为 $H_肺=2mSv$;

那么 $E_{甲状腺}=4\times0.04=0.16mSv$,$E_肺=2\times0.12=0.24mSv$。

所以,尽管甲状腺的当量剂量是肺的 2 倍,但它的辐射敏感性不如肺,其随机性健康危害程度小于肺。

(2)假设存在均匀照射与不均匀照射

如果全身均匀照射的当量剂量为 $H_{全身}=1mSv$,而肺单独受照的当量剂量为 $H_肺=4mSv$;

那么 $E_{全身}=1\times1=1mSv$,$E_肺=4\times0.12=0.48mSv$。

所以,全身受照 1mSv 的随机性健康危害大于肺受照 4mSv 的危害。

【例】 假定一次胸片拍摄给予肺、红骨髓、甲状腺的当量剂量分别为 0.07mSv、0.037mSv、0.017mSv,胸透剂量是拍片剂量的 10 倍,求两种影像各自的有效剂量。

经表 5-1-6 查出肺、红骨髓、甲状腺的组织权重因子分别为 0.12、0.12 和 0.04。所以胸片的有效剂量为：

$$E = 0.12 \times 0.07 + 0.12 \times 0.03 + 0.04 \times 0.01 = 0.012\text{mSv}$$

胸透的有效剂量为：

$$E = 0.012 \times 10 = 0.12\text{mSv}$$

放射防护量是剂量学量，用于表示辐射防护中的剂量限值预测、评价辐射照射对人体健康的危害程度。放射防护量计算中所用到的一些参数，都来自小剂量、低剂量率照射情况下放射生物学的实验观察结果。因此，放射防护量只能用于放射防护所关心的小剂量、低剂量率照射情况。辐射事故中遇到的大剂量、高剂量率情况下评价人体健康危害还得使用受照器官的吸收剂量作为评价的剂量学指标。

在 2007 年 ICRP 颁布的第 103 号出版物中，说明了当量剂量和有效剂量的实际意义。有效剂量是辐射防护中的一个基本概念，无法直接测量，它可以用来对不同辐射情况进行定量的比较，为了确定有效剂量，ICRP 提出了计算有效剂量的程序和公式（图 5-1-4）。

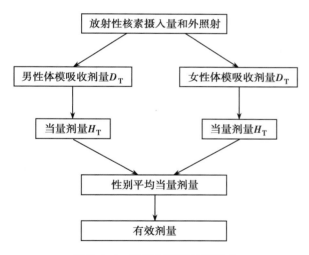

图 5-1-4　有效剂量的计算程序

然而，计算有效剂量的基础是人组织当量剂量的平均值，计算中所用到的辐射权重因子、组织权重因子是宽泛范围内的相关因素平均值，并未根据个人自身特征计算，所以有效剂量并不能直接评价辐射所导致的生物学效应或辐射危险度。由于随机性效应的统计学规律，当量剂量和有效剂量对于单一的个体来说是没有意义的，所以有效剂量并不适用于整体的流行病学评估。

如果受到的照射已经临近甚至超过剂量限值，为估计可能的危险，需要明确照射场景、受照具体

个体的特征，并计算相关的组织和器官吸收剂量。辐射事故中如果出现组织反应，绝不能依据有效剂量来评估效应程度、拟定必要行动。此时，必须估计组织反应所在的组织和器官的吸收剂量；如果该吸收剂量是由高 LET 辐射引起的，则要用与组织反应对应的相对生物效能（RBE），对剂量进行加权。这里，RBE 不仅依赖粒子的类型和能量，而且与照射当时的剂量分布有关。

有效剂量可以用来比较不同成像方式的剂量，但是需要注意的是，由于 X 射线的质量不同（千伏和滤线器的使用），即使是同种成像方式（例如透视），患者体内的剂量分布也可能不同。例如，在 X 射线中使用厚铜滤过，根据比释动能面积乘积（kerma area product, KPA）估算，有效剂量的转换因子可能会增加 38%。不同成像方式在身体组织中的分布不同，因而我们也可以使用吸收剂量来比较不同成像技术的剂量。

然而，吸收剂量也有其自身的局限性。例如，在吸收剂量相同的情况下，对于一个 10 岁的儿童来说，1mSv 的辐射风险与 25 岁或是 70 岁的成年人来说大相径庭，而且对于男性和女性的影响也不尽相同。0~9 岁暴露组的儿童每希沃特的终身癌症发病风险可能是 30~39 岁组的 2 倍。就大多数有辐射的影像检查来说，60 多岁的患者相比于 30 多岁的患者，其影像学检查风险估计为 30 多岁患者的一半，70 多岁的患者其风险率下降为 1/3，80 多岁的患者其风险率则下降为 1/10。

所以，在临床中使用放射线时，放射医师和放射技师应该掌握用于报告患者剂量并与诊断参考水平进行比较的剂量学知识。有效剂量具有一定的不确定性和局限性，它可用于不同成像方式和程序之间的比较，并用来解释和评估患者所受的辐射风险，从而根据这些患者的数据来指导后续的医学成像，对其合理性和危险性进行评估。

虽然 X 射线检查的适应证很清楚，患者也容易接受这种检查。但是，还需要对即将接受 X 射线检查患者的具体情况做出正当性判断，避免没有临床价值的检查结果，避免患者接受不必要的 X 射线辐射照射。

五、待积剂量

外照射的能量沉积是在受到外界辐射源照射时产生的。除了外照射，很多情况下机体也会受到内照射的辐射影响。内照射是指放射性核素进入

生物体,使生物受到来自内部的射线照射。在机体受到内照射时,任一时刻组织和器官的当量剂量率 $\dot{H}_T(t)$,与组织和器官内所含放射性核素的数量成正比。单次摄入后,器官、组织内放射性核素的数量,会因为其自身的物理衰变和人体的生理代谢所减少,因此组织和器官的当量剂量率也会随着时间的推移而减少(图5-1-5)。

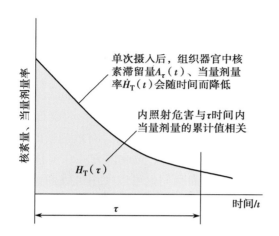

图5-1-5　组织和器官的当量剂量随时间推延的变化

内照射根据放射性核素的种类不同,会释放不同的带电粒子,能量高的产生的离子,对机体损伤也较重。放射性核素进入体内后,会对机体产生持续性的照射,除非放射性核素衰变为稳定性核素或被全部排出体外时伤害才会停止,一般来说这种作用不能被"中和",任何化学反应也不能改变其放射性活度。而且,部分放射性核素由于自身的化学性质还会对机体产生化学作用,有的核素在体内具有选择性蓄积的特点,常常在某个器官或部位呈高剂量累积。内照射病程分期一般不明显,且对损伤部位具有选择性。放射性核素在进入和排出的途径中存在局部损伤,这种现象称为首过效应。

在医用电离辐射实践中,核医学诊疗实践涉及的内照射最多。核医学实践中的放射防护涉及3个主要人群,即核医学从业人员、核医学诊疗过程中的患者和公众。核医学放射防护的目标是确保对患者、核医学职业人员和公众的全面防护。当诊疗采用放射性开放源时,电离辐射的来源既有外照射的问题,也有进入人体内的核素产生的内照射问题,所以辐射防护的手段与措施通常较为复杂,而待积量主要考虑内照射产生的辐射量。

对于放射工作人员而言,放射性核素进入人体的途径是呼吸道,还有消化道、伤口和完整的皮肤。对临床核医学诊疗患者而言,除了上述渠道外,主要的方式是口服、静脉注射或肌内注射。

（一）待积剂量的概念及表征意义

内照射有可能引发急性内照射放射病、导致主要靶器官损伤、物质代谢异常、免疫功能障碍甚至产生致畸效应。为了计算和评估内照射所带来的危害,需要知道在不同时间放射性核素对组织和器官的产生的累计伤害,为了计算这种时间分布,提出了待积当量剂量(committed equivalent dose),用 $H_T(\tau)$ 表示。

（二）待积剂量的计算方法

待积当量剂量是指人体在单次摄入放射性核素后,在 τ 时间内,某一特定组织或器官的当量剂量累积值:

$$H_T(\tau)=\int_{t_0}^{t_0+t}\dot{H}_T(t)\cdot dt \qquad (\text{式}5\text{-}1\text{-}10)$$

式中,$\dot{H}_T(t)$ 指在 t_0 时刻摄入放射性核素,在此后的 t 时刻,对应组织或器官 T 的当量剂量率。其中,积分时间 τ 对于成人取50年、儿童取70年。积分时间定为50年是与放射性职业人员终身工作时间相对应的。

经组织权重因子 ω_T 修正后,受照人体相关组织和器官的待积当量剂量值的总和得出待积有效剂量(committed effective dose),用 $E(\tau)$ 表示。

$$E(\tau)=\sum\omega_T\cdot H_T(\tau) \qquad (\text{式}5\text{-}1\text{-}11)$$

在机体受到内照射的情况下,其遭受的随机性健康危害的程度与待积有效剂量成正比。

待积当量剂量和待积有效剂量的 SI 单位仍然为 Sv。

综上所述,待积剂量是用来描述内照射吸收剂量率在时间上的分布随着放射性核素的种类、形式、摄入方式以及它所结合的组织而变化的情况,是一个反映内照射危害的量。

六、涉及群体的量

（一）涉及群体的量的概念及表征意义

辐射实践指一切可能使人类受照水平额外增加的社会活动,如核武器制造、原子能发电、放射性同位素的生产和使用等。任何一项辐射实践,在开展之前都必须综合考虑实践带来的利益和风险。

任何量的电离辐射都会带来一定程度的辐射危险,但是人们为获取相应的利益而从事电离辐射活动,不得不接受一定的危险。因此,人们的电离实践活动必须遵循放射防护原则进行。

辐射实践的正当性要求在进行任何伴有辐射

的实践活动时,必须权衡利弊,只有在考虑了社会、经济和其他相关因素之后,进行的实践对个人或社会带来的利益足以弥补其可能引起的辐射危害时,该实践才是正当的。

器官剂量、有效剂量、待积剂量等都是与受照个体相关的放射防护量。但是,放射防护的任务,不仅在于防护个人,还要减少、优化辐射实践涉及的职业人员、公共成员受到的照射,力求达到"防护与安全最优化"。

为了评估特定辐射实践对受照群体造成的影响,便于放射防护的代价—利益分析,作为防护最优化的工具,放射防护领域引入了"集体剂量"。

(二)涉及群体的量的计算方法

对于同一辐射实践,由于所在地理位置不同、生活习惯差异,受照群体中的不同个体未必会受到相同水平的照射。例如:特定 Δt 时间内,受照群体中,有效剂量介于 E 至 $E+\mathrm{d}E$ 的个体数是 $\mathrm{d}N/\mathrm{d}E$,则相应时间内群体的集体有效剂量(collective effective dose),用 $S_\mathrm{E}(E_1, E_2; \Delta t)$ 表示,定义为:

$$S_\mathrm{E}(E_1, E_2; \Delta t) = \int_{E_1}^{E_2} E \cdot (\mathrm{d}N/\mathrm{d}E) \cdot \mathrm{d}E$$

（式5-1-12）

式中,E_1,E_2 是集体剂量累加的剂量范围。需要注意的是,计算中剂量累加的下限 E_1,不得低于 $10\mu\mathrm{Sv/a}$。

Δt 时间内,有效剂量处于 $E_1 \sim E_2$ 剂量段的人数为:

$$N(E_1, E_2; \Delta t) = \int_{E_1}^{E_2} (\mathrm{d}N/\mathrm{d}E) \cdot \mathrm{d}E$$

（式5-1-13）

可以看出,集体剂量其实就是受照群体,以人数加权后个体剂量的总和。

集体剂量的单位是人希沃特(人·Sv)。

应该强调,给出集体剂量数值时,必须同时说明相关的辐射实践涉及的时间范围 Δt 和该时间范围内群体的人数 N。

由于采取的防护措施、需投入的防护资金,取决于个体的受照水平。所以,给出集体剂量时,还需要提供集体剂量按受照水平、地域、人数乃至性别的剂量分布。

因为小人群大剂量、大人群小剂量可能对应相同的集体剂量值,所以为有效识别、保护受到高水平照射的人群,给出集体剂量的同时,最好还应当给出各个剂量、时间、年龄、地域段甚至每个性别的人均受照量。例如,Δt 时间内,有效剂量处于

$E_1 \sim E_2$ 剂量段的人均有效剂量(effective dose of per capitation)$\overline{E}(E_1, E_2; \Delta t)$ 为:

$$\overline{E}(E_1, E_2; \Delta t) = \left[\int_{E_1}^{E_2} E \cdot (\mathrm{d}N/\mathrm{d}E) \cdot \mathrm{d}E \right] / N(E_1, E_2; \Delta t)$$

（式5-1-14）

以上,如果累加的对象,不是有效剂量 E,而是器官、组织 T 的当量剂量,则由公式5-1-8、公式5-1-10 得到的分别是相关剂量段内的集体当量剂量 S_T 和人均当量剂量 $\overline{H_\mathrm{T}}$。

如图5-1-6所示,不同情况下需要使用不同的放射防护量来计算辐射的健康危害程度。在日常的放射防护工作中,如何及时、准确地估算受照者的吸收剂量是至关重要的。一方面,我们可以使用物理仪器来对现场进行模拟;另一方面,可以通过生物学指标的检测估算受照剂量。近年来,人们发展了许多生物学检测方法,对受照个体的生物学变化来估算其所受的辐射剂量,这种方法称为生物剂量测定(biological dosimetry),将进行生物剂量测定的生物学体系称为生物剂量计。

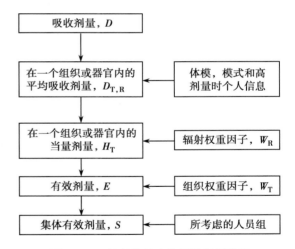

图5-1-6 放射防护中使用的剂量体系

较为理想的生物剂量计应该具备以下条件的大多数:①对辐射有较高的特异性;②辐射剂量-效应关系稳定、灵敏,剂量相应范围较宽;③人群本底值稳定,个体差异较小;④离体条件与活体条件下剂量估算结果一致;⑤实验方法稳定可靠,适合在基层开展;⑥实验成本较低,可进行较大人群检测。

生物剂量计的方法已经在国内外的一些辐射事故中得到了实际的应用,在早期的剂量估算和预后效应评价中发挥着重要的作用。尤其是随着近代分子生物学和遗传学的发展,为生物剂量计提供了更为先进的方法和更加准确的手段。其中,PCC 分

析、CB 微核法分析、稳定性染色体畸变（易位）分析和 *HPRT* 基因位点突变分析是几种常见的生物剂量测定方法。

第二节　辐射防护监测常用量

一、个人剂量

（一）个人剂量监测相关术语及定义

1. 外照射个人监测　指利用工作人员佩戴剂量计对个人剂量当量进行的测量，以及对测量结果的解释。

2. 个人剂量当量　外照射个人监测是通过人体上佩戴个人剂量仪来进行的。个人剂量当量 $H_p(d)$ 定义为人体某一指定点下面适当深度 d 处的软组织内的剂量当量。"指定点"是指个人剂量仪佩戴的位置。在外照射个人监测中，剂量当量用作当量剂量和有效剂量的可直接测量的代替量。

3. 名义剂量　在个人剂量监测中，当工作人员佩戴的剂量计丢失、损坏或其他原因得不到读数或所得读数不能正确反映工作人员所接受的剂量时，用其他方法赋予该剂量计应有的剂量估算值。

4. 监测的量和单位　职业性外照射个人监测的量有 $H_p(10)$、$H_p(3)$ 和 $H_p(0.07)$。$H_p(10)$ 适用于体表下 10mm 深处的器官或组织的监测，在特定条件下用于有效剂量评价，单位为毫希沃特（mSv）；$H_p(3)$ 适用于体表下 3mm 深处的器官或组织的监测，用于眼晶状体剂量评价，单位为毫希沃特（mSv）；$H_p(0.07)$ 适用于体表下 0.07mm 深处的器官或组织的监测，用于皮肤剂量评价，单位为毫希沃特（mSv）。

（二）个人剂量监测系统与使用要求

1. 个人剂量监测系统　在进行个人剂量监测时，应根据个人监测的实际情况，分别选择 $H_p(10)$、$H_p(3)$、$H_p(0.07)$ 个人剂量计进行剂量监测。在日常工作中，一般采用各类辐射剂量仪和剂量计来对工作人员及环境的辐射剂量进行监测，其中使用最为广泛的就是各种释光类剂量计。释光类剂量计主要分为热释光剂量计和光释光剂量计。热释光剂量计技术成熟，成本低，被广泛应用到辐射监测中。近年来，光释光剂量计因其高灵敏度，全光学一级快速测度的性能被广泛接受和使用。通常情况下，一般采用单剂量计法对工作人员进行剂量监测，即在放射工作人员的左胸前佩戴一支热释光或类似的

剂量计来监测个人受照累积剂量的监测方法。利用刻度好的物理剂量计的读数来直接估算人员全身有效剂量的方法。

2. 个人剂量监测系统使用要求　针对于个人剂量计的佩戴，应根据辐射场的不同，选择正确的剂量计佩戴方式。

对于比较均匀的辐射场，当辐射主要来自前方时，剂量计应佩戴在人体躯干前方中部位置，一般在左胸前或锁骨对应的领口位置；当辐射主要来自人体背面时，剂量计应佩戴在背部中间。

对于如介入放射学、核医学放射药物分装与注射等全身受照不均匀的工作情况，应在铅围裙外锁骨对应的领口位置佩戴剂量计。也建议采用双剂量计监测方法（在铅围裙内躯干上再佩戴另一个剂量计），且宜在身体可能受到较大照射的部位佩戴局部剂量计（如头箍剂量计、腕部剂量计、指环剂量计等）。

3. 个人监测剂量评价方法　有效剂量最早由 ICRP 第 60 号报告提出，定义为人体所有组织和器官当量剂量与相应组织权重因子乘积之和。根据辐射防护与安全相关法规和标准的要求，国内外对放射工作人员个人剂量监测结果的评价均采用有效剂量这一防护量。当放射工作人员的年个人剂量当量小于 20mSv 时，一般只需将个人剂量当量 $H_p(10)$ 视为有效剂量进行评价，否则，估算放射工作人员的有效剂量；当放射工作人员的眼晶状体、皮肤和四肢的剂量有可能超过相应的年当量剂量限值时，应在给出年有效剂量的同时估算其年当量剂量。

当放射工作人员的年受照剂量低于相应限值时，职业性外照射个人监测得到的个人剂量当量 $H_p(10)$ 可直接视为有效剂量。当接近相关限值时，如果需要可按以下公式估算有效剂量：

$$E = C_{PE}H_p(d) \qquad \text{（式 5-2-1）}$$

式中：

E：有效剂量中的外照射分量，单位为毫希沃特（mSv）。

$H_p(d)$：职业性外照射个人监测得到的个人剂量当量，单位为毫希沃特（mSv）。

C_{PE}：个人剂量当量到有效剂量的转换系数。

当佩戴铅围裙外单剂量计时，采用以下公式估算有效剂量：

$$E = 0.1H_0 \qquad \text{（式 5-2-2）}$$

式中：

E：有效剂量中的外照射分量，单位为毫希沃特

（mSv）。

H_0：铅围裙外锁骨对应的领口位置佩戴的个人剂量计测得的 $H_p(10)$，单位为毫希沃特（mSv）。

当佩戴铅围裙内、外两个剂量计时，宜采用以下公式估算有效剂量：

$$E = \alpha H_u + \beta H_0 \qquad （式5-2-3）$$

式中：

E：有效剂量中的外照射分量，单位为毫希沃特（mSv）。

α 系数：有甲状腺屏蔽时取 0.79，无屏蔽时取 0.84。

H_u：铅围裙内佩戴的个人剂量计测得的 $H_p(10)$，单位为毫希沃特（mSv）。

β 系数：有甲状腺屏蔽时取 0.051，无屏蔽时取 0.100。

H_0：铅围裙外锁骨对应的衣领位置佩戴的个人剂量计测得的 $H_p(10)$，单位为毫希沃特（mSv）。

当人员接受的剂量可能接近或超过剂量限值时，如果需要，也可用模体模拟测量的方法，估算出主要受照器官或组织的当量剂量 H_T，再按以下公式估算有效剂量：

$$E = \sum_T \omega_T \cdot H_T \qquad （式5-2-4）$$

式中：

E：有效剂量中的外照射分量，单位为毫希沃特（mSv）。

ω_T：受照器官或组织 T 的组织权重因子。

H_T：主要受照器官或组织 T 的当量剂量，单位为毫希沃特（mSv）。

4. 名义剂量的确定　当剂量计丢失或损坏而得不到读数或所得读数不能正确反映工作人员所接受的剂量时，确定其名义剂量，并将名义剂量及其确定方法记入监测记录。根据具体情况合理选择以下方法之一确定名义剂量：①用同时间佩戴的即时剂量计记录的即时剂量估算名义剂量；②用同时间场所监测的结果推算名义剂量；③用同一监测周期内从事相同工作的工作人员接受的平均剂量；④用工作人员前年度受到的平均剂量，即名义剂量＝前年度剂量×监测周期/365。监测周期单位为天（d）。

二、辐射场实用量

（一）辐射场定义

由于 X 射线独有的特性，使得 X 射线成为近代不可或缺的诊断方式之一。虽然 X 射线在影像诊断方面具有优势，但是在 X 射线应用中若操作或防护不当就可能对周围环境和人员造成潜在危害。对诊断 X 射线做出定性、定量的准确分析，以及将这种照射剂量限制在合理水平以内，尽可能降低其潜在危害显得尤为重要。因此，有必要对诊断 X 射线源进行质量控制。对于诊断 X 射线而言，其质量保证包含图像质量和辐射剂量，诊断 X 射线计量器具是设备质量控制的关键所在。对于医学诊断 X 射线设备的质控而言，设备的输出量和性能的结果是反映设备性能的关键因素。同样，诊断 X 射线参考辐射场是实施诊断 X 射线质控设备的检定和校准的重要基础之一。辐射场系统由医用 X 射线诊断机、标准剂量计、空间定位激光、环境监测仪器组成。标准剂量计用于对 X 射线机产生的辐射场空间内各点的辐射剂量进行测量，空间定位激光用于确定辐射场空间内不同位置的坐标，环境监测仪器检测试验环境内的温度、大气压和湿度。目前国际上通用的用于参考辐射场建立的标准是 ISO 4037，该标准对用于校准剂量（率）仪表以及对光子能量响应的辐射场做了详细的描述。

（二）辐射场的均匀性测量

均匀性是指在选定的应用范围内确定测量点，对每一测量点在整个探测器灵敏体积上测量空气比释动能率，测量计算得到的在应用平面上的空气比释动能率的变化。由于不同种类型和型号的电离室体积不同，在用电离室测量辐射场的时候，必须确保电离室整个体积在均匀的辐射场中（灵敏体积中的空气比释动能率变化不得超过 5%）。因此，辐射野均匀性将直接影响仪器的测量结果和测量精度，增加测量中的不确定度。确定辐射场的均匀性范围以及在不同半径下的均匀性指标，对指导以后的标定工作起着重要作用。

三、剂量面积乘积

（一）定义及表征意义

剂量面积乘积（dose area product，DAP）是评估患者受照剂量的有效依据，是辐照剂量和辐照面积的乘积。反映当次照射剂量与指示野大小，是患者接受照射剂量较准确的数值。通常将测量装置附着在 X 射线球管前方的射线束通过处，采用多叶准直器进行后方测量。与患者入射体表剂量相比，比它多一个测量维度，在评估患者辐射危害时往往更具有代表性，应用更加广泛。

（二）测量方法

1. 基于剂量面积乘积仪的测量方法 基于剂量面积乘积仪的测量方法是指采用专用剂量面积乘积仪直接测量剂量面积乘积。剂量面积乘积仪一般由平板透射电离室、测量装置、稳定性检查装置和显示装置等部件组成。使用剂量面积乘积仪的优点是操作比较简便，在环境条件相对稳定前提下测量精度高。也存在着一定的缺点，一是需要额外购置剂量面积乘积仪；二是剂量面积乘积仪由于采用开放的气体电离室，测量结果受环境温度和大气压影响较大。

2. 基于测量仪的测量法 分别测量出 X 射线束的垂直传播路径平面上的平均剂量值和 X 射线野的面积，将两者相乘即可得到剂量面积乘积。

四、CT 剂量指数

1981 年有学者首次提出了 CT 剂量指数（computed tomography dose index，CTDI）的概念，定义为沿 z 轴从 $-\infty \sim +\infty$ 长度上的剂量积分，其表达式为：

$$\text{CTDI}_{\infty} = \frac{1}{NT} \int_{-\infty}^{+\infty} D(z)\,\mathrm{d}z \quad (\text{式 5-2-5})$$

其中，$D(z)$ 为平行于旋转轴（z 轴）的剂量分布，N 为扫描体层数，T 为层厚。CTDI_{∞} 是 CT 检查所致辐射剂量的准确值，需要沿整个剂量分布曲线积分得到。

CT 剂量指数反映了 CT 机输出的相对辐射剂量水平。CTDI 通常使用热释光剂量计测量，测量值实际为吸收剂量，国际单位为戈瑞（Gy）。CTDI 包括 CT 剂量指数（CTDI_{100}）、加权 CT 剂量指数（weighted CT dose index，CTDI_{w}）和容积 CT 剂量指数（volume CT dose index，CTDI_{vol}）。

（一）CTDI_{100} 的定义及计算方式

国际电工委员会（IEC）将积分范围标准化为 $-50\text{mm} \sim +50\text{mm}$，即 CTDI_{100}。CTDI_{100} 指 CT 的 X 线管旋转 1 周将平行于旋转轴（z 轴，垂直于断层平面）的剂量分布 $D(z)$ 沿 z 轴从 -50mm 到 $+50\text{mm}$ 积分除以层厚 T 与扫描断层数 N 的乘积之商。其测量值的国际单位是库伦每千克（C/kg）。CTDI_{100} 是目前 CT 检查辐射剂量最常用的表征量，其表达式为：

$$\text{CTDI}_{100} = \frac{1}{NT} \int_{-50\text{mm}}^{+50\text{mm}} D(z)\,\mathrm{d}z \quad (\text{式 5-2-6})$$

CTDI_{100} 在 z 轴上的积分长度为 100mm，与 CTDI 相比更容易测量，被作为临床剂量测量的首选方法。它的测量方法是将电离室放置于有机玻璃模体中测量，模体长度要求至少 14cm，模体中设置五个与所有剂量计匹配的通孔，其方向与圆柱形模体的中心轴平行，一个孔放置于中心，另外四个孔以 90° 的间隔分散于四周。

（二）CTDI_{w} 的定义及计算方式

为了反映扫描范围内不同位置的 CTDI_{100}，引入了加权 CT 剂量指数（CTDI_{w}）。CTDI_{w} 是电离辐射在辐射中心和边缘的加权平均值，即在辐射中心 CTDI_{100} 值的 1/3 与在外围 CTDI 值的 2/3 之和，其表达式为：

$$\text{CTDI}_{\text{w}} = \frac{1}{3}\text{CTDI}_{100,\text{C}} + \frac{2}{3}\text{CTDI}_{100,\text{P}}$$

$$(\text{式 5-2-7})$$

其中 $\text{CTDI}_{100,\text{C}}$ 为模体中心位置的 CTDI_{100}，而 $\text{CTDI}_{100,\text{P}}$ 为模体边缘的 CTDI_{100}。

（三）CTDI_{vol} 的定义及计算方式

CTDI_{vol} 描述多层螺旋 CT 在整个扫描容积范围内的平均辐射剂量，考虑了 X 线在 z 轴方向上层面边缘产生的"尾部区域"。CTDI_{vol} 等于 CTDI_{w} 与螺距的比值，广泛地应用于 CT 成像的剂量质控工作中。CTDI_{w} 表达了在 xy 轴平面上的平均辐射剂量，CTDI_{vol} 表达了 xyz 三维空间上的平均辐射剂量，CTDI_{vol} 的国际单位是 Gy。

（四）剂量长度乘积

剂量长度乘积（dose length product，DLP）是指扫描一次的 CT 辐射剂量，即在 CT 扫描总长度上辐射剂量的积分。DLP 等于 CTDI_{vol} 与扫描长度的乘积。根据 DLP 的定义可知，改变管电压、管电流和扫描长度等参数都会直接影响 DLP 的数值，DLP 的国际单位是 mGy·cm。

（五）有效剂量

有效剂量（effective dose，ED）指将组织及器官的当量剂量乘以与其危险度有关的权重因子再求和，从而反映整个机体发生随机性效应的危险度。不同器官和组织的权重因子不同，所以使用有效剂量可以最准确地对比不同 CT 扫描模式的辐射风险。CT 检查的有效剂量可由 DLP 乘以转换系数得出（$\text{ED} = k \times \text{DLP}$，$k$ 为转换系数，与身体不同部位有关，单位是 $\text{mSv·mGy}^{-1}\text{·cm}^{-1}$），有效剂量的国际单位是希沃特（Sv）。

（六）体型特异性剂量估算

人体吸收剂量不仅与设备输出剂量有关，还与患者体型有关。美国医学物理师协会第 204 号出版物给出了体型特异性剂量估算（size-specific dose estimate，SSDE）的概念，即经过体型校正的患者吸收的 CT 辐射剂量，可由体宽、体厚、有效直径通过查表或公式计算得到。SSDE 考虑了体型变化对辐射剂量的影响，对于评估儿童的辐射剂量尤为重要。但是，SSDE 仅考虑了体型大小，而忽略了身体组织成分的影响。2014 年，美国医学物理学家协会又给出了根据水等效直径计算的水等效 SSDE 的概念，该参数既考虑了不同组织的密度，又考虑了患者体型，比 SSDE 更精确，尤其适用于胸部 CT 的剂量估计。

五、器官剂量

器官剂量（organ dose）是指在 X 射线检查中，受检者某一特定组织或器官吸收电离辐射的平均能量除以该组织或器官的总质量，用符号 D_T 表示。器官剂量包括器官吸收剂量和有效剂量，是评价人体所受辐照危害的物理基础。目前，估算 X 射线诊断检查所致受检者器官剂量的方法分为两类，即仿真模体测量法和模拟估算法。

（一）器官剂量的测量

器官剂量的直接测量法，又称仿真模体测量法，是指借助具有实际人体解剖结构的仿真人体模型来完成组织或器官剂量测量的方法。仿真模体在构建时，针对人体的各个器官，包括骨骼、肌肉、脏器在内，分别选用与人体相应组织对 X 射线散射和吸收相同或者相近的组织等效材料，因此在放射防护、诊断治疗、剂量检测等领域，被当作受检者的等效替身。在测量前，将热释光剂量计或半导体探测器等剂量探测器，置入仿真人体模型内，借以记录射线与物质间的相互作用的信息。通过 X 射线照射事先植入剂量探测器的人体模型，用以测量和评估真实人体内的器官剂量。仿真模体测量法是通过在相应的组织或器官上布放剂量探测器来记录组织或器官的剂量，是最为直接的一种方法，且不需要任何换算，获得的结果较为真实可信。但也存在一

定的缺点，比如耗时耗力、造价昂贵，同时，探测器和人体模型间难免会存在一定的空隙，实际测量时所用的模体具有特定的规格尺寸，因而不可避免地会造成一定的测量误差。

（二）器官剂量的估算

器官剂量的估算通常采用器官剂量转换系数法，是指不同组织或器官吸收剂量归一转化至一个可容易通过测量或计算得到的剂量学量的转化系数。

1. 普通 X 射线摄影器官剂量计算公式及转换系数

（1）普通 X 射线摄影器官剂量计算公式：

$$D_T = C_T \cdot K_{a,e} \qquad （式 5-2-8）$$

式中：

D_T：组织或器官的吸收剂量，单位为毫戈瑞（mGy）。

C_T：器官剂量转换系数，单位为毫戈瑞每戈瑞（mGy/Gy）。

$K_{a,e}$：入射体表空气比释动能，单位为戈瑞（Gy）。

（2）普通 X 射线器官剂量转换系数：普通 X 射线器官剂量转换系数包含成人器官剂量转换系数和儿童器官剂量转换系数。表 5-2-1 列举了 6 种常见体位 X 射线摄影成年人性腺的剂量转换系数；表 5-2-2 中给出了两种常见体位 X 射线摄影 5 岁和 10 岁儿童各组织或器官的剂量转换系数。

2. 计算机体层成像（CT）器官剂量计算公式及转换系数

（1）计算机体层成像（CT）器官剂量计算公式：

$$D_T = C_{CT} \cdot nC_{vol} \cdot P_{lt} \qquad （式 5-2-9）$$

式中：

D_T：组织或器官的吸收剂量，单位为毫戈瑞（mGy）。

C_{CT}：CT 所致受检者器官剂量转换系数，单位为毫戈瑞每毫戈瑞（mGy/mGy）。

表 5-2-1　X 射线摄影检查成年人性腺剂量转换系数

管电压/kVp	总滤过/mmAl	转换系数 mGy/Gy 胸部 PA 男	女	胸部 LAT-L 男	女	脊柱 AP 男	女	脊柱 LAT-L 男	女	腹部 AP 男	女	盆腔 AP 男	女
60	2.5	*	1	*	*	2	82	*	5	3	111	315	128
	3.0	*	1	*	*	2	90	*	5	3	120	343	139
	4.0	*	1	*	1	2	102	*	6	4	138	371	158
70	2.5	*	1	*	1	2	101	*	7	4	136	351	157
	3.0	*	1	*	1	3	108	*	7	4	147	376	170
	4.0	*	1	*	1	3	122	*	9	6	165	407	191

管电压/kVp	总滤过/mmAl	转换系数 mGy/Gy											
		胸部 PA		胸部 LAT-L		脊柱 AP		脊柱 LAT-L		腹部 AP		盆腔 AP	
		男	女	男	女	男	女	男	女	男	女	男	女
80	2.5	*	2	*	1	3	118	*	9	6	160	387	184
	3.0	*	2	*	1	4	125	*	10	6	170	410	197
	4.0	*	2	*	1	4	140	1	12	7	191	437	221
90	3.0	*	2	*	1	5	141	1	13	8	194	429	225
	4.0	*	3	*	2	6	157	1	14	9	213	454	246
	5.0	*	3	*	2	6	169	1	16	10	230	480	268
100	3.0	*	3	*	2	6	155	1	15	10	214	454	247
	4.0	*	3	*	2	7	172	1	17	11	232	485	272
	5.0	*	3	*	2	7	182	1	17	12	249	502	289
110	3.0	*	3	*	2	7	169	1	17	11	229	474	267
	4.0	*	4	*	2	8	184	1	19	12	248	499	289
	5.0	*	4	*	3	8	193	1	20	13	265	522	307
120	3.0	*	4	*	2	8	181	1	18	12	246	492	284
	4.0	*	4	*	3	8	194	1	20	13	265	513	309
	5.0	*	5	*	3	9	203	1	22	14	277	528	322
130	3.0	*	5	*	3	8	190	2	20	13	260	507	301
	4.0	*	5	*	3	9	203	1	22	14	277	527	316
	5.0	*	5	*	3	9	213	2	23	15	293	546	335

注：胸部后前位（PA）摄影（FSD=160cm，照射野 29cm×37cm）。胸部左侧位（LAT-L）摄影（FSD=145cm，照射野 25cm×34cm）。腰椎前后位（AP）摄影（FSD=75cm，照射野 21cm×30cm）。腰椎左侧位（LAT-L）摄影（FSD=60cm，照射野 10cm×23cm）。腹部前后位（AP）摄影（FSD=75cm，照射野 25cm×34cm）。盆腔前后位（AP）摄影（FSD=75cm，照射野 30cm×30cm）。

* 表示<1mGy/Gy。

表 5-2-2　X 射线摄影检查儿童性腺剂量转换系数

管电压/kVp	总滤过 /mmAl	转换系数 mGy/Gy			
		5 岁胸部 PA	5 岁腹部 AP	10 岁胸部 PA	10 岁腹部 AP
60	2.5	1	537	*	668
	3.0	1	551	*	688
	3.5	*	557	*	695
	4.0	1	579	*	714
70	2.5	1	553	*	690
	3.0	1	579	1	708
	3.5	2	574	*	733
	4.0	1	589	*	745
80	2.5	1	575	*	729
	3.0	2	579	*	739
	3.5	2	583	1	752
	4.0	2	586	1	766
90	2.5	1	565	1	742
	3.0	2	590	*	750
	3.5	1	597	1	776
	4.0	2	606	1	775

注：胸部后前位（PA）摄影［FSD=130cm，照射野；22cm×26cm（5 岁），26×30cm（10 岁）］。胸部前后位（AP）摄影［FSD=90cm，照射野；24cm×28cm（5 岁），28×38cm（10 岁）］。

* 表示<1mGy/Gy。

nC_{vol}：单位毫安秒的容积 CT 空气比释动能指数，单位为毫戈瑞每毫安秒[mGy/(mA·s)]。

P_{It}：CT 球管旋转一周的毫安秒值，单位为毫安秒(mA·s)。

（2）计算机体层成像（CT）器官剂量转换系数：

计算机体层成像器官剂量转换系数包含成人器官剂量转换系数和儿童器官剂量转换系数。表 5-2-3 列举了三种常见体位 CT 扫描成人器官剂量的转换系数，表 5-2-4 为不同年龄段儿童接受头部 CT 扫描时的器官剂量转换系数。

表 5-2-3　三种常见体位 CT 扫描成年人的器官剂量转换系数

单位：mGy/mGy

扫描部位	头部		胸部		腹部	
	男	女	男	女	男	女
骨表面	0.13	0.17	0.41	0.42	0.37	0.42
大脑	0.86	0.90	0.03	0.04	0.01	0.01
乳腺	0.01	0.01	1.14	1.12	0.09	0.09
结肠	*	*	0.08	0.11	1.23	1.32
食管	0.05	0.03	0.59	0.71	0.05	0.05
性腺	*	*	0.02	0.02	0.09	0.51
肝脏	*	*	0.52	0.66	1.05	1.09
肺	0.01	0.01	1.28	1.31	0.18	0.18
红骨髓	0.09	0.12	0.34	0.34	0.32	0.37
唾液腺	0.73	0.79	0.10	0.07	0.03	0.02
皮肤	0.07	0.07	0.26	0.28	0.32	0.32
胃	*	*	0.53	0.70	0.78	0.73
甲状腺	0.08	0.09	0.24	0.21	0.04	0.04
膀胱	*	*	0.02	0.02	0.30	0.36

注：* 表示数据小于 0.01mGy/mGy。
CT 型号为 GE lightspeed pro 16。扫描参数为 120kVp，100mA·s，准直宽度 10mm，螺距 1。

表 5-2-4　不同年龄段儿童接受头部 CT 扫描时的器官剂量转换系数

单位：mGy/mGy

器官	器官剂量转换系数								
	1 岁			5 岁			10 岁		
	80kVp	100kVp	120kVp	80kVp	100kVp	120kVp	80kVp	100kVp	120kVp
大脑	0.818	0.861	0.925	0.713	0.773	0.854	0.689	0.751	0.834
唾液腺	0.436	0.460	0.498	0.694	0.726	0.775	0.611	0.639	0.683
甲状腺	0.098	0.108	0.122	0.080	0.092	0.107	0.064	0.074	0.085
食管	0.068	0.075	0.087	0.040	0.045	0.054	0.022	0.027	0.032
肺	0.026	0.029	0.034	0.024	0.027	0.032	0.011	0.013	0.017
乳腺	0.011	0.012	0.013	0.006	0.008	0.009	0.004	0.004	0.005
胃	0.006	0.007	0.009	0.004	0.004	0.005	0.001	0.002	0.002
肝脏	0.007	0.008	0.010	0.004	0.005	0.006	0.002	0.002	0.003
结肠壁	0.002	0.002	0.002	0.001	0.001	0.001	0.000	0.000	0.001
膀胱	*	0.001	0.001	*	*	*	*	*	*
睾丸	0.001	0.001	0.001	*	*	*	*	*	*
皮肤	0.197	0.195	0.195	0.139	0.139	0.140	0.095	0.094	0.095
红骨髓	0.295	0.325	0.368	0.235	0.266	0.312	0.126	0.144	0.169
骨表面	0.237	0.262	0.296	0.215	0.243	0.280	0.136	0.154	0.179

注：* 表示数据小于 0.001mGy/mGy。
CT 型号为 Siemens SOMATOM Sensation 16，准直宽度 10mm，螺距 1。

（三）乳腺平均剂量

乳腺平均剂量（average mammary glandular dose）是指乳腺 X 射线摄影中所致受检者乳腺的平均吸收剂量，用符号 D_G 表示。

1. 乳腺平均剂量计算公式

$$D_G = C_G \cdot K_{a,i} \quad\quad （式 5-2-10）$$

式中：

D_G：乳腺平均剂量，单位为毫戈瑞（mGy）。

C_G：不同靶/滤过、不同比例腺体的平均剂量转换系数，单位为毫戈瑞每毫戈瑞（mGy/mGy）。

$K_{a,i}$：入射空气比释动能，单位为毫戈瑞（mGy）。

2. 乳腺器官剂量转换系数　乳腺器官转换系数与靶/滤过和腺体比例有关，表 5-2-5 列举了 Mo/Mo（靶/滤过）平均腺体剂量转换系数。

（四）蒙特卡罗模拟

蒙特卡罗（Monte Carlo，MC）模拟，又称随机抽样或统计实验方法。它是指当所要求解的问题是某种事件出现的概率，或是某个随机变量的期望值时，可通过某种试验的方法，得到该事件出现的频率，或者这个随机变量的平均值，并用它们作为问题的解。蒙特卡罗模拟在辐射防护领域已经应用得非常广泛，利用理论模型模拟计算吸收剂量的方法比起现场测量有经济、省时等优越性，可以只改变输入参数来优化照射条件，从而使计算模拟与现场测量更趋向一致，达到仿真模拟。国际上已经开发了很多实用的蒙特卡罗模拟应用软件，应用于辐射剂量问题的主流蒙特卡罗模拟软件包括 MCNPX、GEANT、FLUKA、EGSSnrc、PENELOPE 等。

1. 蒙特卡罗模拟计算方法的参数选择　主要包括射线源项、人体模型和照射情形。

（1）射线源项：X 射线能谱可借助电子打靶模型利用软件进行蒙特卡罗模拟计算获得，也可借助

表 5-2-5　Mo/Mo 平均腺体剂量转换系数

半值层/mmAl	压迫乳房厚度/cm	转换系数 mGy/mGy				
		腺体百分含量 5%	腺体百分含量 25%	腺体百分含量 50%	腺体百分含量 75%	腺体百分含量 100%
0.30	2	0.307	0.335	0.316	0.309	0.291
0.30	3	0.217	0.232	0.215	0.199	0.193
0.30	4	0.153	0.163	0.151	0.141	0.134
0.30	5	0.107	0.120	0.106	0.103	0.094
0.30	6	0.082	0.089	0.083	0.076	0.070
0.30	7	0.066	0.067	0.061	0.056	0.052
0.35	2	0.348	0.382	0.356	0.345	0.334
0.35	3	0.265	0.299	0.271	0.257	0.246
0.35	4	0.193	0.216	0.194	0.186	0.176
0.35	5	0.144	0.157	0.143	0.135	0.126
0.35	6	0.113	0.120	0.108	0.099	0.093
0.35	7	0.086	0.089	0.080	0.076	0.070
0.40	2	0.403	0.418	0.398	0.390	0.374
0.40	3	0.296	0.319	0.297	0.280	0.271
0.40	4	0.227	0.232	0.216	0.208	0.199
0.40	5	0.170	0.186	0.166	0.154	0.147
0.40	6	0.135	0.142	0.127	0.117	0.112
0.40	7	0.110	0.110	0.101	0.092	0.088
0.45	2	0.429	0.450	0.442	0.426	0.416
0.45	3	0.339	0.344	0.331	0.316	0.299
0.45	4	0.258	0.264	0.248	0.235	0.221
0.45	5	0.197	0.208	0.185	0.180	0.168
0.45	6	0.158	0.159	0.146	0.140	0.132
0.45	7	0.133	0.132	0.119	0.110	0.104

国内外相关研究机构已经公开发布的 X 射线能谱生成软件获得。影响能谱的关键因素主要包括管电压和总滤过的设置。

（2）人体模型：常用体素模型，也可以用基于表面定义的非均匀有理 B 样条（non-uniform rational B-splines，NURBS）模型，它可根据个体个性化定制各器官的大小和组成等，例如可调整身高和体重，可构建不同乳房大小、形状、乳腺与脂肪组织比等。

（3）照射情形：主要指射线源与人体模型的相对几何位置以及照射野的几何大小。

2. 计算方法 通过分别定义参数中 X 射线诊断的射线源、受检者人体模型，根据具体的照射情形开展蒙特卡罗模拟计算，分别统计感兴趣区器官或组织内沉积的能量除以该器官或者组织的质量，可计算出平均器官剂量，也可直接统计平均器官吸收剂量（$D_{T,MC}$）。可通过增加模拟计算的光子数，来减小蒙特卡罗模拟计算的误差。蒙特卡罗模拟输出的结果归一至每个发射的源粒子，应采用相同情形下特定物理量的实测值（V_M）与模拟计算值（V_{MC}）的

比值进行转换，计算见如下公式：

$$D_T = D_{T,MC} \cdot \frac{V_M}{V_{MC}} \qquad （式 5-2-11）$$

式中：

D_T：器官或组织吸收剂量的估算值；

$D_{T,MC}$：器官或组织吸收剂量的蒙特卡罗模拟计算值；

V_M：某一特定物理量的实测值；

V_{MC}：某一特定物理量的模拟计算值。

蒙特卡罗模拟计算法操作简便，可以大幅度缩减时间成本，省掉了费时费力的测量过程，同时测量精度在可接受的范围内。但是在确定曝光的几何条件与 X 射线能谱数据时，均为人工界定，且所采用的计算模型种类繁多，具体到某一特定的地点和受检者，其计算结果与真实测量结果会有所出入。这些差异主要来自不同 X 射线摄影设备之间的差异、真实人体模型与计算机人体模型之间的差异、散射场分布的差异等。

（孙建忠 帅 桃）

第六章　辐射测量

辐射测量是辐射防护的一部分，准确的辐射剂量测量是确保放射诊疗中放射诊断、放射治疗、核医学、介入放射学质量和这些领域工作人员、公众、患者、受检者辐射防护的关键。安全有效的放射治疗在很大程度上依赖准确的剂量测量，与规定的辐射剂量相差 5% 就可能改变放射治疗结果。剂量测量错误也可能导致辐射损伤，严重时甚至会导致患者死亡。放射诊断学检查的剂量很小，通常不会接近确定性效应的阈值，但介入放射学可能涉及对患者皮肤的高剂量照射，甚至可能导致严重的皮肤损伤。即使忽略介入手术中发生的高剂量照射，人工电离辐射的最大来源仍然是诊断放射学。因此，应准确确定放射诊断学程序中的剂量值，以便在图像质量和医疗照射之间保持合理的平衡，还可帮助专业人员向患者提供最优化的辐射剂量。在医学应用中使用放射源和 X 射线设备，均可能对工作人员产生职业照射，为了控制这种照射，能够准确测量和评价所涉剂量的大小是非常重要的。工作场所辐射监测和个人剂量监测总的目的是，对工作场所的状况和个人受照情况做出评估，对工作人员常规或潜在受到的辐射剂量做出评估。这是任何辐射防护计划的一个组成部分，有助于确保工作场所的辐射水平是可接受的、其辐射防护条件是令人满意的。

辐射是能量传输的一种，当射线与物质相互作用时，它会产生电离或发光。剂量计接受照射后产生响应，通过检测这些现象，可以了解该射线产生的辐射的类型和强度。本章将对各种类型辐射探测器基本原理及主要应用进行概述，探测器在各领域的创新应用仍在不断探索中。

第一节　电　离　室

一、电离室的原理和分类

电离室是气体探测器的一种，入射带电粒子通过气体介质时，由于与气体的电离激发作用而逐渐损失能量，最后被阻止下来。其结果是使气体的原子、分子电离和激发，在射线经过的路径周围生成大量的电子正离子对。带电粒子在气体中产生一对电子正离子需要一定的平均能量，这个平均能量被称为平均电离能，用 W 表示。气体的平均电离能都很接近，大多在 30eV 左右，与射线的能量和种类关系不大。平均电离能大于电离电位，因为其中一部分能量用于使气体产生电离效应，另一部分能量消耗于使气体分子激发，这部分能量最后导致热运动。电离室是所有气体辐射探测器中最简单的，广泛用于电离辐射的探测和测量。

电离室是最早的核辐射探测器，早在 1898 年居里夫妇发现并提取放射性同位素钋及镭时，就用电离室来监测化学分离过程中的各项产物。1911—1914 年间，人们曾使用电离室发现宇宙射线，20 世纪 80 年代到 90 年代初所使用的 CT 探测器为高压氙气电离室，现在 X 射线机仍然通过平板电离室反馈的信号来实现自动曝光控制（AEC）功能。

电离室的工作类型有两种。一种是记录单个辐射粒子的脉冲电离室，其输出的脉冲幅度与入射粒子损失的能量成正比。脉冲电离室主要用于测量重带电粒子的能量和强度，但是这种输出脉冲幅度很小，通常要经高倍数放大后才能够被记录。另一种是记录大量粒子平均效应的电流电离室，主要用于 X、γ、β 和中子的剂量或剂量率测量。

根据电离室的设计结构不同可分为通气电离室、密封电离室和高压电离室。通气电离室的测量体积内的空气可与大气自由交换，室腔中的空气质量随环境温度和气压变化而改变，即气压增加或温度降低，空气质量都会增加，因此需要对空气密度变化的影响进行修正。密封电离室的结构限制测量体积内的空气与大气之间的通路，从而保证电离室的响应与标称适用范围内的环境条件变化无关。

高压电离室使用高压气体，进一步提高电离室的效率，通常可以使用 8~10 个大气压的压力。较高的压力可增加气体密度，从而使入射辐射有更大的机会与填充气体碰撞并产生离子对。由于承受这种高压所需的壁厚增加，因此高压电离室不能探测 α 辐射和 β 辐射。

二、电离室的应用

（一）患者剂量的测量

辐射剂量测量是进行辐射防护优化非常重要的手段。

患者器官或组织的剂量不能直接测量，器官或组织的剂量估算有两种不同的方法：①在物理模型中的直接测量；②通过公式计算。计算方法被认为是一种更实用的方法，因为使用物理模型的测量复杂且耗时。过去 30 年来，X 射线检查所致放射敏感器官的吸收剂量已通过蒙特卡罗模拟方法计算。

（二）入射空气比释动能及入射表面空气比释动能

在临床实践中，评估患者所受辐射剂量的量必须相对容易测量。理想情况下，使用的剂量应与有效剂量和患者总体风险具有良好的相关性。对于不同 X 射线系统类型，可以使用不同剂量学表征量来量度患者所受的辐射剂量。

入射空气比释动能是在受检者或模体表面位置射线束中心轴上测得的入射线束产生的空气比释动能。入射空气比释动能仅指对受检者或模体的入射位置的辐射，不包括反向散射辐射。入射表面空气比释动能是在受检者或模体表面射线束中心轴上实际测量得到的空气比释动能。入射表面空气比释动能包括入射到受检者或模体表面的辐射及反向散射辐射。

入射空气比释动能和入射表面空气比释动能可使用电离室直接测量。诊断放射学中，用于入射表面空气比释动能测量最常见类型的电离室是平板电离室。平板电离室使用两个相距几毫米的平行扁平电极，校准时平行板垂直于射线束轴，这也是它们应该使用的方向。一些平板电离室有不同的入口窗口和出口窗口，在这种情况下，入口窗口要面向 X 射线源。圆柱形电离室也可用于能量较高的 X 射线入射空气比释动能和入射表面空气比释动能的测量，其响应相对于电离室轴是对称的，测量时通常使它们的轴垂直于 X 射线束。无论使用平板电离室还是圆柱形电离室，诊断放射学中使用的电离室都应该是通气型的，即它们灵敏区的气体体积与大气相通。

（三）空气比释动能-面积乘积

空气比释动能-面积乘积（KAP）是剂量与射束面积的乘积，与吸收剂量相比，它与 X 射线源沿中心轴的距离无关。KAP 易于使用且包含吸收剂量和照射野大小的信息，可以很好地估计患者的风险，已广泛用于 X 射线诊断、介入放射学和牙科放射学。

在介入放射学中，对患者进行 X 射线检查时，照射野的几何形状、焦点到皮肤距离和照射时间因患者而异。如果安装在球管上的探测器对 X 射线是"透明的"，即空气中的衰减可以忽略不计，那么穿过探测器的 X 射线将通过射线束下游垂直于射线束中心轴的每个平面。如果空气比释动能与射束面积的积分扩展到整个平面，则空气比释动能-面积乘积将与 X 射线管的距离保持不变，前提是射束被 KAP 剂量计全部包含。在这种情况下，空气比释动能-面积乘积可为患者辐射暴露提供了方便的剂量参考，具有这种特性的电离室探测器称为透射电离室，KAP 剂量计（也称 DAP 仪）就是使用透射电离室。

除了透视外，KAP 剂量计也广泛应用于放射诊断摄影机，并且越来越多地安装在牙科 X 射线设备中。

（四）CT 剂量指数及空气比释动能长度乘积

CT 电离室通常被称为笔形电离室，它的容积包括一个长 100mm 或更长的薄圆柱体。大多数电离室设计为浸入均匀射线束中以进行正确测量，但 CT 电离室设计用于单次扫描或多次扫描的非均匀曝光。通常，电离室被插入 CT 剂量体模（通常也是圆柱形）内，用于衰减主射线束并产生散射 X 射线，模拟患者接受照射时的情况。为了测量空气比释动能长度乘积 P_{KL}，无论是在空气中还是在圆柱形体模内电离室平行于 CT 扫描仪的扫描长轴放置。

测量 CT 剂量最常用的指标是 $CTDI_{100}$，该指标对超过 40mm 线束宽度的散射剂量收集不全。可使用 300mm 长杆电离室，插入长 450mm 的头模或体模中心孔内，测量 CT 机所用线束宽度下的 $CTDI_{300}$ 值。也可使用一些修正公式对标称线束宽度>40mm 时的 $CTDI_{100}$ 进行修正，IEC 和 IAEA 推荐以标称射线宽度 20mm 时的 $CTDI_{100}$ 为参考值（参考值用 ref 表示），乘以某线束宽度下空气中测得的 $CTDI_{100}$（$CTDI_{free-in-air, NT}$）与线束宽度为 20mm

时在空气中测得的 $CTDI_{100}$（$CTDI_{free-in-air, ref}$）的比值，记为 $CTDI_{100, NT}$。数学表达式如公式 6-1-1、公式 6-1-2：

$$CTDI_{100, NT} = \frac{1}{NT} \int_{-50mm}^{+50mm} D(z) \, dz$$

$$（NT \leqslant 40mm） \qquad （式 6-1-1）$$

$$CTDI_{100, NT} = \frac{1}{(NT)_{ref}} \left[\int_{-50mm}^{+50mm} D_{ref}(z) \, dz \right] \times$$

$$\left[\frac{CTDI_{free-in-air, NT}}{CTDI_{free-in-air, ref}} \right]$$

$$（NT > 40mm） \qquad （式 6-1-2）$$

按照 IEC 推荐的方法，$CTDI_{free-in-air}$ 的测量方法为：对于线束宽度不大于 40mm 时采用 100mm 笔形电离室进行 1 次测量得到 $CTDI_{free-in-air}$；对于标称线束宽度大于 40mm，应采用 100mm 笔形电离室在空气中进行多次连续测量使其达到更长的积分长度。

（五）水中吸收剂量

放射治疗实际照射剂量如果偏离处方剂量过大时会引起放射事件，因此放射治疗设备需要定期对其输出剂量进行校准，如医用电子直线加速器可以使用指型电离室，在参考条件下进行水中吸收剂量的校准以确保放射治疗剂量的准确。放射治疗中，人体组织所接受的电离辐射的吸收剂量，一般是通过组织替代水模体中的吸收剂量进行转换。因此，对吸收剂量的校准，一般都是在水模体（简称水箱）中进行。在水模体中测量吸收剂量，需规范测量的几何条件，如为减少水中吸收剂量梯度变化的影响，一般都将电离室置放在水中特定的校准深度。

校准时将辐射野大小设置为 10cm × 10cm，源皮距 SSD = 100cm，在水下 10cm 处测量，按照 IAEA TRS-398 号报告基于水吸收剂量校准的方法，将测量读数按公式 6-1-3 计算出水中最大吸收剂量点处剂量。

$$D = M \cdot N_{D,w} \cdot k_Q / PDD \qquad （式 6-1-3）$$

式中：

D 为水中吸收剂量；

M 为经温度气压修正后静电计的读数；

$N_{D,w}$ 为水中吸收剂量校准因子，校准源为钴-60；

k_Q 为校准时所用不同线质的修正因子，它与电离室型号和线质 TPR_{20}/TPR_{10} 相关；

PDD 为水下 10cm 处的百分深度剂量 PDD_{10}。

（六）活度的测量

井型电离室非常适合校准近距离放射治疗密封源，例如 ^{192}Ir 和 ^{60}Co，这些放射源用于近距离放射治疗机。也可以使用指型电离室进行校准，指型电离室通常用于校准由 X 射线机和直线加速器产生的千伏和兆伏外照射放射治疗束。但是，使用指型电离室校准近距离放射治疗源非常麻烦且耗时，而井型电离室提供了更可靠、更简单快捷的方法。井型电离室可直接与常规静电计一起使用，这些静电计同时用于放射治疗部门的其他剂量测定目的。

井型电离室同样可应用于核医学中放射性药物的活度测量，核医学中常用的活度计为密封型井型电离室。

（七）场所防护的测量

为了评价电离辐射照射对人体的影响，需要估算人体受到的当量剂量、有效剂量等能表征辐射危害的量。而这些量往往无法直接测量，需要通过其他一些可直接或间接测定的量按一定的模式来估算。

便携式巡测仪可用于工作场所辐射的检测和测量，检测设备、设施和环境中是否存在放射性污染或是否存在电离辐射，调查辐射产生设备是否存在辐射泄漏，评估辐射产生设施屏蔽是否充分，核实对辐射安全法规标准的遵守情况。

便携式巡测仪通常设计为手持式和电池供电，它们具有易于读取的模拟或数字显示的计数率或剂量率以及差分模式或积分模式下的总计数和总剂量，它们中的大多数计数率的声音指示可以根据需要打开和关闭。各种类型的辐射探测器用于便携式巡测仪，例如电离室、正比计数器、盖革管和闪烁体计数器。能量响应是电离室的优势之一，许多测量仪使用电离室作为辐射探测器。

电离室型便携式巡测仪和一些固定式仪器，其壁由低原子序数材料制成，室内充满与大气压力相平衡的空气。在正常职业剂量水平下使用的便携式仪器中的电离室体积，通常在 300~700cm³ 范围内。用于不存在 β 和低能量光子场所的固定式仪器，常常具有大容积（约 5L 容量）钢壁电离室，并在该室里充满高压氩。这些电离室的有效测量范围很大（0.1μSv/h~1Sv/h）。用于场所检测的仪器应有法定计量检定或校准证书，并在有效期内。

不同放射诊断 X 射线设备机房防护检测时需按其设备类型设置检测条件和散射模体，关注点为距离墙体、门窗表面 30cm 的位置，顶棚上方（楼层时距地面 100cm 的位置，机房地面下方（楼层）时距地面 170cm 的位置。应设置出束时间大于仪器响应时间，当出束时间小于测量仪器响应时间时，仪器读出值需进行测量仪器响应时间修正。

检测时首先在待检设备未出束状态下机房外进行本底测量并如实记录本底测量读数 10 次，并以 10 次读数平均值作为待扣除的本底。考虑到本底测量的波动性，对于剂量率仪，当仪器的读数是本底范围最大值的 2 倍以上，才能确认还有其他辐射存在。

放射治疗设备中，对电子直线加速器机房不同位置进行检测时，治疗设备应设定在 X 射线照射状态，并处于可选最高能量档匹配的等中心处的最高剂量率和最大照射野，以及等中心处最高剂量率档匹配的最高能量和最大照射野。当使用模体检测时，模体几何中心处于有用束中心轴线上，模体的端面与有用束中心轴垂直。采取巡测方法找出加速器治疗机房周边关注点，测量时测量仪器距检测表面 30cm 处，距离地面 50~150cm；治疗机房外距离中心点最近处作为巡测起点，围绕该起点进行上下左右巡测找出最大剂量点，待仪器稳定后进行测量。放射防护测量数据需附有相应的本底数据作为参考值，本底数据选取依据场所环境而定，如果场所处于地下空间，应该选取环境本底辐射值；如果场所处于室外环境，则应该选择天然本底辐射值。本底值选取应在周边无放射源情况下，用测量仪器读取数个数值，取其平均值作为测量结果的本底值。按照本底值标准偏差的 3 倍计算最低探测水平，即测量值减去本底值≥3 倍标准差时，认为测量结果有意义。若测量值减去本底值<3 倍标准差时，则认为测量结果小于最低探测水平。

第二节 热释光剂量计、光释光剂量计及玻璃荧光剂量计

一、剂量计工作原理

剂量计可分为主动剂量计和被动剂量计两大类。常见的主动剂量计有气体探测器、闪烁体探测器、半导体探测器等。被动剂量计通常用于监测累积剂量，也可用于个人剂量测量、长期环境辐射剂量监测等。当辐射与剂量计内部的介质相互作用时，主动剂量计将辐射强度转换为电信号脉冲。根据这些信号，用户可以确定辐射的类型和强度。主动剂量计用于在辐射水平未知的区域进行剂量测量，以便立即收集辐射信息。

对于被动剂量计，辐射与剂量计中的介质相互作用后，通过一定的物理过程检测到辐射相互作用，从物理过程中可以确定辐射的类型和强度。热释光剂量计（TLD）、光释光剂量计（OSLD）和荧光玻璃剂量计（RPLD）是常用的被动剂量计。

在固体晶体中，物质的原子相互紧密地排列着。理想晶体的排列是有一定规律的，即按点阵形成晶格。由于晶格中的原子或离子之间的相互作用，使原子的能级发生分裂而形成一系列由许多靠得很近的能级组成的能带。通常情况下，晶体中价电子填满了价电子能带，这个能带称为价带或满带，价带之上隔着禁带的能带，因为没有电子，称为空带，当电子被激发到空带时，此种电子就能像自由电子一样导电，又称为导带。在晶体中，由于存在杂质原子以及有原子或离子缺位等，从而造成晶体结构上的缺陷。这些缺陷破坏了电中性成为带电中心，它们具有吸引或者束缚异性电荷的本领，称为陷阱或俘获中心。陷阱束缚异性电荷的能力称为陷阱深度。在晶体的禁带中靠近导带下面形成俘获电子的能级即电子陷阱。禁带中靠近满带上面形成俘获空穴的能级即空穴陷阱，也称为激活能级。当带电粒子穿过介质时，电子获得的能量足够使原子电离，即电子由满带进入导带，同时产生一个空穴。如果电子获得的能量不足以使它到达导带，而只能到达亚稳态能级，这就是激发过程。电子或空穴在晶格中运动过程中，可能被陷阱俘获而落入深度不同的陷阱能级中或落入被杂质原子在禁带所形成的能级。如果陷阱深度较大，在正常室温下，处于俘获中心的电子因热激发而逃出陷阱回到导带的概率很小，将长久地留在陷阱中。因此，材料受辐射源照射时会导致俘获电子的逐渐堆积，而不会产生明显的瞬时发光。当固体材料被加热或受光激发时，落在陷阱中的电子和空穴从陷阱中逸出并发生复合，在复合过程中发出光来，称之为热释光或光释光。

具有热释光特性的物质称为热释光磷光体，许多天然矿石和人工合成的物质都具有热释光特性。常用的热释光材料有氟化锂（LiF）、氟化钙（CaF_2）、硼酸锂[$Li_2B_4O_7$（Mn）]、硫酸钙[$CaSO_4$（Dy）]等。最常用的是 LiF（Mg，Cu，P）和 LiF（Mg，Ti），它们时间衰退小，能量响应好，灵敏度高。而对于 OSLD，常使用 Al_2O_3∶C 和 BeO。

LiF（Mg，Cu，P）粉末状多晶热释光材料比 LiF（Mg，Ti）具有更好的剂量学特性，具有特别高的灵敏度、理想的信噪比、好的组织等效性，退火处理程序也较为简单。我国剂量学界由防化研究院开始对 LiF（Mg，Cu，P）热释光材料进行研究，并于 20 世纪 70 年代末研制出了与国外产品相当的 LiF（Mg，Cu，P）粉末状多晶热释光材料。鉴于粉末材料操作麻烦，本底高，重复使用性能差，在大量应用中使用不便而受到限制。在此基础上，对 LiF（Mg，Cu，P）材料烧制工艺的各个参数，以及 Mg、Cu、P 三种杂质浓度对材料的剂量特性和发光曲线结构的影响进行了深入系统的研究之后，于 1982 年研制出了首批 LiF（Mg，Cu，P）热释光片，并于 1986 年系统地报道了首创的 LiF（Mg，Cu，P）固体热释光片的全部剂量学特性。

在读出过程中，热释光剂量计发出的光的强度与受辐射过程中沉积的能量成正比。需要注意的是，影响热释光测量最终结果的因素有很多，特定批次的热释光剂量计在衰退、线性和能量依赖性方面具有相似的特性。不同批次 TLD 的平均灵敏度变化幅度可能超过 20%，其中包括与仪器性能相关的因素以及与剂量计准备和操作程序相关的因素。因此，在校准剂量计时必须考虑整个系统的影响因素。

热释光剂量计有不同的形式，它们具有不同的优点和缺点，主要形式为粉末和固体，包括棒状、方片状、圆片状。使用粉末可以产生大量具有均匀特性的 TLD，然而粉末在装载、处理和退火方面具有挑战性。在读出过程中，粉末形式对质量和粉末分布也很敏感。如果质量过大，会发生过度的自衰减，从而降低灵敏度，质量太小也会出现信号受影响的问题。加热盘上粉末的分布也需要注意，粉末是否居中分布会对信号产生几个百分数的影响。与粉末形式相比，如果遵循适当的程序，固体形式可以很容易退火和重复使用。然而，由于每个探测器都是独一无二的，每个探测器都会存在灵敏度差异。固体形式也很容易被划伤或碎裂，因此在处理时需要格外小心。在处理固体 TLD 时，真空镊子是理想的选择，至少应使用软头或塑料镊子，而不是手指（皮肤上的油会污染探测器导致化学发光）或硬头镊子（会划伤或损坏 TLD 从而可能改变其灵敏度）。当放置在患者体表时，应使用薄塑料封套保护 TLD 免受患者皮肤油脂的影响。

在应用热释光剂量计之前，应首先明确：所要监测的辐射场的类型和辐射场内所要测剂量的强弱。个人剂量监测和环境剂量监测的剂量都较小，一般推荐使用高灵敏度的 LiF（Mg，Cu，P）。在放射治疗中，剂量较大，一般采用 LiF（Mg，Ti）。热释光剂量计在不使用时，特别是在辐照和读出之间的这段时间内，应避免高温，因为它会影响灵敏度并加速 TLD 存储辐射信息的衰退。一般而言，TLD 应存储在条件受控的环境中，读取 TLD 时，读出器应预热至少 30min，以使光电倍增管（PMT）温度稳定。固体形式 TLD 的摆放位置也可能对信号产生影响，放置方向的一致性也会影响重复性，可以用石墨铅笔在边缘或角落标记 TLD。在退火期间，温度的一致性很重要，退火炉应事先预热。对于 TLD，读取过程会移除大部分信号，因此只能读取一次。对于 OSLD，读取过程通常仅移除存储在剂量计中的一小部分信号，可以进行多次阅读。

荧光玻璃剂量计（RPLD）又称辐射光致发光剂量计，最早于 1953 年用于辐射测量，早期荧光玻璃剂量计本底剂量大，不适用于 1mGy 以下的剂量测量，且当时技术尚未成熟，剂量测量的准确度较差，未能普遍应用于辐射测量。1960—1990 年，发展出新一代的荧光玻璃剂量计及读出系统。在这期间，荧光玻璃剂量计经过多次改良，激发光也改进为脉冲紫外激光，改良后的荧光玻璃剂量计可用于探测很低的辐射剂量（10μGy），同时也大幅提升了测量结果的准确度。

荧光玻璃剂量计是基于添加银的磷酸玻璃，在受到电离辐射的照射时由电离产生的电子进入导带，会被掺入玻璃的银离子陷阱俘获形成发光中心。当这种玻璃随后受到紫外线照射时，即可发出可见光，其强度与来自电离辐射的吸收剂量呈线性关系。与热释光不同的是，电离辐射效应的发光中心受紫外激发后，银离子会跃迁至激发态释放可见光，但银离子由紫外激光获得的能量不足以使其逃离发光中心，在发出可见光后不会回到基态，不会被正常的读数过程所破坏即荧光玻璃剂量计的发光中心不会在读数后消失，因此可以重复读数。荧光玻璃剂量计的性能极其稳定，室温下的消退在数年内均可忽略不计，而在长期的剂量累积过程的任何时候都可以获得剂量数据，可以大规模地生产具有良好复现性和恒定灵敏度的磷酸盐玻璃。荧光玻璃剂量计的退火需要 400℃和 1h 才能获得足够能量重新回到基态。

TLD 和 OSLD 基于相同的物理机制，仅在刺激因素（光或热）上有所不同。而 RPLD 和 OSLD 技术，物理机制不同，刺激因素（光）相似。

二、剂量计的应用

基于热释光剂量计、光释光剂量计及荧光玻璃剂量计特性，在辐射测量应用中应对剂量计的一致性进行筛选，一致性宜控制在 5% 以内，并需对复现性、线性、能量响应特性进行试验。剂量计的复现性决定了测量结果的可信性，对于所有剂量计而言，复现性都是非常重要的。一个剂量计在经过相同剂量多次照射与测读后，可求出测读值的变异系数，变异系数小者表示其复现性即测量结果可信度高。线性表示剂量计的发光量与接受的辐射量呈线性关系。能量响应是剂量计在不同能量照射相同剂量时的剂量响应。

（一）CT 扫描中的 CTDI 及 DLP

虽然 CTDI 通常使用长度 100mm 的笔形电离室对单次 CT 扫描的剂量进行积分来测得，但也可以通过沿 z 轴进行多个点的剂量测量来确定剂量分布 $D(z)$，然后对剂量分布曲线下面积积分以获得剂量。无论是通过电离室还是点剂量测量，积分剂量除以标称准直宽度均可以获得 CTDI。点剂量测量的线性阵列可以使用 TLD、OSLD 进行，积分长度将决定包括多少来自散射的剂量，沿 z 轴测量数据点的线性密度决定 CTDI 测量的准确性。当患者在多次扫描（例如介入或灌注 CT）中保持静止时，CTDI 不能显示扫描体积中特定点的剂量。CTDI 和点剂量测量对于评估 CT 扫描仪输出和估计患者剂量都很有价值。

CT OSL 剂量计可用于剂量评估，有的由一个 16cm 长的薄塑料条带组成，上面涂有 OSL 材料，使用专用读出器读取发射光，读出器狭缝对检测到的平移发射光提供剂量的空间编码，测量长度为 150mm，位置分辨力为 0.05mm。与电离室方法不同，OSL 剂量计可以测量辐射剂量分布，能够提供高空间分辨力的辐射剂量分布信息以及积分剂量。通过测量 OSL 剂量计所确定的 X 射线剂量分布，可以评估 CT 的散射辐射。不足之处是，剂量计需要返回到制造商那里进行读取，且在处理前只能曝光一次，而电离室可以重复使用，结果能够立即得到。

CTDI 的剂量分布也可使用热释光剂量计或辐射自显影胶片进行测量。但热释光剂量计无法实现高分辨力的剂量分布测量。辐射自显影胶片虽然更

容易测量剂量分布且具有很高的分辨力，但需要复杂的剂量校准程序。笔形电离室仅通过测量收集体积内的空气电离来测量积分剂量。相比之下，CT OSL 剂量计在测量详细剂量分布方面具有优势，也可用于估计患者体表的剂量。

（二）放射治疗设备输出剂量的核查

放射治疗设备产生的辐射束需要校准。在临床上，许多不同种类的剂量计被用于验证剂量输送精度、获取关键区域或器官的剂量以及验证机器输出以进行质量保证。剂量的精确测量对于这种校准至关重要，放射治疗的质量和有效性取决于它们的准确性。IAEA 自 1969 年起与世界卫生组织（WHO）联合开展邮寄剂量核查，称为 IAEA/WHO 邮寄剂量核查计划。在核查中，一个装有热释光粉末的小塑料管由医学物理师按照与患者治疗规定的相同程序照射到特定剂量，TLD 返回 IAEA 剂量学实验室进行读出和分析，将剂量测量值与医院的预期剂量进行比较。在参考条件下，以 TLD 测量值为基准，模体中参考点吸收剂量的标称值与 TLD 测量值的偏差不应超过 ±5%。当偏差超过 ±5% 但不超过 ±25% 时，应查明原因，并进行第二次 TLD 核查。当偏差超过 ±25%，应立即采取行动，开展现场剂量测量等纠正行动。

2017 年，IAEA 剂量学实验室淘汰了过时的 TLD 粉末系统，改为新的荧光玻璃剂量计（RPLD）测量系统，所使用的荧光玻璃剂量计为管状，照射程序同 TLD。

（三）器官剂量及有效剂量

有效剂量不能直接在人体上测量，因为它需要确定多个器官的剂量。为了计算有效剂量，使用物理体模如 Alderson 仿真人体模，它代表一个参考人（身高 175cm，73.5kg），由一个模拟骨骼的聚合物模具嵌入等效的软组织材料的 2.5cm 厚切片组成，每个切片包含可放置 TLD、OSLD 或 RPLD 的网格。

（四）外照射个人剂量的测量

外照射个人剂量监测是利用工作人员个人佩戴的剂量计进行测量并对测量结果作出解释。TLD、OSLD 或 RPLD 均可用于外照射个人剂量监测，职业性外照射个人监测的量有：$H_p(10)$、$H_p(3)$ 和 $H_p(0.07)$。当放射工作人员的年个人剂量当量小于 20mSv 时，一般只需用 $H_p(10)$ 视为有效剂量进行评价；监测中应使用能提供本底信息的对照剂量计和质量控制剂量计，以确保监测结果的准确可靠。为控制使用的个人剂量探测器的分散性，在监

测实施前应进行筛选,筛选合格后方可使用。

第三节 胶片剂量计

一、胶片剂量计的原理

X 射线胶片的历史可追溯到 1895 年伦琴发现 X 射线。它既用于临床成像,也作为电离辐射的探测器用于辐射剂量测定。射线照相胶片冲洗涉及化学显影和定影,两者都需要强有力的质量控制和细致的设备维护,才能获得符合辐射剂量学标准的结果。射线照相胶片对可见光敏感,因此任何涉及胶片的工作都必须在暗室中进行。

一个多世纪以来,射线照相胶片已在医学中用于临床成像和辐射剂量测定。由于数字放射照相技术在临床 X 射线成像中的出现以及辐射自显影胶片技术在提高灵敏度和降低剂量学成本方面的进步,射线照相胶片在这两个领域的使用在过去十年中一直在减弱。传统射线照相胶片的临床使用已基本消失,取而代之的是数字成像技术,这导致医院和诊所的暗室和冲洗机消失,严重限制了放射科和放射治疗部门射线照相胶片剂量测定的可用性。另一种技术,例如辐射自显影胶片,具有一些优点,不需要胶片冲洗。显然,辐射自显影胶片相对于射线照相胶片有显著的物理优势,结合经济方面的考虑,医用辐射自显影胶片剂量测定与射线照相胶片剂量测定相比具有明显优势。

二、胶片剂量计的应用

(一)患者皮肤剂量

在介入放射学程序中,长时间的 X 射线透视及大量的采集会对患者造成较高的辐射剂量和潜在的辐射危险,评价这类患者皮肤确定性损伤的最好指标是峰值皮肤剂量(PSD)。

患者峰值皮肤剂量可使用 XR-RV3 型辐射自显影胶片进行测量。XR-RV3 自显影胶片是一种反射型胶片,由五层组成,包括不透明的白色背衬,主要由碳、氢和氧组成。XR-RV3 辐射自显影胶片有效原子序数为 7.3,因此该自显影胶片可以认为是组织等效的。每张胶片尺寸可达到 14 英寸×17 英寸(1 英寸=2.54cm),可测读的剂量范围为 0.01~30.00Gy。

测量患者皮肤剂量前,需要以临床常用辐射条件对自显影胶片进行剂量校准。将 30cm×30cm×

20cm PMMA(聚甲基丙烯酸甲酯,有机玻璃)板状模体放置在检查床上,并裁剪 3cm×3cm 自显影胶片放置在 PMMA 板上,朝向 X 射线源照射几组不同剂量值,并留置一张作为本底。曝光后的胶片在 24h 后,使用专用于自显影胶片扫描的平板扫描仪在反射模式下进行扫描,扫描时设置 RGB 模式,不带任何颜色校正,分辨力设置为 72dpi,获取 48 位图像并保存为 TIFF 格式。使用图像分析软件如 ImageJ 对获取的图像的红通道进行分析获取像素值与剂量的对应关系。

患者皮肤剂量测量时,将自显影胶片包装好后置于患者皮肤上,在患者介入程序结束后,取下胶片按剂量校准同样程序对胶片进行处理,获取患者皮肤剂量分布。

(二)放射治疗设备剂量分布

辐射自显影胶片是一种在放射治疗中广泛使用的免冲洗胶片剂量计,几乎与组织等效,空间分辨力高,适用于高剂量梯度和小射野辐射场剂量测量。Gafchromic EBT3 是最近开发的胶片,没有方向依赖性问题,并且与 Gafchromic MD-55 和上一代 EBT 自显影胶片相比,具有更高的灵敏度,因此在整个视野范围内具有更好的均匀性,适用于平面剂量分布测量,广泛用于放射治疗设备束流的均整度、对称性、光野照射野一致性等质控项目的测试。

第四节 半导体剂量计

一、半导体剂量计的原理

根据固体能带理论,导体的较低能带被电子填满,较高能带被部分电子填充,当有外电场时即可形成电流;当满带与空带之间的禁带宽达 5~7eV 时,电子难以借热运动等跃过禁带进入空带,因此是绝缘体,如金刚石(宝石探测器)的禁带宽达 5.3eV。但当禁带宽度在 0.1~2.0eV,便属于半导体材料。典型的半导体硅(Si)禁带为 1.12eV,锗(Ge)为 0.67eV。对于辐射探测而言,除常用的半导体材料硅(Si)和锗(Ge)外,还有砷化镓(GaAs)、碲化镉(CdTe)、碲锌镉(CdZnTe)和碘化汞(HgI_2)等。

当电离辐射与这些固体相互作用时,材料的导电性能增加。通过测量电流信号就可明确入射辐射量的高低。半导体实质上就是一个工作介质是固体的电离室,电离辐射在半导体内产生一对电子空穴所需的能量在硅中是 3.6eV,在锗中是 2.8eV,

比在气体中产生一对电子离子对所需的平均能量 33.97eV 小一个数量级,在半导体探测器中产生的电子和空穴对数目比气体中产生的电子和离子对数目要大得多。

在半导体材料中,电子存在于固定的能级上,不同能量水平称之为能带。禁带把能带隔离开来,电子存在的带称之为价带。当射线与价带电子相撞,电子获得足够的动能后,就有可能从价带中脱离出来,越过禁带,跃迁到更高能态(称之为导带),同时在它离开的价带位置上留下一个空穴,电子跃迁到导带的过程称之为电离。产生的电子空穴对就像充气电离探测器中的离子对一样,正离子和负离子分别向气体探测器的两极移动,这种运动在外电路中产生一个脉冲信号,以供探测。

为了使半导体材料组成的固体探测器导电性增强,往半导体材料中加入称为"杂质"的材料可增强半导体材料的导电性,掺入的杂质增加了额外的电子或空穴(如加入砷或磷)。如果价带中的"杂质"提供了额外的电子,那么这些电子会向导带移动,半导体的导电机制就是负电荷的移动,这种半导体称为 N 型半导体。如果在价带中"杂质"提供了多余的空穴(如加入硼或镓),那么半导体的导电机制就是带正电的空穴的移动,这种材料称为 P 型半导体。

半导体探测器事实上由 P 型和 N 型材料混合组成。为了让电子和空穴都能够移动,常在 N 型和 P 型的接合处加上电压。在连接处是自由电子和空穴的活动区,通常称为耗尽层,当射线穿过耗尽层时,形成电子空穴对。电子空穴对的反向运动在外电路中产生一个可供测量的脉冲信号。耗尽层是固体探测器的灵敏体积,它相当于充气探测器的气腔。半导体剂量计可以方便地完成实时测量,在医院的常规临床测量中得到了许多应用。这些设备的主要缺点是对能量的依赖性,这与电离室的能量依赖性有很大不同。

二、半导体剂量计的应用

(一)kV、半值层及时间的测量

使用半导体剂量计可对 X 射线摄影机的管电压指示偏离、半值层及曝光时间的准确性进行测量。将管电压检测探头的半导体剂量计放在影像接收器外壳或诊断床上照射野中心,调节焦点到探头的距离为 100cm,设置光野 10cm×10cm(照射野应全部覆盖探测器灵敏区域),中心线束与台面垂直。设置管电压和临床常用管电流时间积并进行曝光,

半导体剂量计即可一次性获得管电压、半值层和曝光时间。加载因素的选择应考虑被检设备的实况和临床应用情况,以便充分检测 X 射线管电压、曝光时间和管电流的相互关系,确定设备和技术条件与用户需要的一致性。

(二)入射空气比释动能

放射诊断测量用的半导体剂量计底部附带有屏蔽材料用于减少反散射的影响,该类剂量计适合于测量入射空气比释动能。如需测量入射表面空气比释动能,需根据射野和能量大小查询反散射因子进行修正。

在测量入射空气比释动能时,一般焦点到探头的距离为 100cm,中心线束与剂量计表面垂直。设置管电压和临床常用管电流时间积并进行曝光。根据距离平方反比定律和管电流时间积的线性关系,可获得所设置管电压情况下任一距离和管电流时间积组合的入射空气比释动能。

(三)放射治疗设备剂量分布的测量

半导体剂量计具有实时反馈(与胶片相比)、高空间分辨力、高线性度及小尺寸(与电离室相比)等优势,已广泛用于放射治疗质量保证。半导体探测器体积很小,用在小照射野或高剂量梯度区域(如半影区)的剂量测量,也经常用于三维水箱中测量射束分布。通过集成的手段将半导体探测器封装成为密集分布的矩阵结构,可用于面剂量分布的测量。

(四)电子式个人剂量计

半导体剂量计也常用于电子式个人剂量计中,随着医学中的放射职业暴露越来越受到关注,电子式个人剂量计越来越多地用于医学电离辐射应用的各个领域。电子式个人剂量计能够实时显示检测到的剂量或剂量率的直接读数。被动式剂量计和电子式个人剂量计经常一起使用,相互补充。在记录目的读取数值后,电子式个人剂量计可以重置,从而重复使用。电子式个人剂量计一般在顶部安装有一个显示器,当它们夹在胸前时,便于阅读。数字显示器通常以 μSv 和 μSv/h 提供剂量和剂量率信息。电子式个人剂量计具有剂量率报警和剂量报警功能。这些警报是可编辑的,可以为不同的目的设置不同的报警阈值。

第五节　检定与校准

计量器具是单独与一个或多个辅助设备组合,用于进行测量的装置。临床工作中使用的测量装置

为工作用计量器具，测量的准确度不仅取决于仪器的性能还需要准确地校准。为了保证量值溯源的准确性和一致性，工作用的计量器具都需要进行量值溯源，溯源的源头为计量基准。根据《中华人民共和国计量法》，国务院计量行政部门负责建立各种计量基准器具，作为统一全国量值的最高依据。在基准计量器具和工作计量器具中间可以增加一个环节，即标准计量器具，先用基准计量器具检定标准计量器具，再用标准计量器具检定工作计量器具。

量值传递是指通过对计量器具的检定、校准或其他方式，将国家计量基准所复现的计量单位量由各级计量标准逐级传递到工作计量器具的活动。量值溯源与量值传递互为逆过程。辐射测量用的空气比释动能计量器具分为治疗水平、防护水平及环境水平，空气比释动能基准计量器具通过标准计量器具向工作计量器具的量值传递，保证空气比释动能量值准确和统一。空气比释动能基准计量器具由石墨空腔电离室基准组、电离电流绝对测量系统和射线辐射装置组成，空气比释动能基准在射线辐射装置的辐射场中复现空气比释动能量值。空气比释动能基准通过射线辐射装置用替代法检定射线标准计量器具及以下级别计量器具。

空气比释动能标准计量器具由标准剂量计和射线辐射装置组成，经空气比释动能基准计量器具检定后，再用于检定工作计量器具。

工作计量器具中治疗水平剂量计测量范围为 $0.01 \sim 10.00$ Gy/min，由治疗水平标准检定，对放射治疗使用的设备进行量值传递。防护水平剂量计测量范围为 $1 \times 10^{-6} \sim 1$ Gy/h 或 $1 \times 10^{-6} \sim 1$ Sv/h，检定可以传递空气比释动能或空气比释动能率，但最好以剂量当量或剂量当量率为单位，周围剂量当量的约定真值由参考测试点的空气比释动能值经过转换系数确定。环境水平剂量计测量范围为 $10^{-8} \sim 10^{-4}$ Gy/h，由环境水平标准装置检定。

一、检定

检定的目的是对计量器具进行强制性全面评定。这种全面评定属于量值统一的范畴，是自上而下的量值传递过程。计量检定必须执行由国务院计量行政部门制定的计量检定规程。对不同目的使用的剂量计可按照相应的检定规程进行检定。

在检定时计量器具要得到良好的控制，如 JJG 593—2016《个人和环境监测用 X、γ 辐射热释光剂量测量系统》中个人剂量当量的约定值，可通过空气中同一点的空气比释动能约定值转换获得，空气比释动能约定值需溯源到国家基准。在检定中还需使用配套体模来模拟人体，体模是 ICRU 推荐的用有机玻璃板制成的平板水箱体模，前壁厚度为 2.5mm，其他壁厚度为 10mm，外形尺寸为 30cm×30cm×15cm（高×宽×厚），内部充满水。

辐射防护用 X、γ 辐射剂量当量仪检定时，仪器外观应完好无损，不应有锈蚀、裂纹和破损等缺陷以及影响正常工作的机械损伤，控制面板或系统界面上所设备的功能键都能完成该键指令下的功能。仪器的型号、编号、制造商等标记应清晰可见。仪器的探测器位置和参考取向必须明确标示在机身外表。检定项目包括通用技术要求、相对固有误差、重复性和能量响应。

二、校准

校准的目的是对照计量标准，评定仪器仪表的示值误差，确保量值准确，属于自下而上量值溯源的一组操作。这种示值误差的评定应根据企业、单位或组织的校准规程作出相应规定，按校准周期进行。校准除评定仪器仪表的示值误差和确定有关计量特性外，校准结果也可以表示为修正值或校准因子，以指导测量过程的操作。

仪器使用前，要确保仪器经过校准，并在有效的校准日期内。校验仪器的周期随各个地方的管理标准不同而不同，通常推荐每台仪器一年校准一次。如果仪器已不在校准规定的有效期内或进行过维修，那么应当尽快重新校准，方可投入使用。校准应在基准实验室（PSDL）或次级标准实验室（SSDL）进行，次级标准靠基准实验室来校准。不同国家的基准实验室之间要定期进行比对，确保国际间的一致性。

辐射测量仪器的校准是在一个特定的辐射场下进行的，辐射场的剂量率已知，并且仪器与源的距离是固定的。校准时或者调整仪器的读数使其与实际数据一致，或者在校准报告给出一个校正参数（因子）。剂量仪通常有几个不同的量程（例如 μSv，mSv，或 μSv·h⁻¹，mSv·h⁻¹），应当检查所有量程的响应情况。

仪器在已知特性的辐射场中的正确校准是准确的剂量测量的前提。剂量率仪和污染监测仪的校准是针对特定的放射源（有特定的辐射类型和能量），不同探测器的仪器有不同的能量响应范围，要根据现场的辐射环境选择合适的仪器和合适的校准因子。诊断水平剂量计是用电离室或半导体探测器测量放射诊断所用 X 射线射束的空气比释动能或空气比释动能长度乘积的设备。X 射线诊断中采用了各种检查技术，包括摄影、透视、介入放射学、乳腺 X 射线成像、CT 以及牙科 X 射线成像，使用管电压为 20~150kV 的 X 射线束，球管阳极材料也不同。

在诊断放射学中，辐射质的规范很重要，辐射质通常根据 X 射线管电压和半值层来指定。诊断水平剂量计的校准需要在不同系列辐射质（如 IEC 给出的 RQR、RQA、RQM、RQT 系列）进行相对应辐射质的校准。

（冯泽臣）

第七章　辐射防护的基本原则和方法

放射诊疗工作人员对患者和受检者进行医疗照射时，应当遵守医疗照射正当性和放射防护最优化的原则，有明确的医疗目的，严格控制受照剂量，对邻近照射野的敏感器官和组织进行屏蔽防护，并事先告知患者和受检者辐射对健康的影响。

第一节　医疗照射的正当性

一、医疗照射正当性的三个层次

在施行伴有辐射照射的任何实践之前，都必须经过正当性判断，确认这种实践具有正当的理由，即能够获得超过代价的纯利益。应从三个层次判断医疗照射正当性。

1. 第一个层次　医疗照射给患者带来的利益大于可能引起的辐射危害。

医疗照射应有足够的净利益，在能取得相同净利益的情况下，应尽可能采用非医疗照射的替代方法。在无替代方法时也应权衡利弊，判断医疗照射给接受诊断或治疗的个人或社会所带来的利益大于可能引起的辐射危害时，医疗照射才是正当的。例如采用 X 射线检查应经过正当性判断，优先选用非 X 射线的检查方法。对不符合正当性原则的，不应进行 X 射线检查。

2. 第二个层次　特定目标特定诊疗程序的正当性。

所有新型医疗照射的技术和方法，使用前都应通过正当性判断。已判断为正当的医疗照射类型，当取得新的或重要的证据并需要重新判断时，应对其重新进行正当性判断。使用通过正当性判断的所有新型的医疗照射技术和方法时，应严格控制在其适应证范围内，要用到新的适应证时必须另行进行正当性判断。

3. 第三个层次　个体患者医疗程序的正当性。

根据诊疗目的和受照人员特征对每一项医疗照射实践进行正当性判断。如果某一项医疗照射通常被判定为非正当性，在特殊情况下又需要使用时，应逐例进行正当性判断。执业医师和有关医技人员应尽可能使用与计划照射相关的受检者先前已有的诊断信息和医学记录，避免不必要的重复照射。

二、医疗照射正当性判断的责任

利益相关者的参与对于医疗照射正当性来说是非常重要的。利益相关者包括决策者、运营单位、辐射防护机构、受照射人员或其代表（如工会）、决策技术支持机构（合格专业人员和实验室）以及当地的政府部门和社团。无论利益相关者的参与深度和参与形式如何，决策者是最终决策责任的承担者。

三、医疗照射正当性判断的原则和要求

（一）医疗照射正当性判断的原则

正当的医疗照射，一般原则是保证医疗照射给患者个人或者社会带来的益处大于可能产生的副作用，也就是必须确保采取医疗照射产生的"利"远大于"弊"。当通过权衡利弊，证明医疗照射给受照个人或社会所带来的利益大于可能引起的辐射危害时，该医疗照射才是正当的。对于复杂的诊断与治疗，应逐例进行正当性判断。还应注意根据医疗技术与水平的发展，对过去认为是正当的医疗照射重新进行正当性判断。所有新型医疗照射的技术和方法，使用前均应进行正当性判断。医疗照射正当性判断的原则是：①必须是具有《医疗机构执业许可证》的医疗机构进行的；②必须是针对患者的病灶进行诊断、治疗所必需的；③必须是在患者知情、自愿的情形下进行的；④必须是没有出现多次重复照射情形的。

（二）医疗照射正当性判断的具体要求

1. 放射诊断

（1）应按照医疗照射的三个层次判断放射诊断的正当性。

（2）群体检查使公众所获得的利益足以补偿在经济和社会方面所付出的代价（包括辐射危害）时，这种检查才是正当的。

（3）X 射线诊断群体检查应禁止使用普通荧光屏透视检查方法。除非有明确的疾病风险指征，否则不宜使用 X 射线计算机体层成像装置（CT）进行体检。

（4）应加强对孕妇和可能怀孕妇女的诊断性医疗照射进行正当性判断，特别是腹部和骨盆检查。只有在临床上有充分理由，才能对已怀孕或可能怀孕的妇女进行会引起其腹部或骨盆受到照射的放射学检查，否则应避免此类照射。

（5）应严格对儿童的诊断性医疗照射进行正当性判断，应尽量避免儿科非正当性影像学检查。

（6）移动式和便携式 X 射线设备不应用于常规检查。只有在不能实现或在医学上不允许把受检者送到固定设备进行检查的情况下，并在采取严格的相应防护措施后，才能使用移动式或便携式 X 射线设备在床旁操作，实施医学影像检查。

（7）车载式诊断 X 射线设备一般应在巡回体检或医学应急时使用，不应作为固定场所的常规 X 射线诊断设备。

2. 核医学

（1）一般要求

1）所有新型核医学诊疗技术和方法，医疗机构在应用前都应通过正当性判断。已判断为正当的技术和方法，当取得新的或重要的证据并需要重新判断时，应对其重新进行正当性判断。

2）核医学医师应掌握相关医学影像诊疗技术的特点及其适应证，使用时应严格控制其适应证范围。

3）执业医师在申请放射性药物诊疗前，应注意查阅以往患者或受检者检查资料，应避免不必要的检查。

4）为了避免对胚胎、胎儿和婴儿造成意外辐射照射，应对患者或受检者是否怀孕或哺乳进行询问和评估，并有相应记录，并将有关告知说明张贴在核医学部门入口处和给药前候诊区域显著位置。

（2）诊断中的正当性要求

1）除有临床指征且必须使用放射性药物诊断技术外，宜尽量避免对怀孕的妇女使用诊断性放射性药物。若必须使用时，应告知患者或受检者胎儿可能存在的潜在风险。

2）除有临床指征且必须使用放射性药物诊断技术外，应尽量避免对哺乳期妇女使用放射性药物。若必须使用时，应建议患者或受检者参照相关标准的建议适当暂停哺乳。

3）除有临床指征且必须使用放射性药物诊断技术外，通常不宜对儿童实施放射性核素显像检查。若需对儿童进行这种检查，应减少放射性药物施用量，而且宜选择短半衰期的放射性核素。

（3）治疗中的正当性要求

1）除非是挽救生命的情况，对怀孕的妇女不应实施放射性药物的治疗，特别是含 ^{131}I 和 ^{32}P 的放射性药物。为挽救生命而进行放射性药物治疗时，应参照相关标准中提供的方法对胎儿接受剂量进行评估，并书面告知患者胎儿可能存在的潜在风险。

2）除非是挽救生命的情况，宜尽量避免对哺乳期妇女进行放射性药物治疗。若必须使用时，应建议患者或受检者适当暂停哺乳。

3. 放射治疗

（1）在放射治疗给患者所带来的利益大于可能引起的放射危害时，放射治疗才是正当的。

（2）所有新型放射治疗技术和方法，使用前都应通过正当性判断，并视取得新的或重要的证据情况，对其重新进行正当性判断。

（3）所有通过正当性判断的新型放射治疗技术和方法，使用时应严格控制其适应证范围，要用到新的适应证时必须另行进行正当性判断。

（4）在放射治疗实践中，通常应对个体患者（特别是对于已怀孕的患者或儿科患者）进行放射治疗的正当性判断，主要包括：①治疗的适当性；②治疗的紧迫性；③可能引起的并发症；④个体患者的特征；⑤患者以往接受放射治疗的相关信息。

第二节　辐射防护最优化

辐射防护最优化（optimization of radiation protection）是指在考虑了经济和社会因素之后，个人受照剂量的大小、受照射的人数以及受照射的可能性均保持在可合理达到的最低量原则（ALARA）。辐射防护最优化是辐射防护体系的三项原则之一，是否推行和实施最优化已成为判断辐射防护实践优劣的重要标志。

辐射防护最优化的目的是得出最优的防护方案。由于最优化原则本身就具有判断的特性,要求明确各种方案中的参数、数据、假设和取值。对方案进行评价时,要对各种方案的可行性进行比较。方案可能是针对放射源本身的(这种常常是最有效的),也可能是针对个人的,也可能是针对放射源与人之间的环境,也可以是上述情况的组合方案。

辐射防护最优化是一个不断循环迭代的过程,首先要充分考虑各种可能影响照射的因素,即详细考察"何时、何地、如何以及谁受到了照射?"其次是要有利益相关者的积极参与,即考虑以下技术、经济、社会、环境和伦理等因素对防护措施的影响:①受照人口特征,包括性别、年龄、健康状况、敏感人群、遗传特性和生活习惯;②照射特征,包括照射的时间和空间分布、受照人数、最小和最大个人剂量、平均个人剂量、集体剂量、潜在照射的可能性、事故照射等;③不同人群的照射转移,包括公平性、可持续性和习惯等;④社会考虑和价值,包括公正性、不同年龄、个人获得的利益、社会利益、受照人群的信息和知识水平等;⑤环境考虑,包括对其他生物种群和植物种群的影响;⑥技术和经济方面,包括可行性、代价和不确定性等。

在实际工作中,防护最优化主要用于辐射防护方案和措施的选择、设备和工艺的设计以及确定各种管理限值时使用。当然,防护最优化不是唯一的因素,但它是确定措施、设计和限值的重要因素。

一、设备与设施

(一)X射线设备设施

1. X射线设备防护性能的一般要求

(1)X射线设备出束口应安装限束系统,如限束器等。

(2)X射线管组件上应有清晰的焦点位置标示。

(3)X射线管组件上应标明固有滤过,所有附加滤过片均应标明其材料和厚度。

(4)随机文件应说明下列与防护有关的性能:①X射线管组件的固有滤过;②X射线源组件的滤过;③滤过片的特性;④距焦点100cm远处球面上泄漏辐射的空气比释动能率;⑤限制有用线束的方法;⑥在焦点到影像接收器的各种距离下有用线束照射野尺寸;⑦焦点到影像接收面的最大和最小距离;⑧管电压和管电流加载条件;⑨各种使用条件下焦皮距的说明;⑩位于有用线束中床板和滤线栅对X射线束的衰减当量;⑪CT随机文件应提供等剂量图,描述设备周围的杂散辐射的分布;⑫介入放射学、近台同室操作(非普通荧光屏透视)用X射线设备随机文件中应提供等剂量图,描述设备周围的杂散辐射的分布以及工作人员典型位置的杂散辐射值,便于工作人员选择防护方案;⑬车载式诊断X射线设备随机文件中应说明临时控制区的周围剂量当量率水平、场所布局和防护设计图;⑭各种专用和特殊场合使用的X射线设备,应具体指出各应用条件下必须注意采取的相应防护措施。

(5)在随机文件中关于滤过的内容,应符合:①除乳腺X射线摄影设备外,在正常使用中不可拆卸的滤过部件,应不小于0.5mmAl;②除乳腺X射线摄影设备外,应用工具才能拆卸的滤片和固有滤过(不可拆卸的)的总滤过,应不小于1.5mmAl;③除牙科摄影和乳腺摄影用X射线设备外,X射线有用线束中的所有物质形成的等效总滤过,应不小于2.5mmAl;④标称X射线管电压不超过70kV的牙科X射线设备,其总滤过应不小于1.5mmAl;⑤标称X射线管电压不超过50kV的乳腺摄影专用X射线设备,其总滤过应不小于0.03mmMo。

2. 透视用X射线设备防护性能的专用要求

(1)C形臂X射线设备的最小焦皮距应不小于20cm,其余透视用X射线设备的最小焦皮距应不小于30cm。

(2)透视曝光开关应为常断式开关,并配有透视计时及限时报警装置。

(3)用于介入放射学、近台同室操作(非普通荧光屏透视)的X射线透视设备的防护性能应符合"介入放射学、近台同室操作(非普通荧光屏透视)用X射线设备防护性能的专用要求"。

3. 摄影用X射线设备防护性能的专用要求

(1)200mA及以上的摄影用X射线设备应有可安装附加滤过板的装置,并配备不同规格的附加滤过板。

(2)X射线设备应有能调节有用线束照射野的限束装置,并应提供可标示照射野的灯光野指示装置。

4. CT设备防护性能的专用要求

(1)在扫描程序开始之前,应指明某一扫描程序期间所使用的CT运行条件。

(2)对于任意一种CT扫描程序,都应在操作者控制台上显示剂量信息。

(3)应设置急停按钮,以便在CT扫描过程中发生意外时可以及时停止出束。

5. 牙科摄影用X射线设备防护性能的专用要求

（1）牙科X射线设备使用时管电压的标称值应不低于60kV。

（2）牙科全景体层摄影的X射线设备，应有限束装置，防止X射线超出X射线影像接收器平面。

（3）口内牙科摄影的X射线源组件应配备限制X射线束的集光筒，集光筒出口平面的最大几何尺寸（直径/对角线）应不超过60mm。

（4）牙科摄影装置应配置限制焦皮距的部件，并符合最短焦皮距的规定（表7-2-1）。

6. 乳腺摄影X射线设备防护性能的专用要求

（1）乳腺摄影X射线设备的标称最高X射线管电压应不超过50kV。

（2）用于几何放大乳腺摄影的X射线设备，应配备能阻止使用焦皮距小于20cm的装置。

7. 移动式和便携式X射线设备防护性能的专用要求

（1）移动式和便携式X射线设备应满足其相应设备类型的防护性能专用要求。

（2）连接曝光开关的电缆长度应不小于300cm，或配置遥控曝光开关。

（3）移动式牙科摄影设备应满足牙科摄影用X射线设备防护性能的专用要求。

（4）移动式和便携式X射线设备上应在显著位置设置电离辐射警告标志。

8. 介入放射学、近台同室操作（非普通荧光屏透视）用X射线设备防护性能的专用要求

（1）介入放射学、近台同室操作（非普通荧光屏透视）用X射线设备应满足其相应设备类型的防护性能专用要求。

（2）在机房内应具备工作人员在不变换操作位置情况下能成功切换透视和摄影功能的控制键。

（3）X射线设备配备能阻止使用焦皮距小于

20cm的装置。

（4）介入操作中，设备控制台和机房内显示器上应能显示当前受检者的辐射剂量测定指示和多次曝光剂量记录。

9. 车载式诊断X射线设备防护性能的专用要求

（1）车载式诊断X射线设备应满足其相应设备类型的防护性能专用要求。

（2）车载式诊断X射线设备应配备限束装置，确保X射线不超出影像接收器平面。

（二）核医学设备辐射防护要求

核医学辐射防护主要是源的防护，设备的防护要求不高。

（三）γ射线治疗设备辐射防护要求

1. 总则 医疗机构在申请验收检测时，需向检测机构提供γ射线放射治疗设备生产厂家相应医疗器械的泄漏辐射和杂散辐射检测报告，各项指标应满足国家医疗器械标准的要求。

2. 远距离γ射线治疗设备泄漏辐射专用要求 放射源处于除关束位置以外的任何位置时，距设备外壳5cm处因泄漏辐射产生的周围剂量当量率应不超过$200\mu Gy/h$。载源器的表面由于放射源泄漏物质所造成的β辐射污染水平低于$4Bq/cm^2$。

3. 后装γ源近距离治疗泄漏辐射与表面污染控制 工作贮源器内装载最大容许活度的放射源时，距离贮源器表面5cm处的任何位置，因泄漏辐射所致周围剂量当量率不大于$50\mu Sv/h$。距离贮源器表面100cm处的球面上，任何一点因泄漏辐射所致周围剂量当量率不大于$5\mu Sv/h$。

施源器、治疗床等表面因放射性物质所造成的β污染水平应低于$4Bq/cm^2$。

（四）医用电子直线加速器设备防护性能要求

1. 一般要求

（1）医疗机构在申请医用电子直线加速器设备验收检测时，需向检测机构提供生产厂家的随机文件。

表7-2-1 牙科X射线摄影的最短焦皮距

应用类型		最短焦皮距/cm
标称X射线管电压60kV的牙科摄影		10
标称X射线管电压60kV以上的牙科摄影		20
口外片牙科摄影		6
牙科全景体层摄影		15
口腔锥形束CT（口腔CBCT）	坐位扫描/站位扫描	15
	卧位扫描	20

（2）应对医用电子直线加速器设备的泄漏辐射和杂散辐射（包括加速器治疗的感生放射性）进行验收检测，正常情况下可不进行状态和稳定性检测。但当限束设备更换、改装或维修后，应进行泄漏辐射和杂散辐射的检测。

2. 吸收剂量的控制

（1）吸收剂量的监测和控制

1）医用电子直线加速器设备应具有独立的双道剂量监测系统，其输出显示为剂量监测值，并应能用来计算受照靶体积内某一参考点的剂量。

2）双道剂量监测系统应满足以下要求：①双道剂量监测系统既可以是冗余剂量监测组合，也可以是主-次剂量监测组合。在冗余剂量监测组合时，两道剂量监测均应达到厂家技术说明书所规定的性能。主-次剂量监测组合时，至少主剂量监测系统应达到厂家技术说明书所规定的性能。②某道剂量监测系统发生故障时，应保障另一道能够正常工作。每道剂量监测系统都应能独立地终止照射。冗余剂量监测组合时，每道都应设置为达到预置参数时能终止照射。主-次剂量监测组合时，主道应设置为达到预置参数时能终止照射，次道应设置为超过预置参数时就应终止照射。超过值若采用百分比，则不应超过预置参数的10%。若采用绝对剂量值，则在正常治疗距离处不超过等效值0.25Gy。两者可任选，但应选择与预置参数差值最小的方式。③任何原因引起的剂量监测读数变化大于5%时，应能自动终止照射。④在校准双道剂量监测系统时，应使其对同一剂量在双道剂量监测系统的读数一致。⑤电源故障或元件失灵造成中断或终止时，两道剂量监测系统显示的预选参数和剂量据应保持不变，失效时刻的预选参数和剂量读数应以可读出的方式储存起来，至少保持20min以上。⑥中断或终止后应把显示器复位到零，下次照射才能启动。控制台上确定剂量监测系统预选参数前，不应开始照射。

3）辐射探测器应符合以下要求：①在辐射头内应安装两个辐射探测器，其中至少有一个应是透射探测器，位于均整过滤器和射束散射过滤器的患者一侧，其中心在参考轴上。②可以是固定式或移动式的，固定式应仅能用工具卸下，移动式应用联锁装置阻止定位错误时的照射。照射过程中，如果辐射探测器偏离参考轴，应能终止照射。③密封的辐射探测器应单独密封，并附有密封完整性的合格证（包括试验日期）。

4）剂量监测选择和显示的要求如下：①双道剂量监测系统的显示应清晰易读，紧靠在一起并安置在治疗控制台上预选剂量监测值的显示附近。②如果用显示终端，则应使用两个独立的显示终端或者双道剂量监测系统显示在同一个终端上，但是此时应有一个备用显示终端或一个普通的显示，用来显示至少一道数据。③任何主-次剂量监测组合，应分别带清晰易辨的显示。④剂量监测值应显示计数的增长，以显示出超剂量的读数和预选的剂量监测值。照射中断或终止后，应保持这两个计数。⑤应在显示值复位回零后，才能开始下一个新的照射。在从治疗控制台确定剂量监测计数之前，不应开始照射。⑥电源故障或器件失灵造成照射中断或终止时，此时的剂量监测计数应以可读的方式存储起来，并至少保持20min。

5）剂量监测系统的安全联锁应符合以下要求：①每道剂量监测系统应都能独立地终止照射。双道剂量监测系统构成冗余剂量监测系统组合时，每道都应能够设置成剂量监测计数达到预置值时终止照射。②主-次剂量监测系统组合中，主剂量监测系统应能够设置成剂量监测计数达到预选值时终止照射。次剂量监测系统应能够设置成剂量监测计数超过预选值10%时终止照射。③联锁装置应确保在两次照射之间或照射前，对没有造成终止照射的剂量监测系统验证其终止照射的能力。

6）吸收剂量分布监测应符合如下要求：①辐射探测器应能够监测辐射束的不同部分，以便测出剂量分布的对称变化和非对称变化。②应提供措施，在均整度测量的规定深度上，当吸收剂量分布畸变超过10%或辐射探测器吸收剂量分布探测信号指示变化大于10%时，在增加的吸收剂量达到0.25Gy之前，该措施使照射终止。

（2）计时器的控制

1）应在治疗控制台上配置一个控制计时器，控制计时器应符合以下要求：①是递增式计时器。②与照射的启动和停止同步。③在照射中断或终止后保持其读数。④照射终止后，在启动下次照射之前能复位回零。⑤为防止剂量监测系统失效，当预选的时间达到时，终止照射。⑥独立于任何其他控制照射终止系统或子系统。

2）应提供相应措施，以确保控制计时器的设定值不超过使用说明书给定的限值，此值不大于在预期的剂量率下照射达到剂量监测预定值所需时间的120%或附加0.1min，两者取其大。

3）应采取措施,确保在两次照射之间或在照射前试验控制计时器终止照射的能力。

4）控制计时器应以分和分的十分位或以秒刻度,这两种刻度不能混用。

（3）吸收剂量率的控制

1）应配置一个剂量率监测系统,并在治疗控制台上显示其读数（每秒或每分钟的剂量监测计数）从该读数应能计算出治疗体积内某一参考点的吸收剂量率。

2）在任何故障维修状态下,如果设备在正常治疗距离处能够产生比技术说明书规定的最大规定值两倍还高的吸收剂量率,则应制定措施,使得当吸收剂量率超出最大规定值又不大于该值两倍时终止照射。技术说明书应有能够终止照射的吸收剂量率值。

（4）辐射类型的选择和显示:对既能产生 X 射线也能产生电子线的设备,应符合以下要求。①照射终止后,在治疗控制台上重新选择好辐射类型之前,应阻止下一次照射。②当要求在治疗室内和治疗控制台上均进行选择辐射类型操作时,一处的选择不应在另一处显示出来,只有等两处都完成选择后才给出显示。③在治疗室内的选择与治疗控制台的选择不一致时,应阻止照射。④在照射期间和在照射之前,应在治疗控制台上显示所用照射类型。⑤联锁装置应确保只能进行被选类型的照射。⑥联锁装置应保证,当规定用于电子照射的附件,例如电子限束器就位时,不应产生 X 射线照射。规定用于 X 射线的附件,不应产生电子线。⑦当规定为电子线时应阻止 X 射线,当规定为 X 射线时应阻止电子线。

（5）能量的选择和显示

1）除只能产生一种能量辐射束的设备外,照射终止后,在治疗控制台上重新选择好能量之前,应阻止下一次照射。

2）当要求在治疗室内和治疗控制台上均进行选择能量操作时,一处的选择应不在另一处显示出来,只有等两处都完成选择后才给出显示。

3）治疗室内的选择和治疗控制台上的选择不一致时,应阻止照射。

4）能产生不同能量辐射束的设备,在照射期

间和在照射之前应在治疗控制台上显示在使用说明书上规定的能量值。

5）正常运行时,在所选运行模式和能量的条件下产生的辐射,发生以下任何一种情况,都应终止照射:一是在 X 射线靶上电子轰击平均能量的偏差超过 ±20% 时;二是在电子线窗上电子轰击平均能量偏差超过 ±20% 或 ±2MeV（取其小者）时。

（6）楔形过滤器的选择和型式

1）照射开始前,在控制台上选择好一个规定的楔形过滤器或无楔形过滤器之前,不能启动照射。

2）当要求治疗室内和控制台上都进行这类选择时,仅在两处的选择都完成后才能在控制台上显示出来,当两处的选择不一致时,也要有不能照射的联锁装置。

3）配有楔形过滤器的设备,应能够在控制台上显示出正在用的楔形过滤器,每个楔形过滤器应有清晰的识别标记。若所选楔形过滤器未正确定位,则应有两个独立的联锁装置来阻止或终止照射。

（7）照射限束装置的联锁:当 X 射线限束装置被用作电子线限束系统的一部分时,应有联锁。当其实际位置和要求的位置相差超过 10cm（在正常治疗距离处）时,阻止电子线。

3. 加速器治疗设备杂散辐射的专用要求

（1）电子线束治疗时,电子线束中心轴上,实际射程外 100mm 处的吸收剂量与最大吸收剂量之比（以下简称剂量比）,不应超过表 7-2-2 中所列的值。

（2）对电子能量大于 10MeV 的加速器设备,终止照射后测得感生放射性应满足下列要求:若用周围剂量当量率仪测量,测得感生放射性的周围剂量当量率在离外壳表面 5cm 任何容易接近处不超过 200μSv/h,离外壳表面 100cm 处不超过 2μSv/h。

4. 锎-252 中子后装治疗设备泄漏辐射的专用要求

在非治疗状态下的锎-252 中子后装治疗设备周围的泄漏辐射水平应符合如下要求:

（1）距离设备外表面 5cm 处,其泄漏辐射引起的剂量当量率（中子射线和 γ 射线之和）不应超过 100μSv/h。

表 7-2-2　电子线束治疗中对剂量比的限制

电子能量/MeV	1	2	5	6	10	15	18	35	50
剂量比/%	3.0	3.2	3.7	3.8	4.2	5.0	5.8	10	20

（2）距离设备外表面 100cm 处，其泄漏辐射引起的剂量当量率（中子和 γ 射线之和）不应超过 10μSv/h。

二、设备机房防护设施的技术要求

（一）X 射线设备机房防护设施

1. 机房布局与辐射防护

（1）应合理设置 X 射线设备、机房的门、窗和管线口位置，应尽量避免有用线束直接照射门、窗、管线口和工作人员操作位。

（2）X 射线设备机房（照射室）的设置应充分考虑邻室（含楼上和楼下）及周围场所的人员防护与安全。

（3）每台固定使用的 X 射线设备应设有单独的机房，机房应满足使用设备的布局要求。每台牙椅独立设置诊室的，诊室内可设置固定的口内牙片机，供该设备使用，诊室的屏蔽和布局应满足口内

牙片机房防护要求。

（4）移动式 X 射线机（不含床旁摄影机和急救车配备设备）在使用时，机房应满足相应布局要求。

（5）除床旁摄影设备、便携式 X 射线设备和车载式诊断 X 射线设备外，对新建、改建和扩建项目和技术改造、技术引进项目的 X 射线设备机房，其最小有效使用面积、最小单边长度应符合表 7-2-3 的规定。

（6）机房的门和窗关闭时应满足表 7-2-4 的要求。

（7）距 X 射线设备表面 100cm 处的周围剂量当量率不大于 2.5μSv/h 时且 X 射线设备表面与机房墙体距离不小于 100cm 时，机房可不作专门屏蔽防护。

（8）车载机房应有固定屏蔽，除顶部和底部外，屏蔽应满足表 7-2-4 中屏蔽防护铅当量厚度要求。

2. X 射线设备机房屏蔽体外剂量水平

（1）机房的辐射屏蔽防护，应满足下列要求：

表 7-2-3　X 射线设备机房使用面积、单边长度的要求

设备类型	机房内最小有效使用面积 d/m²	机房内最小单边长度 e/m
CT 机（不含头颅移动 CT）	30	4.5
双管头或多管头 X 射线设备 a（含 C 形臂）	30	4.5
单管头 X 射线设备 b（含 C 形臂、乳腺 CBCT）	20	3.5
透视专用机 c、碎石定位机、口腔 CBCT 卧位扫描	15	3.0
乳腺机、全身骨密度仪	10	2.5
牙科全景机、局部骨密度仪、口腔 CBCT 坐位扫描/站位扫描	5	2.0
口内牙片机	3	1.5

a 双管头或多管头 X 射线设备的所有管球安装在同一间机房内。

b 单管头、双管头或多管头 X 射线设备的每个管球各安装在 1 个房间内。

c 透视专用机指无诊断床、标称管电流小于 5mA 的 X 射线设备。

d 机房内有效使用面积指机房内可划出的最大矩形的面积。

e 机房内单边长度指机房内有效使用面积的最小边长。

表 7-2-4　不同类型 X 射线设备机房的屏蔽防护铅当量厚度的要求

机房类型	有用线束方向铅当量/mmPb	非有用线束方向铅当量/mmPb
标称 125kV 以上的摄影机房	3.0	2.0
标称 125kV 及以下的摄影机房	2.0	1.0
C 形臂 X 射线设备机房	2.0	2.0
口腔 CBCT、牙科全景机房（有头颅摄影）	2.0	1.0
透视机房、骨密度仪机房、口内牙片机房、牙科全景机房（无头颅摄影）、碎石机房、模拟定位机房、乳腺摄影机房、乳腺 CBCT 机房	1.0	1.0
CT 机房（不含头颅移动 CT）CT 模拟定位机房	2.5	

1）具有透视功能的 X 射线设备在透视条件下检测时，周围剂量当量率应不大于 2.5μSv/h。测量时，X 射线设备连续出束时间应大于仪器响应时间。

2）CT 机、乳腺摄影、乳腺 CBCT、口内牙片摄影、牙科全景摄影、牙科全景头颅摄影、口腔 CBCT 和全身骨密度仪机房外的周围剂量当量率应不大于 2.5μSv/h。

3）具有短时、高剂量率曝光的摄影程序（如 DR、CR、屏片摄影）机房外的周围剂量当量率应不大于 25μSv/h，当超过时应进行机房外人员的年有效剂量评估，应不大于 0.25mSv。

4）车载式诊断 X 射线设备工作时，应在车辆周围 3m 设立临时控制区，控制区边界的周围剂量当量率应符合上述 1）~3）条的要求。

（2）机房的辐射屏蔽防护检测按《放射诊断放射防护要求》（GBZ 130—2020）中 X 射线设备机房防护检测的要求进行。

（3）宜使用能够测量短时间出束和脉冲辐射场的设备进行测量，若测量仪器达不到响应时间要求，则应对其读数进行响应时间修正。

3. X 射线设备工作场所防护

（1）X 射线设备机房应设有观察窗或摄像监控装置，其设置的位置应便于观察到受检者状态及防护门开闭情况。

（2）机房内不应堆放与该设备诊断工作无关的杂物。

（3）机房应设置动力通风装置，并保持良好的通风。

（4）机房门外应有电离辐射警告标志；机房门上方应有醒目的工作状态指示灯，灯箱上应设置如"射线有害、灯亮勿入"的可视警示语句。候诊区应设置放射防护注意事项告知栏。

（5）平开机房门应有自动闭门装置。推拉式机房门应设有曝光时关闭机房门的管理措施。工作状态指示灯能与机房门有效关联。

（6）电动推拉门宜设置防夹装置。

（7）受检者不应在机房内候诊。非特殊情况，检查过程中陪检者不应滞留在机房内。

（8）模拟定位设备机房防护设施应满足相应设备类型的防护要求。

（9）CT 装置的安放应利于操作者观察受检者。

（10）机房出入门宜处于散射辐射相对低的位置。

（11）车载式诊断 X 射线设备工作场所的选择应充分考虑周围人员的驻留条件，X 射线有用线束应避开人员停留和流动的路线。

（12）车载式诊断 X 射线设备的临时控制区边界上应设立清晰可见的警告标志牌（例如"禁止进入 X 射线区"）和电离辐射警告标志。临时控制区内不应有无关人员驻留。

4. X 射线设备工作场所防护用品及防护设施配置要求

（1）每台 X 射线设备根据工作内容，现场应配备不少于表 7-2-5 基本种类要求的工作人员、受检者防护用品与辅助防护设施，其数量应满足开展工作需要，对陪检者应至少配备铅橡胶防护衣。

（2）车载式诊断 X 射线设备机房个人防护用品和辅助防护设施配置要求依据其安装的设备类型参照表 7-2-5 执行。

（3）除介入防护手套外，防护用品和辅助防护设施的铅当量应不小于 0.25mmPb；介入防护手套铅当量应不小于 0.025mmPb；甲状腺、性腺防护用品铅当量应不小于 0.5mmPb；移动铅防护屏风铅当量应不小于 2mmPb。

（4）应为儿童的 X 射线检查配备保护相应组织和器官的防护用品，防护用品和辅助防护设施的铅当量应不小于 0.5mmPb。

（5）个人防护用品不使用时，应妥善存放，不应折叠放置，以防止断裂。

（6）对于移动式 X 射线设备使用频繁的场所（如：重症监护、危重患者救治、骨科复位等场所），应配备足够数量的移动铅防护屏风。

（二）核医学设备机房防护设施

1. 平面布局、分区与辐射防护

（1）医疗机构在院内区域选择核医学场址时，应充分考虑周围场所的安全，不应邻接产科、儿科、食堂等部门，这些部门选址时也应避开核医学场所。尽可能做到相对独立布置或集中设置，宜有单独出、入口，出口不宜设置在门诊大厅、收费处等人群稠密区域。

（2）核医学工作场所平面布局设计应遵循如下原则：

1）使工作场所的外照射水平和污染发生的概率达到尽可能小。

2）保持影像设备工作场所内较低辐射水平以避免对影像质量的干扰。

3）在核医学诊疗工作区域，控制区的入口和

表 7-2-5　个人防护用品和辅助防护设施配置要求

放射检查类型	工作人员		受检者	
	个人防护用品	辅助防护设施	个人防护用品	辅助防护设施
放射诊断学用 X 射线设备隔室透视、摄影 a	/	/	铅橡胶性腺防护围裙（方形）或方巾、铅橡胶颈套 选配：铅橡胶帽子	可调节防护窗口的立位防护屏； 选配：固定特殊受检者体位的各种设备
放射诊断学用 X 射线设备同室透视、摄影 a	铅橡胶围裙 选配：铅橡胶帽子、铅橡胶颈套、铅橡胶手套、铅防护眼镜	移动铅防护屏风	铅橡胶性腺防护围裙（方形）或方巾、铅橡胶颈套 选配：铅橡胶帽子	可调节防护窗口的立位防护屏； 选配：固定特殊受检者体位的各种设备
口内牙片摄影	/	/	大领铅橡胶颈套	/
牙科全景体层摄影，口腔 CBCT	/	/	大领铅橡胶颈套选配：铅橡胶帽子	/
CT 体层扫描（隔室）	/	/	铅橡胶性腺防护围裙（方形）或方巾、铅橡胶颈套 选配：铅橡胶帽子	/
床旁摄影	铅橡胶围裙 选配：铅橡胶帽子、铅橡胶颈套	/	铅橡胶性腺防护围裙（方形）或方巾、铅橡胶颈套 选配：铅橡胶帽子	移动铅防护屏风 b
骨科复位等设备旁操作	铅橡胶围裙 选配：铅橡胶帽子、铅橡胶颈套、铅橡胶手套、铅防护眼镜	移动铅防护屏风	铅橡胶性腺防护围裙（方形）或方巾、铅橡胶颈套 选配：铅橡胶帽子	/
介入放射学操作	铅橡胶围裙、铅橡胶颈套、铅防护眼镜、介入防护手套 选配：铅橡胶帽子	铅悬挂防护屏/铅防护吊帘、床侧防护帘/床侧防护屏 选配：移动铅防护屏风	铅橡胶性腺防护围裙（方形）或方巾、铅橡胶颈套 选配：铅橡胶帽子	/

注 1："/"表示不做要求。

注 2：各类个人防护用品和辅助防护设施，指防电离辐射的用品和设施。鼓励使用非铅材料防护用品，特别是非铅介入防护手套。

a 工作人员、受检者的个人防护用品和辅助防护设施任选其一即可。

b 床旁摄影时的移动铅防护屏风主要用于保护周围病床不易移动的受检者。

出口应设置门锁权限控制和单向门等安全措施，限制患者或受检者的随意流动，保证工作场所内的工作人员和公众免受不必要的照射。

4）在分装和给药室的出口处应设计卫生通过间，进行污染检测。

（3）核医学工作场所从功能设置可分为诊断工作场所和治疗工作场所。其功能设置要求如下：

1）对于单一的诊断工作场所，应设置给药前患者或受检者候诊区、放射性药物贮存室、分装给药室（可含质控室）、给药后患者或受检者候诊室（根据放射性核素防护特性分别设置）、质控（样品测量）室、控制室、机房、给药后患者或受检者卫生间和放射性废物储藏室等功能用房。

2）对于单一的治疗工作场所应设置放射性药物贮存室、分装及药物准备室、给药室、病房（使用非密封源治疗患者）或给药后留观区、给药后患者专用卫生间、值班室和放置急救设施的区域等功能用房。

3）诊断工作场所和治疗工作场所都需要设置清洁用品储存场所、员工休息室、护士站、更衣室、卫生间、去污淋浴间、抢救室或抢救功能区等辅助用房。

4）对于综合性的核医学工作场所，部分功能用房和辅助用房可以共同利用。

5）正电子药物制备工作场所至少应包括回旋加速器机房工作区、药物制备区、药物分装区及质控区等。

（4）核医学放射工作场所应划分为控制区和监督区。控制区一般包括使用非密封源核素的房间（放射性药物贮存室、分装和/或药物准备室、给药室等）、扫描室、给药后候诊室、样品测量室、放射性废物储藏室、病房（使用非密封源治疗患者）、卫生通过间、保洁用品储存场所等。监督区一般包括控制室、员工休息室、更衣室、医务人员卫生间等。应根据 GB 18871 的有关规定，结合核医学科的具体情况，对控制区和监督区采取相应管理措施。

（5）核医学工作场所的布局应有助于开展工作，避免无关人员通过。治疗区域和诊断区域应相对分开布置。根据使用放射性药物的种类、形态、特性和活度，确定核医学治疗区（病房）的位置及其放射防护要求，给药室应靠近病房，尽量减少放射性药物和给药后患者或受检者通过非放射性区域。

（6）通过设计合适的时间空间交通模式来控制辐射源（放射性药物、放射性废物、给药后患者或受检者）的活动，给药后患者或受检者与注射放射性药物前患者或受检者不交叉，给药后患者或受检者与工作人员不交叉，人员与放射性药物通道不交叉。合理设置放射性物质运输通道，便于放射性药物、放射性废物的运送和处理；便于放射性污染的清理、清洗等工作的开展。

（7）应通过工作场所平面布局的设计和屏蔽手段，避免附近的辐射源（核医学周边场所内的辐射装置、给药后患者或受检者）对诊断区设备成像、功能检测的影响。

（8）正电子药物制备场所，应按相关的药物生产管理规定，合理规划工作流程，使放射性物质的传输运送最佳化，减少对工作人员的照射。回旋加速器室、药物制备室及分装区域的设置应便于放射性核素及药物的传输，并便于放射性药物从分装热室至注射室间的运送。

2. 工作分区及辐射防护要求

（1）核医学的工作场所应按照非密封源工作场所分级规定进行分级，并采取相应防护措施。

（2）应依据计划操作最大量放射性核素的加权活度对开放性放射性核素工作场所进行分类管理，把工作场所分为Ⅰ、Ⅱ、Ⅲ三类。不同类别核医学工作场所用房室内表面及装备结构的基本放射防护要求见表 7-2-6，核医学工作场所分类的加权活度计算方法参考《核医学放射防护要求》（GBZ 120—2020）。

（3）核医学工作场所的通风按表 7-2-6 要求，通风系统独立设置，应保持核医学工作场所良好的通风条件，合理设置工作场所的气流组织，遵循自非放射区向监督区再向控制区的流向设计，保持含放射性核素场所负压以防止放射性气体交叉污染，保证工作场所的空气质量。合成和操作放射性药物所用的通风橱应有专用的排风装置，风速应不小于 0.5m/s。排气口应高于本建筑物屋顶并安装专用过滤装置，排出空气浓度应达到环境主管部门的要求。

（4）分装药物操作宜采用自动分装方式，^{131}I 给药操作宜采用隔室或遥控给药方式。

（5）放射性废液衰变池的设置按生态环境主管部门规定执行。暴露的污水管道应做好防护设计。

（6）控制区的入口应设置电离辐射警告标志。

（7）核医学场所中相应位置应有明确的患者或受检者导向标识或导向提示。

（8）给药后患者或受检者候诊室、扫描室应配

表 7-2-6　不同核医学工作场所用房室内表面及装备结构的基本放射防护要求

种类	分类		
	Ⅰ	Ⅱ	Ⅲ
结构屏蔽	需要	需要	不需要
地面	与墙壁接缝无缝隙	与墙壁接缝无缝隙	易清洗
表面	易清洗	易清洗	易清洗
分装柜	需要	需要	不必须
通风	特殊的强制通风	良好通风	一般自然通风
管道	特殊的管道[a]	普通管道	普通管道
盥洗与去污	洗手盆[b]和去污设备	洗手盆[b]和去污设备	洗手盆[b]

注：[a] 下水道宜短，大水流管道应有标记以便维修检测。
　　[b] 洗手盆应为感应式或脚踏式等手部非接触开关控制。

备监视设施或观察窗和对讲装置。回旋加速器机房内应装备应急对外通信设施。

（9）应为放射性物质内部运输配备有足够屏蔽的储存、转运等容器。容器表面应设置电离辐射标志。

（10）扫描室外防护门上方应设置工作状态指示灯。

（11）回旋加速器机房内、药物制备室应安装固定式剂量率报警仪。

（12）回旋加速器机房应设置门机联锁装置，机房内应设置紧急停机开关和紧急开门按键。

（13）回旋加速器机房的建造应避免采用富含铁矿物质的混凝土，避免混凝土中采用重晶石或铁作为骨料。不带自屏蔽的回旋加速器机房的特殊防护措施：

1）在靶区周围采用"局部屏蔽"的方法，吸收中子以避免中子活化机房墙壁；

2）机房墙壁内表面设置可更换的衬层；

3）选择不易活化的混凝土材料；

4）墙体中有含硼等防中子物质。

（14）回旋加速器机房电缆、管道等应采用 S 型或折型穿过墙壁；在地沟中水沟和电缆沟应分开。不带自屏蔽的回旋加速器应有单独的设备间。

3. 工作场所的防护水平要求

（1）核医学工作场所控制区的用房，应根据使用的核素种类、能量和最大使用量，给予足够的屏蔽防护。在核医学控制区外人员可达处，距屏蔽体外表面 0.3m 处的周围剂量当量率控制目标值应不大于 2.5μSv/h，控制区内屏蔽体外表面 0.3m 处的周围剂量当量率控制目标值应不大于 25μSv/h，宜不大于 2.5μSv/h；核医学工作场所的分装柜或生物安全柜，应采取一定的屏蔽防护，以保证柜体外表面 5cm 处的周围剂量当量率控制目标值应不大于

25μSv/h；同时在该场所及周围的公众和放射工作人员应满足个人剂量限值要求。屏蔽计算中所涉及的常用放射性药物理化特性参见 GBZ 120—2020《核医学放射防护要求》附录 H。PET 相关房间的辐射屏蔽计算方法和示例参见相关标准。自屏蔽回旋加速器机房的屏蔽计算方法由回旋加速器在所有工作条件下所产生中子的最大通量（取决于加速器的类型、能量、粒子类型以及使用的靶等）决定。

（2）应根据使用核素的特点、操作方式以及潜在照射的可能性和严重程度，做好工作场所监测，包括场所周围剂量当量率水平、表面污染水平或空气中放射性核素浓度等内容。开展核医学工作的医疗机构应定期对放射性药物操作后剂量率水平和表面污染水平进行自主监测，每年应委托有相应资质的技术服务机构进行检测。核医学工作场所的放射性表面污染控制水平见表 7-2-7。

（三）放射治疗设备机房防护设施

1. 布局要求

（1）放射治疗设施一般单独建造或建在建筑物底部的一端；放射治疗机房及其辅助设施应同时设计和建造，并根据安全、卫生和方便的原则合理布置。

（2）放射治疗工作场所应分为控制区和监督区。治疗机房、迷路应设置为控制区；其他相邻的、不需要采取专门防护手段和安全控制措施，但需经常检查其职业照射条件的区域设为监督区。

（3）治疗机房有用线束照射方向的防护屏蔽应满足主射线束的屏蔽要求，其余方向的防护屏蔽应满足漏射线及散射线的屏蔽要求。

（4）治疗设备控制室应与治疗机房分开设置，治疗设备辅助机械、电器、水冷设备，凡是可以与治疗设备分离的，尽可能设置于治疗机房外。

（5）应合理设置有用线束的朝向，直接与治疗

表 7-2-7 核医学工作场所的放射性表面污染控制水平

单位：Bq/cm²

表面类型		α 放射性物质		β 放射性物质
		极毒性	其他	
工作台、设备、墙壁、地面	控制区 [a]	4	4×10	4×10
	监督区	4×10⁻¹	4	4
工作服、手套、工作鞋	控制区	4×10⁻¹	4×10⁻¹	4
	监督区			
手、皮肤、内衣、工作袜		4×10⁻²	4×10⁻²	4×10⁻¹

注：[a] 该区内的高污染子区除外。

机房相连的治疗设备的控制室和其他居留因子较大的用室,尽可能避开被有用线束直接照射。

(6) X 射线管治疗设备的治疗机房、术中放射治疗手术室可不设迷路;伽马刀治疗设备的治疗机房,根据场所空间和环境条件,确定是否选用迷路;其他治疗机房均应设置迷路。

(7) 使用移动式电子加速器的手术室应设在医院手术区的一端,并和相关工作用房(如控制室或专用于加速器调试、维修的储存室)形成一个相对独立区域,移动式电子加速器的控制台应与移动式电子加速器机房分离,实行隔室操作。

2. 放射治疗室的面积及通风要求

(1) 放射治疗室应有足够的有效使用面积(不含迷路):

1)加速器治疗室不应小于 $30m^2$;

2) ^{60}Co 治疗室、立体定向放射治疗室的面积不应少于 $30m^2$;

3) X 射线治疗室的面积不应少于 $24m^2$;

4)移动式电子加速器治疗室的面积不应少于 $36m^2$;

5)后装治疗室内有效使用面积应不应小于 $20m^2$。

(2) 放射治疗室应有良好的通风:进风口宜设在治疗室上部,排风口应设在治疗室下部,进风口与排风口应有足够的距离以确保室内空气充分交换;治疗室通风方式应以机械通风为主,通风换气次数应不小于 4 次/h。

3. 屏蔽要求

(1) 治疗机房墙和入口门外关注点周围剂量当量率参考控制水平

1)治疗机房(不包括移动式电子加速器治疗机房)墙和入口门外 30cm 处(关注点)的周围剂量当量率应不大于下述①、②、③所确定的周围剂量当量率参考控制水平:

① 使用放射治疗周工作负荷、关注点位置的使用因子和居留因子,由周剂量参考控制水平求得关注点的周围剂量当量率参考控制水平。

② 按照关注点人员居留因子的不同,分别确定关注点的最高周围剂量当量率参考控制水平。

③ 由上述①中的导出周围剂量当量率参考控制水平和②中的最高周围剂量当量率参考控制水平,选择其中较小者作为关注点的周围剂量当量率参考控制水平。

2)对移动式电子加速器治疗机房墙和入口门外 30cm 处,当居留因子 $T \geq 1/2$ 时,其周围剂量当量率参考控制水平为 $\leq 10\mu Sv/h$,当 $T < 1/2$ 时,其周围剂量当量率参考控制水平为 $\leq 20\mu Sv/h$。

(2) 治疗机房顶屏蔽的周围剂量当量率参考控制水平

1)在治疗机房上方已建、拟建二层建筑物或在治疗机房旁邻近建筑物的高度超过自辐射源点至机房顶内表面边缘所张立体角区域时,距治疗机房顶外表面 30cm 处,或在该立体角区域内的高层建筑物中人员驻留处,周围剂量当量率参考控制水平同治疗机房墙和入口门外关注点周围剂量当量率参考控制水平。

2)除治疗机房(不包括移动式电子加速器治疗机房)墙和入口门外 30cm 处(关注点)的周围剂量当量率应不大于相应的周围剂量当量率参考控制水平。若存在天空反射和侧散射,并对治疗机房墙外关注点位置照射时,该项辐射和穿出机房墙透射辐射在相应处的周围剂量当量率的总和,按治疗机房墙和入口门外关注点周围剂量当量率参考控制水平确定关注点的周围剂量当量率作为参考控制水平。

(3) 屏蔽材料的选择应考虑其结构性能、防护性能和经济因素,符合最优化要求,新建机房一般选用普通混凝土。

4. 安全装置和警示标志要求

(1) 监测报警装置:含放射源的放射治疗机房内应安装固定式剂量监测报警装置,应确保其报警功能正常。

(2) 联锁装置:放射治疗设备都应安装门机联锁装置或设施,治疗机房应有从室内开启治疗机房门的装置,防护门应有防挤压功能。

(3) 标志:医疗机构应当对下列放射治疗设备和场所设置醒目的警告标志:

1)放射治疗工作场所的入口处,设有电离辐射警告标志。

2)放射治疗工作场所应在控制区进出口及其他适当位置,设有电离辐射警告标志和工作状态指示灯。

(4) 急停开关

1)放射治疗设备控制台上应设置急停开关,除移动加速器机房外,放射治疗机房内设置的急停开关应能使机房内的人员从各个方向均能观察到且便于触发。通常应在机房内不同方向的墙面、入口门内旁侧和控制台等处设置。

2）放射源后装近距离治疗工作场所，应在控制台、后装机设备表面人员易触及位置以及治疗机房内墙面各设置一个急停开关。

（5）应急储存设施

1）γ源后装治疗设施应配备应急储源器。

2）中子源后装治疗设施应配备符合需要的应急储源水池。

（6）视频监控、对讲交流系统控制室应设有在实施治疗过程中观察患者状态、治疗床和迷路区域情况的视频装置；还应设置对讲交流系统，以便操作者和患者之间进行双向交流。

三、操作技术和规程要求

（一）X射线设备操作技术和规程

1. X射线设备操作技术和规程与防护安全一般要求

（1）放射工作人员应熟练掌握业务技术，接受放射防护和有关法律知识培训，满足放射工作人员岗位要求。

（2）根据不同检查类型和需要，选择使用合适的设备、照射条件、照射野以及相应的防护用品。

（3）合理选择各种操作参数，在确保达到预期诊断目标条件下，使受检者所受到的照射剂量最低。

（4）如设备具有儿童检查模式可选项时，对儿童实施检查时应使用该模式；如无儿童检查模式，应适当调整照射参数（如管电压、管电流、照射时间等），并严格限制照射野。

（5）X射线设备曝光时，应关闭与机房相通的门、窗。

（6）放射工作人员应按 GBZ 128 的要求接受个人剂量监测。

（7）在进行病例示教时，不应随意增加曝光时间和曝光次数。

（8）不应使用加大摄影曝光条件的方法，提高过期胶片的显影效果。

（9）工作人员应在有屏蔽的防护设施内进行曝光操作，并应通过观察窗等密切观察受检者状态。

2. 透视检查用X射线设备操作的防护安全要求

（1）应尽量避免使用普通荧光透视检查，使用中应避免卧位透视，采用普通荧光屏透视的工作人员在透视前应做好充分的暗适应。

（2）进行消化道造影检查时，应严格控制照射条件和避免重复照射，对工作人员、受检者都应采取有效的防护措施。

（3）借助X射线透视进行骨科整复、取异物等诊疗活动时，不应连续曝光，并应尽可能缩短累积曝光时间。

3. 摄影检查用X射线设备操作的防护安全要求

（1）应根据使用的不同X射线管电压更换附加滤过板。

（2）应严格按所需的投照部位调节照射野，使有用线束限制在临床实际需要的范围内并与成像器件相匹配。

（3）应合理选择胶片以及胶片与增感屏的组合，并重视暗室操作技术的质量控制。

（4）对于 CR 设备，应定期对成像板（IP）进行清洁维护保养和伪影检查。

4. CT 设备操作的防护安全要求

（1）CT 工作人员应根据临床的实际需要，正确选取并优化设备工作参数，在满足诊断需要的同时，尽可能减少受检者受照剂量。

（2）对儿童进行 CT 检查时，应正确选取扫描参数，以减少受照剂量，使儿童的 CT 应用达到最优化。

（3）CT 工作人员应定期检查操作系统上所显示的剂量信息（如 DLP、$CTDI_W$ 或 $CTDI_{vol}$），发现异常时应找出原因并加以纠正。

5. 牙科摄影用X射线设备操作的防护安全要求

（1）口腔底片应固定于适当位置，否则应由受检者自行扶持。

（2）确需进行X射线检查且固定设备无法实施时才可使用便携式牙科X射线摄影设备，曝光时，工作人员躯干部位应避开有用线束方向并距焦点1.5m以上。

6. 乳腺摄影X射线设备操作的防护安全要求

（1）应做好乳腺摄影受检者甲状腺部位的防护。

（2）根据乳房类型和压迫厚度选择合适靶/滤过材料组合，宜使用摄影设备的自动曝光控制功能，获得稳定采集效果，达到防护最优化要求。

7. 移动式和便携式X射线设备操作的防护安全要求

（1）移动式和便携式X射线设备应满足其相应设备的防护安全操作要求。

（2）使用移动式X射线设备在病房内作X射线检查时，应对毗邻床位（2m 范围内）受检者采取防护措施，不应将有用线束朝向其他受检者。

（3）曝光时，工作人员应做好自身防护，合理选择站立位置，并保证曝光时能观察到受检者的姿态。

（4）需近距离操作检查系统的人员应该穿戴铅橡胶围裙或在移动铅防护屏风后进行操作，防护用品及防护设施配置应满足 GBZ 130—2020 6.5 的要求。

（5）在临时的室外操作场所周围应该设置护栏或警告标志，防止无关人员进入。

（6）对非急、危、重症受检者进行床旁操作时，应确定合理的操作时间，例如避开医生集中查房和家属探视等人员集中的时间段。

（7）无论何时使用移动式 X 射线设备进行床旁操作，操作 X 射线设备的工作人员应提前对现场所有人员履行告知义务，并确保控制区内没有无关人员在场。

（8）对协助受检者进行 X 射线检查的人员，应提前履行告知义务并征得其同意，并在陪检者穿着个人防护用品后，才能实施床旁操作。

（9）使用移动式 X 射线设备实施床旁操作时，尽可能采用向下的投照方式。如果采用水平投照方式进行检查时，除接受放射检查的受检者外，应避免有用线束直接朝向邻近的其他人，如果无法避免，则应使用移动铅防护屏风进行隔挡或使用防护用品。

8. 介入放射学和近台同室操作（非普通荧光屏透视）用 X 射线设备操作的防护安全要求

（1）介入放射学、近台同室操作（非普通荧光屏透视）用 X 射线设备应满足其相应设备的防护安全操作要求。

（2）介入放射学用 X 射线设备应具有记录受检者剂量的装置，并尽可能将每次诊疗后受检者受照剂量记录在病历中，需要时，应能追溯到受检者的受照剂量。

（3）除存在临床不可接受的情况外，图像采集时工作人员应尽量不在机房内停留；对受检者实施照射时，禁止与诊疗无关的其他人员在机房内停留。

（4）穿着防护服进行介入放射学操作的工作人员，其个人剂量计佩戴要求应符合 GBZ 128 的规定。

（5）移动式 C 形臂 X 射线设备垂直方向透视时，球管应位于患者身体下方；水平方向透视时，工作人员可位于影像增强器一侧，同时注意避免有用线束直接照射。

9. 车载式诊断 X 射线设备操作的防护安全要求

（1）车载式诊断 X 射线设备应满足其相应设备

的防护安全操作要求。

（2）根据不同检查类型和需要，选择使用合适的设备、照射条件、照射野以及相应的防护用品。应告知并指导受检者合理穿戴个人防护用品。

（3）对受检者实施照射时，与诊疗无关的其他人员不应在车载机房内或临时控制区内停留。

（4）车顶未设置屏蔽的高千伏摄影系统，在其工作时应考虑车厢外表面与有人员办公或居住的建筑物采光窗面的水平距离（建议不小于 10m），车厢底板未做屏蔽的，车下候检位应离车厢表面 3m 以外。透视作业不限。

（二）核医学操作技术和规程要求

1. 个人防护用品、辅助用品及去污用品配备

（1）个人防护用品及去污用品：医疗机构开展核医学工作时，为工作人员配备合适的防护用品和去污用品，数量应满足开展工作的需要。对陪检者应至少配备铅橡胶防护衣。当使用的 ^{99m}Tc 活度大于 800MBq 时，防护用品的铅当量应不小于 0.5mmPb；对操作 ^{68}Ga、^{18}F 等正电子放射性药物和 ^{131}I 的场所，此时应考虑其他的防护措施，如：穿戴放射性污染防护服、熟练操作技能、缩短工作时间、使用注射器防护套和先留置注射器留置针等措施。

（2）辅助用品：根据工作内容及实际需要，合理选择使用移动铅屏风、注射器屏蔽套、带有屏蔽的容器、托盘、长柄镊子、分装柜或生物安全柜、屏蔽运输容器/放射性废物桶等辅助用品。

2. 放射性药物操作的放射防护要求

（1）操作放射性药物应有专门场所，如临床诊疗需要在非专门场所给药时则需采取适当的防护措施。放射性药物使用前应适当屏蔽。

（2）装有放射性药物的给药注射器，应有适当屏蔽。

（3）操作放射性药物时，应根据实际情况，熟练操作技能、缩短工作时间并正确使用个人防护用品。

（4）操作放射性碘化物等挥发性或放射性气体应在通风柜内进行。通风柜保持良好通风，并按操作情况必要时进行气体或气溶胶放射性浓度的监测；操作放射性碘化物等挥发性或放射性气体的工作人员宜使用过滤式口罩。

（5）控制区内不应进食、饮水、吸烟、化妆，也不应进行无关工作及存放无关物品。

（6）操作放射性核素的工作人员，在离开放射性工作场所前应洗手和进行表面污染检测，如其污染水平超过规定值,应采取相应去污措施。

(7)从控制区取出物品应进行表面污染检测,以杜绝超过规定的表面污染控制水平的物品被带出控制区。

(8)为体外放射免疫分析目的而使用含 ^{3}H、^{14}C、^{125}I 等核素的放射免疫分析试剂盒可在一般化学实验室进行。

(9)放射性物质的贮存容器或保险箱应有适当屏蔽。放射性物质的放置应合理有序、易于取放,每次取放的放射性物质应只限于需用的部分。

(10)放射性物质贮存室应定期进行放射防护监测,无关人员不应入内。

(11)贮存和运输放射性物质时应使用专门容器,取放容器中内容物时,不应污染容器。容器在运输时应有适当的固定措施。

(12)贮存的放射性物质应及时登记建档,登记内容包括生产单位、到货日期、核素种类、理化性质、活度和容器表面放射性污染擦拭试验结果等。

(13)所有放射性物质不再使用时,应立即送回原地安全储存。

(14)当发生放射性物质溢出、散漏事故时,应根据单位制定的放射事故处置应急预案,及时控制、消除放射性污染;当人员皮肤、伤口被污染时,应迅速去污并给予医学处理。

(15)核医学放射工作人员应按 GBZ 128 的要求进行外照射个人监测,同时对于近距离操作放射性药物的工作人员,宜进行手部剂量和眼晶状体剂量监测,保证眼晶状体连续 5 年期间,年平均当量剂量不超过 20mSv,任何 1 年中的当量剂量不超过 50mSv;操作大量气态和挥发性物质的工作人员,例如近距离操作 ^{131}I 的工作人员,宜按要求进行内照射个人监测。

(三)放射治疗操作技术和规程要求

1. 对于高于 10MV 的 X 射线治疗束和质子重离子治疗束的放射治疗,除考虑中子放射防护外,在日常操作中还应考虑感生放射线的放射防护。

2. 后装放射治疗操作中,当自动回源装置功能失效时,应有手动回源的应急处理措施。

3. 操作人员应遵守各项操作规程,认真检查安全联锁,应保障安全联锁正常运行。

4. 工作人员进入涉放射源的放射治疗机房时应佩戴个人剂量报警仪。

5. 实施治疗期间,应有两名及以上操作人员协同操作,认真做好当班记录,严格执行交接班制度,

密切注视控制台仪器及患者状况,发现异常及时处理,操作人员不应擅自离开岗位。

四、质量保证和质量控制

(一)放射诊断质量保证要求

1. 放射诊断质量保证大纲 医学影像科应建立质量管理体系,应制定一个放射诊断质量保证大纲,内容应包括:

(1)影像质量评价;

(2)受检者剂量评价;

(3)在投入使用时和投入使用后定期对辐射发生器的物理参数的测量以及对显像装置的检查;

(4)定期检查诊断中使用的相应的物理因素和临床因素;

(5)书面记录有关的程序和结果;

(6)剂量测量和监测仪器、相应校准和操作条件的核实;

(7)纠正行动、追踪及结果评价的程序;

(8)规定各种 X 射线设备及场所应经具备资质的机构检测,合格后方可使用。

2. 测量和校准

质量保证大纲中有关测量和校准的要求包括:

(1)使用的剂量测量仪器应具有连续、有效的检定证书、校准证书或符合要求的其他溯源性证明文件;

(2)在 X 射线诊断检查中应该使用与受检者剂量相关的适当的剂量学量;

(3)在介入放射学中相关的量包括总透视时间、图像总数、透视剂量率、参考点剂量以及剂量面积乘积等。

(二)核医学质量保证要求

1. 医疗照射质量保证大纲 医疗照射质量保证大纲至少应包括以下内容:

(1)对新或维修过的显像器件和辐照装置,使用前应测量其相关的物理参数,并且以后对其进行定期测量;

(2)患者或受检者诊断或治疗中使用的相关的物理参数和临床方法;

(3)书面记录和操作的规范化程序(例如患者或受检者的病史和体征、诊断摘要、适应证和禁忌证等);

(4)确认使用的放射性药物及其使用程序与执业医师开具的处方相一致的验证程序;

(5)剂量测定和监测仪器的校准或检定及工作

条件的验证程序；

（6）对已制定的质量保证大纲进行定期审查并及时更新。

2. 管理制度和操作流程

管理制度和操作流程至少应包括以下内容：

（1）诊疗申请及处方程序（包括患者或受检者的病史和体征、诊断摘要、调查的适合性和禁忌证等内容）；

（2）放射药物使用程序（包括可靠的施药程序及药物施用量质控、患者或受检者信息及身份识别等内容）；

（3）临床工作程序（包括放射性药物制备及转运、临床环境、患者或受检的运送和准备、设备性能、采购规程和废物处理等内容）；

（4）技术培训及经验收集程序（包括所有相关人员的培训和经验收集等内容）；

（5）数据分析和处理程序（包括处理规程、设备性能、数据完整性等内容）；

（6）放射性药品台账制度，记录全部购入的药品，每次领取的数量及领取人签字等信息。

（三）放射治疗质量保证要求

1. 质量保证 开展放射治疗的医疗机构应制定放射治疗质量保证大纲。质量保证大纲应包括：

（1）执业医师和医学物理人员应对每一种放射治疗的实践活动编写标准化的程序性文件及相应的临床核查的规范化程序并确保其有效实施；

（2）患者固定、肿瘤定位、治疗计划设计、剂量施予及其相关验证的程序；

（3）实施任何照射前对患者身份、肿瘤部位、物理和临床因素的核查程序；

（4）剂量测定、监测仪器校准及工作条件的验证程序；

（5）书面记录、档案保存在内的整个患者治疗过程的规范化程序；

（6）偏差和错误的纠正行动、追踪及结果评价的程序；

（7）对质量保证大纲定期和独立的审查程序。

2. 测量和校准

（1）放射治疗单位应配置医学物理人员。开展放射治疗的医疗机构应确保医学物理人员遵循国家相关标准进行患者的剂量测定并形成文件。

（2）开展放射治疗的医疗机构应确保：

1）对用于放射治疗剂量测定的剂量计和其他检测仪器进行量值溯源，按国家法规和技术标准的

时间间隔要求对其进行校准；

2）在放射治疗设备新安装、大维修或更换重要部件后应进行验收检测；

3）每年至少接受一次状态检测；

4）开展临床剂量验证工作，包括体模测量或在体测量。

第三节 剂量限值与剂量约束

一、职业照射

（一）剂量限值

要保障放射工作人员的职业健康，除了在实施放射实践正当性和放射防护最优化原则的同时，还要限制放射工作人员的照射剂量水平，即所受照射的剂量不应超过规定的限值，这个限值就叫个人剂量限值。

1990年，国际放射防护委员会（ICRP）第60号报告，个人剂量限值按5年平均，5年不得超过100mSv，即年平均期限为20mSv，并且补充规定单年有效剂量不得超过50mSv。

个人剂量限值和职业卫生标准中规定的生物接触限值一样，高于限值是比较危险的，容易引发职业病；但低于限值并不代表安全，只是其随机性效应在可以承受的范围，因此应尽量使照射保持尽量低的剂量水平。剂量水平越低，职业病危害性也越低。

个人剂量限值是在实施放射实践正当性和放射防护最优化原则下设置的一条警戒线。它不是放射防护体系严格程度的唯一度量，不能把符合剂量限值作为做好放射防护工作的充分证据。如果实施了放射实践正当性和放射防护最优化原则，做好接触时间、接触距离的控制管理，做好屏蔽防护（包括工程防护措施和个体防护措施），则很少需要应用个人剂量限值。

放射工作人员的年剂量当量指放射工作人员在一年工作期间摄入放射性核素（内照射）的待积剂量当量与这一年内所受外照射的剂量当量的总和。放射工作人员的年剂量当量不包含天然本底照射和医疗照射。

（二）剂量约束

剂量约束（dose constraint）是指计划照射情况下，对某一辐射源引起的个人剂量的一种限制。它是预期的、与源相关的。剂量约束数值代表防护的

基本水平，且总是低于有关的剂量限值。对于职业照射，约束是一种与源相关的个人剂量值，用于限制最优化过程所考虑的选择范围。对于公众照射，剂量约束是公众成员从一个受控源的计划运行中接受的年剂量上界。剂量约束所指的照射是任何关键人群组在某个受控源的预期运行过程中、经所有照射途径所接受的年剂量之和。对每个源的剂量约束应保证关键人群所受的来自所有受控源的剂量之和保持在剂量限值之内。

对于医疗照射，除医学研究受照人员或照顾受照患者的人员（工作人员除外）的防护最优化以外，剂量约束值应被视为指导水平。

剂量约束首次出自国际放射防护委员会（ICRP）1990年的第60号建议书，之前曾称为"上界（upper bound）"。其目的是在最优化过程中筛去任何会使个人剂量高于选定约束值的方案。这一限制是需要的，因为各种"合理的"的正当性判断都是以集体的代价和利益为依据的，最终的判断结果难免造成个体之间的不公平。这一不公平只有当个人危险全都很低时才是可接受的。因此，剂量约束可看作是"可容忍"和"可接受"的分界线，即是"可接受"的上限值。豁免水平则表示，在这个数值及其以下，辐射源可获得法规控制的豁免（图7-3-1）。

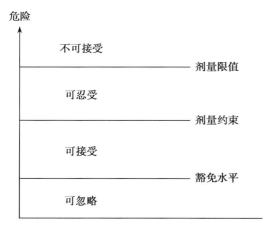

图 7-3-1　辐射危险可接受性分类

二、医疗照射

医疗照射（medical exposure）主要指受检者与患者由于各种身体健康检查需要，和基于自身疾病的诊断或治疗目的而不得不接受各类放射诊疗所产生的电离辐射照射。此外，一些生物医学研究志愿者在有关医学科研计划中有意识接受的电离辐射照射，以及施行放射诊疗过程中知情但自愿帮助护

理及慰问医疗照射患者的人员所接受的电离辐射照射，也划归医疗照射范畴，不过所占比重很小。而含有电离辐射技术的近代放射诊疗，包括普及最广的X射线诊断（亦称放射学），以及临床核医学的诊断或治疗、肿瘤放射治疗（近代称放射肿瘤学）、介入放射学等。几乎所有公众成员的一生中，因定期健康查体需要接受多次各类放射诊断检查的医疗照射。因此，医疗照射是既重要又特殊的一类电离辐射照射。

1895年11月伦琴发现X射线后数月，X射线首次在医学上开始应用，致使医学诊断与治疗方法发生了"革命"，医疗照射随之存在。一个多世纪来，具有独特功能的电离辐射在医学领域的应用蓬勃发展，形成了X射线诊断学、临床核医学、放射肿瘤学、介入放射学等多个分支学科的放射诊疗，已经成为现代医学不可或缺的重要组成部分。随着科技进步、经济发展和全民医疗保健需求的日益剧增，各类放射诊疗的新设备、新技术、新方法层出不穷，医学上应用的各种密封放射源、开放型放射性物质（放射性核素标记的显像剂和治疗药物）、各种各样的射线装置（例如传统与数字化的各类医用诊断X射线机、各类透射型X射线CT、ECT、伽玛刀、X刀和各类医用加速器等）被竞相研发并投入临床医学实践，人们接受各类放射诊疗的机会大增，来源于各类放射诊疗所产生的医疗照射必然不断地增加。因此，医疗照射的防护越来越受到学术界乃至全社会的强烈关注。

电离辐射技术是把"双刃剑"，各类放射诊疗为公众健康查体和防病治病做出了卓越贡献，但同时也存在着辐射安全隐患和潜在的放射危险。强化医疗照射防护势在必行。20世纪90年代，国际上提出建立诊断性医疗照射的剂量约束概念，随后研究确立不作为剂量限值的医疗照射指导（参考）水平。我国制定的国家标准GB 18871—2002《电离辐射防护与辐射源安全基本标准》，与国际接轨，首次建立了放射诊断的医疗照射指导（参考）水平。

（一）X射线成像诊断参考水平

1. 诊断参考水平

（1）在医学诊断为目的的医疗照射中应鼓励建立诊断参考水平，并以此来约束其实践活动。

（2）对常用的诊断性医疗照射，应通过广泛的质量调查数据推导，由相应的专业机构与审管部门制定诊断参考水平，提供给有关执业医师作为指南使用，并根据技术的进步不断对其进行修订。

1）当某种检查的剂量超过相应的诊断参考水平时，采取行动改善优化程度，使在确保获得必需的诊断信息的同时尽量降低受检者的受照剂量。

2）当剂量显著低于相应的诊断参考水平而照射又不能提供有用的诊断信息和给受检者带来预期的医疗利益时，按需要采取纠正行动。

2. 典型受检者诊断参考水平　典型受检者 X 射线摄影、CT 检查、乳腺摄影和 X 射线透视的剂量或剂量率诊断参考水平见第八章。

（二）核医学诊断参考水平

1. 执业医师应参照核医学诊断参考水平，以保证放射性药物施用活度的合理性。

2. 使用参考水平的原则

（1）当患者或受检者剂量或施用活度显著低于相应的参考水平，又不能提供有用的诊断信息或给患者或受检者带来预期的医疗利益时，应按需要采取纠正行动。

（2）当患者或受检者剂量或施用活度显著超出相应的参考水平时，应考虑参考水平是否未达到辐射防护最优化，或医学实践活动是否保持在适当良好水平；这些参考水平是对一般而言的，仅具参考作用，实施诊断检查的医师，应根据患者或受检者的体质、病理条件、体重和年龄等具体情况，确定合理的施用量。

3. 患者出院的管理要求

（1）接受 ^{131}I 治疗的患者，应在其体内的放射性活度降至 400MBq 或距离患者体表 1m 处的周围剂量当量率不大于 25μSv/h 方可出院，以控制该患者家庭与公众成员可能受到的照射。对接受其他放射性药物治疗的患者仅当患者体内放射性活度低于 GBZ 120—2020《核医学放射防护要求》的要求时才能出院。患者体内活度检测控制应按 GBZ 120—2020《核医学放射防护要求》推荐的方法进行。

（2）对甲亢和甲状腺癌患者，出院时应按 GBZ 120—2020《核医学放射防护要求》中给出接触同事和亲属及到公众场所的合理限制和有关防护措施（限制接触时间及距离等）的书面建议。

4. 陪护者、探视者和家属的防护管理要求

（1）开展核医学工作的医疗机构应向陪护者、探视者和家庭成员提供有关的辐射防护措施（例如限定接触或接近患者或受检者的时间等）及其相应的书面指导，用相应的剂量控制参考值对其所受剂量加以约束，使其在患者或受检者诊断或治疗期间所受的剂量不应超过 5mSv。儿童应尽量避免探视

已施用放射性药物的患者或受检者，无法避免时所受剂量不应超过 1mSv。

（2）对接受放射性药物治疗的患者，应对其家庭成员提供辐射防护的书面指导。对接受放射性药物治疗的住院患者，仅当其家庭成员中的成人所受剂量不能超过 5mSv、其家庭成员中的儿童以及其他公众所受剂量不能超过 1mSv，才能允许患者出院。探视者和家庭成员所受剂量的估算方法以及与剂量约束相对应的放射性药物施用量参见 GBZ 120—2020《核医学放射防护要求》中的方法。

（三）放射治疗

放射治疗的剂量取决于肿瘤细胞对射线的敏感性、肿瘤的大小、肿瘤周围正常组织对射线的耐受性等。一般情况下治疗鳞状细胞癌需要 60~70Gy/6~7W，腺癌需要 70Gy/7W 以上，未分化癌需 50~60Gy/5~6W。

对于亚临床病灶，放疗会有好的效果，只需一般剂量的 2/3 或 4/5 即可控制肿瘤生长。目前治疗方法多适当地扩大照射野，使其包括可能浸润或可能转移的淋巴区，待达到亚临床剂量后，缩小射野，针对肿瘤补足剂量。由于大的肿瘤血运差及乏氧状态，很难达到理想的治疗效果，故最好能采取与热疗或手术的综合治疗。

第四节　放射防护的基本方法

一、外照射防护的基本方法

（一）外照射概念

通俗地讲，存在于人体外部的辐射源对人体的辐射照射，就称之为外照射。通常在防止外照射的过程中，需要重点关注的射线有高能 β 射线、γ 射线、电子、X 射线及中子射线等。

（二）外照射防护的基本方法

1. 控制辐射源　对使用辐射源（放射性核素或射线装置）的场所，应根据工作需要选择适宜活度的放射源；对射线装置，则要保证射线质量，减少无用辐射成分。如运用诊断 X 射线，应尽量采用高电压、低电流的方式。

2. 时间防护　工作人员操作或接触辐射源时间越长，所接受的总剂量越大，所以在满足工作要求的情况下，应尽量减少接触放射线的时间，以减少人体所接受的剂量。

减少受照时间的方法主要有提高操作技术的

熟练程度,采用机械化、自动化操作,严格遵守规章制度以及减少在辐射场的不必要停留等。

3. 距离防护 根据平方反比法则,点状源所致剂量率与距离源的距离平方成反比。也就是说,距离增加1倍,剂量率则降为原来的1/4。因此,离源越远,剂量率越低,在相同时间内受到的照射量也越少。在实际工作中,常用长柄钳子、机械等远距离操作工具,远距离自动控制装置等,以增大人体与辐射源之间的距离。

4. 屏蔽防护 通过上述三种方法可以减少人员所接受的剂量,但是有限的,还不能真正做到有效的外照射防护。因为有时空间不够大,或操作时必须接近辐射源,因而屏蔽防护是最常用的防护方法。

屏蔽防护就是根据辐射源所致电离辐射通过物质时被减弱的原理,在人员和辐射源之间设置一种或数种能减弱射线强度的材料构成的装置,从而使穿透屏蔽物入射到人员的射线量减少,以达到降低人员所受剂量的目的。屏蔽所用的材料根据辐射源不同的性质、类型、活度、射线输出量大小等决定,其厚度根据控制水平来确定。

外照射防护中,需根据实际情况,合理应用上述基本措施。在解决具体防护问题时,这些措施常常是结合使用的。

除了上述基本措施,还应做好人员的防护培训,进行工作环境和个人剂量的监测,及时屏蔽或清走暂时无用或多余的放射性物质等。

二、内照射防护的基本方法

(一)内照射的概念

内照射,即放射性物质进入人体内产生的照射(体内污染),通常是指放射性物质经由空气吸入(呼吸道)、食物食入(消化道),或经皮肤、黏膜和伤口以及其他途径吸收进入体内,在体内释放对周围组织或器官造成照射。

(二)内照射的特点

内照射不同于外照射的显著特点在于,放射性物质一经进入体内,将对机体产生连续性照射,直至完全衰变成稳定性核素或全部排出体外,对机体的照射才会停止。特别是一些有效半衰期很长的核素,在体内排泄速度很慢,容易造成人体的长期负担。因此,内照射防护的基本原则是制定各种规章制度,采取各种措施,尽可能地阻断放射性物质进入人体的各种途径,在最优化原则的范围内,使摄

入量减少到容许水平以下尽可能低的水平。

(三)内照射进入人体内的途径

1. 呼吸道 存在于空气中的放射性气溶胶(直径 $10^{-3} \sim 1\mu m$ 的固体或液体颗粒)或放射性气体通过呼吸道进入人体。放射性物质粒径大于 $1\mu m$ 者,大部分被阻滞在鼻咽部、气管和支气管内,被滞留在鼻咽部、气管和支气管的大部分灰尘通过咳痰排出体外或吞入胃内,仅少部分吸收入血。

放射性物质粒径在 $0.01 \sim 1.00\mu m$ 的落下灰危害最大,大部分沉积在肺部(包括细支气管、肺泡管、肺泡、肺泡囊)。部分吸收入血,部分被吞噬细胞吞噬后滞留在肺内成为放射灶。

2. 消化道 可经过污染的手,用口接触被放射性污染的器具或物品,或饮用被放射性污染的水、食物、药品等方式摄入体内,也可通过食物链经消化道进入体内。

3. 皮肤黏膜/伤口 伤口和皮肤黏膜被污染后,如不及时洗消,放射性物质可通过伤口和皮肤黏膜的渗透、吸收进入体内。伤口、破损处对放射性物质吸收率较高。

(四)内照射常见防护措施

内照射防护的基本方法就是"隔离"和"稀释"。隔离就是把操作人员与放射性物质隔离开,例如为防止放射性物质进入空气而被吸入人体,蒸发放射性液体或操作放射性粉尘时,必须在通风柜或手套箱内进行;为防食入放射性物质,严禁在工作场所吸烟和饮食等。稀释就是把空气或水中的放射性物质的浓度降低到容许水平以下,例如通风、废水用水稀释、废气高烟囱排放到大气等。在开放性放射操作中(放射性物质没有密封),这两种方法往往联合使用。

1. 防吸入 呼吸道吸入是造成体内放射性污染的主要途径,因此,要尽量防止和减少空气污染。对已污染的空气,可采取:①空气过滤净化;②空气稀释;③增加室内通风等,降低空气中放射性物质浓度;④采用密闭容器;⑤使用个人防护用品(防护手套、口罩等),使工作人员和放射源隔离。

如在高毒性放射操作中,操作的场所要通风,要在密闭手套箱中进行,以限制可能被污染的体积和表面,把工作场所中可能被污染的空气通过过滤净化经烟囱排放到大气中得到稀释,通过配合使用上述方法,从而使工作场所空气中放射性浓度控制在一定水平以下。

2. 防食入(主要防止手、衣物、器具污染食物

和水源污染）

（1）禁止在放射工作场所吃、喝和吸烟。

（2）为防止手污染，操作放射性物质时，必须戴手套；手污染时要认真洗手，指甲常剪。

（3）为保持食堂和宿舍卫生，不许穿着放射性工作场所的工作服进入食堂和宿舍。

（4）警惕食用水源的污染。

3. 防皮肤吸入

（1）应避免皮肤与放射性物质接触，为此可穿戴一些个人防护器具，如辐射防护服、工作帽、防护手套和防护鞋等。

（2）离开工作场所和污染区时，要彻底清洗，要特别注意一些特殊部位的清洗。洗消前后都应进行体表监测。

（3）有创口时，应妥善包扎，并佩戴好个人防护用品，只能操作低水平的放射性物质。

（4）不要用有机溶剂洗手，以免增加皮肤渗透性。一般皮肤的轻微污染，可用洗消皂擦洗，再用清水冲洗，反复2~3次，即可取得满意的效果。

为保护放射工作人员职业健康，预防内照射的发生，保护环境防止放射性污染，达到内照射防护目的，必须采取综合措施进行防护，从工作场所的选址、设计、建造、室内配置、设施、个人防护、放射源的安全包装、运输、安全操作规程和废弃物处理等各个环节进行。

三、外照射屏蔽材料的要求和确定方法

外照射的射线种类一般包括X射线、γ射线、β射线、中子射线等几类，因构成各类射线的粒子成分、电离能力和穿透物质的能力不同，对屏蔽材料的要求也不同。

（一）屏蔽材料选择的一般原则

1. α射线 作用形式为电离、激发，其电离能力最强、穿透能力最弱，一张纸就可以全部把它挡住。屏蔽材料选择原则为一般低原子序数材料，但一般情况下不需要屏蔽材料。

2. γ或X射线 作用形式为光电效应、康普顿效应、电子对效应，电离能力最弱、穿透力最强，需要适当厚度的混凝土或铅板才能有效地阻挡。屏蔽材料选择原则为高原子序数材料，常用屏蔽材料为铅、铁、钨、混凝土、砖。

3. β射线 作用形式为电离、激发、轫致辐射，电离能力和穿透能力介于α射线和γ射线之间，它能穿透普通的纸张，但无法穿透铝板。屏蔽材料选择原则为一般低原子序数材料＋高原子序数材料，常用屏蔽材料为铝、有机玻璃、混凝土、铅。

4. 中子 作用形式弹性散射、非弹性散射、吸收，屏蔽材料选择原则为含氢元素的低原子序数材料、含硼材料，常用屏蔽材料为水、石蜡、含硼聚乙烯。

（二）医用诊断X射线防护屏蔽材料

1. 医用诊断X射线防护中不同屏蔽物质的铅当量参照GBZ 130—2020《放射诊断放射防护》中不同屏蔽物质的铅当量（表7-4-1~表7-4-7）。

（1）医用诊断X射线屏蔽防护中常用屏蔽物质的密度要求，见表7-4-1。

（2）不同屏蔽物质的铅当量见表7-4-2~表7-4-7。

表7-4-1　不同屏蔽物质的密度

屏蔽物质	密度/（g·cm^{-3}）
铅	11.3
混凝土	2.35
铁	7.4
石膏板	0.705
砖	1.65

表7-4-2　铅、混凝土、铁对不同管电压X射线辐射衰减的有关的三个拟合参数

管电压/kV	铅			混凝土			铁		
	α	β	γ	α	β	γ	α	β	γ
30	38.80	178.0	0.347 3	0.317 3	1.698	0.359 3	7.406	41.93	0.395 9
70	5.369	23.49	0.588 1	0.050 87	0.169 6	0.384 7	0.714 9	3.798	0.537 8
90	3.067	18.83	0.772 6	0.042 28	0.113 7	0.469 0	0.397 1	2.913	0.720 4

续表

管电压/kV	铅			混凝土			铁		
	α	β	γ	α	β	γ	α	β	γ
100（主束）	2.500	15.28	0.755 7	0.039 25	0.085 67	0.427 3	0.341 5	2.420	0.764 5
100（散射）	2.507	15.33	0.912 4	0.039 50	0.084 40	0.519 1	0.342 4	2.456	0.938 8
125（主束）	2.219	7.923	0.538 6	0.035 02	0.071 13	0.697 4	0.213 0	1.677	0.821 7
125（散射）	2.233	7.888	0.729 5	0.035 10	0.066 00	0.783 2	0.213 8	1.690	1.086
120（CT）	2.246	5.730	0.547 0	0.038 30	0.014 20	0.658 0	0.279 6	1.519	1.236
140（CT）	2.009	3.990	0.342 0	0.033 60	0.012 20	0.519 0	0.192 2	0.951 9	0.964 9
150（主束）	1.757	5.177	0.315 6	0.032 43	0.085 99	1.467	0.150 1	1.132	0.856 6
150（散射）	1.791	5.478	0.567 8	0.032 40	0.077 50	1.566	0.151 1	1.124	1.151

资料来源：NCRP147 和 BIR/IPEM Radiation Shielding for Diagnostic X-rays。

表 7-4-3　石膏板、砖对不同管电压 X 射线辐射衰减的有关的三个拟合参数

管电压/kV	石膏板			砖		
	α	β	γ	α	β	γ
30	0.120 8	0.704 3	0.361 3	—	—	—
70	0.023 02	0.071 63	0.729 9	0.050 60	0.137 0	0.715 0
90	0.016 33	0.050 39	0.858 5	0.037 50	0.082 00	0.892 0
100（有用线束）	0.014 66	0.041 71	0.893 9	0.035 20	0.088 0	1.149
100（90°非有用线束）	0.014 70	0.040 00	0.975 2	—	—	—
125（有用线束）	0.011 92	0.028 63	0.968 4	0.028 70	0.067 00	1.346
125（90°非有用线束）	0.012 00	0.026 70	1.079	—	—	—
120（CT）	—	—	—	—	—	—
140（CT）	—	—	—	—	—	—
150（有用线束）	0.010 30	0.021 98	1.013	—	—	—
150（90°非有用线束）	0.010 40	0.020 20	1.135	—	—	—

资料来源：NCRP147 和 BIR/IPEM Radiation Shielding for Diagnostic X-rays。
注：—表示文献中未给出值。

表 7-4-4　不同屏蔽物质等效铅当量厚度（1mmPb）

管电压/kV	X/mm			
	混凝土	铁	石膏板	砖
30	122	5.3	318	—
70	93	6.8	271	125
90	74	6.9	239	113
100（有用线束）	70	7.0	234	109
100（90°非有用线束）	69	7.1	221	—
125（有用线束）	87	9.8	278	127
125（90°非有用线束）	80	10.0	251	—
120（CT）	96	9.5	—	—
140（CT）	104	11.8	—	—

续表

管电压/kV	X/mm			
	混凝土	铁	石膏板	砖
150（有用线束）	106	13.5	314	—
150（90°非有用线束）	90	12.8	267	—

表 7-4-5　不同屏蔽物质等效铅当量厚度（2mmPb）

管电压/kV	X/mm			
	混凝土	铁	石膏板	砖
100（有用线束）	129	14.2	413	184
100（90°非有用线束）	128	14.4	395	/
125（有用线束）	158	21.1	492	217
125（90°非有用线束）	147	21.0	451	/
120（CT）	162	18.7	/	/
140（CT）	182	25.0	/	/
150（有用线束）	188	29.9	567	/
150（90°非有用线束）	157	26.6	473	/

表 7-4-6　不同屏蔽物质等效铅当量厚度（2.5mmPb）

管电压/kV	X/mm			
	混凝土	铁	石膏板	砖
100（有用线束）	159	17.9	499	220
100（90°非有用线束）	159	18.0	481	—
125（有用线束）	191	26.5	591	258
125（90°非有用线束）	179	26.3	546	—
120（CT）	193	22.8	—	—
140（CT）	216	31.2	—	—
150（有用线束）	222	37.3	676	—
150（90°非有用线束）	187	33.0	566	—

表 7-4-7　不同屏蔽物质等效铅当量厚度（3mmPb）

管电压/kV	X/mm			
	混凝土	铁	石膏板	砖
100（有用线束）	190	21.5	584	256
100（90°非有用线束）	190	21.7	566	/
125（有用线束）	223	31.9	687	298
125（90°非有用线束）	221	31.6	640	/
120（CT）	223	26.9	/	/
140（CT）	249	37.0	/	/
150（有用线束）	255	44.2	778	/
150（90°非有用线束）	216	39.2	656	/

2. 两种屏蔽物质组合的屏蔽

（1）对于给定两种屏蔽物质的厚度，计算铅当量：查表得到内层屏蔽物质的相当于外部屏蔽物质的当量厚度，加上外部屏蔽物质厚度，得到总的外部屏蔽物质的总当量厚度，查表得到铅当量。

（2）计算在已有外层屏蔽下所需的附加内层屏蔽的铅当量：计算所需外层屏蔽物质的总厚度，扣除已有外层屏蔽，获得所需的附加内层的外层物质的当量厚度，查表得到所需附加内层屏蔽的铅当量或内层屏蔽物质的厚度。

（马新武　陈　勇）

第八章　医用 X 射线诊断的放射防护

第一节　普通 X 射线摄影的放射防护

一、剂量学表征量

（一）入射空气比释动能及入射体表剂量

X 射线摄影中，患者剂量测量的剂量学表征量主要包括入射空气比释动能 K_i（无反散射）、入射表面空气比释动能 K_e（包括反散射）以及空气比释动能-面积乘积（P_{KA}），以前常用入射体表剂量（ESD）（包括反散射）、入射体表剂量率（ESDR）和剂量面积乘积（DAP）。可根据用户需求测量其中一个或多个量。对每一患者，可利用曝光参数的记录值和球管输出量测量值计算得到 K_i。通常 K_e 或 ESD 也称为入射皮肤剂量，它们提供了患者剂量的直接评估，可用热释光剂量计（TLD）、光释光剂量计（OSLD）、辐射光致发光剂量计（RPLD）、电离室剂量仪等固体发光剂量计测量。较为常用的为 TLD 法，其优点是能监测入射体表处的剂量分布，导出入射体表剂量率（ESDR）平均值，缺点是不能进行实时监测。DAP 仪可方便、实时地显示剂量率或者累积剂量，根据测得的 DAP 值和照射野位置和大小可估算出受检者的器官剂量和有效剂量。

普通 X 射线检查中，从简单使用的角度出发，通常直接检测入射体表剂量 ESD（含反散射）或 K_e 在数值上可以视为入射体表的吸收剂量。以 ESD 或 K_e 为基础，利用皮肤剂量和器官剂量转换系数按照公式计算器官或组织的吸收剂量：

$$D_{T,R} = C_R \cdot D_S$$

式中，$D_{T,R}$ 为器官或组织的吸收剂量，单位为 mGy；C_R 为器官剂量转换系数；D_S 为皮肤剂量，单位为 mGy。

可利用器官或组织的吸收剂量和组织权重因子计算有效剂量 E：

$$E = \sum_T \omega_T \cdot \sum_R \omega_R \cdot D_{T,R} \qquad \text{（式 8-1-1）}$$

式中，E 为有效剂量，单位为 mSv；$D_{T,R}$ 为器官或组织的吸收剂量，单位为 mGy；ω_R 为辐射权重因子，对 X 射线为 1，无量纲；ω_T 为组织权重因子，无量纲。

蒙特卡罗模拟法是用计算机模型（数学模体或体素模体）模拟 X 射线束与人体相互作用的物理过程，推导 X 射线光子在人体解剖计算机模型中的能量沉积。通常，可对常规测量值（K_e、ESD、P_{KA}）应用通过适当的蒙特卡罗模拟计算得到的转换系数来估算患者剂量。

芬兰辐射与核安全局（STUK）开发了基于蒙特卡罗模拟法的 PCXMC 计算机程序，用于计算医学 X 射线检查（摄影和透视）所致患者器官剂量和有效剂量。该程序对新生儿到成人的 6 个年龄段使用男女同体的模体，可计算 29 个组织或器官的剂量，给出基于国际放射防护委员会（ICRP）第 103 号出版物和第 60 号出版物不同组织权重因子的有效剂量估算值。该程序使用简单，用户可自由输入患者剂量实测值、检查技术因子、曝光条件、摄影部位和方向以及患者的身高、体重、年龄等参数。在计算器官剂量转换系数时，PCXMC 程序与其他软件之间有很好的一致性。

（二）典型患者剂量

不同 X 射线诊断检查中，患者皮肤剂量、器官剂量典型值、有效剂量等"典型剂量"并不能代表某一具体患者在检查中所接受的实际剂量。患者实际接受的剂量在不同国家和地区、不同医院乃至同一医院的不同检查室之间可能存在显著差异，这主要受到设备类型和性能、操作者的技能、技术因子的选择、质量控制及患者身材等诸多因素的影响。自 20 世纪 80 年代以来，由于设备改进、广泛的剂量调查与核查、推行诊断参考水平（医疗照射指导水平）

和影像质量标准,许多国家常规X射线检查所致患者剂量水平呈大幅度下降趋势。

联合国原子辐射效应科学委员会(UNSCEAR)2008年报告显示,从上次调查(1991—1996年)以来,1997—2007年每年全球放射学(医学和牙科)检查总数从24亿人次上升到36亿人次,增加了约50%。就普通X射线摄影和透视而言,不同国家间检查频度和患者剂量差异相当大,这反映了各地实践、设备和人员方面的显著差异。

典型成年受检者X射线摄影剂量的诊断参考水平见表8-1-1,每次X射线摄影或透视所致成人患者有效剂量典型值见表8-1-2。

二、设备和机房的要求

(一)设备防护要求

X射线诊断指的是利用X射线的穿透性取得人体内器官与组织的影像信息以诊断疾病的技术。医用X射线诊断设备有多种类型,它们的放射防护与安全性能,是保证X射线诊断应用满足放射防护与安全需要的基础。无论是用于透视或摄影,还是特殊用途的X射线设备,在放射防护与安全方面都有相关技术要求(表8-1-3)。

表8-1-1　典型成年受检者X射线摄影剂量的诊断参考水平

检查部位	投照方位	每次摄影入射体表剂量/mGy
腰椎	AP	10
	LAT	30
	LSJ	40
腹部,胆囊造影,静脉尿路造影	AP	10
骨盆	AP	10
髋关节	AP	10
胸	PA	0.4
	LAT	1.5
胸椎	PA	7
	LAT	20
牙齿	牙根尖周	7
	AP	5
头颅	PA	5
	LAT	3

注:AP.前后位;LAT.侧位;LSJ.腰骶关节前后位;PA.后前位。入射体表剂量系空气中吸收剂量(包括反散射)。这些值是基于胶片-增感屏组合情况(相对感度200)的,如果使用高感度400~600的影像接收器,则表中数值应减至1/3~1/2。

表8-1-2　每次X射线摄影或透视所致成人患者有效剂量典型值

X射线摄影/透视程序	有效剂量E平均值/mSv
四肢关节摄影(髋除外)	0.01
胸部摄影(后前位,胶片)	0.02
头颅摄影	0.06
胸椎摄影	0.70
腰椎摄影	1.00
髋关节摄影	0.40
骨盆摄影	0.70
腹部摄影	0.70
门诊胸透	0.33
体检胸透	0.16

表 8-1-3　医用诊断 X 射线机的半值层

使用类型	X 射线管电压/kV	可允许的最小第一半值层/mmAl
正常使用范围	50	1.5
	60	1.8
	70	2.1
	80	2.3
	90	2.5
	100	2.7
	110	3.0
	120	3.2
	130	3.5
	140	3.8
	150	4.1

1. 透视用 X 射线设备的要求

（1）遮线器或称缩光器：遮线器是安装于 X 射线球管套窗口处可调开口大小的防护装置。形成的有用射线束照射野尺寸不得超过接收器尺寸，且四周留有 10~20mm 宽的无光区，开口铅门厚度应大于 2mm。

（2）遮线筒：遮线筒（集光筒）是安装于 X 射线管窗口，紧贴遮线器的防护装置。它主要起消散遮线作用，一般遮线筒可用 0.5mm 铅皮及 1.0mm 厚的铝板复合而成。

（3）滤过片：X 射线球管窗口必须装有适当厚度的铝滤过片，吸收有用射线束中软线成分。

（4）荧光屏：荧光屏铅玻璃应有足够的铅当量，一般应有 2mm 的铅当量；屏周、床侧应设置有效的屏蔽防护及采取其他防护措施。透视用 X 射线荧光屏的灵敏度不应低于 $0.08(\text{cd}\cdot\text{m}^2)/(\text{cGy}\cdot\text{min}^{-1})$。在透视的任何工作位置，X 射线球管焦点、遮光器、遮线筒和荧光屏的中心均应在一条直线上。照射野中心与荧光屏中心的偏差不得大于焦点至荧光屏距离的 2%。

（5）铅帘：对于没有铅椅或非隔室操作的 X 射线机，在荧光屏下面的铅帘配有用铅橡皮条做成的铅帘，厚度相当于 0.5mm 以上的铅当量。每条之间有 10mm 的重叠，其宽度应达 600mm 左右，长度应达 500m 左右，并且铅帘与荧光屏之间连接处不应有空隙。铅帘下面应与铅椅有一定重叠，并保持荧光屏移动时两者始终衔接。在卧位透视时，把荧光屏下的铅帘移至侧位，两侧把手处的铅橡皮防护手套应当宽大。

（6）防咳板：防咳板安装于荧光屏上方，各为 1mm 厚的铝铁，高度和宽度以患者适宜为度。

（7）X 射线机诊视床：X 射线机诊视床床板的铝当量不应超过 1mm。

2. 摄影用 X 射线设备的要求

（1）200mA 及以上摄影用 X 射线设备应有可安装附加滤过板的装置，并配备不同规格的附加滤过板。

（2）X 射线设备应有能调节有用线束照射野的限束装置，并应提供可标示照射野的灯光野指示装置。

（3）滤过板：X 射线球管出束处应装有铝滤过板，以使固有滤过的铝当量不小于规定值，200mA 及其以上的摄影用 X 射线机应有可更换附加滤过板的装置，并配备不同规格的附加滤过板。

（4）灯光野：灯光野与照射野相应边之间的偏差之和不应超过 X 射线球管焦点到灯光野平面垂直距离的 2%。

（5）移动式和携带式 X 射线设备应配备能阻止使用焦皮距小于 30cm 的装置。手术期间透视用、焦点至影像接收器距离固定且影像接收面不超过 300cm² 的 X 射线设备，应有线束限制装置，并将影像接受器平面的照射野减小至 125cm² 以下。

各种医用 X 射线诊断设备，都必须有齐全的随机文件。随机文件应给出设备或部件有关放射防护与安全的性能，可以在使用中更好地掌握、实施与核查有关放射防护与安全技术参数和措施。随机文件应给出所列项与放射防护与安全密切相关的性能，对防护与安全操作非常重要。各种专用和特殊场合应用的 X 射线机,应在随机文件中具体指出各应用条件下必须注意采取的相应防护措施,例如病房或手术中使用的 X 射线机,在骨科整复、特殊检查、体外碎石、儿科以及妇科应用 X 射线机场合等。牙科 X 射线机、乳腺 X 射线摄影、介入放射学等特殊专用设备,更应该明确给出所采用相应放射防护措施的指导。

（二）设备质量控制要求

在中华人民共和国卫生行业标准 WS 76—2020《医用 X 射线诊断设备质量控制检测规范》中对医用 X 射线诊断影响质量保证的一般要求、质量控制检测的项目、技术要求及检测方法做了具体的介绍。

X 射线摄影设备影像质量控制检测项目及技术要求应符合表 8-1-4 的规定。

（三）机房防护要求

1. 防护设计布局 《放射性同位素与射线装置安全和防护条例》中规定,生产、销售、使用放射性同位素和射线装置的单位申请领取许可证,应当具备下列条件:①有与所从事的生产、销售、使用活动规模相适应的,具备相应专业知识和防护知识以及健康条件的专业技术人员;②有符合国家环境保护标准、职业卫生标准和安全防护要求的场所、设施和设备;③有专门的安全和防护管理机构或者专职、

兼职安全和防护管理人员,并配备必要的防护用品和监测仪器;④有健全的安全和防护管理规章制度、辐射事故应急措施;⑤产生放射性废气、废液、固体废物的,具有确保放射性废气、废液、固体废物达标排放的处理能力或者可行的处理方案。X 射线诊断成像设备工作时会产生大量 X 射线,由于 X 射线具有放射性,机房就成为局部区域的放射源。因此,X 射线机房的设计与建造,不同于一般建筑,而有其特殊要求,必须遵循放射防护最优化和质量保证程序原则,符合 GBZ 130—2020《放射诊断放射防护要求》、GB 18871—2002《电离辐射防护与辐射源安全基本标准》等标准,以确保医学放射工作人员和有关公众的放射防护安全。

机房的位置选择要适当,否则不仅影响 X 射线机的使用寿命,而且影响工作效率。一般来说,确定机房应包括以下原则:

（1）应合理设置 X 射线设备、机房的门、窗和管线口位置,应尽量避免有用线束直接照射门、窗、管线口和工作人员操作位。

（2）X 射线设备机房（照射室）的设置应充分考虑邻室（含楼上和楼下）及周围场所的人员防护与安全。

（3）每台固定使用的 X 射线设备应设有单独的机房,机房应满足设备的布局要求;每台牙椅独立

表 8-1-4 X 射线摄影设备质量控制检测项目及技术要求

检测项目	检测要求	验收检测判定标准	状态检测判定标准	稳定性检测	
				判定标准	周期
管电压指示的偏离	数字式高压测量仪	±5.0% 或 ±5.0kV内,以较大者控制	±5.0% 或 ±5.0kV 内,以较大者控制	/	/
输出量重复性	测量 5 次	≤10%	≤10%	≤10%	3 个月
输出量线性	相邻两档间	±10% 内	/	/	/
有用线束半值层	80kV	≥2.3mmAl	≥2.3mmAl	/	/
曝光时间指示的偏离	$t \geq 100$ms	±10% 内	/	±10% 内	3 个月
	$t < 100$ms	±2ms 内或 ±15% 内	/	±2ms 内或 ±15% 内	3 个月
自动曝光控制响应	剂量法	±20% 内	±20% 内	±25% 内	3 个月
自动曝光控制重复性	mAs 或 DDI	≤10%	≤10%	/	/
AEC 电离室之间一致性	mAs 或 DDI	±10% 内	±15% 内	/	/
有用线束垂直度偏离	检测筒和检测板	≤3°	≤3°	≤3°	3 个月
光野与照射野四边的偏离	1m SID,任一边	±1.0cm 内	±1.0cm 内	±1.0cm 内	3 个月

注:mAs,管电流时间乘积;DDI,探测器剂量指示;SID,焦点-影像接收器距离。

设置诊室的,诊室内可设置固定的口内牙片机,供该设备使用,诊室的屏蔽和布局应满足口内牙片机房防护要求。

（4）移动式X射线机（不含床旁摄影机和急救车配备设备）在使用时,机房应满足相应布局要求。

（5）除床旁摄影设备、便携式X射线设备和车载式诊断X射线设备外,对新建、改建和扩建项目和技术改造、技术引进项目的X射线设备机房,其最小有效使用面积、最小单边长度应符合相关规定。

（6）X射线设备机房应设有观察窗或摄像监控装置,其设置的位置应便于观察到受检者状态及防护门开闭的情况。

（7）机房内不应堆放与该设备诊断工作无关的杂物;机房内应设置动力通风装置,并保持良好的通风。

（8）机房门外应有电离辐射警告标志;机房门上方应有醒目的工作状态指示灯,灯箱上应设置如"射线有害,灯亮勿入"的可视警示语句;候诊区应设置放射防护注意事项告知栏。

（9）平开机房门应有自动闭门装置;推拉式机房门应设有曝光时关闭机房门的管理措施;工作状态指示灯能与机房门有效关联;电动推拉门宜设置防夹装置;机房出入门宜处于散射辐射相对低的位置。

根据医院整体规划选择X射线机房地址,然后上报,相关主管部门到现场进行环境评价,经其确认许可后方能确定所选地址,完成建设并进行X射线防护装修。机房墙壁、楼板、门窗等射线防护都应根据影像设备最大管电压或所发射射线的能量（诊断设备单位通常为千电子伏）进行放射防护,一般主照方向防护要求高于侧墙,防护材料可选择铅板、钡水泥、混凝土等,达到相应的铅当量即可。

2. 机房屏蔽防护要求 不同类型X射线设备（不含床旁摄影设备和便携式X射线设备）机房的屏蔽防护应不低于国家标准的规定。

设于多层建筑中的机房,天棚、地板应视为相应侧墙壁考虑,充分注意上下邻室的防护与安全。若机房在楼上,不能用空心预制楼房地板,而应采用约18cm厚混凝土浇筑。确定机房的防护铅当量时,要特别注意两个因素:一是机房门外环境情况,二是机房门是否对应主射线或散射线。具体机房门窗的防护要求:机房在楼的底层时,应设高窗,即窗的下缘至少高出地面2m以上。在没有用线束朝向

时,而窗外又经常无人停留的情况下,窗的铅当量约为2.5mm屏蔽厚度即可,如窗外常有人居留,其铅当量应至少3.0mm。

距X射线设备表面100cm处的周围剂量当量率不大于2.5μSv/h时且X射线设备表面与机房墙体距离不大于100cm时,机房可不作专门屏蔽防护。

3. X射线设备工作场所防护用品与防护设施配置

（1）每台X射线设备根据工作内容,现场应配备基本种类的工作人员、受检者防护用品与辅助防护设施,其数量应满足开展工作需要,对陪检者应至少配备铅橡胶防护衣。

（2）车载式诊断X射线设备机房个人防护用品和辅助防护设施配置要求按照其安装的设备类型参照相应标准的要求执行。

（3）除介入防护手套外,防护用品和辅助防护设施的铅当量应不低于0.25mmPb;介入防护手套铅当量应不小于0.025mmPb;甲状腺、性腺防护用品应不小于0.5mmPb;移动铅屏风铅当量应不小于2mmPb。

（4）个人防护用品不使用时,应妥善存放,不应折叠放置,以防止断裂。

（5）对于移动式X射线设备使用频繁的场所（如重症监护、危重患者救治、骨科复位等场所）,应配备足够数量的移动铅防护屏风。

4. X射线设备机房的防护检测要求 X射线设备机房防护设施和机房周围辐射剂量检测应满足以下要求:

（1）CT机、乳腺摄影、乳腺CBCT、口内牙片摄影、牙科全景摄影、牙科全景头颅摄影、口腔CBCT和全身骨密度仪机房外的周围剂量当量率应不大于2.5μSv/h。

（2）具有短时、高剂量曝光率的摄影程序（如CR、DR、屏片摄影）机房外的周围剂量当量率应不大于25μSv/h,当超过时应进行机房外人员的年有效剂量评估,应不大于0.25mSv。

（3）X射线设备机房的防护检测应在巡测的基础上,对关注点的局部屏蔽和缝隙进行重点检测。关注点包括:四面墙壁、地板、顶棚、机房门、操作室门、观察窗、采光窗/窗体、传片箱、管线洞口、工作人员操作位等,点位选取应具有代表性。

X射线设备机房放射防护安全设施应进行竣工验收,在使用过程中,应进行定期检查和检测,定期

检测的周期为一年。在正常使用中,医疗机构应每日对门外工作状态指示灯、机房门的闭门装置进行检查,对其余防护设施应进行定期检查。

三、临床操作的防护最优化要求

放射技术给人类带来巨大利益的同时,也带来了对人体的潜在的损伤效应,即随机性效应和确定性效应。辐射防护的目的是,在不过分限制对人类产生照射的有益实践活动基础上,有效地保护人类健康,防止确定性效应发生,并将随机性效应的发生率降低到可接受水平。为了实现辐射防护目的,对于实践活动引起的照射提出了辐射防护的三项基本原则,即辐射防护的正当性、防护与安全最优化、剂量限值。这三项基本原则是相互关联的,在实践中不可偏废任何一项,它们共同构成了辐射防护体系的主体。在临床操作中放射工作人员必须熟练掌握业务技术和射线防护知识,认真配合临床医师做好X射线检查的正当性判断,正确掌握其适用范围,并注意查阅以往检查资料,避免不必要的额外检查,合理使用X射线诊断。

1. 医用X射线诊断安全操作防护一般性要求

(1)放射工作人员应熟练掌握业务技术,接受放射防护和有关法律知识培训,满足放射工作人员岗位要求。

(2)根据不同检查类型和要求,选择使用合适的设备、照射条件、照射野以及相应的防护用品。

(3)合理选择各种操作参数,在确保达到预期诊断目标条件下,使受检者所受到的照射剂量最低。

(4)如设备有儿童检查模式可选项时,对儿童实施检查时应使用该模式;如无儿童检查模式,应适当调整照射参数(如管电压、管电流、照射时间等),并严格限制照射野。

(5)X射线设备曝光时,应关闭与机房相通的门和窗。

(6)放射工作人员应按中华人民共和国国家职业卫生标准GBZ 128—2019《职业性外照射个人监测规范》的要求接受个人剂量监测。

(7)在进行病例示教时,不应随意增加曝光时间和曝光次数。

(8)工作人员应在有屏蔽的防护设施内进行曝光操作,并应通过观察窗等密切观察受检者状态。

2. 摄影检查用X射线设备操作的防护安全要求

(1)应根据使用的不同X射线球管电压更换附加滤过板。

(2)应严格按所需的投照部位调节照射野,将有用线束限制在临床实际需要的范围内并与成像器件相匹配。

(3)应合理选择胶片以及胶片与增感屏的组合,并重视暗室操作技术的质量控制。

(4)对于CR设备,应定期对成像板(IP)进行清洁维护保养和伪影检查。

第二节 普通X射线透视检查的放射防护

由于人体不同组织或脏器对X射线的吸收效应不同,强度均匀的X射线透过人体不同部位后的强度也存在相应差异,透过人体后的X射线透射到荧光屏上,就可以显示出明暗不同的荧光像,这种方法称为X射线透视技术。如今,常规X射线检查多数已被数字X射线摄影技术取代,而在需要动态观察组织与器官情况时,透视技术具有经济便捷、时间分辨力高等优点。由于人体大部分组织只依靠自身密度、厚度、原子序数的差异不能在普通摄影检查中显示,就发展了X射线造影检查技术,即将原子序数高于或低于该组织结构的物质引入器官或周围间隙,使之产生对比,从而获得更有诊断价值的影像。例如常见的消化道钡餐造影检查等,X射线透视下通常需要引入对比剂增强组织对比度。对比剂可分高密度和低密度对比剂两类:前者为原子序数大、密度高的钡剂和碘剂,也称阳性对比剂;后者为原子序数小、密度低的物质,例如二氧化碳、氧气、空气等,也称阴性对比剂。造影检查显著扩大了X射线检查范围,既可直接通过口服、灌注或穿刺注入,也可先引入某一特定组织器官内,后经吸收并聚积于造影的靶组织器官,即间接引入使之形成对比显影,例如静脉胆道造影、静脉肾盂造影等。需要注意的是,造影检查必须注意各自的适应证和禁忌证,尤其应注意造影检查的操作安全性,避免使用不当而发生意外事故。

目前,临床上应用的透视X射线造影设备主要为直接荧光屏透视设备和带有影像增强技术的隔室透视设备,应用较为广泛的是数字胃肠X射线机。它是以传统胃肠透视点片装置为基础,与视频信号数字转换装置、计算机图像处理以及控制系统组合的设备,可以把消化道造影的影像立即显示在高清晰度的显像管屏幕上,既可在检查中及时拍摄点片片,也可以实时存储。数字胃肠X射线机能够实现每秒数张的连续摄片,对观察和记录吞咽及胃肠消化道的动态功能具有重要的临床应用价值。

一、剂量学表征量

剂量是多种因素的函数,如组织成分、密度和身体厚度。即使施行一个相同的检查程序,在不同医疗机构由于设备、技术参数以及受检者等因素不同,对受检者所致辐射剂量的评估差异很大,这种差异可达十倍,甚至更高。

X射线造影检查中患者剂量测量的主要剂量学表征量、测量方法、测量模体、计算公式参照本章第一节普通X射线摄影检查中的内容。X射线透视的剂量测量,推荐用聚甲基丙烯酸甲酯(polymethyl methacrylate,PMMA)模体。测量入射表面空气比释动能率,要求探测器应对直接辐射和反散射辐射均有响应(如电离室)。如果探测器对反散射辐射无响应(如固体探测器),则可用测得的入射空气比释动能率乘以适当的反散射系数计算得出。通常某些半导体探测器对反散射没有响应,在使用前应予以确认。空气比释动能-面积乘积易于测量,而且与射线束授予患者的总能量和有效剂量密切相关。

从放射防护角度,推荐首选的检查方式是所致受检者剂量相对小的X射线摄影。但在基于临床需求如需要检查观察脏器动态功能以及用于介入放射学导引插管时,仍需用X射线透视。

在X射线透视检查时,应根据临床实际需求,照射位置和照射野的大小做相应的变动以减少不必要的辐射。如果用热释光剂量计(TLD)监测入射体表剂量(ESD)和入射体表剂量率(ESDR),则TLD要根据检查类型相应布点于相应的范围。热释光剂量计方法的优点是能监测入射体表处的剂量分布和导出平均的入射体表剂量率的值,其缺点是不能进行实时监测。而利用剂量面积仪(DAP仪)可方便地实现实时在线显示剂量率或者累积剂量。一些较好的医用X射线诊断设备(如DSA)已经直接配备有DAP仪或者具有直接计算DAP的功能。通过基于蒙特卡罗模拟计算方法的专用剂量估算软件有PCXMC、RadtechDose等,能根据测得的DAP值和照射野的位置与大小方便地估算出受检者的器官剂量和有效剂量。因此DAP也是一个颇有价值的表征量。对于X射线透视,宜推广应用DAP仪。但是,对于透视时间长,可能造成局部受照部位皮肤发生放射性损伤的一些检查,如某些介入放射学

检查和治疗程序,仍需采用TLD方法监测可能受到大剂量照射部位的累积剂量。

各种X射线诊断所致受检者入射体表剂量(ESD)是很重要的表征量,从简便和实用方面考虑,实际上ESD在数值上可视为受检者体表的吸收剂量,可以进行直接检测得到。

1. 剂量学表征量的典型值 GB 18871—2002给出了我国普通X射线检查的医疗照射指导水平和典型成年受检者X射线透视的剂量率指导水平。由于各种放射诊断检查剂量率差别很大,建立的指导水平只是针对中等身材受检者提出的一种合理典型值,以作为当前良好实践的指南,但不能保证在任何情况下都能达到最佳效果。因此,在实践中首先要注意该指导水平的应用条件,并充分考虑不同受检者的年龄、身材等具体情况,还要注意适当灵活掌握,同时也允许依据正确的临床判断实施高于某些指导水平的照射。

X射线造影检查存在很大的剂量变化范围。患者剂量可以表示为对单一组织或器官的吸收剂量,或表示为对全身的有效剂量。有效剂量可与来自其他辐射源(如天然本底辐射)的剂量进行比较。联合国原子辐射效应科学委员会(United Nations Scientific Committee on the Effects of Atomic Radiation,UNSCEAR)2000年报告书中指出,天然本底辐射所致全世界人口平均的年有效剂量为2.4mSv,当年天然本底辐射的有效剂量范围大致在1~10mSv,高本底辐射地区可达数倍于平均有效剂量。

表8-2-1列出了我国透视检查的患者入射体表剂量(ESD)的典型值(部分)。基于设备和技术条件的改进以及质量控制的推行,与1985年数值相比,1998年不同类型检查所致患者入射皮肤剂量降低了52%~85%。每次X射线摄影或透视检查所致成年患者器官剂量的典型值见表8-2-2。一般情况下,常规X射线摄影和透视检查的患者剂量比CT检查低得多,器官剂量远远小于100mGy。但是,因检查类型和部位而异,一些检查中辐射敏感器官或组织(如甲状腺、红骨髓、乳腺和性腺等)的剂量相对较高,需要重视检查的正当性判断和防护最优化问题。

胸部摄影和X射线造影检查所致成年患者有效剂量典型值的直观比较如表8-2-3所示。不同程序所致患者有效剂量的差异很大,某些摄影程序和透视程序的剂量可达一次X射线后前位胸部摄影

表 8-2-1　我国与 X 射线造影检查相关或类似检查的患者入射体表剂量(ESD)的典型值

单位:mGy

照射类型	1985 年	1998 年
门诊透视	10.40	3.04
腹部摄影	22.10	3.23
尿路造影	—	11.90

表 8-2-2　每次 X 射线摄影或透视检查所致成年患者器官剂量的典型值

单位:mGy

检查类型	各器官或组织的吸收剂量							
	红骨髓	骨表面	甲状腺	乳腺	卵巢	睾丸	肺	其余平均
食管造影	19.0	4.30	0.99	10.00	0.03	0.02	6.20	1.90
上消化道造影	6.00	13.20	1.20	13.60	0.22	0.09	10.60	33.20
下消化道造影	9.30	20.80	0.30	0.58	9.10	0.58	0.57	27.10
全消化道造影	7.00	15.20	0.82	15.40	5.70	0.62	7.50	30.60
胆囊造影	1.23	2.70	0.08	0.60	0.07	<0.01	2.28	4.32
肾盂造影	2.45	5.36	0.14	1.12	6.01	0.54	0.86	16.27

表 8-2-3　胸部摄影和 X 射线造影检查所致成年患者有效剂量的典型值

胸部摄影/透视程序	有效剂量平均值/mSv	空气比释动能-面积乘积平均值/(Gy·cm²)	相当于后前位胸部摄影的次数(每次有效剂量约为 0.02mSv)
胸部摄影(后前位)	0.02	/	1.00
排泄式膀胱尿道造影(MCU)	1.20	6.40	60.00
子宫输卵管造影(HSG)	1.20	4.00	60.00
钡吞咽	1.50	/	75.00
瘘管造影	1.70	6.40	85.00
膀胱造影	1.80	10.00	90.00
脊髓造影	2.46	12.30	123.00
钡餐	2.60	/	130.00
钡餐随入小肠造影	3.00	/	150.00
鼻旁窦造影	4.20	16.00	210.00
钡灌肠	7.20	/	360.00
小肠灌肠	7.80	30.00	390.00
门诊透视	0.33	/	16.50
体检透视	0.16	/	8.00

有效剂量的数十倍至数百倍。

美国放射学院(American College of Radiology, ACR)和美国医学物理师协会(American Association of Physicists in Medicine, AAPM)在 2013 年联合推荐的上消化道 X 射线透视检查的诊断参考水平(diagnostic reference level, DRL)和可达到剂量列于表 8-2-4,其中 X 射线透视所使用的量为模体测得的入射表面空气比释动能率(包括反散射)。

DRL 的数值仅仅是建议性质的,不是剂量限值,不能用于管理或商业目的。不应将所确定的DRL 视为在任何情况下都能保证达到最佳性能的指南。DRL 是对专业判断水平的补充,而不是在医

表 8-2-4　ACR 和 AAPM 推荐的上胃肠道 X 射线透视检查的诊断参考水平和可达到剂量

检查类型	诊断参考水平	可达到剂量
上消化道透视,无口服对比剂	54mGy/min	40mGy/min
上消化道透视,有口服对比剂	80mGy/min	72mGy/min

注:X 射线透视检查(模体:成人腹部前后位,有滤线栅)。

疗效果好与坏的区分线。这些水平只适用于典型的成年患者,因此实践中应用这些 DRL 时应注意具体条件,如医疗技术水平、受检者的身材和年龄等。

GB 18871—2002 对于 X 射线透视的指导水平数值是参考《国际辐射防护和辐射源安全基本安全标准》(IAEA 安全丛书第 115 号,1996)确定的,这些数据是由国外提供调查数据推导出的。近二十年来,我国 X 射线设备、技术条件和实际情况发生了显著的变化,这些数值未必能代表目前我国的实际情况并发挥其应有的指导作用,亟待在广泛患者剂量调查的基础上复审和修订。此外,既有的数值大多是针对屏片系统和其他模拟成像方式,不适用于 CR 系统和 DR 系统,应用时应注意这一点。我国的指导水平只适用于成年患者,不适用于儿童患者,而许多国家已针对儿童患者制定了诊断参考水平。建议用更为通行的"诊断参考水平"取代"医疗照射指导水平"这一术语。

2. 风险评估　人体受到放射线照射后,可能产生潜在危害,但是危害发生的概率、程度与接受辐射的剂量有关,小剂量的放射检查对人体无明确的危害。由于目前我国对公众医学常识的普及远跟不上医疗技术的发展,为有效提高公众对放射检查潜在风险的认知水平,医疗机构应当履行 X 射线造影检查健康风险的告知义务。

表 8-2-5 列出了英国 1990 年用 X 射线进行医学诊断检查所致的终身癌症附加危险度。

为便于与受检者进行风险沟通,表 8-2-6 提供了不同来源终生死亡风险估计值之间的比较(美国数据)。再结合表 8-2-5 的数据,我们可大致评估不同 X 射线透视检查程序的风险水平。但是,一些 X 射线透视程序中患者剂量相对较高且差异很大,医生应当注意患者剂量的监测,对致癌风险做出大概的估计。

值得注意的是,风险并非平均分布于人群之中。上述列表所作估计并未考虑年龄和性别的差异,只适用于全体人口而不可用于具体患者或某一患者的危险评估。当然,各种新技术在 X 射线造影检查中的广泛应用,也使得辐射剂量不断降低。因此,辐射致癌的个人风险可能与理论计算的平均值有所不同。

表 8-2-5　英国 1990 年用 X 射线进行医学诊断检查的相应的危险度水平

诊断程序	有效剂量(围绕此值附近)/mSv	相当于天然本底辐射时间	每次检查导致的终身癌症附加危险度
腹部 X 射线诊断 骨盆 X 射线诊断 静脉尿路造影(IVU)	1	几个月至一年	危险度很低:十万分之一到万分之一
胃部 X 射线诊断(钡餐) 肠 X 射线诊断(钡灌肠) 腹部 CT	10	几年	危险度低:万分之一到千分之一

表 8-2-6　不同来源终生死亡风险的估计值

死因	估计每 1 000 人中的死亡人数
癌症(美国肿瘤协会 2008 年数据)	228
机动车事故	11.9
室内氡	
美国平均水平	3

死因	估计每1 000人中的死亡人数
高暴露（1%~3%）	21
饮用水中的砷	
2.5μg/L（美国的平均估计值）	1
50μg/L（2006年之前的可接受限值）	13
辐射诱发致死性癌症	
常规腹部/盆腔单相扫描，约10mSv（有效剂量）	0.5
行人受伤事故	1.6
溺水	0.9
骑自行车	0.2
雷击	0.013

二、设备和机房的要求

GBZ 130—2020《放射诊断放射防护要求》规定了医用诊断放射学、牙科放射学和介入放射学用设备防护性能、机房防护设施、X射线诊断操作的通用防护安全要求，并将医用X射线诊断设备进行了分类。因此，X射线透视检查设备应当满足本章第一节关于医用X射线诊断设备防护性能的通用要求，本部分内容重点介绍X射线透视检查的特殊规定，其他通用要求（如机房选址、机房高度、窗口设置）参照本章第一节相关内容。

（一）设备要求

1. X射线透视检查设备防护性能的专有要求

（1）在任何透视工作位置，X射线球管焦点、限束装置中心和荧光屏中心应在同一直线上，且照射野中心与荧光屏中心的偏差不得大于焦点至荧光屏距离的2%。

（2）普通透视用X射线机荧光屏的灵敏度应不低于$0.08cd \cdot m^{-2}/(mGy \cdot min^{-1})$。

（3）X射线机诊视床床板的质量等效过滤不应超过1mmAl。

（4）透视用X射线诊断设备的曝光开关应为常断式开关，并配有透视限时装置，以有效控制过度曝光。

（5）同室操作的普通荧光屏透视机在立位和卧位透视防护区测试平面上的空气比释动能率应分别不超过$50μGy \cdot h^{-1}$和$150μGy \cdot h^{-1}$;有影像增强器并且是遥控操作的X射线机不受此限制。

（6）有影像增强器的X射线机有用X射线束入射受检者与患者体表空气比释动能率应控制在$25mGy \cdot min^{-1}$以下;无影像增强器的透视用X射线机有用X射线束入射受检者与患者体表空气比释动能率应控制在$50mGy \cdot min^{-1}$以下。

（7）介入放射学、近台同室操作（非普通荧光屏透视）用X射线透视设备应满足其相应设备类型的防护性能的专用要求。

2. 自动控制系统

（1）辐射装置中应该具有自动曝光控制系统，还应具有达到预置时间、管电流-时间乘积或剂量后自动停止照射的装置。

（2）在透视检查装置中应使用自动亮度控制（或剂量率控制）、脉冲X射线系统和影像保存功能。

（3）应具有在持续按下时（例如按下"事故自动关闸开关"）才能给X射线球管通电的装置，并配备消逝时间的指示器和/或入射体表剂量监测器。

（4）介入放射学、近台同室操作（非普通荧光屏透视）用X射线透视设备机房内应具备工作人员在不变换操作位置情况下能成功切换透视和摄影功能的控制键。

3. 质量控制检测要求　X射线透视设备影像质量控制检测项目、技术要求及检测方法需符合表8-2-7~表8-2-10的规定。

（二）机房要求

1. X射线设备机房（照射室）有效使用面积及最小单边长度应符合《放射诊断放射防护要求》（GBZ 130—2020）的规定。

（1）单管头X射线机（每个球管安装在一个房间内）机房内最小有效使用面积为20m²，机房内最小单边长度为3.5m。

表 8-2-7　X 射线透视设备影像质量控制检测项目及技术要求

检测项目	检测要求	验收检测判定标准	状态检测判定标准	稳定性检测	
				判定标准	周期
透视受检者入射体表空气比释动能率典型值/(mGy·min⁻¹)	直接荧光屏透视设备,水模	≤50	≤50	/	/
	非直接荧光屏透视设备,水模	≤25	≤25	≤25	6 个月
透视受检者入射体表空气比释动能率最大值/(mGy·min⁻¹)	水模,2mm 铅板	≤88	/	/	—
	水模,2mm 铅板,高剂量模式	≤176	/	/	/
高对比分辨力/(lp·mm⁻¹)	直接荧光屏透视设备	≥0.8	≥0.6	/	/
	影像增强器透视设备	见表 8-2-8	≥0.6	基线值 ±20% 内	6 个月
	平板透视设备	见表 8-2-8	见表 8-2-8	基线值 ±20% 内	6 个月
低对比度分辨力	低对比度分辨力检测模体,观察直径 7~11mm 的一组细节	≤2%	≤4%	≤4%	6 个月
入射屏前空气比释动能率	影像增强器透视设备	见表 8-2-9	见表 8-2-9	/	/
	平板透视设备	见表 8-2-10	见表 8-2-10	/	/
自动亮度控制	亮度法	平均值 ±10%	平均值 ±15%	/	/
透视防护区检测平面上周围剂量当量率/(μGy·h⁻¹)	直接荧光屏透视设备(立位)	≤50	≤50	≤50	6 个月
	直接荧光屏透视设备(卧位)	≤50	≤50	≤50	
	非直接荧光屏透视设备	≤50	≤50	≤50	

表 8-2-8　非直接荧光屏透视设备高对比分辨力要求

影像增强器视野/mm	350(15in)	310(12in)	230(9in)	150(6in)
高对比分辨力/(lp·mm⁻¹)	≥0.8	≥1.0	≥1.2	≥1.4
平板探测器视野/(mm×mm)	400×400	300×400	300×300	200×200
高对比分辨力/(lp·mm⁻¹)	≥1.0	≥1.2	≥1.2	≥1.6

表 8-2-9　影像接收器最大入射屏前空气比释动能率

影像增强器入射屏直径/mm	350	310	230	150
入射屏前空气比释动能率/(μGy·min⁻¹)	≤30.0	≤48.0	≤60.0	≤134.0

表 8-2-10　平板探测器最大入射屏前空气比释动能率

平板探测器长边尺寸/mm	400	300	250	200
平板探测器入射屏前空气比释动能率/(μGy·min⁻¹)	≤46	≤60	≤72	≤72
CCD 探测器入射屏前空气比释动能率/(μGy·min⁻¹)	≤92	—	—	—

（2）透视专用机（无诊断床、标称管电流小于 5mA）机房内最小使用面积为 15m²，机房内最小单边长度为 3m。

（3）双管头或多管头 X 射线机（所有球管安装在同一房间内）机房内最小使用面积为 30m²，机房内最小单边长度为 4.5m。

（4）X 射线透视设备机房布局、电离辐射警告标志、警示语句、门灯联动装置等配置应符合机房防护要求。

2. 屏蔽材料要求　所有透视机房均需安装铅玻璃。观察窗的铅当量应不低于同窗一侧墙壁的铅当量。

透视设备的 X 射线屏蔽材料的选定标准需要综合考虑物质的防护性能、结构性能、稳定性能和经济成本等因素,普通 X 射线造影检查设备机房的屏蔽防护铅当量厚度除了应当符合普通 X 射线摄影检查设备机房的屏蔽要求外,还应当符合本检查程序的特有要求,即透视机房各侧墙壁应有 1mm 铅当量的防护厚度,有用线束方向铅当量厚度应不小于 1mm,非有用线束方向铅当量应不小于 1mm。

3. X 射线透视设备机房的防护检测要求　X 射线透视设备机房的防护检测还应满足以下要求。

(1) X 射线透视设备及其机房防护检测合格并符合国家有关规定后方可投入使用。

(2) 具有透视功能的 X 射线机在透视条件下检测时,周围当量剂量率应不大于 2.5μSv·h⁻¹;测量时,X 射线机连续出束时间应大于仪器响应时间。

(3) 透视用 X 射线机机房外人员可能受到照射的年有效剂量约束值应不大于 0.25mSv;测量时,测量仪器读出值应经仪器响应时间和剂量检定因子修正后得出实际剂量率。

三、临床操作的防护最优化要求

伴随着科技的发展和数字化时代的到来,X 射线透视设备如数字胃肠 X 射线机等得到广泛应用,虽然单个受检者所接受辐射剂量降低,但考虑使用高频率对集体辐射剂量的增加,需积极制订有效防护优化方案,不断加强防护最优化。我国放射防护基本标准 GB 18871—2002 根据实际需要从设备要求、操作要求和医疗照射的质量保证三方面提出了具体的医疗照射防护最优化的规定。ICRP 第 73 号出版物就医疗照射的防护最优化原则指出,除了设备和设施的设计与建造外,每天的操作规程亦非常重要。

在 X 射线透视检查程序中,应当尽可能地遵守设备的合理操作规程,不论是进口的设备还是国产的设备,使用时均要遵守国家的相关标准和规范。在考虑医疗和财政方面的因素后,为降低患者受照剂量,应当尽快以配有影像增强器的透视设备取代直接荧光屏透视设备。

(一)透视设备专用要求

1. 用普通荧光屏透视进行 X 射线造影检查的工作人员,在透视之前必须做好充分的暗适应。在不影响诊断的前提下,尽量避免采用卧位透视,采用高电压、低电流、厚过滤和小照射野进行工作。如果没有影像增强器(图 8-2-1)或相当技术,应尽量避免使用直接荧光透视设备进行造影检查。

2. 进行消化道造影检查时,应严格控制照射条件和避免重复照射,对工作人员、受检者都应采取有效的保护措施。

3. 借助 X 射线透视进行骨科整复、取异物等诊疗活动时,不应连续曝光,并应尽可能缩短累计曝光时间。

4. 介入放射学、近台同室操作(非普通荧光屏透视)用 X 射线透视设备操作防护详见第十一章。

5. 应当配备防护性能和质量合格的各种防护用品(表 7-2-5),只要可行,就要酌情为辐射敏感器官(例如性腺、眼晶状体、乳腺和甲状腺)提供适当的屏蔽。

6. 除正在接受检查的受检者外,其他人员不应停留于检查室内。能给予镇静剂或限动器使患者配合检查的,尽量避免无关人员陪检。确需相关人员(例如患者的亲属、朋友)扶持陪检的,应避免使其处于 X 射线球管的直接线束内,并使用适当的个人防护用品。

7. 在放射诊断临床教学中,学生必须进行射线

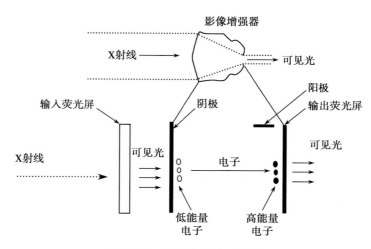

图 8-2-1　影像增强器工作原理

防护专业知识的教育,并注意其在辐射场的防护,对示教病例不应随意增加透视时间。

8. X射线机曝光时,应关闭与机房相通的门。工作人员应在有屏蔽等防护设施的室(区)等防护设施内进行透视操作,并应通过观察窗等密切观察受检者状态。

9. 所有放射工作人员应接受个人剂量监测,并符合GBZ 128—2019《职业性外照射个人监测规范》中的有关要求。

10. 钡剂检查前,不必预先行常规平片检查。

此外,对下列诊断价值不大的X射线透视造影检查应严格控制:在没有提示泌尿道异常的其他临床或实验室检查时或没有任何指征的情况下为寻找高血压的病因、肾衰竭而进行泌尿道X射线检查;在无任何症状情况下,进行钡剂灌肠检查。

(二)具体检查程序的特殊要求

1. 育龄妇女、孕妇及儿童X射线造影检查 育龄妇女、孕妇及儿童X射线造影检查的临床操作的防护最优化要求参照本章第六节的内容。

2. 胃肠道钡剂X射线透视检查 下列情况均不应使用胃和十二指肠钡剂检查:无症状的常规定期筛查;判断十二指肠溃疡愈合;一般性腹部不适;只需检查小肠者,不应顺便常规检查胃和十二指肠,甚至大肠。

下列任何一种情况不应行结肠钡剂检查:未行直肠指诊检查之前;作为腹股沟疝修补术的常规检查;无临床症状的健康者定期普查;儿童慢性腹痛而无其他症状者;女性生殖器肿块拟行手术之前的常规检查;直肠出血,而有内镜和血管造影检查条件者;随诊息肉进展而有内镜检查条件者。

3. 小肠钡剂检查 怀疑小肠有重要器质性病变者应行钡剂检查;对消化不良患者不应行钡剂检查。

(三)常见造影透视检查程序

造影检查程序的操作的防护特殊要求见表8-2-11。

表8-2-11 常见造影透视检查程序

检查程序	特殊要求
子宫输卵管造影	(1)严格掌握子宫输卵管造影检查的适应证,减少不必要的照射 (2)在子宫输卵管造影检查后3个月内应避免妊娠
口服胆囊造影	(1)不应以脂肪餐后X射线摄影作为评价胆囊功能的常规方法 (2)黄疸患者禁用口服胆囊造影
静脉胆管造影	(1)任何有临床黄疸的患者,不应进行静脉胆管造影检查 (2)胆囊切除后,检查胆总管,可用此项检查
静脉尿路造影	(1)输尿管绞痛是此项检查的主要适应证 (2)不得将男性性腺置于主射束照射野之中,应对睾丸给予合适的屏蔽措施 (3)下列情况不应进行此项检查:成年高血压病;无其他泌尿系疾病指征者(药物疗效不佳者例外);因前列腺肥大所致的急性尿潴留;作为尿道狭窄所致的急性尿潴留的常规检查;儿童夜尿,而其他检查正常者

(四)个人防护用品和辅助防护设施配置

1. 个人防护用品 根据X射线工作者及被检者的防护需要,X射线机房应注意配备各种式样的辅助防护用品以及特殊受检体位的各种设备。供X射线工作者使用的防护用品铅当量在0.25~0.50mm;触诊时的防护用品铅当量不得小于0.50mm;被检者使用的辅助用品铅当量应适当加大。防护用品包括铅眼镜、防护衣、防护镜、防护颈套、防护围裙、防护手套。

2. 辅助防护设施 包括移动式X射线防护屏风、悬吊式X射线防护屏风、升降式移动X射线防护帘、X射线防护玻璃等。

每台X射线透视设备现场个人防护用品和辅助防护设施都应符合相应的配置和性能要求。

第三节 乳腺X射线摄影的放射防护

随着乳腺肿瘤发病率的升高,对乳腺肿瘤的诊断和预防性普查受到广泛重视。国际癌症研究机构表明,定期做乳腺X射线摄影检查,可以早期筛查、早期发现、早期治疗乳腺癌,降低乳腺癌的致死率。针对乳腺结构的特殊性,人们设计专用X射线球管和摄影系统,各种专用技术相继出现。现在,乳腺

X射线机已经发展成为一种性能优越，使用方便，紧随时代发展，高技术含量的专用设备。

早年乳腺X射线检查采用传统的钨靶X射线球管，获得图像的软组织对比度低，也没有合适的压迫装置，不仅容易产生运动模糊，还使得患者在检查过程中接受的辐射剂量过大。后来专用的乳腺X射线机出现，采用产生波长为0.063~0.071nm射线的钼作为阳极靶面材料，并且采用了小焦点和脚踏式压迫装置，配有为乳腺摄影特殊设计的专用暗盒和增感屏-胶片组合系统，以及激光打印机。全视野数字化乳腺X射线摄影机的出现为乳腺摄影带来了革命性的变化，具有高的量子探测效率和图像密度分辨力。大的动态范围和高的线性度，缩短了摄影时间，优化了工作流程。同时可以进行多种图像后处理，以更低的辐射剂量获得更高的图像质量。由于图像是数字化采集，可以进行电子存储和传输，从而减少了胶片存储占用的空间，并实现了PACS的网络连接。

乳腺X射线摄影设备的发展紧随技术与科技的进步：1965年第一个钼靶X射线管用于乳腺摄影；1973年旋转阳极钼靶X射线管投入使用，同年出现自动曝光控制（AEC），以及压迫器在乳腺机上使用；1976年滤线栅用于乳腺摄影；1981年小焦点（0.1mm）的X射线管启用；1996年电荷耦合器件（CCD）应用于乳腺摄影机；2000年全视野平板探测器投入使用；2002年计算机辅助检测（CAD）用于乳腺摄影；2004年三维乳腺摄影技术使用；2006年数字乳腺体层合成成像（digital breast tomosynthesis，DBT）用于乳腺X射线检查。

乳腺X射线摄影是早期乳腺癌筛查最有效的方法之一，但是X射线摄影中的电离辐射可能带来潜在的风险，因此，平衡乳腺摄影检查的代价与收益非常重要。乳腺摄影检查中个体剂量可能受到影像探测器、滤线栅、X射线束的能量、乳腺压迫程度、乳腺的厚度与密度等因素的影响。而在摄影过程中，可调节管电压、乳腺压迫力度而改变辐射剂量。

一、剂量学表征量

乳腺摄影使用专用的剂量检测装置，记录受检者每次曝光时的皮肤入射剂量，进而计算出平均腺体剂量（average glandular dose，AGD）。同时记录加压后乳房的厚度、管电压值，以用于AGD的计算。

平均腺体剂量是指乳腺X射线摄影中所致受检者受均匀压迫乳房的腺体组织中（不包括皮肤和脂肪组织）的平均吸收剂量。

对于2D摄影模式，AGD依据下式计算：

$$AGD_{2D} = K \cdot g \cdot c \cdot s \qquad （式8-3-1）$$

式中：AGD_{2D}为平均腺体剂量，单位为毫戈瑞（mGy）；K为模体上表面位置（无反散射时）入射空气比释动能值，单位为毫戈瑞（mGy）；g为转换因子，mGy/mGy，其值从表8-3-1可查得。若半值层（HVL）处于表中两值之间，应用内插法计算g值；c为不同乳房成分的修正因子，其值从表8-3-2可查得；s为不同靶/滤过时的修正因子，其值从表8-3-3查得。

对于3D成像模式，AGD依据下式计算：

$$AGD_{3D} = K_T \cdot g \cdot c \cdot s \cdot T \qquad （式8-3-2）$$

式中：K_T为0°照射时体模上表面位置（无反射时）入射空气比释动能值，单位为毫戈瑞（mGy）；g、c、s同式8-3-1；T为3D摄影时不同投照角度的修正因子，其值从表8-3-4可查得。

表8-3-1 入射空气比释动能转换为平均腺体剂量的转换因子 g

PMMA厚度/mm	等效乳房厚度/mm	HVL/mmAl							
		0.25	0.30	0.35	0.40	0.45	0.50	0.55	0.60
20	21	0.329	0.378	0.421	0.460	0.496	0.529	0.559	0.585
30	32	0.222	0.261	0.294	0.326	0.357	0.388	0.419	0.448
40	45	0.155	0.183	0.208	0.232	0.258	0.285	0.311	0.339
45	53	0.130	0.155	0.177	0.198	0.220	0.245	0.272	0.295
50	60	0.112	0.135	0.154	0.172	0.192	0.214	0.236	0.261
60	75	0.088	0.106	0.121	0.136	0.152	0.166	0.189	0.210
70	90	—	0.086	0.098	0.111	0.123	0.136	0.154	0.172
80	103	—	0.074	0.085	0.096	0.106	0.117	0.133	0.149

表 8-3-2　入射空气比释动能转换为平均腺体剂量的修正因子 c

PMMA 厚度/mm	等效乳房 厚度/mm	等效乳房腺体 组分/%	HVL/mmAl						
			0.30	0.35	0.40	0.45	0.50	0.55	0.600
20	21	97	0.889	0.895	0.903	0.908	0.912	0.917	0.921
30	32	67	0.940	0.943	0.945	0.946	0.949	0.952	0.953
40	45	41	1.043	1.041	1.040	1.039	1.037	1.035	1.034
45	53	29	1.109	1.105	1.102	1.099	1.096	1.091	1.088
50	60	20	1.164	1.160	1.151	1.150	1.144	1.139	1.134
60	75	9	1.254	1.245	1.235	1.231	1.225	1.217	1.207
70	90	4	1.299	1.292	1.282	1.275	1.270	1.260	1.249
80	103	3	1.307	1.299	1.292	1.287	1.283	1.273	1.262

表 8-3-3　入射空气比释动能转换为平均腺体剂量的不同靶/滤过时的修正因子 s

靶/滤过	修正因子	靶/滤过	修正因子
Mo/Mo	1.000	W/Rh	1.042
Mo/Rh	1.017	W/Al	1.050
Rh/Rh	1.061	W/Ag	1.042
Rh/Al	1.044		

表 8-3-4　不同模体厚度时对体层合成摄影设备不同投照角度的修正因子 T

PMMA 厚度/mm	等效乳房 厚度/mm	不同投照角度时的修正因子 T				
		$-10°\sim+10°$	$-15°\sim+15°$	$-20°\sim+20°$	$-25°\sim+25°$	$-30°\sim+30°$
20	21	0.993	0.988	0.981	0.971	0.959
30	32	0.992	0.985	0.976	0.964	0.949
40	45	0.992	0.983	0.972	0.959	0.943
45	53	0.991	0.982	0.970	0.956	0.940
50	60	0.989	0.981	0.969	0.955	0.939
60	75	0.989	0.980	0.968	0.954	0.938
70	90	0.987	0.977	0.965	0.952	0.937
80	103	0.987	0.976	0.964	0.951	0.934

数字乳腺体层合成（DBT）是一种新的乳腺 X 射线图像 3D 诊断检查技术。DBT 是基于平板探测器技术的高级应用，通过一系列不同角度对乳腺进行快速采集，获取不同投影角度下的小剂量投影数据，将二维图像重建为平行于探测器的厚度为 0.5~1.0mm 的影像。现有研究表明，与全数字化乳腺 X 射线成像（full-field digital mammography，FFDM）相比，DBT 能够获得更好的图像显示，对乳腺病变的早期诊断具有更大优势。随着我国 DBT 技术的逐步应用，将在乳腺病变的筛查诊断中发挥重要作用。在 GB 9706.245—2020《医用电气设备 第 2-45 部分：乳腺 X 射线摄影设备和乳腺摄影立体定位装置的基本安全和基本性能专用要求》中，AGD 是一项十分重要的技术指标，其指示应是整个体层采集过程的平均腺体剂量的累积值。

乳腺作为人体的腺体之一，其对辐射危害的敏感性高，因此在临床实践中要严格遵守辐射剂量的标准和要求，降低辐射剂量。WS 76—2020《医用 X 射线诊断设备质量控制检测规范》中要求，在标准 4cm 厚度 PMMA 摄影时，对平均腺体剂量的要求如

表 8-3-5 所示。

二、设备和机房的要求

乳腺 X 射线机房的屏蔽防护要求,见本章第一节关于诊断 X 射线设备防护性能的通用要求。以下为乳腺 X 射线摄影设备的特殊规定,反映其设备的专用性能和特殊使用环境。

1. 乳腺 X 射线设备的管电压准确性和重复性要求

(1) X 射线球管电压的可选择的范围内,应准确到指示值的 ±5% 以内。

(2) X 射线球管电压的重复性的变异系数应小于或等于 0.05。

(3) 高压发生器的输出电压的纹波率应不超过 4%。

2. 乳腺 X 射线球管电流和电流时间积的准确性要求　可独立选择 X 射线球管电流的乳腺 X 射线摄影设备,在可选择的范围内,X 射线球管电流值应准确到指示值的 ±20% 以内;可独立选择加载时间的乳腺 X 射线摄影设备,加载时间值的误差应不大于(10% 加载时间 +1ms),加载因素组合代表可选择范围。对于任意规定组合运行的乳腺 X 射线摄影设备,其加载因素的任意组合,选定的 X 射线球管电流时间积值的偏差应不大于 ±(10% 预设 mAs +0.2mAs)。对数字乳腺体层合成成像,电流时间积值应是一次投照的各个电流时间积的和。

3. 乳腺 X 射线摄影设备半值层和总滤过　乳腺 X 射线摄影设备中,在投向患者的 X 射线束路径上的材料,不包括压迫板材料的情况下,测量的乳腺 X 射线机总滤过应在规定的允许范围内,其测量是通过半值层(half value layer,HVL)的测量得到。根据 GB 9706.245—2020 规定中半值层的典型值(表 8-3-6),乳腺 X 射线设备的总滤过应该在典型值范围内。

任何压迫板的所用材料,不包括在总滤过内。如果 X 射线源组件包括了可选的附加滤板,应提供措施来防止在缺少合适的附加滤板的情况下发生的辐照。

4. 剩余辐射的附加防护要求　乳腺 X 射线摄影设备应根据下述要求提供一次防护屏蔽要求,这些要求应满足 X 射线野、焦距、加载因素和滤过在正常使用条件下的所有组合。

(1) 一次屏蔽防护应能延伸到患者支架靠近患者胸壁侧的边缘,其余各边应超过 X 射线照射野至少相当于焦距 1% 的距离。

(2) 在 X 射线影像接收器支撑装置背面的剩余辐射,每次照射时的空气比释动能应不超过 1.0μGy。

(3) 用于符合性评价的基准 X 射线管电压应是标称 X 射线球管电压。如果在标称的管电压下不能获得依据摄影定额加载条件的最大单次加载能量值,应确定和使用最坏的加载因素和滤过组合。

(4) 在患者支架平面安装屏蔽,来排除测量到任何未透过一次防护屏蔽的任意 X 射线辐射。对于乳腺体层合成成像工作模式,试验应使用体层合成成像扫描来完成,对所有可行的体层成像配置都应进行试验。

表 8-3-5　乳腺 X 射线摄影检测技术中对平均腺体剂量的要求

成像模式	判定标准/mGy
普通模式,4cmPMMA	<2
DBT 模式,4cmPMMA	<2
普通模式 +DBT 模式,4cmPMMA	<3.5

表 8-3-6　采用不同阳极和滤过板组合的乳腺摄影 X 射线设备的半值层(HVL)典型值

阳极和滤过板材料	25kV 时的 HVL/mmAl	28kV 时的 HVL/mmAl
Mo+30μmMo	0.28	0.32
Mo+25μmRh	0.36	0.40
W+60μmMo	0.35	0.37
W+50μmRh	0.48	0.51
W+40μmPd	0.44	0.48
Rh+25μmRh	0.34	0.39

5. 杂散辐射的防护要求

（1）为乳腺X射线摄影设备而设计的有效占用区应有屏蔽防护，该屏蔽应设计为能将其安放在有效占用区和患者支架区域之间。在获取乳腺摄影图像期间，该屏蔽防护不应妨碍操作者对患者进行观察摆位，其底部离台面应不大于150mm，顶部不低于185cm，其宽度不得小于60cm。

（2）采用钼靶摄影时，35kV的X射线管电压的纹波率不大于4%。0.03mm钼的总滤过条件下，防护屏蔽的衰减当量应不低于0.08mmPb。

（3）防护屏蔽应永久地标记出符合本专用标准的衰减当量。

（4）对装有活动防散射线滤线栅的乳腺X射线摄影设备，施加压迫器可得到的最大压力时，不得妨碍滤线栅的运动。

6. 自动曝光控制系统的一般要求 自动曝光控制系统（AEC）是根据不同乳腺个体特性，降低检查辐射剂量的有效方式，因此确定AEC系统稳定性对降低辐射剂量尤为重要。乳腺X射线摄影设备应提供自动曝光控制。自动曝光控制的性能要求应在风险管理过程中确定，并通过适当的功能测试来检验是否符合要求。

（1）模拟乳腺X射线摄影设备使用胶片来对自动曝光控制的性能进行测试。设备随机文件应包括为了满足性能要求而可以使用的X射线影像接收器的必要信息或品质限定。

（2）数字乳腺X射线摄影设备自动曝光控制的性能应通过评价图像和患者剂量综合评估，即测量特定条件下的对比度噪声比及平均腺体剂量为标定的患者剂量，并与提供的技术参数进行比较。对于乳腺体层合成成像设备，这项要求宜在二维投影图像中评价。

（3）自动曝光控制的重复性可通过特定条件下重复对体模成像，测量X射线球管的加载、空气比释动能或者平均像素的变化来评估，测得的结果与制造商的参数进行比较。乳腺体层合成成像设备在感兴趣区的像素值应在体模二维投影图像中评价。

三、临床操作的防护最优化要求

乳腺X射线摄影检查是一把双刃剑，它虽然在医学领域发挥了重要的作用，但如果过多地接受X射线的辐射就会对人体造成伤害。乳腺癌是一种严重危害女性身心健康的常见恶性肿瘤，虽然到目前

为止，乳腺癌发病原因尚不清楚，但普遍认为与以下两类因素有关：一类为非电离辐射因素，与体内激素、内分泌系统、遗传、环境、饮食等有关；另一类为电离辐射因素。乳腺是对电离辐射致癌活性敏感的组织。因此，在临床实践过程中，医务人员务必做到防护最优化。

乳腺作为人体的性腺之一，其急性照射的剂量水平，任何情况下预期2d内的预期吸收剂量都不能高于3mGy，接受持续照射时，任何情况下预期剂量率行动水平都应该低于0.2Gy/年。应使用取得有关审管部门批准或认证的乳腺X射线摄影设备。标称X射线管电压不超过50kV的乳腺X射线摄影专用设备，其总滤过应不小于0.03mmMo或0.5mmAl。

X射线束范围的限制和指示方面，对于非放大模式的X射线野，应不能超过靠近患者胸壁侧支架边缘2mm，对于非扫描的乳腺X射线摄影设备，靠近患者胸壁侧的影像中应超过有效图像接收区域的边界，其他边不应超过有效图像接收区域边界的距离为焦距的2%。乳腺体层合成成像不包括此要求。

胸壁侧缺失组织要求在非放大模式下，当靠近患者胸壁侧影像接收区域的边缘投射到患者支架上时，与靠近患者胸壁侧支架的边缘的最大距离应小于5mm。

操作中应根据乳房类型和压迫厚度选择合适的靶和滤过材料组合。

每台医用乳腺X射线摄影设备都配有一套铅防护用品，在实践操作中要做好对受检者的辐射防护工作。

由于乳腺X射线摄影受照剂量存在引发随机性效应的危险，乳腺X射线摄影中受检者所受的医疗照射必须进行正当性判断，掌握好适应证并注意避免不必要的重复检查，遵循防护最优化原则使其接受剂量保持在可能合理达到的最低水平。

从事乳腺X射线摄影的放射学技师及医师必须接受影像诊断的正规培训和辐射防护的培训，严格掌握乳腺X射线摄影检查的适应证。操作中要根据乳房类型和压迫厚度选择合适的靶和滤过材料组合，宜使用摄影机自动曝光控制功能，获得稳定采集效果，达到防护最优化要求。

"持实"的加压可阻止曝光时乳房运动，将乳房横向展开，从而显著缩短X射线穿过乳房的路径，降低辐射剂量。

对年轻妇女特别是 20 岁以下妇女应慎用乳腺X 射线检查，40 岁以下妇女除有乳腺癌个人史、家族史和高危因素外，一般不宜定期进行乳腺 X 射线检查，孕期妇女不宜进行乳腺 X 射线检查。要严格限制对育龄妇女进行乳腺 X 射线普查项目，必须使用时要认真论证乳腺癌普查的必要性、正当性，进行方法学选择和优化分析，制订该普查项目的 QA 计划，并建立 X 射线设备普查项目的质量控制措施，严格执行国家标准的相关要求。

在摄影过程中，可以通过调节管电压、乳腺压迫程度而改变辐射剂量。研究显示，在常用曝光条件下，随着剂量的增加，影像质量先有所提高，然后随着剂量继续增加，影像质量趋于平稳甚至变差。因此，针对不同厚度的乳腺选择适当的曝光条件，才能提高乳腺摄影的质量，并非照射剂量越大而图像质量越高。因此，影像技术人员在实际操作中应该有足够的经验去把握剂量与图像质量的关系，尽可能地降低辐射剂量对患者的危害而又保证图像质量。

第四节 CT 扫描的放射防护

随着 CT 临床应用的增加，CT 扫描所带来的辐射风险也越来越受到公众的关注。CT 辐射照射已经成为公众受到人工照射剂量的主要来源，进行 CT 扫描的放射防护与管理，可在有效诊疗的基础上，减少患者所受到的辐射剂量。工作人员的防护和患者的防护也是目前 CT 发展中需要不断关注和解决的问题之一。

一、剂量学表征量

（一）CT 剂量测量表征量

CT 检查中 X 射线束结构和 X 射线管的运动，与普通 X 射线机有明显区别，因此受检者的剂量分布也截然不同，也就不能用常规 X 射线机的受检者入射体表剂量（ESD）来表示。单次扫描初始射线集中照射到厚度为 T 的横截面上，构成一个截面较清晰的区域，其宽度大于扫描层。这是因为 CT 扫描机 X 射线束的发射、模体散射和线束半影区等的联合作用。对于多次扫描，某一层面上的剂量分布会受到来自其他层面的叠加，而使得该层面的剂量增加，所以整个层面上剂量分布形状与幅度取决于扫描层数与层间距，以及单次扫描剂量分布的特征等。CT 设备问世以来，很多学者就 CT 剂量测量进

行了相关研究，直到 20 世纪 80 年代中期，全球对 CT 剂量测量才达成共识。目前，在 CT 中使用的剂量测量的量有三种类型。它们是：加权 CT 剂量指数（$CTDI_w$）和容积 CT 剂量指数（$CTDI_{vol}$）；剂量长度乘积（DLP）；有效剂量。它们分别提供了对扫描区域内平均吸收剂量（$CTDI_w$ 和 $CTDI_{vol}$）的指示；沿平行于旋转轴方向的直线上完整 CT 检查的累积吸收剂量（DLP）；从不同诊断成像方式比较患者剂量的一种方法（有效剂量）。

1. CT 剂量指数 CT 剂量指数（CT dose index，CTDI）是最早的 CT 剂量测量的概念。它代表沿 z 轴一系列连续曝光的平均吸收剂量。它由一次轴向 CT 扫描（X 射线球管旋转一圈）测得，是累积吸收剂量除以总线束宽度计算得来的。CTDI 在理论上估计了一个扫描容积的中心区域内的平均剂量，即多层扫描平均剂量（MSAD）。MSAD 的直接测量需要多次曝光，而 CTDI 提供了一个更方便、等同估算该值的方法，只需要单次扫描采集，节省了大量时间。

MSAD 和 CTDI 等同性的要求是，辐射剂量分布轮廓曲线尾部的所有剂量贡献都要包含在 CTDI 剂量测量中。而满足这一标准的确切积分限，取决于总线束宽度和散射介质长度。

$CTDI_{100}$ 是在单次轴向扫描时，特定积分界限内的辐射剂量分布曲线的积分。在 $CTDI_{100}$ 的情况下，积分限为 ±50mm，相当于商品化的 100mm 长度的笔形电离室长度。其计算公式见式 8-4-1：

$$CTDI_{100} = \frac{1}{NT} \int_{-50mm}^{+50mm} D(z)\,dz \qquad （式 8-4-1）$$

式中，$D(z)$ 代表沿 z 轴的辐射剂量分布曲线，N 是断层层面的数目，T 是断层层面的标称厚度。$CTDI_{100}$ 使用一个长度为 100mm、有效容积为 $3cm^3$ 的 CT 笔形电离室和两个标准 CTDI 丙烯酸模体进行测量。测量必须在一个静止的患者检查床上执行。推荐的做法是，CT 电离室应该在一个标准剂量学实验室内用符合参考标准的指定线束质，或空气比释动能长度乘积进行校准。

CTDI 在照射野截面是发生变化的。对于人体成像，身体表面的 CTDI 值通常高于身体旋转中心 CTDI 值的 1~2 倍。整个照射野截面的平均 CTDI 由以下的 $CTDI_w$ 给出（式 8-4-2）：

$$CTDI_w = 1/3 CTDI_{100,中心} + 2/3 CTDI_{100,周围}$$

$$式（8-4-2）$$

式中数值 1/3 和 2/3 代表近似于中心和边缘值所对应的相对面积。$CTDI_w$ 是在特定 kVp 和 mAs 下表征扫描机辐射输出量的一个有用指示。

$CTDI_{vol}$ 代表特定扫描方案下的辐射剂量。在包括一系列扫描的方案中,有必要考虑 X 射线源连续旋转中所产生的辐射剂量分布轮廓之间的任何间隙或重叠。这一点可通过剂量描述量,即众所周知的 $CTDI_{vol}$ 来实现(式 8-4-3):

$$CTDI_{vol} = (N \cdot T/I) \cdot CTDI_w \quad (式 8-4-3)$$

在螺旋 CT 中,X 射线球管旋转一圈的移床距离(I)与总线束宽度($N \cdot T$)的比值称为螺距,由此可得(式 8-4-4):

$$CTDI_{vol} = CTDI_w/螺距 \quad (式 8-4-4)$$

这里,$CTDI_w$ 代表在 X 和 Y 方向上的平均吸收剂量,而 $CTDI_{vol}$ 代表在 X、Y 和 Z 方向上的平均吸收剂量,在概念上类似 MSAD。$CTDI_{vol}$ 是标准化模体在特定的扫描方案下,表达扫描容积内任一点平均吸收剂量的最佳参数。对于各种 CTDI 量的国际制(SI)单位都是毫戈瑞(mGy)。$CTDI_{vol}$ 是对特定检查方案的辐射剂量的一个有用指标,因为它将扫描方案的具体信息如螺距考虑在内。在新型 CT 扫描机中,要求 $CTDI_{vol}$ 值都必须预先显示在控制台上。如果对成人头部检查和儿科 CT 检查的 $CTDI_{vol}$ 进行评估,要使用 16cm 直径的 CT 剂量模体。对于成人躯干的检查,$CTDI_{vol}$ 的测量需要使用直径 32cm 的 CT 剂量模体。

当扫描一个类似 CTDI 模体衰减特性的物体时,$CTDI_{vol}$ 能够估计 CT 采集受照容积内的平均辐射剂量,但绝不代表能够很好地评估大小、形状或衰减特性显著不同的其他物体的平均剂量。此外,它也不能表示在该扫描容积内沉积的总能量,因为它与扫描的长度无关。

2. 剂量长度乘积(DLP) 为了更好地表达某一扫描方案的总传递能量,可以将 $CTDI_{vol}$ 和扫描长度整合在一起来计算出剂量长度乘积(dose length product,DLP),计算公式见式 8-4-5:

$$DLP = CTDI_{vol} \cdot 扫描长度 \quad (式 8-4-5)$$

式中,DLP 反映了一次特定扫描采集中的总体吸收能量。因此,一个腹部 CT 检查可能与腹部和盆腔 CT 联合检查具有相同的 $CTDI_{vol}$ 值,但后者具有较大的 DLP 值,它正比于所扫描的较大解剖范围。这种剂量表述如 $CTDI_{vol}$ 和 DLP,可以用于临床扫描方案(如一组患者的平均值)与典型 CT 检查的参考剂量设定值的比较,但不能用于患者个体剂量(如器官剂量)的直接测量。

3. 有效剂量 有效剂量是一个计算出来的量,它反映了相当于全身照射下的一次非均匀照射的辐射危害。它的计算是基于所有年龄、男性和女性同等数目的群体的数据。有效剂量的计算需要人们对于人体内特定辐射敏感器官吸收剂量的了解,它通常由蒙特卡罗模型利用数学模拟人体来获得,也可利用人体 CT 扫描的体素模体来实现。有效剂量用毫希沃特(mSv)表示,可用于对不同电离辐射源的比较,如其他医用放射诊断检查和背景辐射(如地球和宇宙辐射)。

尽管有效剂量的计算需要知道不同 CT 扫描机的自身特性,但如果不考虑扫描机的类型,对有效剂量进行一种经验估计,可以由以下关系得出:

$$有效剂量 = k \cdot DLP$$

式中,k 是一个经验的加权因子($mSv \cdot mGy^{-1} \cdot cm^{-1}$),与身体部位相关(表 8-4-1)。

在表 8-4-1 中,成人头颈部和儿科患者的换算因子是假定使用头部 CT 剂量模体(16cm)测量得来的数据,其他转换因子假定使用直径 32cm 的 CT 体部模体测量数据。

需要强调的是,有效剂量是以参考值(为所有年龄、男女各占一半的群体)为基础的用于辐射防护的量,因此不应该用于流行病学评价,也不应该

表 8-4-1 CT 有效剂量的转换因子

身体部位	转换因子/($mSv \cdot mGy^{-1} \cdot cm^{-1}$)				
	<1 岁	1 岁	5 岁	10 岁	成人
头部和颈部	0.013	0.008 5	0.005 7	0.004 2	0.003 1
头部	0.011	0.006 7	0.004 0	0.003 2	0.002 1
颈部	0.017	0.012	0.011	0.007 9	0.005 9
胸部	0.039	0.026	0.018	0.013	0.014
腹部和盆腔	0.049	0.030	0.020	0.015	0.015
躯干	0.044	0.028	0.019	0.014	0.015

用于人类照射的回顾性风险评估。此外,特定器官和组织比其他器官和组织的辐射敏感性高,辐射风险的差异受年龄和性别的影响。因此,为了评估辐射风险,应该将器官和组织的吸收剂量作为最适当的相对生物效应的指标,以及作为器官、年龄、性别的特定风险信息。有效剂量仅对前瞻性的辐射防护目的具有有效性。有效剂量用于评估照射时具有严格的限制。在比较不同诊断程序的剂量、比较不同医院或国家对相同技术和程序的使用情况以及相同

医学检查中不同技术的应用情况等方面,有效剂量具有一定的价值,然而,对于 CT 检查中患者的照射量预设和风险-效益评估,受照器官和组织的平均吸收剂量是更有意义的量。

（二）典型患者剂量

国家卫生行业标准 WS/T 637—2018《X 射线计算机断层摄影成年人诊断参考水平》中,给出了 CT 检查的常见典型成人 X 射线 CT 检查的辐射剂量和诊断参考水平（表 8-4-2）。

表 8-4-2　成年患者常见 CT 检查项目的辐射剂量和诊断参考水平

检查项目	25% 位数 [a]		50% 位数 [b]		75% 位数 [c]	
	$CTDI_{vol}$/mGy	DLP/（mGy·cm）	$CTDI_{vol}$/mGy	DLP/（mGy·cm）	$CTDI_{vol}$/mGy	DLP/（mGy·cm）
头颅	40	550	50	690	60	860
鼻窦	15	170	25	330	40	520
颈部	10	260	15	370	25	590
胸部	6	200	8	300	15	470
腹部	10	330	15	500	20	790
盆腔	10	320	15	480	20	700
腰椎（逐层）	15	70	25	130	35	200
腰椎（螺旋）	12	290	15	410	25	580
尿路造影	10	870	15	1 780	20	2 620
冠脉 CTA（前瞻）	15	210	25	360	40	600
冠脉 CTA（回顾）	30	490	45	750	60	1 030
颅脑 CTA	15	420	20	710	40	1 390
颈部 CTA	10	390	15	690	30	1 130
胸腹 CTA	10	450	15	870	20	1 440

注:CTA 为 CT 血管造影（CT angiography）的缩写。
[a] 调查数据的 25% 位数,即异常低剂量的提示水平。
[b] 调查数据的 50% 位数,即可能达到水平。
[c] 调查数据的 75% 位数,即诊断参考水平。

二、设备和机房的要求

（一）设备防护要求

1. X 射线源组件安全应符合 GB 9706.11—1997 和 GB 9706.12—1997 的要求。X 射线源组件应当有足够铅当量的防护层,使距焦点 1m 远处球面上漏射线的空气比释动能率<1.0mGy/h。随机文件中应由设备生产单位提交符合法定资质的有效证明材料。

2. CT 机的随机文件中应提供等比释动能图,

描述设备周围的杂散辐射的分布。

3. CT 机定位光精度、层厚偏差、CT 值、噪声、均匀性、CT 值线性、高对比分辨力、低对比探测能力、诊断床定位精度、扫描架倾角指标应符合 GB 17589—2011 的要求。

4. CT 机在使用时,应参考相关规定中的成人和儿童诊断参考水平,如高于诊断参考水平时,应检查扫描参数,确定在不影响影像质量时采取降低剂量的修正措施。

（二）CT机房的防护要求

1. CT机房的设置应充分考虑邻室及周围场所的人员驻留条件，一般应设在建筑物的一端。

2. CT机房应有足够的使用空间，面积应不小于30m²，单边长度不小于4.5m。机房内不应堆放无关杂物。

3. CT机房的墙壁应有足够的屏蔽防护厚度，要求为20cm混凝土（密度2.35t/m³）或37cm砖（密度1.65t/m³）或2.5mm铅当量。机房外人员可能受到照射的年有效剂量小于0.25mSv，距机房外表面0.3m处空气比释动能率<2.5μGy/h。

4. 通往CT机房的电器和通风管道应避开人员驻留位置并采取弧式或多折式管孔。CT机房的出入门和观察窗应与同侧墙具有同等的屏蔽防护。防护窗玻璃应略大于窗口，防止窗与墙接壤缝隙泄漏辐射。

5. CT机房门外明显处应设置电离辐射警告标志，并安装醒目的工作状态指示灯。CT机房应保持良好的通风。

（三）CT方舱的放射防护要求

根据中国卫生监督协会发布的团体标准T/WSJD 6—2020《CT方舱放射防护要求》，CT方舱（CT shelter）是在应急或者特殊紧急情况下，临时安装CT扫描装置的屏蔽设施。CT方舱在紧急灾难，如地震、疫情暴发、重大灾情中的疾病诊断发挥着重要作用。

1. CT方舱的基本原则 CT方舱在建立与使用时，应遵从以下原则：①CT方舱应首先满足应急医疗救治要求；②在CT方舱中执行检查的工作人员应接受相应培训；③在使用CT方舱检查时应符合GBZ 130—2020中规定的正当性要求；④在保证临床诊断影像质量和医疗安全的前提下，采用可行的放射防护措施使各类人员接受的辐射剂量和周围环境辐射水平合理地达到尽可能低的水平。

2. CT方舱放射防护措施

（1）CT方舱安装的位置，宜选择在场所的一角或人员驻留少的地方。CT扫描机房和控制室的布局，在应用于传染性疾病检查时，应满足防控传染性疾病"三区两通道"的要求。

（2）机房面积和高度应满足开展临床CT检查的需求，面积宜不小于18m²，最小单边长度宜不小于2.8m，净空高度宜不小于2.4m。

（3）机房四周屏蔽体的屏蔽厚度应不小于4mmPb，底板和顶板应不小于2mmPb。

（4）常用工作条件下，距机房屏蔽体外表面0.3m处的周围剂量当量率应不大于2.5μSv/h。

（5）机房与控制室之间设置的铅玻璃观察窗应与同侧屏蔽体具有相同的防护能力。当不宜设置铅玻璃观察窗时，应设置视频监控和对讲装置。视频监控装置的位置应能够使操作人员观察到受检者状态及防护门的开闭情况。

（6）机房应设置新风换气装置并满足放射防护要求。

（7）机房与控制室之间、机房与候诊区之间应设置人员进出门，其与同侧屏蔽体应具有相同的防护能力。

（8）机房门外及相关位置处应张贴电离辐射警告标志和放射防护注意事项；机房门外上方应设置工作状态指示灯，灯箱上设置警示语句；工作状态指示灯应与机房门联锁。

3. CT方舱放射防护检测

（1）一般要求：CT方舱安装后，经设备性能和场所防护验收检测符合要求后，方可投入使用。

（2）工作场所防护检测：CT机房的防护检测点应选择距屏蔽体外表面0.3m处，在巡测的基础上，对检测关注点进行重点检测。检测关注点应包括四周墙体、防护门外、各连接缝隙、电缆沟、观察窗和操作位；其他检测点视实际情况确定，点位选取应具有代表性。检测条件选择设备常用扫描条件，并在扫描中心区域放置标准CT模体。

（3）设备质量控制检测：质量控制检测参照WS 519—2019所设置的检测指标和方法进行，头颅等部位专用CT的加权CT剂量指数（CTDI_w）检测可不要求。

（四）辅助防护设施

1. 技术方面 可以采取屏蔽防护和距离防护原则。屏蔽防护是指使用原子序数较高的物质，常用铅或含铅的物质，作为屏障以吸收不必要的X射线。距离防护是指利用X射线曝光量与距离平方成反比这一原理，通过增加X射线源与人体间距离以减少曝射量。从X射线管到达人体的X射线，有原发射线和继发射线两类。继发射线是原发射线照射穿透其他物质过程中发生的，其能量比原发射线小，但影响较大。通常采用X射线管套、遮光筒和光圈、滤过板、荧屏后铅玻璃、铅屏、铅橡皮围裙、铅手套以及墙壁等，进行屏蔽防护。增加人体与X射线源的距离以进行距离防护，是简易而有效的防护措施。

2. **放射线工作者方面**　应遵照国家有关放射防护卫生标准的规定制订必要的防护措施，正确进行 X 射线检查的操作，认真执行保健条例，定期监测射线工作者所接受的剂量。在 X 射线环境工作时要穿戴铅围裙、铅围脖、铅帽、铅眼镜、铅手套、铅面罩性腺防护等，并利用距离防护原则，加强自我保护。

3. **工作人员及受检者的防护用品**　包括 X 射线防护服、X 射线防护眼镜、X 射线防护围脖、X 射线防护手套、性腺防护等。

4. **防护装置**　包括移动式 X 射线防护屏风、悬吊式 X 射线防护屏风、X 射线防护床边帘、升降式移动 X 射线防护帘、X 射线防护玻璃等。

三、临床操作防护最优化要求

放射对于人体的损伤属于不可逆的损伤，因此在进行相关的使用中，在保证诊疗的准确性下，应该加强对于患者和工作人员的有效防护，避免损害人体的身体健康。人体受到的辐射一般可以分为外辐射和内辐射两种类型。受到辐射以后，会不同程度地造成人体内部的生物效应，产生各种不良反应，严重的甚至会危及生命。很多辐射会造成眼球、皮肤及细胞的不可逆的损伤，但是损伤的程度一般和受到照射的剂量有着明显的关系。辐照对于人体的损伤往往是一个长期潜在的过程，会在一定时间后发生不良后果。因此，国家和卫生部门近年来不断地出台相关的政策和措施，最大限度进行辐射行业的监管和工作人员的培训，要求对使用射线的部门进行重点的监管，尤其是医院的放射科室，更是监管中的重点部门。

（一）医用 CT 设备安全操作防护要求

1. CT 工作人员要求　应按照要求佩戴个人剂量计。应接受上岗前培训和在岗定期再培训并取得相应资格，熟练掌握专业技能和防护知识，在引入新设备、新技术、设备大修及改装后，应需要有针对性地培训。

2. CT 工作人员应按照有关规定要求，重视并采取相应措施保证被检者的辐射防护与辐射安全。CT 被检者所受医疗照射的防护应符合规定。

3. CT 扫描应遵循尽可能低剂量的原则，仔细选择扫描参数（包括 mA、kVp、FOV、z 轴覆盖范围等）对所有的扫描程序进行优化，在满足临床诊断要求的前提下，根据不同的临床要求，允许图像中存在一定的噪声，尽量降低患者剂量。除了硬件的

改进以外，现代的多排 CT 还从扫描程序和软件上给降低剂量提供了许多先进的方法，在这方面最常用的方法就是使用 3D 自动毫安技术。使用者可以前瞻性地根据临床需要预先设置所需要图像的噪声指数，根据这个噪声指数，CT 设备利用一个扫描定位的数据决定所需的 X 射线剂量。在后续扫描过程中，根据患者体形在 x、y、z 轴上的变化，自动精准地调节相应的毫安量以达到一致的图像质量。使用这种技术可提高 X 射线利用率，降低 20%~40% 的毫安输出和患者辐射剂量。同时利用新的迭代重建算法等扫描方案，尽可能地降低患者的辐射剂量。尤其应注意对儿童的 CT 检查，应正确选取扫描参数，以减少受照剂量，使儿童的 CT 应用达到最优化。

4. CT 工作人员应定期检查控制台上所显示出患者的剂量指示值（$CTDI_w$、$CTDI_{vol}$ 和 DLP），发现异常，应及时查明原因并加以纠正。

5. 应慎重进行对孕妇和儿童的 CT 检查，对儿童被检者要采取固定措施。对儿童受检者进行扫描时，应设置或选择儿童扫描模式。

6. 开展 CT 检查时，应做好非检查部位的防护，使用防护用品和辅助防护措施，如铅围裙（方形）或方巾、铅橡胶颈套等，严格控制对诊断要求之外部位的扫描（定位平扫除外）。

7. 在 CT 检查过程中应对被检者与患者进行全程监控，防止发生意外情况。

8. 在 CT 检查的教学实践中，学员的辐射防护应按规定执行。

（二）医用 CT 检查陪检者防护要求

进行 CT 检查时，除被检者外其他人员不得滞留在机房内。当被检者需扶持时，应对扶持者采取必要的防护措施。

1. **降低照射量**　可减少随机性效应。陪护人员虽然没有直接接受射线束的照射，但散射线量减少，可直接降低陪护人员产生随机性辐射效应的风险。

2. **防辐射器具的应用**　CT 检查中射线从各个方向对人体进行旋转扫描，防护难度相对较大，特别是螺旋 CT，球管连续旋转扫描，辐射影响范围更大。陪护人员应穿戴铅防护衣对身体主要部分进行保护，尽可能远离机架中心区域。

3. **距离防护**　射线辐射剂量与距离平方成反比，距离变远，辐射剂量可呈指数降低。CT 辐射剂量沿检查床呈 8 字型分布，即扫描机架中心开

口处散射线量较高,而两侧面散射线量较低,如图 8-4-1。CT 室工作人员可以根据本 CT 机的辐射剂量分布情况,有效地指导陪护人员站立在最小辐射区域内,以减少散射线照射对陪护人员的影响。

总之,CT 检查中如果机房内必须有陪护人员时,CT 工作人员应提高辐射保护意识,正确告知陪护人员受辐射损害的可能性,同时积极采用各种防护措施,尽可能降低陪护人员的医疗照射水平。

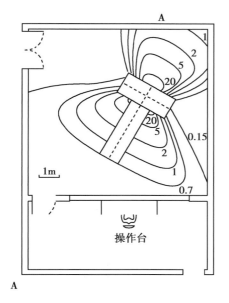
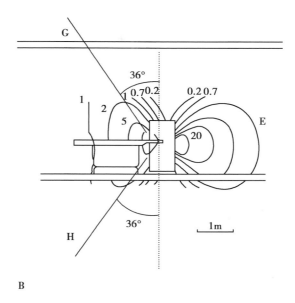

图 8-4-1　CT 辐射剂量沿检查床呈 8 字型分布示意图
A. CT 机房水平剂量分布;B. 竖直纵面剂量分布。

第五节　牙科放射学的放射防护

全球每年约 4.8 亿人次接受牙科放射学(又称口腔颌面放射学)检查,占到全部医用诊断放射学检查的 13%。随着 X 射线技术在口腔疾病诊断中的广泛应用,牙科 X 射线工作者、受检者和工作环境的 X 射线防护问题,日益引起人们的关注。ICRP、IEC 等国际机构已先后制定了牙科 X 射线卫生防护相关规定,我国在 GBZ 130—2020《放射诊断放射防护要求》中对此也做了相应的规定。

一、剂量学表征量

(一)牙科放射剂量测量表征量

1. 入射空气比释动能及入射体表剂量　口腔 X 射线摄影所致患者剂量的表征量通常用入射体表剂量(ESD)表示,实际直接测得的是包括散射线在内的入射表面空气比释动能(ESAK)。

2. 剂量面积乘积(DAP)和空气比释动能长度乘积(P_{KL})　对于口腔颌面全景体层摄影,监测剂量面积乘积(DAP)更为合适。联合国原子辐射效应科学委员会(UNSCEAR)2008 年报告中,推荐在口腔颌面全景体层摄影和口腔颌面专用锥形束 CT

(CBCT)患者剂量调查中监测空气比释动能长度乘积(P_{KL})。利用测量获取的基本量数据和模体实验测得的剂量转换系数,可进一步估算出器官吸收剂量和有效剂量。

3. 当量剂量和吸收剂量　有效剂量只是在一定范围内比较和评价医疗程序与随机性效应相关剂量的工具,然而对于患者的照射计划和危险利益分析而言,特别是旨在进行危险评估时,当量剂量或受照组织中的吸收剂量可能是更合适的表征量。在牙科放射学中,主要辐射危险器官包括甲状腺、甲状旁腺、腮腺和喉部。非常局部和低水平的照射会使得有效剂量的评价存在很大程度的不确定性,在比较有效剂量数据时应注意这一事实。

(二)典型患者剂量

不同国家对牙科放射学患者剂量所作调查的平均值范围如下:口腔 X 线摄影的 ESAK 为 1~8mGy,有效剂量 1~7μSv。口腔颌面全景体层摄影 DAP 为 89~103mGy·cm²,有效剂量为 4~30μSv。X 射线头影测量的 ESAK 范围为 0.25~7.00mGy,有效剂量为 2~3μSv。较小体积的牙槽骨和较大体积的颅面锥形束 CT(CBCT)扫描所致有效剂量范围分别为 34~652μSv 和 30~1 079μSv。所用设备、技术条件和质量保证措施不同,导致患者剂量存在较大差异。

国家标准 GB 18871—2002《电离辐射防护与辐射源安全基本标准》中的辐射剂量指导水平,牙根尖周位和 AP 位置的入射体表剂量分别为 7mGy 和 5mGy。

总体而言,牙科放射学的剂量水平低于其他类型的诊断放射学检查。口内牙科 X 射线摄影、头影测量所致剂量,通常小于 1d 中受到的本底辐射。口腔颌面全景体层摄影检查剂量差异较大,但即使高剂量也与一次胸部 X 射线摄影或几天天然本底辐射剂量相当。CBCT 剂量可能比常规牙科 X 射线摄影剂量高几十至数百倍,但仍远低于多层探测器 CT 的剂量,由于技术迅速改进,其典型剂量仍有很大的降低空间。据估计,孕妇接受牙科 X 射线检查时胎儿剂量约 $0.11\mu Sv$,远远低于胎儿 1d 内受到的天然本底照射。

二、设备和机房的要求

(一)牙科 X 射线设备要求

根据辐射防护检测参考的标准 GBZ 130—2020《放射诊断放射防护要求》,牙科摄影用 X 射线设备防护性能的专用要求见表 8-5-1。

牙科 X 射线摄影的最短焦皮距:标称 X 射线球管电压 60kV 牙科摄影最短焦皮距为 10cm;标称 X 射线管电压 60kV 以上的牙科摄影最短焦皮距为 20cm;口外片牙科摄影最短焦皮距为 6cm;牙科全景体层摄影最短焦皮距为 15cm。口腔 CT:①坐位扫描/站位扫描最短焦皮距为 15cm;②卧位扫描最短焦皮距为 20cm。

(二)牙科 X 射线机房要求

1. 牙科 X 射线机应有单独机房,机房应满足使用设备的空间要求。

(1)口腔 CT 卧位扫描:机房内最小有效使用面积为 $15m^2$,单边长度为 3m。

(2)口腔 CT 坐位扫描/站位扫描:机房内最小有效使用面积为 $5m^2$,单边长度为 2m。

(3)科全景机:机房内最小有效使用面积为 $5m^2$,单边长度为 2m。

(4)口内牙片机:机房内最小有效使用面积为 $3m^2$,单边长度为 1.5m。

2. 牙科 X 射线设备机房屏蔽防护要求

(1)口腔 CT 机房:有用线束方向铅当量为 2mm;非有用线束方向铅当量为 1mm。

(2)牙科全景机房(有头颅摄影):有用线束方向铅当量为 2mm;非有用线束方向铅当量为 1mm。

(3)口内牙片机房,牙科全景机房(无头颅摄影):有用线束方向铅当量为 1mm;非有用线束方向铅当量为 1mm。

(4)在距机房屏蔽体外表面 0.3m 处,口内牙片摄影、牙科全景摄影、牙科全景头颅摄影机房外的周围剂量当量率控制目标值应不大于 $2.5\mu Sv/h$。

3. 牙科 X 射线设备机房防护设施应满足相应设备类型的防护要求,受检者个人防护用品有大领铅橡胶颈套。

4. 牙片机房的防护检测 采用辐射防护用 X、γ 辐射剂量当量率仪在巡测的基础上,对关注点的局部屏蔽和缝隙进行重点检测。关注点应包括四面墙体、地板、顶棚、机房门、观察窗、管线洞口等。

(1)防护门距门外表面 0.3m 处,在门的左、中、右、上、下及门缝四周设置关注点。

(2)四面墙体距墙外表面 0.3m 处,每面墙体选 3 个关注点。

(3)观察窗距窗外表面 0.3m 处,在窗的左、中、右、上、下设置关注点。

(4)操作位置,在头、胸、腹设置关注点。

(5)顶棚,距顶棚上方地面 1m 处设置关注点。

(6)地板,距地板下方地面 1.7m 处设置关注点。考虑目前牙片机的工作场所情况,分为无防

表 8-5-1 牙科 X 射线机检测项目及控制标准

检测项目	验收检测要求	状态检测要求
管电压全景机	≥60kV	≥60kV
牙片机	≥60kV(管电压固定) ≥50kV(管电压可调)	≥60kV(管电压固定) ≥50kV(管电压可调)
管电压指示的偏离	±10% 以内	±10% 以内
曝光时间指示的偏离	±(≤10% 读数 + 1ms)	±(≤10% 读数 + 1ms)
集光筒出口平面的最大几何 (直径/对角线)	≤60mm	

护和有防护 2 种情况进行测量,机房周围辐射剂量水平测量数据。周围环境辐射本底水平为室内为 0.13μSv/h,室外为 0.11μSv/h。由于墙体采用 24cm 厚的实心砖或经过屏蔽防护设计,以及观察窗采用铅玻璃,因此牙片机房的防护重点为门的防护。在防护门为木门时的剂量率为 2.5~14.3μSv/h,超过 GBZ 130—2020《放射诊断放射防护要求》所规定的周围剂量当量率控制目标值 2.5μSv/h,而在设置铅防护门后均能达到防护要求。

三、临床操作的防护最优化要求

牙科放射学是口腔颌面疾病最有价值的辅助诊断手段之一,虽然患者受照剂量较低,仍需进行必要的正当性判断。避免不必要的 X 射线检查,乃是最有效的患者辐射防护方法。

牙科摄影不应作为患者每次就诊时的例行检查。除非急症,否则在未采集病史和进行临床检查评估的情况下,不得实施牙科放射学检查(特别是儿童)。英国 2004 年推荐的牙科放射学检查患者选择标准见表 8-5-2。

牙科 X 射线检查中,禁止使用透视 X 射线检查方法;口内牙科放射学检查应使用专用设备,管电压不应低于 60kV,新设备应在 60~70kV 范围内操作,最好选 70kV,所选择电压误差应小于 10%。与影像接受器尺寸和形状相仿的矩形准直器优于圆形准直器,射束尺寸不超过 40mm×50mm,由于减少了照射面积,可减少 60% 以上的剂量。应使用开放式准直器,准直器末端射野直径不应超过 6cm。X 射线球管过滤板应当在足以提供良好的影像质量的同时,减少患者的皮肤表面剂量。X 射线管的质量等效总过滤,就管电压上限 70kV 的 X 射线管而言应为 1.5mmAl;就电压超出 70kV 的 X 射线管而言应为 2.5mmAl,其中 1.5mmAl 应为不变值。

管头应安装一个位置指示装置,确保操作电压在 60kV 以上和 60kV 时焦皮距(FSD)分别为至少 20cm 和至少 10cm。

全景摄影应使用专用设备,管电压应在 60~90kV 范围内可调,入射野尺寸不应超过接收器的高度和宽度。新型全景摄影设备可使射野限制在临床感兴趣区(ROI),使用此功能可显著降低剂量。

患者病例应包括所实施的牙科放射学检查的详情,避免不必要的重复检查。每次检查的摄影次数,应控制在满足临床需要前提下合理可行的尽可能最少的水平。

如设备具有可选儿童检查模式,对儿童实施检查时就应使用该模式。如无儿童检查模式,应适当调整照射参数(如管电压、管电流量、照射时间等),使受检儿童剂量尽量降低。

表 8-5-2　英国 2004 年推荐的牙科放射学检查患者选择标准

患者分组选择标准	有牙齿者			无齿的成人
	儿童:乳牙列	儿童:混合牙列	青少年(恒牙列)和有齿成人	
所有初诊患者,评估牙病、牙齿生长发育	如临床检查判断有适应证,拍摄后翼片	如临床评估有适应证,进行个性化的牙科 X 射线摄影检查	个性化的 X 射线摄影,包括后翼片或选择的根尖片。如患者有广泛牙病临床证据或牙病治疗史,选择全口牙齿口内片可能是恰当的。在某些场合,也可选择全景摄影	对任何有症状或临床怀疑的区域拍摄根尖片
复诊,评估牙齿生长发育	通常不是适应证	如临床评估有适应证,进行个性化的牙科 X 射线摄影检查	如有症状,仅进行一次根尖片全景摄影检查,以评估第三磨牙的发育	通常不是适应证
复诊,高度龋齿风险	拍摄后翼片,间隔 6 个月(不应过于频繁,迫切需要对龋齿风险再评估,以证实再使用这一周期的正当性),或直至没有新发或进展的龋齿病变证据			不适用
复诊,中度龋齿风险	拍摄后翼片,间隔 1 年			不适用
复诊,低度龋齿风险	拍摄后翼片,间隔 12~18 个月	拍摄后翼片,间隔 2 年。如有证据表明龋齿风险持续在低水平,应考虑延长拍片周期		不适用
复诊,牙周病或牙周病史	对临床表明存在牙周病(除外非特异性牙龈炎)的区域进行患者特异的 X 射线摄影检查,包括后翼片和/或选择的根尖片			不适用

注:在未采集病史并完成临床检查的情况下,不得实施 X 射线摄影。

进行牙科放射学检查前,应取得患者的知情同意。对育龄妇女,应明确其是否妊娠,如果妊娠或可能妊娠,应考虑不涉及电离辐射的替代检查手段。

实施CBCT检查时,应基于临床目的和患者个人特征,优化管电压和管电流量的设置。体素大小和患者成像体积的选择,应与临床诊断需要一致,尽量减少患者剂量。合理减少投照数量并适当应用影像重建技术也有助于降低剂量。

牙科胶片应固定在所需位置或由患者本人扶持。在拍摄根尖片时,使用持片器可代替患者手指将胶片固定在口内适当位置,可减少患者手部受照剂量。

推荐对患者使用甲状腺铅领,特别是儿童或孕妇。

对有适当准直及恰当保养的牙科X射线摄影设备来说,尤其在使射束远离躯干和性腺的情况下,铅围裙相对而言几乎没有价值。没有证据表明在牙科放射学检查中常规穿戴铅围裙是正当的。当患者怀孕或可能怀孕时可出于谨慎目的考虑使用。但是,如果患者要求使用铅围裙,都应当提供使用。

个人剂量限值不适用于医疗照射。在诊断放射学中,可应用诊断参考水平(DRL)来实现患者防护最优化的目标,使得患者受照剂量与具体临床目的相适应。加拿大的牙科放射学诊断参考水平列于表8-5-3,患者实际皮肤剂量高于相应高端值,提示胶片处理技术不良或设备性能不符合标准要求;患者皮肤剂量低于低端值,则意味着剂量降低带来的利益可能无法补偿影像质量不满足临床需要所带来的损失。

表8-5-3 加拿大牙科放射学诊断参考水平

X射线管电压/kV	每次摄影的入射体表剂量范围/mGy	
	D速胶片	E速胶片
50	3.49~4.80	1.92~2.44
55	3.23~4.54	1.66~2.18
60	2.79~4.15	1.48~1.92
65	2.36~3.62	1.27~1.66
70	2.01~3.14	1.09~1.44
75	1.57~2.66	0.87~1.18
80	1.40~2.27	0.92~1.00
85	1.22~2.01	0.74~1.00
90	1.05~1.83	0.61~0.83
95	0.87~1.70	0.52~0.74
100	0.79~1.57	0.44~0.66

对在检查中需要协助患者的随行成年人(不应是孕妇)应提供铅围裙,其身体任何部位应处于主射束路径之外。

甲状腺在主射束范围的情况下,或者受检者是儿童或孕妇时,均强烈推荐使用甲状腺铅领。在不会对检查造成干扰的情况下,也建议对成人患者提供甲状腺铅领。如果甲状腺距离照射野边缘2cm以上,甲状腺屏蔽所致剂量减少作用甚微。

第六节 孕妇和儿童放射检查的放射防护

孕妇与儿童是对X射线辐射最敏感的群体,故而其放射防护的管理尤为重要。临床实践中,应注重孕妇及儿童X射线防护与管理,认识到其放射防护的特殊化及其放射防护管理的落实。

一、低剂量辐射宫内照射的生物学效应

(一)概述

宫内照射的生物学效应,取决于照射发生时胚胎发育的阶段以及总的吸收剂量。器官形成期和胎儿早期的辐射危险最大,妊娠中期危险稍微降低,而晚期危险最小。对于宫内照射,值得关注的辐射剂量为胚胎或胎儿(而不是孕妇)的吸收剂量。

国际放射防护委员会(ICRP)第90号出版物对新发表的出生前受照射动物实验数据、人类胚胎和胎儿辐射生物效应的再评估数据进行了汇总和审议,总体而言是对其第60号出版物对宫内照射健

康危险判断的强化和补充，为 ICRP 2007 年建议书的相应评估结论提供重要的科学依据。

（二）确定性效应（有害组织反应）

对于确定性效应（有害组织反应）的剂量阈值，ICRP 目前的基本判断是在吸收剂量（单次剂量或年剂量）在约 100mGy 的范围内，主要器官和组织不会在临床上表现出功能损伤。ICRP 2007 年建议书中动物实验显示，在剂量低于 100mGy 的情况下，这种致死效应是非常少见的。现有数据无法表明低剂量辐射会对出生后健康产生显著的影响。

辐射照射诱发的畸形主要发生在主要器官形成期。在主要器官形成期（对人类而言受孕后 3~8 周）的一定阶段，某些特殊畸形的敏感性明显增加。根据动物数据判断，对于诱发畸形，存在着一个约为 100mGy 真实的剂量阈值。因此，ICRP 认为，为了放射防护的目的，远低于 100mGy 的宫内照射预计不会产生畸形危险。

ICRP 第 90 号出版物对日本原爆幸存者在生前最敏感时期（受孕后 8~15 周）受照诱发的严重智力迟钝资料审议结果显示，支持该效应具有至少 300mGy 剂量阈值的结论。在小剂量情况下没有致畸风险。但是，即使不存在真实的剂量阈，低于 100mGy 的剂量对智商（IQ）所产生的任何影响都是无从探知的，因此并无实际意义。该判断与 ICRP 第 60 号出版物的结果一致。

高剂量照射对胎儿的智力有严重影响，其严重程度随剂量增加而加重，直至认知功能严重迟钝。在妊娠 8~15 周内是射线引发智力低下最敏感的时期，其次是 16~25 周（表 8-6-1）。

（三）出生前照射的癌症危险

鉴于现有数据的局限性，ICRP 2007 年建议书无意推算出生前照射的终生癌症危险标称系数的特定值，而是支持其第 90 号出版物的结论：可以合理地假定，终生癌症危险最多是全体人群危险的 3 倍。据判断宫内受照的危险不大于儿童早年受照的危险，第 60 号出版物对此未作明确判断。

（四）遗传效应

2009 年，英国健康保护局（HPA）估计，出生前受照剂量为 25mGy（高剂量诊断性照射）时，胎儿出生后其前两代后代遗传性疾病的绝对超额危险约为 0.012%，远低于该国人群先天性缺陷的自然危险（1%~6%），几乎可以忽略不计。

二、X 射线检查的胎儿典型剂量

（一）X 射线检查的胎儿典型剂量

对于胎儿 X 射线的胎儿典型剂量，由于检查受限制，所以相关数据很难获取。HPA 给出的英国一些常见 X 射线检查所致胎儿典型吸收剂量和儿童期癌症危险的估计值（表 8-6-2）。需要注意的是，其每次检查的儿童期肿瘤危险是在受孕早期（8~15 周内）。在其胎儿受孕晚期，较低剂量照射（低于 100mGy）对胎儿及儿童的辐射风险无明显证据比本底风险高。

（二）孕妇 X 射线检查的辐射防护

对于确认妊娠的妇女，由于 X 射线检查宫内照射存在诱发胎儿出生后癌症的危险，必须优先考虑采用不涉及电离辐射的替代成像手段（例如超声波或磁共振成像）获取诊断信息的可能性，根据临床指征确认 X 射线检查是正当的方可进行 X 射线检查。在许多情况下，特别在估计胎儿成熟度和胎盘位置时，使用超声波检查可靠而又不涉及电离辐射，应优先考虑。

放射科工作人员应与申请医师进行必要的磋商，进一步核实拟申请检查的正当性，决定是否可将检查推迟到分娩之后。两个基本原则需要考虑：一项可对母亲带来临床利益的检查可能对胎儿也有间接的利益；推迟到妊娠晚期进行检查可能给胎儿带来更大的健康危险。如果经复核，该检查仍考虑具有正当性并确需实施，应尽一切合理的努力将胎儿剂量降低到与诊断目的相称的最低水平。

应避免不必要的重复检查，尽量以 X 射线摄影代替透视检查。在没有充分证据表明疾病可能累及心肺的情况下，分娩前进行常规胸部 X 射线检查是

表 8-6-1　电离辐射对胚胎和胎儿的效应*

效应（智力影响）	照射时间	概率
智商下降	妊娠 8~15 周	30IQ 点 Sv^{-1}#
严重智力迟钝	妊娠 8~15 周	$40 \times 10^{-2} Sv^{-1}$
严重智力迟钝	妊娠 16~25 周	$10 \times 10^{-2} Sv^{-1}$

注：* 低传能线密度（LET）辐射，高剂量、高剂量率照射；# 智商单位，即智商点（IQ Point）表示。

表 8-6-2　X 射线检查所致胎儿典型吸收剂量和儿童期癌症危险

检查	胎儿典型剂量范围 */mGy	每次检查的儿童期肿瘤危险 #
头颅 X 射线摄影	0.001~0.01	$<1 \times 10^{-6}$
牙齿 X 射线摄影		
胸部 X 射线摄影		
胸椎 X 射线摄影		
乳腺 X 射线摄影		
头和/或颈 X 射线 CT		
X 射线 CT 肺血管造影	0.01~0.1	$1 \times 10^{-6} \sim 1 \times 10^{-5}$
腹部 X 射线摄影	0.1~1.0	$1 \times 10^{-5} \sim 1 \times 10^{-4}$
钡餐 X 射线透视		
骨盆 X 射线摄影		
髋关节 X 射线摄影		
X 射线 CT 骨盆测量		
胸部和肝脏 X 射线 CT		
钡灌肠 X 射线透视	1.0~10	$1 \times 10^{-4} \sim 1 \times 10^{-3}$
X 射线静脉尿路造影		
腰椎 X 射线摄影		
腰椎 X 射线 CT		
腹部 X 射线 CT		
骨盆 X 射线 CT	10~50	$1 \times 10^{-3} \sim 5 \times 10^{-3}$
骨盆和腹部 X 射线 CT		
骨盆、腹部和胸部 X 射线 CT		

注:* 仅适用于妊娠早期;# 儿童期癌症的自然危险约为 2×10^{-3}。

不正当的。在多个国家,没有明令禁止在生物医学研究中使孕妇接受电离辐射照射。但是,也不应鼓励将孕妇作为涉及胎儿受照的研究项目的受试者,除非妊娠本身是研究的焦点,而且无法采用危险更小的其他手段。为保护胚胎和胎儿,对此类研究应当加以严格控制。

妊娠的患者有权知道宫内照射可能引起的潜在辐射效应的大小和类型,执业医师有义务进行适当形式的告知,确保得到患者的知情同意。

在进行诊断程序之前,应注意判断胎儿是否处在主要受照区域中,以及该诊断程序是否会产生相对较高的剂量(如钡灌肠和骨盆 CT 检查)。对于任何具备临床目的正当性的远离胎儿部位(例如胸部、头颈、牙齿、四肢等部位)的 X 射线检查,如果 X 射线设备是严格屏蔽的,并采用严格限束的 X 射线束,在妊娠期的任何时间均可安全地实施。

当孕妇需要行 X 射线射束直接照射胎儿的腹部或骨盆 X 射线诊断检查(尤其是 CT 检查)时,要注意确认,该项检查在当时确实有十分明确的指征,且不能推迟到分娩之后实施。应制订最佳的检查方案,选择最优化的摄影条件或摄影条件组合,尽一切合理的技术优化将胎儿剂量降低到与诊断目的相称的最低水平。专门拟定合适的检查程序和减少胎儿受照剂量最常用的方法包括:把射束准直到一个非常特定的感兴趣区;在可能时去掉防散射线滤线栅;如果不会对获取影像造成干扰,使用屏蔽用具;减少拍片数量;增加管电压也可降低胎儿剂量,特别是胎儿直接受照的情况下。但是,技术上的变更不应当损害 X 射线检查的诊断价值。ICRP第 84 号出版物和 GBZ 130—2020 文件提供了降低胎儿剂量的一些典型示例。

进行高剂量的检查时,或已知胎儿处在初级 X 射线射束内时,应当记录有关技术条件,以便事后估算胎儿剂量。重要的技术条件包括是否使用滤线栅、管电压、剂量率、透视时间、剂量面积乘积(DAP)、几何条件说明以及投照方式选择,皆影响对胎儿宫内照射后是否终止妊娠的考虑。

对于放射工作从业者，女性工作人员发现自己怀孕后要及时通知用人单位以便必要时改善其工作条件，孕妇和哺乳期应避免受到内照射。用人单位不得把怀孕作为拒绝女性工作人员继续工作的理由。用人单位有责任改善怀孕女性工作人员的工作条件，以保证为胚胎和胎儿提供与公众成员相同的防护水平。

（三）对胎儿宫内照射后是否终止妊娠的考虑

对一度未察觉自己已怀孕的患者进行的照射往往会引起其焦虑不安，担心辐射对胎儿可能产生的影响，甚至提出终止妊娠。在孕妇有这种顾虑的情况下，应由医学专家或保健物理专家为其提供咨询，必要时尽可能准确地估算吸收剂量及相应的胎儿危险度，在听取专家意见之后，方可审慎作出是否终止妊娠的决定。

ICRP第84号出版物的观点是，在胎儿吸收剂量低于100mGy的情况下，基于辐射危险而作出终止妊娠的决定是缺乏正当性的。绝大多数X射线检查的宫内照射剂量及其健康危险水平，很少有正当理由来终止妊娠。

在妊娠第8~15周宫内受照剂量在100~500mGy范围内（非常少见）时，应慎重考虑畸形、发育迟缓、中枢神经系统损伤和智商下降的危险度；如果胎儿吸收剂量刚刚超过100mGy，而其父母多年来渴望生育子女，他（她）们可能不希望终止妊娠，在医师给予适当的意见后，应由胎儿的父母作出决定。

三、儿童低剂量照射的健康风险

儿童正处于生长发育旺盛期，流行病学已证实其对电离辐射的损伤更为敏感。儿童期望寿命长，受到电离辐射照射后有更充分的时间表现健康效应，加之其各个组织器官的质量和尺寸较小、空间结构更为紧密以及组织能提供的屏蔽作用弱，同样的辐射条件，比如同样的放射诊断程序，往往导致儿童接受的剂量更大，健康风险更为明显。既往的研究一般认为，就辐射致癌而言，儿童的风险大约为是全年龄组人群的2~3倍。儿童（包括婴儿、儿童和青少年，是指年龄在15岁及以下的人群亚组）接受电离辐射的重要途径之一是放射诊疗程序，以及可能的事故照射和其他途径的照射。近年来，随着研究的深入，对儿童接受电离辐射照射的健康效应有了更为深入的认识。

（一）儿童的辐射照射效应

联合国原子辐射效应科学委员会（UNSCEAR）2013年发表了题为《儿童辐射照射的效应》报告。该报告认为，与成人相比，儿童期的辐射致癌具有更大的变异性，主要与肿瘤的类型、年龄和性别等因素有关。它评估了23种不同类型的肿瘤，大约1/4的肿瘤，包括白血病、甲状腺癌、皮肤癌和乳腺癌，儿童比成人更为敏感。其中有些肿瘤，取决于具体的情形，儿童受照的风险要大大高于成人受照。大约有15%类型的癌症，如结肠癌，儿童与成人期接受照射的敏感性是一样的。10%的癌症，如肺癌，就外照射而言，儿童期接受照射的敏感性比成人还要低一些；而对于内照射，比如氡及其短寿命子体与肺癌的关系，对儿童期照射的研究还很少。大约20%的癌症，如食道癌，相关的资料很少，不足以得出结论。最后，大约30%的癌症，如霍奇金淋巴瘤、前列腺癌、直肠癌和子宫癌，目前的研究表明，它们的风险与不同年龄组接受辐射照射之间仅仅存在弱相关性，甚至根本就没有相关性。

（二）儿童接受辐射的确定性效应

《儿童辐射照射的效应》报告还讨论了急性或分次照射的确定性效应问题，这一类效应主要见于放射治疗或事故照射后。研究揭示，儿童与成人期接受照射在确定性效应方面的差别与随机致癌效应方面的差别是不一样的，儿童期接受辐射照射，其认知效应、白内障和甲状腺结节的风险更高一些。就导致神经内分泌异常而言，儿童与成人的敏感性是一样的。也有一些组织，比如肺和卵巢，儿童可能比成人更不敏感。鉴于以上这些结果，UNSCEAR认为，应该避免泛泛地讨论儿童期接受辐射照射的健康风险。讨论儿童期接受电离辐射照射的风险，要具体到是内照射还是外照射，具体受照时的年龄，具体组织的吸收剂量及具体什么效应。

（三）儿童CT低剂量照射的健康风险

据调查，儿童CT检查的首要部位是头部，主要的原因是头部外伤，约7%的儿童接受了2次及以上的头部检查。关于儿童CT扫描检查的健康风险，研究可分为两个阶段。首先是21世纪初，通过辐射致癌模型预测CT检查导致的癌症风险。2001年美国Brenner等人估计，美国1年进行60万人次的15岁以下儿童头部和腹部CT检查，将导致500例癌症。第二阶段是进行流行病学观察性研究。英国、澳大利亚等国家和地区开展了回顾性队列研究。这些研究的基本方法是利用医院或医疗保健系统保存的儿童 CT 扫描的数据库,获得儿童的姓名等个人身份信息、扫描的时间、次数并估计头部和红骨髓的器官剂量,将个人身份信息与国家或地区的肿瘤癌症登记系统进行记录,获得接受 CT 扫描的儿童后来罹患白血病、脑瘤等疾病的发病或死亡情况,进而分析 CT 检查与脑瘤和白血病风险之间的关系。Lancet 2012 年发表英国儿童 CT 检查癌症风险论文后,引起了很大的震动和热议。该论文揭示了低剂量 CT 检查显著增加儿童患白血病和脑瘤的风险。需要强调的是,儿童 CT 检查带来的癌症的绝对风险是很小的。有文献估计新生儿头部 CT 扫描导致的白血病终生风险为 1/1 000。近年的研究提示,不是不能进行儿童 CT 检查,而是警示儿童 CT 检查是有一定的健康风险,对检查要进行正当性判定,要避免不必要的儿童 CT 检查,特别是反复地检查。即使是正当的检查,相关的医务人员也要有剂量和风险的概念,尽可能降低检查的剂量,屏蔽邻近照射部位的敏感器官,如果可能也可以考虑其他的非辐射方法如 MRI 代替。

四、X 射线检查的儿童典型剂量

自 2003 年 4 月实施的我国放射防护基本标准 GB 18871—2002《电离辐射防护与辐射源安全基本标准》,首次设定了我国医疗照射的诊断参考水平,其中规定了未成年人的工作条件。年龄小于 16 周岁的人员不得接受职业照射。年龄小于 18 周岁的人员,除非为了进行培训并受到监督,否则不得在控制区工作,且他们所受的剂量应规定进行控制。对于年龄为 16~18 岁接受涉及辐射照射就业培训的学徒工和年龄为 16~18 岁在学习过程中需

要使用放射源的学生,应控制其职业照射使之不超过下述限值:年有效剂量 6mSv,晶状体的年当量剂量 50mSv,四肢(手和足)或皮肤的年当量剂量 150mSv。其中还规定了,慰问者及探视人员的剂量限制中,应将食入放射性物质患者的探视儿童所受的剂量限制于 1mSv 以下。

2020 年 10 月实施的新版 CT 检查放射防护标准 GBZ 130—2020《放射诊断放射防护要求》的附录中录入了各年龄段儿童胸部和头部 CT 检查的诊断参考水平(表 8-6-3)。

五、儿童放射防护最优化

(一)检查原则

1. 儿童 X 射线检查所受的医疗照射,必须遵循 X 射线检查的正当性和辐射防护最优化原则,在获得必要诊断信息的同时使受检儿童受照剂量保持在可以合理达到的最低水平。

2. 对儿童施行 X 射线诊断检查,必须注意到儿童对射线敏感、身躯较小又不易控制体位等特点,采取相应有效防护措施,对儿童 X 射线照射条件加以控制。

3. 必须建立并执行 X 射线诊断的质量保证计划,提高 X 射线诊断水平,减少儿童被检者所受照射剂量。

4. 各种用于儿童的医用 X 射线诊断机的防护性能、工作场所防护设施及安全操作均须符合 GBZ 130—2020 的规定。

(二)X 射线防护设备和用品的防护要求

1. X 射线机房必须具备为候诊儿童提供可靠防护的设施。

表 8-6-3 典型儿童受检者常见 CT 检查部位的辐射剂量和诊断参考水平

检查部位及年龄/岁	CTDI$_{vol}$/mGy			DLP/(mGy·cm)		
	英国(2005 年)	德国(2008 年)	法国(2009 年)	英国(2005 年)	德国(2008 年)	法国(2009 年)
头部:0~1	30	33	30	270	390	420
头部:5	45	40	40	470	520	600
头部:10	50	50	50	620	710	900
胸部:0~1	6	1.7	3	10	28	30
胸部:5	6.5	2.7	3.5	55	55	63
胸部:10	28	4.3	5.5	105	105	137
腹部:0~1	—	2.5	5	—	70	80
腹部:5	—	4	8	—	125	121
腹部:10	—	6.5	13	—	240	245

2. 专供儿童X射线检查用的机房内要合理布局,并应按儿童喜欢的形式装修,以减少儿童恐惧心理,最大限度地争取儿童合作。

3. 使用单位必须为不同年龄段儿童的不同检查配备保护相应组织和器官的,且具有不小于0.5mm铅当量的防护用品。

(三)对临床医师的要求

1. 应严格掌握儿童X射线诊断适应证。对患儿是否进行X射线检查应根据临床实际需要和防护原则进行分析判断,确有正当理由方可申请X射线检查。

2. 在对患儿进行诊断时,应优先考虑采用非电离辐射检查方式。

3. 在X射线透视下进行骨科整复和取异物时,不得连续曝光,并注意尽量缩短时间。

(四)对X射线工作者的要求

1. 必须熟练掌握儿科放射学业务技术和射线防护知识,仔细复查每项儿童X射线检查的申请是否合理,有权拒绝没有正当理由的X射线检查。

2. 除临床必需的X射线透视检查外,应对儿童采用X射线摄影检查。

3. 荧光屏透视前必须做好充分的暗适应,透视中应采用小照射野透视技术。

4. 对儿童进行X射线摄影检查时,应严格控制照射野,将有用线束限制在临床实际需要的范围内。照射野面积一般不得超过接收器面积的10%。

5. 对儿童进行X射线摄影检查时,应采用短时间曝光的摄影技术。

6. 对婴幼儿进行X射线摄影时,一般不应使用滤线栅。

7. 对儿童进行X射线检查时,必须注意非检查部位的防护,特别应加强对性腺及眼晶状体的屏蔽防护。

8. 使用移动式设备在病房或婴儿室内做X射线检查时,必须采取防护措施减少对周围儿童的照射,不允许将有用线束朝向其他儿童。

9. 未经特殊允许不得用儿童做X射线检查的示教和研究病例。

10. 对儿童进行X射线检查时,应使用固定儿童体位的设备。除非特殊病例,不应由工作人员或陪伴者扶持患儿。必须扶持时,应对扶持者采取防护措施。

(五)儿童CT检查的防护

当儿童临床诊断需求必须进行CT检查时,应遵循可合理达到的最低量原则(ALARA)。根据儿童受检者体型、扫描部位及CT机的性能等具体情况,采用儿童扫描条件,综合运用自动管电流或管电压调制技术、影像重建技术(迭代重建算法)以及屏蔽防护等多种方式,个性化、最大限度地降低CT检查所致受检者的辐射剂量。降低儿童受检者辐射剂量最好的方法是避免不必要的放射检查或寻求非电离辐射的诊断模式,以最大限度地保护儿童的健康,降低其风险。

第七节 移动和车载设备的放射防护

一、移动和车载设备的发展概况

移动和车载X射线设备最早诞生于军事应用,后来随着影像技术的革新及发展,移动和车载设备也随之不断更新换代,由于其具有移动灵活、拆装便捷、隔离严密、使用简便等特点,如今在医学上的应用越来越广泛。其中,移动X射线设备结构紧凑、体积小巧,由X射线发生装置、应用设备及机座上组成,机座带有移动驱动装置,可由电力或人力驱动,具有移动便捷、操作灵活、摆位方便、占地面积小等特点,被誉为"车轮上的放射科"。其按功能可分为有移动式CR、移动式DR、移动式透视及移动式CT等,其主要用于对危重及不能搬动的患者如重症监护室、心脏监护室、骨科制动、急诊抢救、手术救治等进行X射线摄影,适用于头部、四肢、胸腹部等多种部位的摄影检查。车载X射线设备指的是安装有医用X射线诊断设备并可在车厢内开展X射线摄影、透视等医用X射线诊断活动或实践的车辆,通常由X射线发生装置、X射线成像装置以及床、台、支架等附属设备组成。按功能可分为透视车载机、摄影车载机、透视摄影车载机、乳腺摄影车载机、CT车载机等,这种医疗诊断模式可以充分适应大规模体检、院外急救等场景,尤其是在边远地区、野战环境及突发公共卫生事件等情况下显得尤为必要。

发达国家的移动和车载X射线设备开发起步较早,并拥有专业研发厂家,在加载远程通信设备后,可实现远程诊治功能,为偏远地区和突发公共卫生事件及战时一线提供专家级的医疗服务。早在1990年3月,美国阿拉巴马州的国民警卫队就利用移动和车载CR系统对遭受飓风"雨果"损伤的患者进行大规模检查,然后将得到的图像经过国际海事卫星(international maritime satellite,INMARSAT)发送给了华盛顿地区的高级医院进行诊断。后来又在海湾战争和海地战场,移动和车载X射线设备在战时野战医院中投入使用,显著提高了军队的卫勤保障能力。1995年,日本研制出了车载CT系统,并搭载卫星通信功能,可实现流动CT检查和在线双路影像数据传输以及提供医疗中心专家级会诊,在远程诊治场景中发挥重要作用。

我国的移动和车载X射线设备发展较晚,2003年"非典"期间,由北京、上海及苏州等单位成功地集成和制造了我国第一台数字式移动体检车,并于当年6月初交付使用。该车安装了低剂量数字X射线(DR)系统,并具备网络通信系统,可与医院的HIS、RIS及PACS系统实现无缝连接。然而受当时条件限制,其X射线摄影方式与传统不同,采用了线扫描方式及软启动、软刹车的非线性控制技术,实现机械部分的快速启动和停止,使X射线管窗口中心0.5~1.0mm的X射线束准确对准探测器的入射窗口,线扫时间为1~5ms,属于机械扫描类别,不适用于动态和透视检查,导致影像质量也受到了不同程度的影响。后来,为了满足新时期高科技局部战争的卫勤保障需要,军事医学科学院卫生装备研究所成功研制了车载X射线系统。该系统适于作为组建临时医院的放射室,可与其他医疗车组成车载野战医院。2名驾驶员和2名操作技师即可进行车载设备的移动和操作展开。该X射线系统可与传统放射设备一样对患者进行胸、腹、腰、四肢和头颅等各部位的摄影与透视检查,并搭载有明室干式洗片机及专用医学影像后处理软件,每天可完成200人次的X射线检查。车厢内有完备的X射线防护措施,对公众辐射剂量为3.4μSv/h,优于国家规定标准,安全性能高。该系统工作温度可在-41~46℃,并拖挂有功率为30kW的专用发电车。该系统的出现,代表着我国移动和车载X射线设备的自主研发和应用已达到成熟和完善的程度,可以取代进口设备胜任我国的医疗任务。

2012年,由武警后勤学院自主研发的国内首台车载方舱CT通过技术鉴定正式投入使用,该装置配备有双排螺旋CT、专用医学影像后处理软件、设备专用配电系统、医用胶片打印机及网络数据传输系统。车载方舱符合方舱医院的总体要求,选用机动性能强的汽车底盘,备有冷暖风空调系统。方舱可实现自装卸功能,具有扩展机构简单、展收时间较短、密封性好等特点。舱内各侧壁铺设1.5mm铅板,控制室内采用12mm厚防护铅玻璃及活动后壁,防护效果满足国家规定标准。经鉴定,该方舱CT均可以达到预期指标,可以满足医用需要,尽管其仍存在比如装卸烦琐、设备较低端、无法隔室操作、操作室消杀不便等缺陷,然而这标志着我国自研自产的大型医用方舱CT设备可以替代进口产品完成医疗任务。在此基础上,国产移动和车载X射线设备进入了迅猛发展的阶段。新型冠状病毒感染疫情期间,改进后的车载方舱CT可以实现完全隔室操作和便捷的"一患一消"功能,并配备有高端螺旋CT设备及5G网络传输协议,可实现2min/人的高效检查,影像质量完全媲美传统高端螺旋CT,极大地提高了新型冠状病毒感染检测效率,为有效抗击疫情做出了巨大贡献。

二、移动设备的放射防护

移动式X射线设备是用于开展床旁X射线摄影或透视检查等操作的可移动的医用X射线设备。

GBZ 130—2020《放射诊断放射防护要求》中规定:移动式X射线设备不应用于常规检查,只有在不能实现或在医学上不允许把受检者送到固定设备进行检查的情况下,并在采取严格的相应防护措施后,才能使用移动式X射线设备在床旁操作,实施医学影像检查。

(一)正当性判断

移动X射线设备使用的正当性应满足GBZ 130—2020《放射诊断放射防护要求》规定的医疗X射线照射检查判断正当性原则。

使用移动X射线设备前还应采取以下措施进行正当性保证:

1. 医疗机构的放射卫生防护管理制度中,针对床旁X射线检查的正当性判断应有独立的章节进行规定。

2. 医疗机构的执业医师、医技人员以及辐射防护负责人等应定期对符合床旁X射线检查的适应证进行研讨、整理、记录,并根据研讨内容制定适应证判断指南,指导执业医师开具相关检查申请单。

3. 医疗机构可根据制订的适应证判断指南利用医师工作站对医师所开具检查申请单的选项加以限制。

4. 医疗机构应定期将适应证指南的内容对执业医师进行培训,保证执业医师开具的床旁X射线检查申请单行为均符合正当性要求。

5. 医疗机构应定期对床旁X射线检查正当性的情况进行检查及考核，避免不必要的检查。

（二）移动X射线设备操作的防护最优化要求

移动X射线设备的防护要求必须满足GBZ 130—2020规定的医疗X射线检查照射防护的最优化原则。

1. 移动式X射线设备应满足其相应设备的防护安全操作要求。

2. 实施床旁X射线检查前应尽可能训练患者，增加患者配合度，提高一次性成功率，减少重复性检查的可能，降低患者的受照剂量。对无法主动配合摆位的患者，应采用辅助物品帮助摆位及固定，同时兼顾影像质量。

3. 根据检查目的，合理选择床旁X射线检查的患者体位及X射线入射方向，主射线不应直接朝向他人，尽可能采用向下的投照方式。根据患者具体情况选择最优曝光参数和曝光模式。比如尽量选择高电压和短曝光时间，焦点与探测器间保持合适的距离，照射野调整合适，在保证影像质量前提下尽量减少照射范围。

4. 对患者的其他器官应进行有效屏蔽防护，尤其应避免对眼球、甲状腺、乳腺、性腺等放射敏感器官的投照。

5. ICRP的研究表明，成人胸部X射线摄影时距离照射野外200cm以上，幼儿胸部X射线摄影61cm以上，受到的辐射剂量均低于1d的自然本底照射值。故进行床旁X射线检查时，应把距离照射野中心200cm的范围划定为临时控制区，并在入口处放置醒目电离辐射警示标识，同时劝离区域内的公众人员尽可能远离该区域，避免或降低公共照射。这里的公众人员是指，其他非受检患者、患者家属、探视人员以及医务工作者等不应在检查过程中受到照射的人员。

6. 临时控制区内如有无法离开的公众人员，应采用移动式X射线屏蔽装置，同时避免将有效线束朝向公众人员。屏蔽装置应高于1mm铅当量，并保证表面0.3m处辐射剂量水平不超过2.5μSv/h。必要时还需对控制区内的公众人员进一步采取个人防护。

7. 对新生儿进行床旁X射线检查时，应设置专用照射区域远离其他患儿，如区域内存在无法离开的其他患儿时必须使用移动式X射线屏蔽装置，并保证该装置高于2mm铅当量，表面0.3m处辐射剂量水平不超过1.0μGy/h。

8. 移动式X射线设备的曝光电缆长度不应小于3m，或配置定时曝光、遥控曝光模式，检查时放射工作人员应合理选择站位，保证曝光时尽量避免受照射，同时应时刻观察受检患者情况，保证影像质量，放射工作人员应穿戴必要的个人防护用品，并保证防护用品的规格满足GBZ 130—2020《放射诊断放射防护要求》和GBZ 176—2006《医用诊断X射线个人防护材料及用品标准》的有关规定。

9. 无论何时使用移动X射线设备进行床旁操作，工作人员都应提前对现场所有人员履行告知义务，并提醒其离开。对协助患者进行X射线检查的人员，应提前履行告知义务并征得其同意，并在陪检者穿着个人防护用品后，才能实施床旁操作。对非急危重症患者进行床旁操作时，应确定合理的操作时间，例如避开医生集中查房和家属探视等人员集中的时间段。

10. 医疗机构应根据GBZ 128—2019《职业性外照射个人监测规范》的相关规定定期组织放射工作人员进行个人剂量监测，并建立个人剂量档案。同时应定期组织放射工作人员学习放射防护知识和放射卫生法律法规。

三、车载设备的放射防护

车载式医用X射线诊断系统一般应在巡回体检或医学应急时使用，不应作为固定场所的常规X射线诊断设备；使用车载式医用X射线诊断系统的医疗机构，应对其放射诊断中的放射防护工作全面负责；车载式医用X射线诊断系统放射工作人员应熟练掌握业务技术，接受放射防护和有关法律知识培训，满足放射工作人员岗位要求；车载式医用X射线诊断系统放射工作人员防护应遵从防护最优化原则，所受照射应符合GB 18871—2002《电离辐射防护与辐射源安全基本标准》中职业照射剂量限值的规定。个人剂量监测应符合GBZ 128—2019《职业性外照射个人监测规范》的要求；受检者所受医疗照射，应遵循实践正当性和放射防护最优化原则，避免一切不必要的照射，对确实具有正当理由需要进行的医用X射线诊断检查，应在保证影像质量的前提下把受检者剂量控制到可以合理达到的尽可能低的水平。

随着在巡回体检和医学应急中的广泛应用，车载式医用X射线诊断系统目前在国内应用已十分普遍。受载重和空间的限制，车载式医用X射线诊断系统在屏蔽设计、操作方式和防护措施上与机房条件下的医用X射线诊断有很大区别。

（一）车载式 X 射线设备防护性能要求

1. 车载式 X 射线设备应满足其相应设备类型的防护性能专用要求，比如车载式诊断 X 射线机的通用防护性能要求和专用要求应符合 GBZ 130—2020《放射诊断放射防护要求》的规定，透视车载机、摄影车载机、透视摄影车载机的影像质量控制应符合 WS 76—2020《医用 X 射线诊断设备质量控制检测规范》的规定。

2. 车载式 X 射线设备应配备线束装置，确保 X 射线不超出影像接收平面。

（二）车载式 X 射线设备操作的防护最优化要求

1. 根据不同检查类型和需要，选择使用合适的设备、照射条件、照射野以及相应的防护用品（铅橡胶性腺防护围裙或方巾、铅橡胶颈套、铅橡胶帽子等）或辅助防护设施（可调节防护窗口的立位防护屏、固定特殊受检者体位的各种设备）。应告知并指导受检者合理穿戴个人防护用品。

2. 对受检者实施照射时，与诊疗无关的其他人员不应在车载机房内或临时控制区内停留。

3. 车顶未设置屏蔽的高千伏摄影系统，在其工作时应考虑车厢外表面与有人办公或居住的建筑物采光窗面的水平距离（建议不小于 10m），车厢底部未做屏蔽的，车下候检位应离车厢表面 3m 以外，透视作业不限。

4. 车载机房应有固定屏蔽，除底部和顶部外，屏蔽应满足表 7-2-4 中屏蔽防护铅当量厚度要求。

5. 车载式医用 X 射线诊断系统舱内应采用隔室设计，包括操作室和检查室，布局应合理。

6. 工作人员应在有屏蔽的防护设施内隔室操作，并设立观察窗或监视设备及沟通设施，用以观察受检者情况。

7. 车载式诊断 X 射线设备工作场所的选择应充分考虑周围人员的驻留问题，X 射线有用线束应避开人员停留和流动的路线。

8. 车载式诊断 X 射线设备的临时控制区域边界上应设立清晰可见的警告标识牌（例如：禁止进入 X 射线区）和电离辐射警告标志。临时控制区内不应有无关人员驻留。

（刘小明　单春辉）

第九章　核医学诊疗中的放射防护

第一节　核医学的概念及其危害因素

核医学（nuclear medicine）是将核技术应用到医学中并对其理论进行医学研究的学科，临床上主要是将放射性核素引入到人体内进行疾病诊断、治疗并探索其机制与理论等相关知识的医学研究。核医学是临床医学的重要组成部分，核医学的问世为临床疾病的诊治提供了一种较为安全、有效的方法。核医学是核技术与医学相结合的产物，对疾病的临床诊断、疗效评估、预后评价等有着特殊而不可替代的作用。目前核医学科在医疗单位已成为一门独立的临床医学学科。

核医学各种诊疗技术和实验研究方法的基础是放射性核素示踪技术（radionuclide tracer technique）。放射性核素示踪技术是将放射性核素或其标记的化合物作为示踪剂，应用各种仪器探测射线的行踪，用来研究示踪剂在生物体或外界环境中的客观存在及其变化规律的一项核医学技术。目前临床上广泛使用的核医学诊断设备如 SPECT、SPECT/CT、PET、PET/CT、PET/MR 等都是基于放射性核素示踪技术而发挥作用。临床上常用的示踪剂我们称之为放射性药物（radiopharmaceutical），放射性药物由放射性核素和配体构成，将放射性核素标记在配体上就构成了诊断和治疗用的放射性药物。临床上使用的核医学放射性药物一般通过外购和核医学科自行制备两种途径获得，放射性药物也是核医学科辐射危害因素的主要来源。临床上常用的放射性核素为 ^{99m}Tc（锝）、^{18}F（氟）、^{131}I（碘）等。放射性核素示踪技术常具有以下优点：灵敏度高；准确性好；操作方法简单无创伤性；合乎生理条件；定性、定量与定位研究相结合等。但由于放射性核素示踪技术与放射有关，因此无论对场所、人员和实验条件都有特殊的要求，尤其是工作人员必须经过放射性防护培训和岗前培训并取得放射性工作许可证和通过核医学业务能力考评后才能从事核医学诊疗工作。

临床上用于探测放射性药物产生的核射线的探测设备称为核医学仪器或核医学设备（nuclear medical instrument）。

一、核医学设备概述

核医学设备是临床上用于探测和记录放射性核素或药品发出的射线的种类、活度、能量、随时间的变化规律及空间的分布变化等一系列仪器设备的统称。核医学工作的开展，离不开核医学设备。核医学设备的更新与进步，也是核医学发展的重要标志。核医学设备可以按照用途、探测原理及探测器材料等方式进行分类。根据使用用途的不同，临床上常用的核医学设备可以分为脏器显像设备、功能测定设备、体外样本测量设备及各种放射性辐射防护设备等。其中放射性核素显像设备最为复杂，经历了线性扫描机、γ照相机、单光子发射计算机体层成像仪（single photon emission computed tomography，SPECT）、正电子发射计算机体层显像仪（positron emission tomography，PET）、SPECT/CT、PET/CT、PET/MR 的发展历程。放射性核素显像也由逐点线性扫描到一次性成像，由传统的功能影像向分子功能影像、分子功能影像与高分辨力形态影像相结合的方向发展。临床应用中，除了γ照相机、SPECT 及 SPECT/CT、PET 及 PET/CT、PET/MR，还有以下几种设备。

（一）脏器功能测定仪

脏器功能测定仪是将γ闪烁探测器与计数率仪或记录仪相连接根据临床需要设计一个或多个探头并配有计算机处理系统的一种测定仪器。功能测定仪的工作原理：利用探头在人体表面监测脏器中的放射性随着时间变化而发生的动态变化，并以数据曲线的形式显示结果以评估脏器的功能。临床上常用的脏器功能测定仪有甲状腺功能测定仪（也称甲状腺摄碘功能检测仪或甲功仪）、肾功能测定仪（也称肾图仪）、γ探针（也称γ计数仪或γ射线探测器）等。甲状腺功能测定仪主要用于测定甲状腺的吸碘率，评价甲状腺的吸碘功能；肾功能测定仪主要是对肾脏功能及上尿路的通畅情况进行评估；γ探针主要用于术中探测前哨淋巴结，外科医生通过γ探针可精准地清扫前哨淋巴结。

（二）体外分析仪器

体外分析仪器是对样品或者环境中的放射性进行相对或绝对定量分析的一种仪器，主要用于分析体外样本以及示踪实验的研究从而达到临床检查及研究的目的。临床上常用的体外分析仪器主要包括井型γ计数器、放射免疫分析仪（简称放免仪）、液体闪烁计数器（液闪仪）、全自动化学发光免疫分析仪、时间分辨荧光分析仪等。

（三）活度计

活度计（activity meter）是用于测定放射性药物或放射性试剂的放射性活度的一种专用计量仪器。活度计由井型电离室和操作面板组成，探测效率高，可测量各种核素产生的电离电流。活度计是核医学必备的计量仪器，是核医学诊疗中所有放射性核素定量的基础。活度计是强检仪器，我国现行法规规定：活度计应定期由资质单位进行检定，检定周期不得超过两年。

（四）放射防护仪器及其他

核医学常用的放射防护仪器有多种，可分为个人剂量监测仪（简称个人剂量仪）、表面污染检测仪、场所辐射剂量监测仪。

1. 个人剂量监测仪 主要用来测量放射工作人员所受外照射剂量的仪器。目前我国放射工作人员常用的个人剂量仪为热释光剂量仪。该仪器主要用于个人累积剂量的监测，具有体积小、灵敏度高、测量精度高、能量响应好、可重复使用等优点，但需通过专用仪器读取。此外还有可读式个人剂量报警仪，可以实时显示辐射剂量率及累积剂量。对于个人剂量仪的佩戴，要求当辐射场比较均匀时，辐射来自人体前方则剂量仪应佩戴在人体躯干的前方中部位置（一般在左胸前或锁骨对应的领口位置），辐射主要来自人体背面则剂量仪应佩戴在人体躯干的背部中间。当核医学工作人员对放射性药物进行分装与注射等情况全身受照不均匀时，应在铅围

裙外锁骨对应的领口位置佩戴剂量计，同时建议采用双剂量计监测方法（在铅围裙内的躯干上再佩戴另一个剂量计），且宜在有可能受到较大照射的身体部位佩戴局部剂量计（如指环剂量计、胸部剂量计等）。

2. 表面污染检测仪 主要用于检测工作人员的手部、工作服、鞋及放射性工作场所的工作台面、地板、墙壁等表面的放射性污染情况，多为便携式也有固定式。表面污染通常以单位面积的放射性活度来表示，测量结果多以贝克每平方厘米（Bq/cm^2）表示。

3. 场所辐射剂量监测仪 主要用于监测放射性工作场所γ射线、X射线的辐射剂量率，实时显示工作场所的辐射剂量，及时发现场所是否有超阈值的辐射。该仪器具有剂量率和累计剂量测量、实时监测和超阈安全报警、阈值记忆等功能。

另外核医学科用于防护放射性药品产生的γ射线的防护用品还有铅屏风、注射铅车、注射铅套、铅帽、铅眼镜、铅衣、铅围脖、铅围裙等。

二、核医学分类

根据应用范围与研究领域的侧重点的不同，核医学可大致分为实验核医学（experimental nuclear medicine）和临床核医学（clinical nuclear medicine）两大部分。

实验核医学也被称为基础核医学，主要包括放射性药物学、放射性核素示踪技术、放射性核素动力学分析、活化分析、体外放射分析、放射自显影及稳定性核素分析、小动物正电子发射体层显像（PET）及小动物PET/CT的应用等。实验核医学利用核射线及放射性核素示踪技术对生物医学进行理论研究以探索生命现象的本质及物理基础，加深人们对机体正常生理、生化过程及病理过程的认识，创立新的诊疗技术和方法，推动临床核医学的发展和医学科学的进步。

临床核医学主要是利用核医学示踪原理、相关技术和方法对疾病的发生、发展、转归及机体的病理生理、生物化学和功能结构的变化进行研究，以及利用核医学的手段治疗某些疾病，为临床提供病情、疗效及预后等信息以达到诊治疾病的目的。临床核医学是核医学的重要组成部分，根据其应用目的的不同，临床核医学又分为诊断核医学（diagnostic nuclear medicine）和治疗核医学（therapeutic nuclear medicine）。其中诊断核医

学又包括脏器或组织影像学检查、脏器或组织功能测定、体外微量物质分析等，诊断核医学也可分为体外诊断（in vitro diagnosis）和体内诊断（in vivo diagnosis）两部分。体外诊断通常是指临床检验核医学（clinical laboratory nuclear medicine），临床上常用放射性核素 ^{125}I（发射 35.5keV 低能 γ 射线，同时伴随释放能量为 27.4keV 和 31.4keV 的特征 X 射线）标记抗原或抗体后对患者体液中各种生物活性物质进行检测，如甲状腺功能的测定、肿瘤标志物的检测等；体内诊断又包括放射性核素显像（radionuclide imaging）和功能测定（functional determination）两部分。为便于显像设备的探测，显像用放射性药物（也称显像剂）中的放射性核素一般半衰期相对较短并能发射一定能量的 γ 射线（能量 80~500keV 常见）。临床上常见的放射性核素显像是用放射性核素 ^{99m}Tc 和显像设备 SPECT、SPECT/CT 等对组织器官进行功能显像，或者用正电子核素显像剂 ^{18}F 和显像设备 PET、PET/CT、PET/MR 对组织器官进行分子代谢显像。功能测定临床上常见的是用放射性药物 $Na^{131}I$ 和甲状腺功能测定仪对甲状腺进行吸碘率的功能检查。治疗核医学又分为内照射治疗和外照射治疗两类。外照射治疗是用放射性核素体表敷贴进行照射的治疗，如 ^{90}Sr、^{32}P 敷贴器对毛细血管瘤和瘢痕组织的敷贴治疗。内照射治疗也称体内靶向治疗（in vivo targeting therapy），是将放射性药物通过口服、注射、植入等方式引入患者体内，放射性药物参与人体特定的生物过程并浓聚在病变靶区组织，放射性核素发射出的射线直接照射靶器官以达到照射治疗的目的。内照射治疗是治疗核医学的主要内容，临床上口服 ^{131}I 治疗甲状腺功能亢进或者分化型甲状腺癌及其转移灶、植入 ^{125}I 粒子治疗实体瘤（前列腺癌、肝癌、肺癌等）比较常见。内照射治疗是核医学最常用和最具有发展前景的领域之一，新的治疗药物和治疗方法的研究进展将推动治疗核医学成为临床上治疗某些疾病的重要手段。随着临床核医学不断发展与完善，临床核医学又逐步细化形成了各系统核医学，如心血管核医学（又称核心脏学）、神经系统核医学、肿瘤核医学、呼吸系统核医学以及内分泌核医学、造血系统核医学、泌尿系统核医学等分支学科，反映了核医学不断成熟、完善的过程。

实验核医学与临床核医学的划分是相对的，两者没有明确的界限，其研究内容和应用领域又是相互融合贯通的。

三、核素进入人体的途径和危害因素

（一）核素进入人体的途径

核素是放射性药物的重要组成成分，目前医用放射性核素主要有三个来源：核反应堆（nuclear reactor）、加速器（accelerator）和放射性核素发生器（radionuclide generator）。核反应堆生产的放射性核素大多是丰中子核素，主要发生 β⁻ 衰变，发射 β 射线和 γ 射线，临床上常用的 ^{131}I、^{125}I、^{32}P、^{89}Sr、^{153}Sm 等治疗用放射性核素则由核反应堆制备。加速器生产的放射性核素主要是短半衰期缺中子的放射性核素，多以电子俘获或发射 β⁺ 的形式衰变，临床上常用的 ^{18}F、^{11}C、^{13}N、^{15}O 等短寿命的显像用放射性核素则由加速器生产。放射性核素发生器是一种从长半衰期母体核素分离出短半衰期子体核素的装置，俗称"母牛"。其中 ^{99}Mo-^{99m}Tc 发生器（钼-锝发生器）是临床上最普遍使用的发生器，放射性核素 ^{99m}Tc（锝）就是由该发生器制备。

在放射性药物标记、使用或核医学诊疗等与放射性核素相关的工作场所，可能会因为操作不当、粗心大意或通风故障等原因使放射性药物进入工作人员体内，造成放射性核素人体内污染，放射性核素衰变时释放出的射线对人体造成内照射（internal exposure）。内照射防护的关键是预防，采取各种措施，隔断放射性核素进入人体的途径，尽量避免摄入放射性核素。核医学诊疗过程中，放射性药物可以通过很多种路径进入人体内，如放射性同位素药物可以通过呼吸系统、胃肠道、皮肤和伤口等多种摄入途径进入血液循环，造成放射性药物对人体的内照射。

1. 通过呼吸系统的吸收 放射性核素的污染常在空气中以气溶胶或气态、微小粉尘的形式存在。如果发生空气污染，气态性放射性核素易经呼吸道黏膜或透过肺泡被动吸收入血而造成内照射。呼吸道和肺吸收是核素进入人体的最主要、最危险的途径。粉尘或气溶胶态的放射性核素在呼吸道内的吸收与化合物的性质和粒径大小有关。难溶性化合物在肺内长期滞留或沉淀难以清除，使肺长期受照；脂溶性和水溶性核素容易被肺泡吸收入血迅速分布到全身造成全身照射。一般粒径越大，附着在上呼吸道黏膜上越多，进入肺泡内越少，吸收率越低；粒径越小，附着在上呼吸道黏膜上越少，进入肺泡内越多，吸收率越高。粒径大于 5μm 的粒子大部分沉积在鼻咽部、气管和支气管内；粒径在 1~5μm

之间的粒子主要沉积在支气管外周分支;粒径小于1μm的粒子主要附着于肺泡,危害最大。沉积在鼻咽部、气管和支气管的放射性粉尘大部分通过咳痰排出体外或吞入胃内,仅少部分吸收入血。为防止放射性物质由呼吸道进入体内,首先应避免空气受到放射性核素的污染,其次是加强通风,降低空气中放射性物质的浓度,必要时佩戴口罩、面罩等个人呼吸防护器具。

2. 通过胃肠道食入　放射性核素经沾染的手进食或饮水从口进入体内被胃肠道吸收是造成内照射的另一途径。进入呼吸道内的部分放射性药物,亦可通过气管廓清系统而转移到胃肠道。进入胃肠道的核素主要是在小肠内通过被动扩散的方式吸收。为防止放射性物质经口进入体内,首先要防止食物、饮用水等可食用物品受到放射性污染,其次是杜绝在开放源工作场所进食、饮水、化妆、吸烟,离开时要及时洗手或沐浴。

3. 通过皮肤和伤口渗入　放射性核素通过皮肤进入体内是造成内照射的第三种途径。大部分放射性核素不易通过完好的皮肤渗入体内,但溶于有机溶剂和酸性溶液的化合物、气态放射性核素(如碘)能经简单扩散的方式通过完好皮肤被少量吸收而引起内照射。除与核素的理化性质有关外,放射性核素经皮肤被吸收的速率还与被污染皮肤的面积大小、沾染部位、污染持续的时间、皮肤功能状态等因素有关。

当皮肤发生破裂、划伤、刺伤、擦伤或烧伤时放射性核素亦可通过伤口进入体内引起内照射,且放射性核素经伤口被吸收的份额可数十倍于经完好皮肤被吸收的份额。放射性核素经伤口被吸收份额也与伤口的部位、伤口面积与深度、相关核素性质等因素有关。核素标记的脂溶性、水溶性化合物从伤口吸收后可非常迅速地转移;核素标记的难溶性化合物(如超铀放射性核素或氧化物)在伤口处极易形成氢氧化物而于污染部位处滞留,放射性核素的吸收率也可因为高浓度的污染和放射性药物的刺激反应而增加。

放射性核素除可经皮肤渗透或伤口进入体内引起内照射,还可对皮肤表面直接进行β射线照射而引起皮肤损伤。为防止放射性核素经皮肤进入体内,最主要的是穿戴防护器具,严格遵守放射性药品操作规范,避免皮肤直接接触放射性物质,更应杜绝有伤口的部位被放射性核素污染,一旦污染应及时有效清洗。

4. 其他　另外为了诊断和治疗疾病的需要,有时会将放射性药物通过皮下和肌内注射、腹腔、静脉、气管内注入和灌胃等方式引入体内,这就要求临床医生严格掌握适应证。进入人体内的放射性核素及污染物,可以通过排尿、排便、呼吸、出汗或者女性分泌乳汁等途径排出体外。

(二)核医学工作中的辐射危害因素

1. 放射性药物的辐射　核医学诊疗中所使用的放射性药物是非密封源,在非密封源的周围会形成一个辐射场。当对放射性药物进行制备、分装、注射、存储及转运等过程,工作人员会受到由放射性药物衰变而引起的外照射,同时也有可能造成对公众人员的外照射。放射性药物对人体照射的辐射剂量的大小与放射性药物的活度、辐射源与工作人员或公众之间距离的远近、工作人员或公众接触辐射源时间的长短以及屏蔽程度有关。目前核医学科常用的 ^{99m}Tc 标记的放射性药品大多已由生产厂家根据临床需要标记配送,但钼-锝发生器(俗称"母牛")作为核医学科自行生产 ^{99m}Tc 的一种核素发生器仍在临床被广泛使用。在生产放射性核素 ^{99m}Tc 的过程中核素发生器会成为一个辐射源;标记放射性药品时所操作的放射性核素也会成为一个辐射源。此外,患者注射后的注射器以及患者注射部位按压止血用的棉签则作为放射性废物也会成为一个小的辐射源,需要特殊处理。一般是将其放置到专用的贮存室(源库)待其放射性活度衰变至达标水平(经有关部门认定)后方可作为非放射性废物进行处理。

2. 患者的辐射　由于患者注射了放射性药物后自身变为一个辐射源,因此工作人员在对患者进行注射、检查或其他诊疗工作中会受到来自患者这个移动辐射源的外照射。另外,患者在候诊或候检查的过程中则会对其他患者或陪护人员产生外照射;进行其他非辐射性项目医学检查时则又会对工作人员、公众及周围环境产生外照射。同时患者的分泌物、排泄物及呕吐物等由于也具有放射性也会引起环境的放射性污染。因此核医学科在成立科室时一般设置在单独的建筑物内或者集中在一般建筑物的一端或一层,候诊区需要与公共区域隔离,远离儿科、妇科、产科等科室,同时核医学科还应配有患者专用的候诊区、洗手间、厕所等场所。

3. 空气污染的辐射　在放射性药物的制备和使用过程中,工作人员会吸入污染的空气(由于某些操作放射性核素逸出到空气）造成内照射。制备或使用气态的 $^{133}Xe_2$、$^{15}O_2$、$^{13}N_2$、$^{18}F_2$ 和易升华挥发的 ^{131}I、^{125}I 可造成空气污染；^{67}Ga、^{201}Tl、^{99m}Tc、^{18}F 等本身虽不挥发扩散，但在标记合成过程中会随着其他化合物（如盐酸）扩散到空气中而引起空气污染。

4. 表面污染的辐射 当工作人员对放射性药物进行生产、分装、注射等过程中会因操作不当或失误等原因导致放射性药物外洒、外溢，从而造成工作人员的手部、工作服、操作台面、地面等区域的表面污染。污染表面首先成为外照射的辐射源，然后通过皮肤渗透或污染的手进食而使放射性药品进入体内引起内照射。另外，患者的呕吐物、分泌物、尿液等是造成机架、检查床表面污染的重要原因。

5. 外环境的污染 核医学科工作人员操作和使用放射性药品后会产生放射性废物，如果对放射性废物处理不当会有一些放射性物质随废水、废气或其他途径而排入外环境，从而对周围环境造成局部污染。

6. X射线及校正源的辐射 核医学科配置的 SPECT/CT、PET/CT 在进行 CT 扫描时 X 射线装置成为一个很强的辐射源，辐射源发射 X 射线对患者及周围人员产生外照射。另外，核医学科的显像设备 PET、PET/CT 均配备机器质量控制用的校正源。校正源是密封源，分为封装在显像设备中的内置型校正源和放置在显像设备外的外置型校正源。如使用常用校正源 ^{68}Ge、^{22}Na 对 PET 和 PET/CT 校准时会对工作人员造成一定的外照射，同时对校正源进行更换及移动也会对周围环境产生一定的辐射。

第二节 核医学诊疗防护的原则

一、核医学诊疗防护的基本原则

核医学诊疗中使用的放射性药品是非密封性放射源，既可对人体产生外照射，也可因放射性核素引入体内引起内照射。核医学诊疗防护主要包括核医学诊疗患者所受医疗照射（medical exposure）的防护、核医学工作人员的职业照射（occupational exposure）防护、公众照射（public exposure）的防护等。应用防护手段降低核医学诊疗中放射性的伤害，防止确定性效应发生及降低随机性效应发生的

概率是核医学诊疗防护的目的。核医学诊疗防护遵从辐射防护三原则，包括核医学诊疗的正当性（justification）、辐射防护最优化（optimization）、个人剂量限值（individual dose limit）。这三项原则在核医学诊疗中是相互关联的、不可偏废一项，它们共同组成了核医学辐射防护的主体，保障了放射工作人员、患者、公众及后代的健康与安全。

（一）核医学诊疗的正当性

核医学诊疗会对工作人员、患者、公众产生照射，因此首先应判断核医学诊断或治疗的正当性。我国 GB 18871—2002《电离辐射防护与辐射源安全基本标准》及 GBZ 120—2020《核医学放射防护要求》对核医学诊疗的正当性做了相关规定。

1. 执业医师应认真查阅患者或受检者以往的检查资料，掌握各种医学影像检查的特点和适应证，正确合理地开具放射性药物诊疗申请，严格控制适应证范围避免不必要的重复检查。

2. 核医学医师应掌握核医学影像诊疗技术的特点及其适应证，严格控制其适应证范围。

3. 医疗机构应对所有新型核医学诊疗技术和方法应用之前做正当性判断；已判断为正当的技术和方法，若用于新的适应证或者取得新的或重要的证据并需要重新判断时应对该诊疗技术重新进行正当性判断；若出现同等功能的新的非放射诊疗技术，应首选非放射诊疗技术的方法或检查。

4. 对妇女、儿童施行放射性核素诊疗应慎重判断正当性。为了避免对胚胎、胎儿和婴儿造成意外辐射照射，应在核医学诊疗之前询问患者或受检者是否怀孕、近期是否有怀孕计划、是否授乳，评估后做相应记录。育龄妇女如果月经已经过期或停止，通常按孕妇看待。对怀孕的妇女宜尽量避免使用诊断性放射性药物，若必须使用，应严格掌握适应证并告知患者或受检者胎儿可能存在潜在风险，必要时考虑终止妊娠，应尽量避免对哺乳期妇女使用放射性药物。除非是挽救患者生命的需要，对怀孕的妇女通常不应实施放射性药物的治疗。若患者有临床指征，且必须对其进行放射性核素诊疗，则应根据所使用的放射性药物确定暂停授乳时间，除非是挽救患者生命的需要，宜尽量避免对哺乳期妇女进行放射性药物治疗。对儿童进行放射性核素检查与治疗应严格掌握适应证，且没有其他无放射性检查可替代时方可进行。诊疗时根据临床实际需要、患儿身高体重、身体表面积等因素尽可能减少放射性药物的使用量及选择半衰期尽可能短的放射性药

物。在临床核医学诊疗实施之前应将可能的风险用口头或书面形式告知患者及家属，同时将有关告知说明张贴在核医学部门入口处和给药前候诊处等显著位置。

5. 进行以医学研究为目的的核医学检查，应保障志愿者对所做研究事先知情并同意，不能对健康儿童进行以生物或医学研究为目的核医学检查。同时我国现行法律规定核医学检查不能用于健康体检。

（二）辐射防护最优化

核医学诊疗辐射防护最优化要求将人体受照剂量降低到可合理达到的尽可能低的水平，即应避免一切不必要的照射以辐射防护最优化为原则用最小的代价获得最大的收益。同时，不应盲目地追求无限地降低受照剂量，否则，所增加的防护代价与降低的照射剂量相比是得不偿失的。辐射防护最优化，对于患者、工作人员、公众来说有不同的含义。例如：对于患者而言在达到提供必要诊断信息和治疗目的的前提下，尽量降低所受到的医疗照射；对于工作人员而言，通过各种防护手段尽量减少受到的职业照射；对于公众而言，通过各种防护手段尽量减少受到的公众照射。

1. 对于工作人员和公众，辐射防护主要是指外照射防护和内照射防护。外照射放射性防护的基本原则：①时间，尽可能地缩短工作人员和公众接触放射源的时间，人体所受辐射的累积剂量与接触放射源的时间成正比。因此，工作人员应根据各种操作规范快而有效的工作从而缩短与各种辐射源的接触时间，这是最简单有效的方法。同时提高医师和技师的水平，端正工作态度，避免重复操作，大剂量放射性操作则应轮转操作。公众要缩短与核医学诊疗患者的接触时间，非必要不前往核医学诊疗区域。②距离，尽可能地增大工作人员和公众与放射源的距离。人体所受辐射的累积剂量与距放射源的距离的平方成反比。因此，在保证医疗安全的情况下，核医学科工作人员诊疗过程中应与辐射源保持适当的距离，以减少受照剂量。医生询问病史也应该尽量在患者服用或注射放射性药物之前，技师操作放射性药品尽量使用长柄夹或镊子。公众或陪护人员则需要与用药后的患者保持适当的距离，以减少不必要的辐射。③屏蔽，对于长期从事放射性工作的人员来说，仅靠缩短接触辐射源的时间、增大与辐射源的距离还远不能达到辐射防护的要求，因此需要增加适当的屏蔽措施。核医学诊疗中射

线种类主要有 γ 射线、β+ 射线、β− 射线、X 射线等。屏蔽 X 射线、γ 射线常用铅、钨等重元素物质（high atomic number material）作屏蔽材料。常用的屏蔽 γ 射线的器材有铅衣、铅眼镜、铅围裙、铅车、铅套、墙壁可采用钢筋混凝土屏蔽。对于中能、低能 β 射线，常用有机玻璃、铝、塑料等低原子序数物质（low atomic number material）屏蔽材料进行屏蔽；对于高能 β 射线常采用双层屏蔽，内层选用低原子序数物质屏蔽 β 射线，外层选用重元素物质屏蔽轫致辐射产生的 X 射线。公众或陪护人员对屏蔽的要求较低，通过时间防护、距离防护基本可满足对外照射的防护要求，除非患者进行大剂量核素治疗或者患者活动不便需要做 CT 融合显像等需要陪护时，应增加对陪护人员的屏蔽防护。

2. 内照射的放射性防护的关键是预防，适用于工作人员和公众。内照射防护原则：采取各种有效措施，尽可能地切断放射性物质进入人体内的各种途径，减少放射性物质进入人体内的概率。核医学内照射防护的措施是：①建立围封隔离包容设施，并避免空气受到放射性物质的污染。②配置场所通风换气系统，降低空气中放射性物质的浓度。③清洁去污，减少污染，尤其要防止食物、饮用水受到污染。并禁止在开放源的工作场所进食、饮水、化妆、吸烟等，预防放射性药物经口、鼻、皮肤或伤口等途径进入体内。④穿戴个人防护用品包括穿戴适当的防护衣具，避免皮肤直接接触放射性物质经皮肤、伤口进入体内。⑤如发生放射性污染，要妥善处理放射性废弃物或污染物。⑥建立内照射监测系统等。

3. 辐射防护最优化贯穿于核医学诊疗场所的选址、设计、布局、运行等过程，加强临床核医学的质量保证，从仪器设备、放射性药物、诊治技术、操作和管理等各环节确保获取最佳诊治效果，减少不必要的照射。

（三）个人剂量限值

满足核医学诊疗正当性、辐射防护最优化的剂量，也不一定对每一个人提供最合适的防护，因此提出了个人剂量限值。对个人受到的辐射剂量用个人剂量限值加以控制，保证个人所受照射剂量不超过标准规定的限值。个人剂量限值是指任何一年个人受到的外照射的有效剂量与摄入体内的放射性核素产生的内照射累积有效剂量之和的限值。个人剂量限制我国按照 GB 18871—2002 标准中规定的剂量限值执行，见表 9-2-1。对于核医学科诊疗相关

表 9-2-1　我国 GB 18871—2002 规定的剂量限值

单位:mSv/年

	公众	学生	职业人员
年有效剂量	1	6	50(5 年平均值<20)
眼晶状体	15	50	150
皮肤	50	150	500
四肢(手足)	—	150	500

注:学生指 16~18 岁接受涉及辐射就业培训的实习生或学习过程中使用放射源的学生照射。

人员来说,个人受照剂量必须强调可合理达到的最低量原则(ALARA),减少发生随机性效应的概率,防止发生有害的确定性效应。对明知受照而志愿帮助护理或探视正在接受核素治疗患者的人员必须进行剂量限制和剂量约束:陪护或探视人员在一个患者治疗期间所受到的辐射剂量不能超过 5mSv;如果陪护或探视人员是儿童,则照射剂量水平不应超过 1mSv。

个人剂量限制只适用于可控源或实践,不适用于事故照射、应急照射、医疗照射。通常在均匀的辐射场,当监测身体前部辐射时将剂量计佩戴在人体躯干前方左胸前位置,当监测身体背面辐射时将剂量计佩戴在背部中间位置。穿戴铅围裙则通常佩戴在围裙里面的躯干上,如受照剂量较大还需在围裙外面衣领处再佩戴一个剂量计以估算人体未屏蔽部分的受照剂量。在操作大剂量放射性药物时还应佩戴报警式个人剂量仪。

二、核医学诊疗的最优化

核医学诊疗的正当性和最优化在核医学诊疗中相辅相成,缺一不可,都是为了使患者以最小的辐射剂量获得最大的诊疗信息或治疗效果。

1. 核医学工作人员对患者施用放射性药物前认真核对患者信息及放射性药物信息确保与所开处方相符,并详细记录给药信息,包括患者信息、药物名称与活度、给药时间与方式等,并认真查阅患者以往的检查资料,避免一切不必要的重复检查。

2. 给予患者的放射性活度要最优化,以最低的放射性核素使用量达到预期的诊断目的。尽量避免对哺乳期妇女、妊娠妇女或拟妊娠妇女、儿童等进行核医学检查和放射性药物治疗。当有临床指征的患者必须使用放射性药物检查时,儿童应参照法规建议选择短半衰期放射性核素并减少放射性药物施

用量;哺乳期妇女应参照法规建议中断哺乳;孕妇当施用放射性药物不能通过胎盘时可直接采用较小的施用药量和延长成像时间来进行优化,当施用的放射性药物可通过胎盘则需要计算胎儿受照剂量和风险评估;除非是挽救患者生命,孕妇不应该接受放射性药物的治疗。哺乳期妇女进行放射性药物治疗更应参照法规建议停止哺乳,备孕妇女和男性进行放射性药物治疗则需按法规要求一段时间内避孕。

3. 根据放射性药物在体内的生物学行为,采取适当措施使放射性药物在非靶器官的吸收降低、排泄加速,既可提高靶器官的图像本底比值又能够减少患者非靶器官的受照剂量。例如核医学科常见的放射性核素检查全身骨显像,通过鼓励患者多饮水、多排泄、多运动,可以加速非骨组织中的放射性药物通过肾脏排出体外,从而提高图像质量并减少患者辐射。

4. 为获取满足临床需求的图像,图像采集时选择合适的能量窗、采集矩阵、采集时间、放大因子及重建算法等参数;SPECT/CT 采集注意选择合适的准直器并使探头尽量贴近患者表面以获得较高的空间分辨图像;动态图像采集适当选取帧的数量、时间间隔等参数;严格按照操作规范进行各种核素显像,嘱咐患者避免将衣物及皮肤污染以防产生图像伪影等。为最大限度地降低 CT 的剂量,在满足临床需求的条件下选取适当的 CT 采集参数进行 SPECT/CT 和 PET/CT 图像采集。

5. 对已使用放射性药物的患者提供书面或口头指导,以便患者离开医院后能有效地减少对家庭成员、护理人员和公众人员的接触性照射,特别是孕妇和儿童的接触性照射。大剂量治疗量的患者出院后在一定时间内还应减少与配偶及其他家庭成员特别是未成年人和孕妇的接触,避免在人员密集的场所停留。

三、核医学患者对他人的影响

根据我国现行的国家职业卫生标准 GBZ 120—2020 规定:核医学检查和治疗患者对周围成年人造成的辐射照射不应超过 5mSv,儿童应尽量避免接触核医学诊疗患者,核医学检查和治疗患者对周围儿童造成的辐射照射不应超过 1mSv。

1. 放射性核素显像患者对他人的影响　核医学科显像检查一般使用有效半衰期较短、能量相对较低的放射性药物,其对陪护及公众人员的辐射相

对较小。有研究显示，放射性核素显像患者完成检查离开医院后，在不同时间、不同距离接触公众时对公众的照射剂量均低于 1mSv。同时我国 GBZ 120—2020 标准及国外机构均推荐和有关剂量约束值相应的施用量值。《临床核医学辐射安全专家共识》提到：对于使用 ^{99m}Tc 及其标记物的显像患者，施用量不超过 28 000MBq 时对周围人群的辐射剂量不会大于 5mSv 的剂量约束；对于施用量不超过 5 600MBq（约 151mCi）时，对其周围人群的剂量不会大于 1mSv 剂量约束，而临床中使用的显像剂的剂量均小于这个限值；对于使用 ^{18}F-FDG 显像患者，临床中由于使用剂量小对周围人群不会产生辐射剂量约束（无施用量的限制）。即便如此，核医学科工作人员对核素显像患者进行宣讲时都会告知患者：核医学检查结束后多饮水、多排尿，回家途中或居家中 1~2d 内应尽量远离孕妇与儿童。

2. 核医学核素治疗患者对他人的影响　临床上核医学核素治疗有多种，如 ^{131}I（碘）治疗甲状腺功能亢进症（简称"甲亢"）、^{131}I 治疗分化型甲状腺癌、^{131}I-MIBG（间碘苄胍）治疗嗜铬细胞瘤和神经母细胞瘤、皮肤病的核素敷贴治疗、类风湿关节炎的 ^{99m}Tc-MDP（锝亚甲基二膦酸）治疗、放射性粒子植入治疗等，其中尤以 ^{131}I 治疗甲亢、^{131}I 治疗分化型甲状腺癌在临床上比较常见，且 ^{131}I 治疗甲状腺癌对患者施用 ^{131}I 的剂量较大对他人的辐射剂量也较大需要住院治疗。^{131}I 治疗甲亢中"临床核医学辐射安全专家共识"提到我国和国际机构推荐了和有关剂量约束值相应的 ^{131}I 施用量值。对于甲亢患者，^{131}I 施用量不超过 1 200MBq，对其探视者及家属的辐射剂量不会大于 5mSv 剂量约束；^{131}I 施用量不超过 240MBq，对其探视者及家属的剂量不会大于 1mSv 剂量约束。^{131}I 治疗甲状腺癌患者我国现行 GBZ 120—2020 标准规定接受 ^{131}I 治疗患者体内放射性活度降至 400MBq 方可出院，以控制其家庭与公众成员可能受到的照射。实验研究显示，分化型甲状腺癌患者（DTC）服用 ^{131}I(3.7~7.4GBq)2~3d 后体内放射性活度低于 400MBq。或者参照国外标准和国内相关数据采取相应手段进行直接有效的估算，如 DTC 患者 ^{131}I 治疗后体外 1m 处的周围剂量当量率降至 23.3μSv/h 以下时体内放射性活度可低于 400MBq 可出院。

对接受放射性药物治疗的患者，开展核医学工作的医疗机构应向陪护者、探视者和家庭成员提供有关的辐射防护措施（如限定接触或接近患者的时间等）及相应的书面指导。对甲亢和甲状腺癌患者出院时的辐射防护书面指导主要包括两方面内容：①与同事和亲属的接触的限制（表 9-2-2）；②甲亢和甲状腺癌出院患者出门旅行的相关限制（表 9-2-3）。

表 9-2-2　甲亢和甲状腺癌患者出院后与同事和亲属接触的相关限制

治疗类型	施用量/MBq	不上班时间/d	与伴侣不同床时间/d	与<2岁儿童不接触时间/d	与2~5岁儿童不接触时间/d	与>5岁儿童不接触时间/d
甲状腺癌	7 400	12	23	24	21	17
甲状腺癌	5 550	10	22	22	19	16
甲状腺癌	3 700	7	20	20	17	13
甲状腺癌	1 850	3	16	16	13	10
甲亢	800	8	26	27	22	16
甲亢	600	6	24	24	20	14
甲亢	400	3	20	21	16	11
甲亢	200	0	15	15	11	5

资料来源：IAEA Safety Reports Series No.63 TABLE 6

表 9-2-3　甲亢和甲状腺癌出院患者出门旅行的相关限制

离出院的天数/d	离患者1m处的周围剂量当量率近似值/(μSv·h⁻¹)	自由行旅行	参团旅行
8	≤14.5	可以，但需与同伴保持>1m 的距离	建议不参加

离出院的天数/d	离患者1m处的周围剂量当量率近似值/($\mu Sv \cdot h^{-1}$)	自由行旅行	参团旅行
16	≤5.7	可以,但需与同伴保持>1m的距离	可参加≤3d的短期旅游,但需与同伴保持>1m的距离
24	≤2.8	可以	可以,但需与同伴保持>1m的距离
32	≤1.4	可以	可以

资料来源:GBZ 120—2020《核医学放射防护要求》。

注:8d前建议不参加任何形式的旅行。

第三节 核医学诊疗场所的放射防护要求

一、场所的分级、分区

(一)工作场所分级

核医学工作场所属于开放型放射性工作场所,核医学实践中的放射线主要来源于各种放射性药物,即非密封源,其特点是易扩散并污染工作场所表面及环境介质。因操作放射性药物活度的不同,对工作人员造成潜在放射性危害的概率和对环境造成的污染也不同。为了便于管理,GB 18871—2002《电离辐射防护与辐射源安全基本标准》中规定:将非密封放射性物质工作场所按所用放射性核素日等效最大操作量分为甲、乙、丙三个等级。日等效最大操作量大于 4×10^9 Bq 为甲级;日等效最大操作量超过 2×10^7 Bq 但不高于 4×10^9 Bq 为乙级;日等效最大操作量小于 2×10^7 Bq 为丙级。通常情况下,临床核医学的工作场所属于乙级或丙级非密封源工作场所。

工作场所等级不同,相应的安全管理要求也不同。根据《关于发布放射源分类办法的公告》(国家环境保护总局公告 2005 年第 62 号)中对非密封源工作场所的管理规定:甲级非密封源工作场所的安全管理参照Ⅰ类放射源;乙级非密封源工作场所的安全管理参照Ⅱ类放射源;丙级非密封源工作场所的安全管理参照Ⅲ类放射源。

日等效最大操作量等于放射性核素的实际日最大用量与该核素毒性组别修正因子的乘积除以与操作方式有关的修正因子所得的商。计算公式如下:

$$日等效操作量 = \frac{实际日操作量 \times 核素毒素组别修正因子}{操作方式与放射源状态修正因子}$$

按 GB 18871—2002 中的相关规定,放射性核素的毒性组别修正因子及操作方式有关的修正因子分别见表 9-3-1 和表 9-3-2。临床核医学实践中常用到的放射性核素如 ^{90}Sr 为高毒组;^{32}P、^{89}Sr、^{90}Y、^{99}Mo、^{125}I、^{131}I、^{177}Lu 等为中毒组;显像核素如 ^{11}C、^{18}F、^{64}Cu、^{68}Ga、^{99m}Tc 等为低毒组。同时,根据《关于明确核技术利用辐射安全监管有关事项的通知》(环办辐射函〔2016〕430 号)中的规定,对常见的放射性药品生产、使用场所日等效操作量核算中操作因子的选取如下:

1. 利用钼-锝发生器淋洗 ^{99m}Tc 放射性药物时,^{99}Mo 的操作视为"贮存";

2. 放射性药品生产中,分装、标记等活动视为"简单操作";

3. 医疗机构使用 ^{18}F、^{99m}Tc、^{125}I 粒子源相关活动视为"很简单的操作",使用 ^{131}I 核素相关活动视为"简单操作"。

因此,核医学日常诊疗活动中,^{18}F、^{99m}Tc 核素的标记、分装及诊断均视为"很简单的操作";^{131}I 核

表 9-3-1 放射性核素毒素组别修正因子

毒性组别	毒性组别修正因子
极毒	10
高毒	1
中毒	0.1
低毒	0.01

表 9-3-2 操作方式与放射源状态修正因子

操作方式	放射源状态			
	表面污染水平较低的固体	液体、溶液、悬浮液	表面有污染的固体	气体、蒸气、粉末、压力很高的液体、固体
源的贮存	1 000	100	10	1
很简单的操作	100	10	1	0.1
简单操作	10	1	0.1	0.01
特别危险的操作	1	0.1	0.01	0.001

素的标记、分装、治疗均视为"简单操作";其他核素的标记、分装视为"简单操作",诊断、治疗视为"很简单的操作";钼-锝发生器、锶-铷发生器、锗-镓发生器的母体核素 ^{99}Mo、^{82}Sr、^{89}Ge 均视为"贮存"。

(二)工作场所分区

根据 GB 18871—2002 的规定,考虑放射防护的要求与管理需要,将核医学开放性辐射工作场所分为控制区和监督区,以加强辐射防护管理和职业照射控制。实际工作中应分别以不同的颜色划分。对于丙级工作场所,由于操作的非密封源活度很小,可不按照二区(控制、监督区)原则进行布置,但是工作场所必须具有良好的通风柜和工作台。根据分区不同进行相应的管理,同一工作场所的工作流程应连续完整并有相对独立的辐射防护措施,同时核医学科不同的工作场所之间应有相应的物理隔离,不和其他工作场所的控制区和监督区交叉或共用。

1. 控制区 任何要求或可能要求特殊防护措施或安全措施的限定区域被划为控制区,通常设置为红色。控制区内,连续工作的人员一年内受到的照射剂量可能超过年限值的 3/10。控制区的防护目的是控制正常工作情况下的正常照射或防止污染扩散,以及在一定程度上预防或限制潜在照射。

控制区主要包括回旋加速器机房、放射性药物制备/分装室、给药室、给药后候诊室、密封放射源库、PET/CT 及 SPECT 检查室、核素治疗病房、给药后患者的专用卫生间、放射性废物暂存室和放射性废液池等区域。

在控制区的出入口及其他适当位置处设立醒目的电离辐射警示标志并给出相应的辐射水平和污染水平的指示。运用行政管理程序(如进入控制区使用工作许可证等)和实体屏蔽(如门禁系统、对讲系统、视频监控系统等)限制进出控制区。控制区的出入口应设立卫生缓冲区,为工作人员和患者提

供必要的可更换衣物、防护用品、冲洗设施和表面污染监测设备,有效减少对周围公众和职业人员造成的不必要照射。

2. 监督区 未被确定为控制区的区域,通常设置为橙色。在该区域内,连续工作的人员一年内受到的照射剂量一般不超过年限值的 3/10。监督区内,正常情况下不需要采取专门防护手段或安全措施,但需要经常以职业照射条件进行监督和评价。

监督区主要包括 PET/CT 及 SPECT/CT 控制室、工作人员卫生间、更衣室、卫生缓冲区等区域。

在监督区入口处的合适位置张贴辐射危险警示标记;并定期检查工作状况,确认是否需要防护措施和安全条件,或是否需要更改监督区的边界。

二、场所的布局要求

(一)工作场所选址

核医学科属于开放型放射性工作场所,存在内照射、外照射和环境污染等放射防护问题,是医院辐射防护的重点区域。核医学科在院内选址时应充分考虑周围场所的安全,不应邻接产科、儿科、食堂等部门及人员密集区域,并与非放射性工作场所有明确的分界隔离。核医学科应尽可能做到相对独立布置,也可设在一般建筑物内,但应集中设置在建筑物的底端或一层,有单独出口、入口,出口不应设置在门诊大厅、收费处等人群稠密区域。核医学科设置在院区最大可能风向的下风向一侧,排风口位置应尽可能远离周边高层建筑。

(二)工作场所平面布局

核医学工作场所平面布局设计应遵循如下原则:①使工作场所的外照射水平和放射性污染发生的概率达到尽可能小;②保持影像设备工作场所内较低辐射水平以避免对影像质量的干扰;③在核医

学诊疗工作区域,控制区的入口和出口应设置门锁权限控制和单向门等安全措施,限制患者的随意流动,保证工作场所内的工作人员和公众免受不必要的照射;④在分装和给药室的出口处应设计卫生通过间,进行放射性污染检测。

核医学工作场所按功能设置可分为诊断工作场所、治疗工作场所和研究工作场所。同一工作场所内应根据诊疗流程合理设计各功能区域的布局,控制区应相对集中,防止交叉污染。

诊断工作场所布局可按照一端为放射性物质贮存室,然后依次为药物分装或准备室、给药室、给药后患者候诊室(应设有患者专用卫生间)、检查室、控制室等进行布局;治疗工作场所和诊断工作场所应相对分开布置,应设置给药后患者留观室或病房(使用非密封源治疗患者),给药室应靠近病房或在病房内部设置单独的给药室,尽量减少放射性药物和已给药治疗的患者通过非放射性区域;研究场所应设置放射性实验室。对于综合性核医学科,部分功能房间和辅助房间(如清洁用品储存室、更衣室、卫生间、淋浴间等)可共同使用。

场所内应设置相对独立的工作人员、患者、放射性药物和放射性废物通道。工作人员通道与患者通道分开,尽量保证不交叉或重叠,减少给药后患者对其他人员产生不必要的照射。放射性药物和放射性废物运送通道应尽可能短捷。如果因建筑结构原因,无法做到人流、物流空间结构分开时,应采取相应的管理措施,在时间上确保人流、物流分开。

对于正电子药物制备场所,除应符合相关的药物生产管理规定外,还应考虑放射性药物运输的最优化路径,以减少对工作人员的放射性照射。回旋加速器室、放射性药物制备及分装区域的布局应便于放射性核素及药物的传输,同时还应兼顾分装区域和注射室之间的放射性药物的运输。

图9-3-1所示为某医院新建核医学科场所平面布局示意图。图中可见,诊断工作场所(南侧)控制区相对集中,能有效防止交叉污染,患者动线充分考虑了注射、候诊、检查、离开的流程设计,候诊室紧挨注射窗口及检查室且设有给药后患者的专用卫生间,同时实现了患者与工作人员的双通道设计;治疗工作场所集中在东侧与诊断场所相对独立,患者服药窗口靠近病房;设置了放射性物质运输通道(物流通道),便于放射性药物和放射性废物的运送及处理。

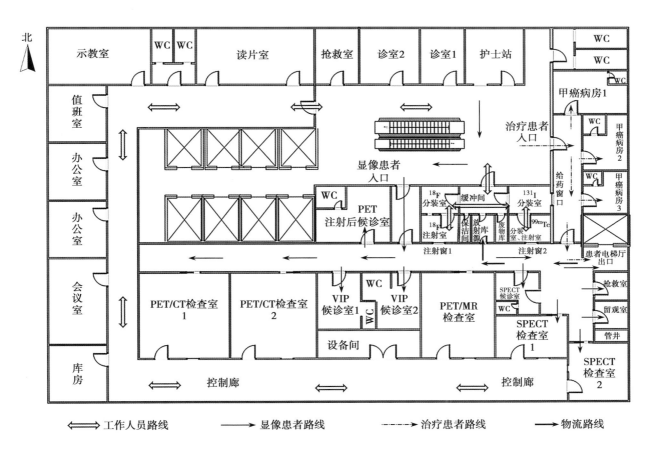

图9-3-1 某医院新建核医学科场所平面布局示意图

三、场所的屏蔽要求

(一)场所的屏蔽措施

核医学的工作场所应按照非密封源工作场所分级规定进行分级，并采取相应防护措施。任何可能对工作人员产生外照射危害的辐射源均应考虑屏蔽。依据计划操作最大量放射性核素的加权活度对开放性放射性核素工作场所进行分级管理，把工作场所分为Ⅰ、Ⅱ、Ⅲ三级。不同级别的核医学工作场所，其放射防护要求也不同，其中关于室内表面及装备结构要求可参照 ICRP 第 57 号出版物的有关规定（表 9-3-3）。

设计核医学工作场所墙壁、地板及天棚的屏蔽层时，应按照可能操作的最大放射性活度、最危险的距离和可能工作的最长时间进行计算。此外，还要考虑相邻区域存在的辐射源影响以及散射辐射带来的照射。屏蔽层应选择不易吸附放射性物质且易清洗的材料，地面可采用聚氯乙烯塑料、塑料漆、硬橡胶或耐酸金属板覆盖。同时连接处需无缝隙，边缘与地面相连处高出 20cm 与墙体贴连，墙体离地面 2m 以下涂以耐酸油漆，天花板转角处应做成弧形以便于冲洗。

回旋加速器机房的墙壁应选择不易活化的混凝土材料，避免混凝土中采用重晶石或铁作为骨料。不带自屏蔽的回旋加速器应在靶区周围采用"局部屏蔽"的方法进行屏蔽。设计屏蔽层时应同时考虑吸收中子以避免中子活化机房墙壁，墙体中应先使用含氢较多的物质（如水、石蜡、聚乙烯等）将快中子慢化，然后用吸收截面大的物质再将慢中子吸收。最合适的吸收慢中子的物质是锂和硼，它们不但对热中子吸收截面大，而且俘获中子后放出的射线少，常将硼与石蜡（或聚乙烯）均匀混合作为中子屏蔽材料。应将重材料布置在内层，将含氢的防中子材料布置在外层，即首先考虑γ射线的屏蔽，再考虑中子的屏蔽。由于中子在混凝土地面和厚墙上散射非常严重，因此应特别注意机房入口、电缆及管道等薄弱部位的防护。辐射过大时入口处应做迷路设计，穿墙管道应采用 S 型或 U 型穿过墙壁，并进行屏蔽补偿，确保满足屏蔽体墙外的防护要求，水沟和电缆沟还应分开。机房应设置门机联锁装置，机房内应安装固定式剂量率报警仪，同时应设置紧急停机开关和紧急开门按键并安装应急对外通信设施。

核医学工作场所应设置独立的通风系统、排风系统，不得与楼宇中央空调混用。气流流向应遵循由清洁区向监督区再向控制区流动的设计，保持放射性工作场所负压，防止放射性气溶胶交叉污染，以保证整个工作场所的空气质量。排风设计按照进风口和排风口"对角设置"原则，风管均应设置有止回阀，防止气流倒流。放射性废气管通过排风管井通往建筑楼顶，楼顶排风口应高出屋顶，且设有抽风机，出风口设置活性炭或其他专用过滤系统。定期检测放射性废气排放情况，根据检测结果每 6~18 个月更换过滤装置，保证排出空气放射性浓度不超过有关限制。更换下来的过滤装置，按固体放射性废物处理，放入放射性废物库暂存。使用氙-133（^{133}Xe）的放射性诊断场所，应配置回收患者呼出气体中氙-133 的装置，不可直接排入大气中。

表 9-3-3　室内表面及装备结构要求

种类	工作场所分级		
	Ⅰ	Ⅱ	Ⅲ
结构屏蔽	需要	需要	不需要
地面	与墙壁接缝无缝隙	易清洗且不易渗透	易清洗
表面	易清洗	易清洗	易清洗
通风橱[1]	需要	需要	—
通风	强制通风（抽风机）	良好通风	一般自然通风
管道	特殊管道[2]	普通管道	普通管道
清洗及去污设备	洗手盆[3]和去污设备	洗手盆[3]和去污设备	洗手盆[3]

注：[1] 仅指实验室。
[2] 下水道宜短，大水流管道应有标记以便维修。
[3] 洗手盆应为感应式或脚踏式等手部非接触开关控制。

核医学工作场所应设置独立的放射性废水收集管路及衰变池,衰变池的容积应充分考虑放射性药物的半衰期、日常核医学诊疗中预期产生的废水量以及事故应急时的清洗需要。放射性核素操作间的清洗池、放射性核素治疗病房的淋浴间、盥洗水盆和卫生间、给药后患者的专用卫生间、控制区出口卫生缓冲区的清洗池、事故应急时清洗的下水系统等均应通过专设的下水管道接入衰变池。控制区和卫生缓冲区内的淋浴间、盥洗水盆、清洗池等应选用脚踏式或自动感应式开关,以减少场所内的设备污染。放射性废水收集的管道走向、阀门和管道的连接应设计成尽可能少的死区,下水道宜短,大水流管道应有标记,避免放射性废水集聚,便于检测和维修。

贮存和运输放射性物质时,应选用有恰当的放射防护措施的专用容器。放射性药物的储存室应定期进行放射防护监测,无关人员不得入内。放射性药物的存取一般要求"双人双锁"。

操作放射性药物应在高活室内进行,如因临床诊疗需要,在床旁给药时需采取适当的防护措施。操作气态或挥发性放射性药物(如放射性碘化物等)应在通风柜内进行,操作口风速 1m/s。

核素治疗病房、给药后患者候诊室及检查室应安装视频监视设施或铅玻璃观察窗和对讲装置。防护门、防护窗与墙体连接处应进行有效搭接,避免出现防护薄弱环节。核素治疗住院病房的床位旁边及给药后患者候诊室的候诊椅之间应设有铅屏风等屏蔽体,以减少对其他患者和医护人员的照射。

粒籽源手术场所应配备辐射监测仪器,手术结束后应对手术区域进行检测,以排除粒籽源在手术植入过程中的遗漏。

(二)场所防护水平的要求

核医学工作场所应根据所用放射性核素的特点、操作方式以及潜在照射的可能性和严重程度,定期做好自主监测,在放射性药物操作后监测场所周围剂量当量率水平、表面污染水平或空气中放射性核素浓度等内容。每年还应委托有相应资质的技术服务机构进行检测。

距核医学工作场所各控制区房间防护门、观察窗和墙壁外表面 30cm 处的周围剂量当量率应小于 2.5μSv/h,如屏蔽墙外的房间为人员偶尔居留的设备间等区域,其周围剂量当量率应小于 10μSv/h;操作放射性药物的通风柜应采取一定的屏蔽防护措

施,应保证柜体外表面 5cm 处的周围剂量当量率小于 25μSv/h;固体放射性废物收集桶、暴露于地面致使人员可以接近的放射性废液收集罐体和管道应包裹有屏蔽材料,以保证其外表面 30cm 处的周围剂量当量率小于 2.5μSv/h。同时在该场所及周围的公众和放射工作人员应满足 GB 18871—2002 对个人剂量限值的规定。

第四节　核医学工作人员的放射防护要求

核医学放射防护的基本目的是:以可合理达到的尽量低水平的医疗照射,获得尽可能高质量的核医学图像、数据、诊断和治疗;尽可能合理降低职业照射,保障放射工作人员受照剂量低于国家法规规定的限制。

辐射可能对人体健康造成有害的随机性效应或确定性效应,应高度重视核医学的职业照射防护。在核医学诊疗活动中,工作人员除受到来自放射性药物、密封校正源、给药后患者以及放射性废物等的外照射外,由于放射性核素的表面污染或挥发等原因,有可能把放射性核素摄入体内,造成内照射。

对外照射防护的三原则是时间、距离和屏蔽防护。对内照射的防护,一方面要严格遵守操作制度,防止或减少放射性污染,另一方面要加强个人防护,养成良好的工作习惯,不在工作场所进食等,避免放射性物质进入体内。

开展核医学实践活动的医疗机构应成立辐射防护与安全管理机构,科室应具有符合国家环保和职业卫生标准要求的场所、设施和设备,需有专职或兼职安全和防护管理人员,并配备必要的防护用品和监测仪器;有健全的安全和防护管理规章制度,包括岗位职责、操作规程、辐射防护与安全制度、安全保卫制度、设备检修维护制度、人员培训制度、放射性废物管理制度等,制订辐射监测方案和辐射事故应急预案,建立放射性药物和放射性废物账。从事核医学诊疗工作的医护人员应按照法规要求进行辐射安全与防护培训,培训合格后方能上岗。

一、放射性药物操作的防护要求

操作放射性药物应在专门的场所(如高活室)内进行,如确需在场所外操作时,应采取必要的防

护措施。工作场所使用、操作及存放的放射性物质应尽量少，只要满足预期目的即可。正规操作之前应先进行"冷"实验练习或模拟操作，熟练掌握操作技能，避免重复操作，以达到缩短操作时间，减少受照剂量的目的。

各种放射性药品的操作均应在有屏蔽的情况下进行，放射性药物主要使用铅防护。临床工作中应根据放射性核素发射射线的种类和能量选择合适的屏蔽材料，如γ射线用铅屏风或铅玻璃防护，β射线用有机玻璃防护。中华医学会核医学分会编写的《临床核医学辐射安全专家共识》中给出了常用放射性核素铅防护所需的铅半值层厚度，见表9-4-1。

工作人员在进行放射性药物操作前必须佩戴个人剂量计并穿戴相应的放射防护用品及一次性橡胶手套，尽量减少皮肤暴露面积，定时更换手套以减少放射性污染的传播。放射性药物的标记和分装应在有防护措施的通风橱或热室柜内进行，推荐使用自动化或机械手操作，标记、分装完成的放射性药物应放置在防护容器中。放射性药物转运过程中应采用必要的防护措施，防止药物遗洒。从控制区取出的药品及物品均应进行表面污染检测，防止超过表面污染控制水平的物品被带出控制区。

根据外照射距离防护的原则，推荐使用长柄镊夹取放射源容器，如从铅罐中取出和装入含有放射性药物的容器或注射器，采用远距离移液管分装等。非必要不得用手直接接触容器或注射器内有放射性药液的部分，习惯使用铅注射器防护套，减少手部的辐射剂量和污染机会。

注射放射性药物时，工作人员应在铅屏风或可移动铅防护床旁注射车后操作，严格按照操作规程，避免针刺伤。操作放射性碘化物等挥发性药物或气态放射性药物应在通风橱内进行，工作人员佩戴呼吸保护装置，防止放射性物质被吸入体内。碘-131给药操作宜采用自动或遥控的给药方式。

所有注射后产生的放射性废弃物，如使用过的放射性药物注射器、敷料、玻璃瓶等物品，均应按放射性废物处理，根据半衰期长短、固液态分别收集，放入铅屏蔽放射性废物桶内。

保证工作场所的清洁，工作结束后，常规使用放射性表面污染监测仪对放射性工作区进行表面污染检测并及时去除污染。离开放射性工作场所前，应脱去隔离衣，将使用过的鞋套、帽子、口罩和手套弃于放射性废物桶中，并用肥皂、流动水清洗双手及可能污染的部位。

体外放射免疫分析时使用的含 ^3H、^{14}C、^{125}I 等核素的放射免疫药盒可在一般化学实验室进行，无需特别防护。

二、核医学诊断的防护要求

核医学诊断过程中，工作人员受到的辐射主要来源于：①显像机房内的辐射源（包括 X 射线源、放射性药物和给药后的患者）对控制室内的工作人员的照射；②工作人员在机房内对给药后的患者摆位；③放射性废物处置、校正源搬运及给药后的患者在候诊室候诊时对过往人员的照射等。

工作人员在对仪器设备进行质量控制和校正时，应穿戴个人放射防护用品，佩戴个人剂量计，拿取和运输校正源时应放于专用的屏蔽装置内。在对患者检查摆位和定位过程中，严格掌握时间、距离和屏蔽的外照射防护措施，在保证患者安全的前提下，可通过观察窗和视频对讲系统指导患者摆位。确保曝光指示灯和门机联锁装置运行正常，避免在 CT 扫描过程中误入检查室，如遇特殊情况，应立即按下紧急停止按钮，切断 X 射线球管电源后再进入检查室。

应利用双通道，避免运输中的校正源、给药后患者等对工作人员的照射，如因场所条件限制，不满足双通道时，可采取分时段预约等方法，做到通道中工作人员和"辐射源"时间上的分离。

表9-4-1　常用放射性核素的铅防护半值层厚度

放射性核素	γ射线能量[1]	铅的半值层厚[2]/mmPb
^{99m}Tc	140keV（89%）	0.3
^{131}I	364keV（81%）	3.0
^{18}F	511keV（194%）	5.5
^{11}C、^{13}N、^{15}O	511keV（200%）	5.5

注：[1] 括号内百分数表示每100次衰变γ射线的数目。
[2] 采用10个半值层厚度的铅将射线能量减少到未屏蔽值的 $1/2^{10}$。

三、核医学治疗的防护要求

（一）放射性碘-131 治疗的防护要求

利用放射性碘-131（^{131}I）的 β 射线杀灭甲状腺的病变细胞是独属于核医学科的治疗方式，可用于治疗甲状腺功能亢进和分化型甲状腺癌等疾病。放射性核素 ^{131}I 的用量占核医学核素治疗总用量的 90% 以上。

放射性核素 ^{131}I 具有的特点：①易挥发，容易污染空气，继而被吸附于固体表面，造成表面污染；②既能发射 0.61MeV 的 β 射线，又能发射 0.365MeV 的 γ 射线，内、外照射共存；③生物半衰期较长，约 138d，有效半衰期 7.6d。服药后患者成为活动性、开放性"辐射源"，对工作人员、家属及周围人员造成照射。

根据《临床技术操作规范（核医学分册）》的推荐：^{131}I 以 1 000MBq（30mCi）为界服药，小于此剂量的患者可选择门诊治疗，服药大于或等于此剂量的患者应住院治疗，并限制其社会交往活动，待其产生的辐射危害降至安全范围内后，再允许出院。

工作人员在治疗前应对患者进行自服药的宣讲教育，详细介绍自服药过程、治疗后注意事项及住院期间注意事项。对患者进行服药心理安抚，并告知患者如发生服药意外（如呕吐、药品掉落等），不必惊慌或自行收拾现场，只需原地不动呼叫工作人员，等待工作人员进场处理。

工作人员穿戴防护服及防护用品、一次性手套、口罩和帽子，佩戴个人剂量仪。严格执行核对制度，确认放射性药物核素种类、活度、标定日期、患者姓名等内容准确无误。打开通风橱及场所排风过滤系统，通过视频监控及对讲系统指导患者服药，并叮嘱患者服药后尽快离开治疗区域（门诊治疗患者）或进入病房休息，不得在病区内随意走动，避免交叉照射。患者服药后，工作人员应及时对治疗现场进行放射性废物处理及环境监测。离开工作场所时测量全身剂量，发现衣服被污染时应脱下并放入放射性废物库暂存衰变，如发现头发和脖颈等暴露处受到污染时应立即到专用淋浴间清洗，避免污染扩散。

在患者的床头或病房门上设置标志牌，注明使用放射性物质的种类、放射性活度和使用日期。除医疗应急处理外，治疗病房内不得随意进入，使用电话及视频查房的方式与患者进行交流。住院患者原则上应无陪伴，特殊情况应由主管医师决定，并交代有关安全防护的注意事项，进行相应的书面指导。

患者住院期间取餐地点应位于治疗病房的入口处，餐盒传递通过两道铅防护门轮流开启完成，并通过对讲系统通知患者取餐。

患者住院治疗期间应使用病房内的专用卫生间及浴室，患者的大小便及洗澡用水等均经过专用管道排到放射性衰变池内统一处理；产生的各种垃圾包括食物残渣等，一律按固体放射性废物处理，收集至放射性废物库暂存。衰变 180d 后，向当地环保部门备案，经有资质的辐射监测单位监测合格后，方可分别按生活或医用垃圾处理。患者的被服应进行去污处理并暂存衰变，经表面污染监测合格后方可作一般处理。如果场所条件允许，应在治疗病房控制区内设置专用洗衣房，专门用于清洗住院患者使用过的被服，适当延长被服在专用暂存间内的衰变时间，进一步降低被服尤其是受污染被服的辐射水平，减少被服转运过程中对治疗病房外公众、转运工作人员的辐射影响。

核素治疗病房出口应设置全身外照射剂量检测装置，监测并记录患者出院时体内放射性活度，出院患者体内的放射性活度不大于 400MBq 或距离患者体表 1m 处的辐射剂量率不大于 25μSv/h 时方可出院，以降低出院过程中和出院后对周围公众、家人的辐射影响。患者出口应设置单向门禁控制系统和电离辐射警告标志，设定专人引导住院后患者出院。

工作人员在治疗过程中应严格掌握操作规程，减少受照射时间，延长照射距离，讲究个人防护，利用屏蔽物质，围封隔离防止扩散，除污清洁防止污染，同时还要学习放射"三废"处理原则和方法。综合治疗的防护措施主要包括以下几方面：①医护人员要按照相关规定穿戴个人防护设备，并携带报警式辐射测量仪；②在治疗前应确认并打开通风橱及高活室内通风系统，禁止在工作场所内饮食、吸烟等行为，切断放射性核素进入体内的途径，防止内照射；③对外照射的防护主要包括屏蔽防护（安装防护屏、穿戴个人防护装备等）、时间防护（缩短查房时间）和距离防护（电话或视频查房、与患者距离保持 1m 以上等）；④操作结束后要对个人表体和防护用品进行辐射监测，发现污染要及时处理；⑤医护人员要做好个人剂量监测，定期进行放射工作人员体检，发生辐射超标现象应予以详细调查，并及时向卫生部门通告。

（二）粒子植入的防护要求

在实施粒籽源植入手术治疗前，工作人员应制订详细可行的治疗计划，并准备好治疗设备，如定位模板、植入枪等，尽可能缩短操作时间。

工作人员操作前应穿戴好铅衣、铅围脖等个人防护用品。在铅屏风后分装粒籽源，分装应采取防污染措施。分装过程中使用长柄镊子，尽可能增加粒籽源与操作人员之间的距离，轻拿轻放，避免损伤或刺破粒籽源，不得直接用手拿取粒籽源。在影像引导下或术中，通过植入针准确无误地将粒籽源植入肿瘤靶区，保护靶区相邻的重要器官。粒籽源植入后应尽快使用合适的影像方法，确认植入粒籽源个数。手术结束后应使用剂量率仪对手术区域进行检测，以排除粒籽源在手术植入过程中遗漏的可能。拿出手术室的物品等均应进行检测，防止粒籽源粘连被带出手术室。

如粒籽源破损引起泄漏而发生污染，应封闭工作场所，将源密封在屏蔽容器中，控制人员走动，以避免放射性污染扩散，并进行场所去污和人员应急处理。

植入粒籽源患者宜使用临时专用病房并将其划为临时控制区。如无专用病房，患者床边 1.5m 处应划为临时控制区。控制区入口处应有电离辐射警示标志，除医护人员外，其他无关人员不应入内，患者也不应随便走动。患者床旁应设置铅屏风，以便在医护人员查房时提供必要的防护。

（三）敷贴治疗的防护要求

放射性核素敷贴治疗选用的放射性核素半衰期较长、β 射线能量较高，不伴生或仅伴生低能 γ 辐射，如 ^{90}Sr、^{90}Y 和 ^{32}P 敷贴器。^{32}P 敷贴器制作时应在通风橱内进行。敷贴治疗应在专用治疗室内进行，治疗室内患者座位之间应保持 1.2m 的距离或设置适当材料与厚度的防护屏蔽。医务人员应采取有效的个人防护措施，如佩戴有机玻璃眼镜或面罩。治疗中可使用胶布固定敷贴器，或使用远距离操作工具。治疗完毕，工作人员应及时收回敷贴器并放入贮源箱内保存。

北京市地方标准 DB11/T 1646—2019《核医学从业人员放射防护规范》中，针对核医学科临床诊断、治疗及科学研究中常用的放射性核素的射线能量、种类及给药方式给出了具体的防护措施（表 9-4-2）。

表 9-4-2 常规临床诊疗及研究用放射性核素防护表

放射性核素名称	操作方式	防护措施及防护用品
锝-99m（^{99m}Tc）	注射给药	应采用铅注射台或铅注射车给药 宜采用注射器铅套 应穿戴铅防护服（铅脖套、铅衣）及铅眼镜
	口服给药	应穿戴铅防护服（铅脖套、铅衣）及铅眼镜
	通气给药	应穿戴铅防护服（铅脖套、铅衣）及铅眼镜 应佩戴过滤式防护面罩 受检者应佩戴一次性医用口罩
碘-131（^{131}I）	药物分装	分装系统应采用至少30mm铅当量屏蔽防护 应穿戴铅防护服（铅脖套、铅衣）及铅眼镜，佩戴口罩
	注射给药	应采用铅注射台或铅注射车给药 宜采用注射器铅套 应穿戴铅防护服（铅脖套、铅衣）及铅眼镜，佩戴口罩
	口服给药	应穿戴铅防护服（铅脖套、铅衣）及铅眼镜，佩戴口罩
氟-18（^{18}F）及其他正电子核素	药物分装	分装系统应采用至少50mm铅当量屏蔽防护 应重视时间防护
	注射给药	应采用铅注射台或铅注射车给药 宜采用注射器铅套 应重视时间防护及距离防护
锶-89（^{89}Sr）	注射给药	宜采用有机玻璃防护
磷-32（^{32}P）	敷贴或介入给药	宜采用有机玻璃防护

续表

放射性核素名称	操作方式	防护措施及防护用品
铼-186(^{186}Re) 铼-188(^{188}Re)	注射给药	应穿戴铅防护服(铅脖套、铅衣)及铅眼镜 宜采用注射器铅套
镥-177(^{177}Lu)	注射给药	应穿戴铅防护服(铅脖套、铅衣)及铅眼镜 宜采用注射器铅套
碘-125(^{125}I)	植入给药	应穿戴铅防护服(铅脖套、铅衣)及铅眼镜

（洪　浩　邢海群）

第十章　肿瘤放射治疗中的放射防护

肿瘤放射治疗是治疗恶性肿瘤的主要手段之一。目前应用于临床的放射治疗按照射线种类主要分为 X 射线放疗、含放射源放疗、质子重离子放疗。无论何种治疗技术，放射治疗都涉及高射线能量的大剂量照射，因此在对患者进行治疗的同时，其射线的防护及其合理使用显得尤为重要。

第一节　放射治疗设备防护

一、X 射线放射治疗的设备防护要求

（一）X 射线治疗设备的杂散辐射的防护要求

用 30cm×30cm 照射野，或用可得到的最大矩形照射野（当最大照射野小于 30cm×30cm 时），相对表面剂量（表面吸收剂量与最大吸收剂量之比）应小于相应的限值。X 射线最大能量为 1MeV 时相对表面剂量限值为 80%；X 射线最大能量为 2MeV 时相对表面剂量限值为 70%；X 射线最大能量为 5MeV 时相对表面剂量限值为 60%；X 射线最大能量为 6MeV 时相对表面剂量限值为 58%；X 射线最大能量为 8~30MeV 时相对表面剂量限值为 50%；X 射线最大能量为 35MeV 时相对表面剂量限值为 58%；X 射线最大能量为 40~50MeV 时相对表面剂量限值为 65%。

（二）X 射线泄漏辐射的防护要求

若提供的设备有附加过滤器，运行时无论是否使用该附加过滤器，泄漏辐射都应满足一定要求。透过限束装置 X 射线泄漏辐射测试主要在 M 区内进行。下述要求应适用于每个独立装置或同时一起测量的组合装置：①除适用于③的情况外，任何限束装置在 M 区域中任何处泄漏辐射的空气吸收剂量与最大吸收剂量的比值不应超过 2%；②对任何尺寸的照射野，泄漏辐射穿过任何限束装置，在 M 区域中的平均吸收剂量 D_{lx} 与最大吸收剂量的比值

不应超过 0.75%；③一个多元限束装置若不能满足①和②的要求，还需重叠可调节或可互换的限束装置才能满足要求时，则这些限束装置应自动调节成最小尺寸的矩形照射野，包围在多元限束装置限定的照射野周边；④穿过多元限束装置投射在③中自动形成的矩形照射野的泄漏辐射所引起的吸收剂量与最大吸收剂量的比值不应超过 5%。

（三）电子泄漏辐射的防护要求

应配备可以调节的或可互换的限束装置和/或电子束限束器，无论是在 M 区域内或在 M10 区域（包括 M 及其向外扩展 10cm 的区域）内，都应能衰减以入射到限束装置、电子束和辐射头的其他辐射（不包括中子辐射），并限制电子照射野外的辐射，以满足以下的要求：①几何照射野边界外 2cm 处至 M 边界之间的区域中，吸收剂量与最大吸收剂量的比值不应超过 10%；②几何照射野边界外 4cm 处至 M 边界之间的区域中，泄漏辐射的平均吸收剂量 DLE 与最大吸收剂量的比值不应超过限制，如电子能量为 10MeV 以下（包括 10MeV）比值不应超过 1%，电子能量为 35~50MeV 比值不应超过 1.8%，电子能量为 10~35MeV 比值不应超过 a%［其中 a=1+0.032（Ee-10），Ee 是电子能量，单位 MeV］。从任一个电子束限束器外表外推 2cm，或从限束器末端到离外壳 10cm 处，测量的吸收剂量与最大吸收剂量的比值不应超过 10%。当 X 射线限束装置被用作电子辐照限束系统的一部分时，应有联锁设施，当它的实际位置和要求的位置相差 10cm（在正常治疗距离处）时，应能阻止电子照射。

（四）M 区域外泄辐射（不包括中子）的防护要求

设备应当提供防护屏蔽，以使与有用线束轴垂直，外延直径为 2cm 的圆形平面内（不包括 M 区域）的泄漏辐射（不包括中子）造成的吸收剂量衰减到以下水平：吸收剂量与最大吸收剂量的比值不应

超过 0.2%;其平均值与最大吸收剂量的比值不应超过 0.1%。

(五) M 区域外的中子泄漏辐射的防护要求 (仅适用于电子能量超过 10MeV 的设备)

在正常使用条件下,M 区域外,中子的吸收剂量与最大吸收剂量的比值应不超过 0.05%,其平均值(不大于 800cm² 面积上的均值)与最大吸收剂量的比值不应该超过 0.02%。

(六) 电子加速器故障状态的防护要求

在电子加速器故障发生时能有措施终止照射,并且在与有用线束轴垂直,外延直径为 2cm 的圆形平面内(不包括 M 区域)的泄漏辐射(不包括中子)造成的吸收剂量衰减到以下水平:吸收剂量与最大吸收剂量的比值不应超过 1%;其平均值与最大吸收剂量的比值不应超过 0.5%。

(七) 在患者平面外的辐射防护要求

患者平面外测试区(主要指除 M 区、患者平面区以外的人员可接触的区域),泄漏 X 射线患者平面外测试区泄漏辐射的吸收剂量与最大吸收剂量的比值不应超过 0.5%。对于电子能量超过 10MeV 的设备,患者平面外测试区泄漏中子辐射的吸收剂量与最大吸收剂量的比值不应超过 0.05%。

(八) 终止照射后的感生放射性的要求

在规定的最大吸收剂量率下,进行 4Gy 照射,以间隙 10min 的方式连续运行 4h 后,在最后一次照射终止后的 10s 开始测量,测得感生放射性的周围剂量当量应满足下列要求:①累积测量 5min,在离外壳表面 5cm 任何容易接近处不超过 10μSv,离外壳表面 1m 处不超过 1μSv;②在不超过 3min 的时间内,测得感生放射性的周围剂量当量率在离外壳表面 5cm 任何容易接近处不超过 200μSv/h,离外壳表面 1m 处不超过 20μSv/h。在离外壳表面 5cm 和 1m 测量时,应分别在不大于 10cm² 和 100cm² 的面积取平均值;X 射线模式取其最高能量,电子模式时取产生最大吸收剂量的电子照射能量;照射野取 10cm×10cm;记录其方法、条件、结果和测量位置。

(九) 可伸缩辐射束屏蔽挡块的防护要求

任何可伸缩辐射束屏蔽挡块应有照射时保证位置正确的联锁装置。

(十) 非预期电离辐射的防护要求

高压大于 5kV 的电子加速器的部件有可能产生电离辐射,由它引起的周围剂量当量率,在距任何可接触的表面 5cm 处应不超过 5μSv/h。

(十一) 剂量检测系统的指示值要求

剂量检测系统的指示值与相应的吸收剂量的测量结果的相对偏差应不超过 3%。

(十二) 加速器设备功能显示和控制要求

加速器设备应有驱动设备及其他部件的安全控制系统。使用的设备应有双道剂量监测系统,该系统的探测结果应能用来计算受照靶体积内某一参考点的剂量。并应满足以下要求。

(1) 双道剂量监测系统可以是冗余剂量监测组合,也可以采用主-次剂量监测组合方式。在冗余剂量监测组合时,两道剂量监测都应达到厂家技术说明书所规定的性能;主-次剂量监测组合时,至少主剂量监测系统应达到厂家技术说明书所规定的性能。

(2) 某道剂量监测系统发生故障时,应保障另一道能正常工作;每道剂量监测系统都应能独立地终止照射;冗余剂量监测组合时,每道剂量监测系统都应设置为达到预置参数时能终止照射;主-次剂量监测组合时,主道应设置为达到预置参数时能终止照射,次道应设置为超过预置参数时就应终止照射。超过值若采用百分比,则不应超过预置参数的 10%;若采用绝对剂量值,则在正常治疗距离处不超过等效值 0.25Gy。以上两种形式可任选,应选择与预置参数差值最小的。

(3) 任何原因引起的剂量监测读数变化大于 5% 时,就应能自动终止照射。

(4) 在校准双道剂量监测系统时,应使其对同一剂量在双道剂量监测系统的读数一致。

(5) 电源故障或元件失灵造成照射中断或终止时,两道剂量监测系统显示的预选参数和剂量数据应保持不变,失效时刻的预选参数和剂量读数应以可读出的方式储存起来,至少保留 20min。

(6) 中断或终止后应把显示器复位到零,下次照射才能启动。

控制台上确定剂量监测系统预选参数前,不得开始照射。当固定附加过滤器、电子控制系统或计算机控制系统的故障可能产生剂量分布变化时,应对其进行监测,此时要求辐射剂量探测器能够监测到辐射束的不同部分,在规定的均整度测量的深度上,当吸收剂量分布相对偏差超过 10% 时,或辐射探测器吸收剂量分布探测信号指示变化大于 10%,其累积照射吸收剂量达 0.25Gy 之前,应终止照射。

控制台应配置带有时间显示的照射控制计时器。并独立于其他任何控制照射终止系统。当照射中断或终止后,应保留计时器读数。在每次启动之前应检查计时器是否复零,只有在复零后才能启动照射。控制计时器的设定值应不超过使用说明书给定的限值,设定值应小于要剂量控制预置值照射所需时间的120%,或在所需时间上加0.1min,两者取其大。

在任何故障状态下,如果设备在正常治疗距离处能产生技术说明书最大规定值两倍以上的吸收剂量率,则应提供联锁装置,以便在吸收剂量率超出规定最大值,又不大于该值的两倍时就应终止照射。

如果设备在正常治疗距离处能产生比技术说明书规定的最大规定值高10倍以上的吸收剂量率,则应提供辐射束的监测装置,此装置应独立于剂量率监测系统,安装在辐射束分布系统患者一侧,并将照射野内任何一点的剂量限制在4Gy以下。

在既能产生X射线辐射又能产生电子辐射的设备中,辐射终止后,在控制台上重新选择好辐射类型之前,要有不能照射的联锁装置。当要求辐射治疗室内和控制台上都能选择辐射类型时,仅在两处的选择都完成后才能在控制台上显示出来,当两处的选择不一致时,也要有不能照射的联锁装置。联锁装置应确保,仅在辐射类型的选择以及相应的附件(例如,电子照射的电子束限束器,X射线照射时的楔型过滤器)都到位的情况下,才能开启照射。当使用电子照射用的辐射束分布或电流控制装置到位时,应能阻止X射线的发射。当使用X射线照射用的辐射束分布或电流控制装置到位时,应能阻止电子照射。在控制台上未选择好能量以前,不能启动设备。当要求辐射治疗室内和控制台上都能选择辐射能量时,仅在两处的选择都完成后才能在控制台上显示出来,两处的选择不一致时,也要有不能照射的联锁装置。

在选定的照射情况下,若轰击X射线靶的平均能量为E,发生下列情况之一时,应停止照射:①在X射线靶上E的偏差超过±20%;②电子辐射窗上E的偏差超过±20%或±2MeV(取其小者)。对于既能进行固定放射治疗又能进行移动束放射治疗的设备,在控制台上未选择好固定放射治疗或移动束放射治疗以前,不能启动照射;当要求辐射治疗室内和控制台上都进行这类选择时,仅在两处的选择都完成后才能在控制台上显示出来,当两处的选择不一致时,也要有不能照射的联锁装置。

对移动束放射治疗,若运动件的实际位置与用剂量计算出的所需位置在正常治疗距离处的差异大于5°或大于10mm时,应有终止照射的联锁装置。联锁装置应由两个位置传感器组成冗余组合,其中一个失效时不能影响另一个的功能。当可以选择逆时针或顺时针方向时,则应在控制台上选择一个方向才能启动,但选定的旋转方向与实际旋转方向不一致时,应有终止辐射的联锁装置。

在使用可互换靶或可移动的辐射束产生装置的设备中,在某一辐射类型的一个能量下,可以用多个同类型装置时,应首先选择一个规定的装置,并使该装置标识在控制台上显示出来才能照射。当要求辐射治疗室内和控制台上都进行这类选择时,仅在两处的选择都完成后才能在控制台上显示出来,当两处的选择不一致时,也要有不能照射的联锁装置。若装置的任何部件未正确定位,则应有两个独立的联锁装置来阻止或终止照射。

在使用可移动的均整过滤器或束散射过滤器的设备中,在某一辐射类型的某能量不止使用一个过滤器,应首先选择一个规定的均整过滤器或束散射过滤器,并使该装置标识在控制台上显示出来才能照射。当要求辐射治疗室内和控制台上都进行这类选择时,仅在两处的选择都完成后才能在控制台上显示出来,当两处的选择不一致时,也要有不能照射的联锁装置。若所选过滤器未正确定位,则应有两个独立的联锁装置来阻止或终止照射。任何一个可用手移动的过滤器应有确定该过滤器身份的清晰标志。

在未采用均整过滤器或束散射过滤器而采用其他措施,例如电子束扫描而获得分布的设备中,应有两个独立的装置及其相应的联锁装置来监测控制信号。当控制信号超过技术说明书中规定的限制时,应有联锁装置终止照射。

对带有可选择分布系统的设备,照射终止后,在治疗控制台上重新选择规定的分布系统之前,要使该系统标识在控制台上显示出来才能照射,但此时还不能开启设备。当要求辐射治疗室内和控制台上都进行这类选择时,仅在两处的选择都完成后才能在控制台上显示出来,当两处的选择不一致时,也要有不能照射的联锁装置。若所选过滤器未正确定位,则应有两个独立的联锁装置来阻止或终止照射。若所选系统未正确定位,则应有两个独立的联锁装置来阻止或终止照射。可用手拆卸的任何分布系统应有确定该系统身份的清晰标志。

照射开始前,在控制台上选择好一个规定的楔形过滤器或"无楔形过滤器"之前，不能启动照射。当要求辐射治疗室内和控制台上都进行这类选择时，仅在两处的选择都完成后才能在控制台上显示出来，当两处的选择不一致时，也要有不能照射的联锁装置。配有楔形过滤器的设备，应能够在控制台上显示出正在用的楔形过滤器，每个楔形过滤器应有清晰的识别标记。若所选楔形过滤器未正确定位，则应有两个独立的联锁装置来阻止或终止照射。在治疗室内应有一个清晰可见的指示，它表明带楔形过滤器旋转的限束系统在0°位置，楔形过滤器薄的那边应指向机架。当楔形过滤器要求定位在其他位置时，则应在控制台上显示出相对于0°位置的角位移，楔形过滤器的旋转轴相对于限束系统旋转轴的线性位移。对于只能用工具卸下，自动插入或缩回机构的楔形过滤器，在控制台上应显示所选楔形过滤器已正确插入、此时的剂量预选值，以及楔形过滤器缩回时的剂量值。

在用电子束限束器和辐射束成形装置托盘时，在控制台选择好规定的电子束限束器和射束成形装置用托盘之前，不能启动照射。当要求辐射治疗室内和控制台上都进行这类选择时，仅在两处的选择都完成后才能在控制台上显示出来，当两处的选择不一致时，也要有不能照射的联锁装置。所选的电子束限束器和辐射束成形装置用托盘定位错误，则应有联锁装置来阻止或终止照射。

（十三）为防止不必要照射和超剂量照射的要求

控制台应显示辐射类型、标称能量、照射时间、吸收剂量、吸收剂量率、治疗方式、楔形过滤器类型及规格等照射参数预选值。照射启动应与控制台显示的照射参数预选值联锁，控制台选择各类照射参数之前，照射不应启动。应装备检查所有安全联锁的设施，用于在照射间歇期间检查安全联锁（包括防止剂量率大于预选值十倍的联锁），确保各类系统终止照射的能力和防止超剂量照射。控制台和治疗室内应分别安装紧急停机开关。使用计算机控制系统的加速器软件和硬件控制程序应加密，未经允许不得存取或修改。用于监视联锁或作为测量线路、控制线路一部分的计算机一旦发生故障，应终止照射。

二、含放射源放射治疗设备防护要求

对于放射源，后装治疗采用的γ放射源，应符合 GB 4075 的规定。应尽可能选择高比活度、能量

合适的γ放射源。放射源应有生产厂家提供的说明书及检验证书。说明书应载明放射源编号、核素名称、化学符号、等效活度与标定日期、表面污染与泄漏检测结果和生产单位名称等。放射源外观活度值与检测值的相对偏差应不超过±5%。放射源的更换应由专业技术人员进行，在换源过程中应加强操作人员的放射防护措施和辐射剂量监测。放射源的运输和退役放射源应按国家有关规定进行处理。

对于贮源器，放射源运输贮源器表面应标有放射性核素名称，最大容许装载活度和牢固、醒目的、符合 GB 18871 要求的电离辐射警告标志。工作贮源器内装载最大容许活度的放射源时，距离贮源器表面5cm处的任何位置，因泄漏辐射所致周围剂量当量率不大于50μSv/h。距离贮源器表面100cm处的球面上，任何一点因泄漏辐射所致周围剂量当量率不大于5μSv/h。装载放射源的运输贮源器或工作贮源器，应存放在限制一般人员进入的放射治疗室或专用贮源库内。

对于施源器，施源器的形状、结构设计以及材料选择应适应靶区的解剖特点，保证放射源在其中正常驻留或运动。施源器应按照剂量学原则，形成各种预定的剂量分布，最大限度地保护邻近正常组织和器官。

对于放射源控制与传输方面，后装治疗设备的控制系统，应能准确地控制照射条件，应有放射源启动、传输、驻留及返回工作贮源器的源位显示与治疗日期、通道、照射总时间及倒计数时间的显示。后装治疗设备控制系统应有安全锁等多重保护和联锁装置。应能防止由于计时器控制、放射源传输系统失效，源通道或控制程序错误以及放射源连接脱落等电气、机械发生故障或发生误操作的条件下造成对患者的误照射。实施治疗期间，当发生停电、卡源或意外中断照射时，放射源应能自动返回工作贮源器，并显示和记录已照射的时间和剂量，直到下一次照射开始，同时应发出声光报警信号。当自动回源装置功能失效时，应有手动回源措施进行应急处理。在控制台上，应能通过γ射线监测显示放射源由工作贮源器内输出和返回贮存位置的状态。控制台上应有紧急停机开关。控制照射时间的计时误差应小于1%。连接施源器各通道与施源器的放射源传输管道及施源器应平滑，具有可允许的最小曲率半径，以保证放射源传输畅通无阻。连接施源器与放射源传输管道时，应使接头衔接严密、牢固，防止放射源冲出或脱落。放射源在施源器内驻留位

置的偏差不大于 ±1mm。后装治疗程序中放射源的输送路径应保持尽可能短。

治疗室的防护要求方面：治疗室应与准备室、控制室分开设置。应将治疗室设置为控制区，在控制区进出口设立醒目的符合 GB 18871 规定的电离辐射警告标志，严格控制非相关人员进入控制区。将控制区周围的区域和场所设置为监督区，应定期对这些区域进行监督和评价。治疗室应设置机械通风装置，其通风换气能力应达到治疗期间使室内空气每小时交换不小于 4 次。治疗室入口应采用迷路形式，安装防护门并设置门-机联锁，开门状态不能出源照射，出源照射状态下若开门放射源自动回到后装治疗设备的安全位置。治疗室外防护门上方要有工作状态显示。治疗室内适当位置应设置急停开关，按下急停开关应能使放射源自动回到后装治疗设备的安全位置。治疗室防护门应设置手动开门装置。在控制室与治疗室之间应设监视与对讲设施。设备控制台的设置应能使操作者在任何时候都能全面观察到通向治疗室的通道情况。应配备辐射监测设备或便携式测量设备，并具有报警功能。治疗室墙壁及防护门的屏蔽厚度应符合防护最优化的原则。在治疗室迷路出入口处设置固定式辐射剂量监测仪并应有报警功能，其显示单元应设置在控制室内或机房门附近。治疗室内应配有合适的储源容器、长柄镊子等应急设备。治疗室内合适的地方应张贴应急操作程序。

对于实施后装治疗时的防护要求：后装治疗应配备相应的治疗计划系统，应制定并实施质量保证计划，确保剂量准确。既能使治疗区获得合理的剂量及其分布，又能控制正常组织的受照范围，最大限度缩小正常组织的受照剂量与范围。在治疗开始前对设备及相关防护措施进行检查，确保治疗设备和防护设备处于正常工作状态。每个治疗疗程实施前，应由放射治疗医师和医学物理师分别核对治疗计划。首次治疗时，放射治疗医师应指导放射治疗技术人员正确摆位，落实治疗计划。治疗中，技术人员应密切注视控制系统的各项显示与患者状况，以便及时发现和排除异常情况。不得在去掉保护与联锁控制装置的条件下运行。实施治疗时，应详细记录治疗日期、治疗方式、治疗源类型、活度、数目、通道、照射时间、单次照射剂量及总剂量和放射源在施源器内的驻留位置及照射长度，并绘示意图存档。实施治疗时，除患者外，治疗室内不得停留任何人员。施源器、治疗床等表面因放射性物质所造成的 β 污染水平应低于 $4Bq/cm^2$，若高于此污染水平应采取相应去污和放射源处理措施。治疗单位应按要求对放射工作人员进行个人剂量监测，并建立个人剂量档案。放射工作人员进入治疗室应携带个人剂量报警设备。

对于辐射事故应急管理方面：后装治疗应用单位应制定辐射事故应急计划，其内容应简明易懂，应考虑源的脱出、卡源、污染、事故照射等潜在紧急情况。应制定后装治疗设备的应急程序，其程序应包括但不限于下述内容：在控制台上观察错误信息或紧急指示（声、光报警信号）；控制台上恢复源回到安全位置（例如按紧急停机按钮）；携带便携式辐射测量设备进入治疗室内（打开防护门激活联锁，使放射源回到屏蔽位置）；监测室内辐射水平；后装治疗机上恢复源回到安全位置（在后装治疗机上按紧急停机按钮）；手动回源（采用一个手摇柄）；检测患者和后装设备（验证源处于安全位置）；移出施源器，放置于应急容器内；检测患者和应急容器（验证患者体内和容器内没有放射源）；将患者移出治疗室（在检测后）。紧急处理后，进行如下的程序：维修工程师进行检查，如果需要的话，对设备进行维修；医学物理师对患者剂量进行评估，并明确维修后机器投入使用；辐射防护负责人对参与紧急处理或恢复操作的人员进行剂量评估；记录评估结果；向监督管理部门报告。

三、质子重离子放射治疗设备防护要求

质子重离子放射治疗设备的辐射防护会产生两类中子：级联中子和蒸发中子。级联中子是质子重离子与物质相互作用时通过级联反应产生的中子。用于放射治疗的质子重离子束产生的级联中子的能量较高，50% 以上为 20MeV 以上的级联中子，最高可达质子重离子的最高能量。蒸发中子是质子重离子与物质相互作用时，总中子产额中除级联中子以外的那部分中子。用于放射治疗的质子重离子产生的蒸发中子能量较低，通常在 10MeV 以下，角分布为各向同性。防护门的屏蔽估算应考虑，机房墙体屏蔽可不考虑。

对于质子重离子治疗的辐射防护关注点的选取原则为：首先，在机房外，距机房外表面 30cm 处，选择人员受照的周围剂量当量可能最大的位置作为关注点。其次，在距机房一定距离处，选择公众成员居留因子大并可能受照剂量大的位置作为关注点。

对于剂量控制要求，机房墙和入口门外关注点的剂量率参考控制水平不应大于下述三条所确定的剂量率参考控制水平 $\dot{H}_C$：①使用放射治疗周工作负荷，关注点位置的使用因子和居留因子，可以由以下周剂量参考控制水平 H_C 求得关注点的导出剂量率参考控制水平：其一，机房外工作人员：$H_C \leq 100\mu Sv/$周，其二机房外非工作人员：$H_C \leq 5\mu Sv/$周；②按照关注点人员居留因子的不同，分别确定关注点的最高剂量率参考控制水平：其一，人员居留因子 $T \geq 1/2$ 的场所：$\dot{H}_{C,\max} \leq 2.5\mu Sv/h$，其二，人员居留因子 $T < 1/2$ 的场所：$\dot{H}_{C,\max} \leq 10\mu Sv/h$；③由①中导出剂量率参考控制水平和②中的最高剂量率参考控制水平，选择其中较小者作为关注点的剂量率参考控制水平 $\dot{H}_C (\mu Sv/h)$。

对于机房顶的剂量控制要求而言需要分为下列两种情况考虑：第一类情况，在机房正上方已建、拟建建筑物或治疗机房旁邻近建筑物的高度超过自辐射源点到机房顶内表面边缘所张立体角区域时，距治疗机房顶外表面30cm处和/或在该立体角区域内的高层建筑物中人员驻留处，可以根据机房外周剂量参考控制水平 $H_C \leq 5\mu Sv/$周和最高剂量率 $\dot{H}_{C,\max} \leq 2.5\mu Sv/h$，进而可以求得关注点的剂量率参考控制水平 $\dot{H}_C$ 加以控制；第二类情况，除上述情况外，应考虑下列情况：①天空散射和侧散射辐射对机房外的地面附近和楼层中公众的照射。该项辐射和穿出机房墙透射辐射在相应处的剂量（率）的总和应按照上述方法确定关注点的剂量率参考控制水平 $\dot{H}_C$ 加以控制；②穿出机房顶的辐射对偶然到达机房顶外的人员的照射，以年剂量250μSv加以控制。

对于机房屏蔽需考虑的因素：首先关于质子重离子的相关参数，机房屏蔽估算时，质子重离子的相关参数为：①质子重离子最高能量：采用厂家提供的用于放射治疗的质子重离子最高能量；②最大束流强度：采用厂家提供的最大束流强度。进一步，需要屏蔽的辐射类型主要包括质子与物质相互作用（打靶）会导致束流损失，作用点称为束流损失点，束流损失点的位置及束流损失应采用厂家数据。束流损失点所产生的射线种类主要有质子，中子（蒸发中子和级联中子），γ射线。在质子重离子最高能量情况下，机房墙体的屏蔽只需考虑级联中子，而防护门的防护屏蔽则应考虑级联中子和蒸发中子以及由中子产生的俘获γ射线。在屏蔽估算时，还应考虑质子重离子放射治疗系统的自屏蔽。质子重离子作用在物质上所产生的中子（即中子产额）与质子重离子能量，物质材料及其厚度有关。需要仔细确认评估质子重离子的中子产额。机房防护门的屏蔽主要考虑到达机房入口的中子及中子俘获γ射线。

第二节 工作场所放射防护

治疗室选址、场所布局和防护设计应符合相关标准的要求，保障工作场所和周围环境安全。有用线束直接投照的防护墙（包括天棚）按初级辐射屏蔽要求设计，其余墙壁按次级辐射屏蔽要求设计，辐射屏蔽设计应符合GBZ/T 201.1的要求。在加速器迷路门处、控制室和加速器机房墙外30cm处的周围剂量当量率应不大于2.5μSv/h。穿越防护墙的导线、导管等不得影响其屏蔽防护效果。X射线能量超过10MV的加速器，屏蔽设计应考虑中子辐射防护。治疗室和控制室之间应安装监视和对讲设备。

治疗室入口处必须设置防护门和迷路门，防护门应与加速器联锁。相关位置（例如治疗室入口处上方等）应安装醒目的射指示灯及辐射标志。治疗室通风换气次数应不小于4次/h。

一、功能分区

对于工作场所的放射防护要求，首先需要对功能分区进出相应的布局要求。首先，放射治疗设施一般单独建造或建在建筑物底部的一端。放射治疗机房及其辅助设施应同时设计和建造，并根据安全、卫生和方便的原则合理布置。放射治疗工作场所应分为控制区和监督区。治疗机房、迷路应设置为控制区；其他相邻的、不需要采取专门防护手段和安全控制措施，但需经常检查其职业照射条件的区域设为监督区。

治疗机房有用线束照射方向的防护屏蔽应满足主射线束的屏蔽要求，其余方向的防护屏蔽应满足漏射线及散射线的屏蔽要求。治疗设备控制室应与治疗机房分开设置，治疗设备辅助机械、电器、水冷设备，凡是可以与治疗设备分离的，尽可能设置于治疗机房外。应合理设置有用线束的朝向，直接与治疗机房相连的治疗设备的控制室和其他居留因子较大的用室，尽可能避开被有用线束直接照射。

X射线管治疗设备的治疗机房、术中放射治疗手术室可不设迷路。伽玛刀治疗设备的治疗机房，根据场所空间和环境条件，确定是否选用迷路，其他治疗机房均应设置迷路。使用移动式电子加速器的手术室应设在医院手术区的一端，并和相关工作用房（如控制室或专用于加速器调试、维修的储存室）形成一个相对独立区域，移动式电子加速器的控制台应与移动式电子加速器机房分离，实行隔室操作。

二、空间及通风要求

对于放射治疗的工作场所需要满足相应的空间和通风要求。放射治疗机房应有足够的有效使用空间，以确保放射治疗设备的临床应用需要。放射治疗机房应设置强制排风系统，进风口应设在放射治疗机房上部，排风口应设在治疗机房下部，进风口与排风口位置应对角设置，以确保室内空气充分交换；通风换气次数应不小于4次/h。

三、屏蔽设计及要求

放射治疗机房墙和入口门外关注点周围剂量当量率需要满足相应的参考控制水平。治疗机房（不包括移动式电子加速器治疗机房）墙和入口门外30cm处即为相应的关注点，关注点的周围剂量当量率应不大于按照下述步骤所确定的周围剂量当量率参考控制水平$\dot{H}_C$：

a）使用放射治疗周工作负荷、关注点位置的使用因子和居留因子，由周剂量参考控制水平求得关注点的周围剂量当量率参考控制水平$\dot{H}_C$，公式如下：

$$\dot{H}_C \leqslant H_e/(t \times U \times T)$$

式中：

$\dot{H}_C$为周围剂量当量率参考控制水平，单位为微希沃特每小时（μSv/h）；

H_e为周剂量参考控制水平，单位为微希沃特每周（μSv/周），其值按如下方式取值：放射治疗机房外控制区的工作人员：≤100μSv/周；放射治疗机房外非控制区的人员：≤5μSv/周。

T为设备每周最大累积照射的小时数，单位为小时每周（h/周）；

U为治疗设备向关注点位置的方向照射的使用因子；

T为人员在关注点位置的居留因子，其按如下方法进行取值：对于全居留场所（如管理人员或职员办公室、治疗计划室、治疗控制室、护士站、移动式电子加速器的相邻手术室与诊室、咨询台、有人护理的候诊室以及周边建筑中的驻留区），居留因子T的取值为1；对于部分居留场所（如与屏蔽室

相邻的患者检查室$T=\frac{1}{2}$，走廊、工作人员休息室$T=\frac{1}{5}$），居留因子T的取值范围为$\frac{1}{5}\sim\frac{1}{2}$，居留因子$T$的典型值为$\frac{1}{4}$；对于偶然居留场所（如各治疗机房房门外30cm处、相邻的（共用屏蔽墙）放射诊疗机房$T=\frac{1}{8}$，公厕、自动售货区、储藏室、设有座椅的户外区域、无人护理的候诊室、患者滞留区域、屋顶、门岗室$T=\frac{1}{20}$，仅有来往行人车辆的户外区域、无人看管的停车场、车辆自动卸货区域、楼梯、无人看管的电梯$T=\frac{1}{40}$），居留因子T的取值范围为$\frac{1}{40}\sim\frac{1}{8}$，居留因子$T$的典型值为$\frac{1}{16}$；

b）按照关注点人员居留因子的不同，分别确定关注点的最高周围剂量当量率参考控制水平$\dot{H}_{C,max}$，对于人员居留因子$T>1/2$的场所，$\dot{H}_{C,max}\leqslant2.5$μSv/h；对于人员居留因子$T\leqslant1/2$的场所，$\dot{H}_{C,max}\leqslant10$μSv/h；

c）由上述a）中的导出周围剂量当量率参考控制水平$\dot{H}_C$和b）中的最高周围剂量当量率参考控制水平$\dot{H}_{C,max}$，选择其中较小者作为关注点的周围剂量当量率参考控制水平$\dot{H}_C$。

此外，对于移动式电子加速器治疗机房墙和入口门外30cm处，当居留因子$T\geqslant1/2$时，其周围剂量当量率参考控制水平为$\dot{H}_C\leqslant10$μSv/h，当$T<1/2$时，$\dot{H}_C\leqslant20$μSv/h。

对于放射治疗机房顶屏蔽的周围剂量当量率需要符合相应的参考控制水平。在放射治疗机房上方已建、拟建二层建筑物或在治疗机房旁邻近建筑物的高度超过自辐射源点至机房顶内表面边缘所张立体角区域时，距治疗机房顶外表面30cm处，或在该立体角区域内的高层建筑物中人员驻留处，周围剂量当量率参考控制水平与放射治疗机房墙和入口门外关注点周围剂量当量率需要满足的参考控制水平相同。但若存在天空反射和侧散射，并对治疗机房墙外关注点位置照射时，该项辐射和穿出机房墙透射辐射在相应处的周围剂量当量率的总和，需要按照与放射治疗机房墙和入口门外关注点周围剂量当量率需要满足的参考控制水平确定方法一致的步骤，确定关注点的周围剂量当量率作为其参考控制水平。

对于屏蔽材料的要求方面，需要在屏蔽材料的选择过程中考虑其结构性能、防护性能和经济

因素,符合最优化要求,新建机房一般选用普通混凝土。

四、安全装置与警示标志

放射治疗机房在安全装置和警示标志方面需要满足相应的基本要求:首先安全装置要为:对于监测报警装置方面,含放射源的放射治疗机房内应安装固定式剂量监测报警装置,应确保其报警功能正常。对于联锁装置方面,放射治疗设备都应安装门机联锁装置或设施,治疗机房应有从室内开启治疗机房门的装置,防护门应有防挤压功能。放射治疗设备控制台上应设置急停开关,除移动加速器机房外,放射治疗机房内设置的急停开关应能使机房内的人员从各个方向均能观察到且便于触发。通常应在机房内不同方向的墙面、入口门内旁侧和控制台等处设置。对于视频监控、对讲交流系统的要求是,控制室应设有在实施治疗过程中观察患者状态、治疗床和迷路区域情况的视频装置。还应设置对讲交流系统,以便操作者和患者之间进行双向交流。

医疗机构应当对下列放射治疗设备和场所设置醒目的警告标志:放射治疗工作场所的入口处,设有电离辐射警告标志。放射治疗工作场所应在控制区进出口及其他适当位置,设有电离辐射警告标志和工作状态指示灯。

放射源后装近距离治疗工作场所,应在控制台、后装机设备表面人员易触及位置以及治疗机房内墙面各设置一个急停开关。此外,对于应急储存设施,γ源后装治疗设施应配备应急储源器。中子源后装治疗设施应配备符合需要的应急储源水池。

第三节 放射治疗操作中防护

一、X射线放射治疗操作中的防护

由于放射治疗操作流程相对复杂烦琐,因此需要对放射治疗操作中的放射防护提出具体的要求。对于高于 10MV X 射线治疗束,除考虑中子放射防护外,在日常操作中还应考虑感生放射线的放射防护。操作人员应遵守各项操作规程,认真检查安全联锁,应保障安全联锁正常运行。工作人员进入涉放射源的放射治疗机房时应佩戴个人剂量报警仪。实施治疗期间,应有两名及以上操作人员协同操作,认真做好当班记录,严格执行交接班制度,密切注视控制台仪器及患者状况,发现异常及时处理,

操作人员不应擅自离开岗位。

加速器使用单位应配备工作剂量仪、水箱等剂量测量设备,并应配备扫描剂量仪、模拟定位机等放射治疗质量保证设备。使用单位应有合格的放射治疗医生、医学物理人员及操作技术人员。医学物理人员和操作技术人员应经过防护和加速器专业知识培训,并经过考核合格后方可上岗。操作人员应遵守各项操作规程,认真检查安全联锁,禁止任意去除安全联锁,严禁在去除可能导致人员伤亡的安全联锁的情况下开机。治疗期间,应有两名操作人员协调操作,认真做好当班记录,严格执行交接班制度。治疗期间操作人员应密切注视控制台仪表及患者状况,发现异常及时处理,禁止操作人员擅自离开岗位。加速器辐射安全、电气、机械安全技术要求及测试方法应符合国家标准的有关规定。加速器治疗设备及操作的质量控制要求。

放射治疗单位的管理人员需要按照相关管理要求对开展放射治疗的全流程操作进行监督管理。开展放射治疗的医疗机构应对放射工作人员、患者和公众的防护与安全负责,主要包括:放射治疗工作场所的布局、机房的设计和建造;配备与工作相适应的、结构合理的专业人员;根据国家标准要求开展工作人员个人剂量监测和建立个人剂量监测档案;对放射工作人员所受的职业照射加以限制,使其符合 GB 18871—2002 对工作人员的职业照射剂量限值的规定;根据 GBZ 98—2020 开展放射工作人员职业健康检查和建立职业健康监护档案;制订人员培训计划,对人员的专业技能、放射防护知识和有关法律知识进行培训,使之满足放射工作人员的工作岗位要求;配置与放射治疗工作相适应的治疗设备、质量控制设备、监测设备及防护设施,采取一切合理措施预防设备故障和人为失误;制订并落实放射防护管理制度、实施放射治疗质量保证大纲,采取合理和有效的措施,将可能出现的故障或失误的影响减至最小;制订相应的放射事故应急预案,应对可能发生的事件,宣传该预案并定期进行演练。此外,应将放射治疗可能产生的风险告知患者。

在放射治疗开展过程中医务人员要实现准确评估放射治疗的正当性要求,在放射治疗给患者所带来的利益大于可能引起的放射危害时,放射治疗才是正当的。所有新型放射治疗技术和方法,使用前都应通过正当性判断,并视取得新的或重要的证据情况,对其重新进行正当性判断。所有通过正当性判断的新型放射治疗技术和方法,使用时应严格

控制其适应证范围,要用到新的适应证时必须另行进行正当性判断。在放射治疗实践中,通常应对个体患者(特别是对于已怀孕的患者或儿科患者)进行放射治疗的正当性判断,主要包括:治疗的适当性,治疗的紧迫性,可能引起的并发症,个体患者的特征,患者以往接受放射治疗的相关信息。

在放射治疗开展过程中医务人员要实现准确评估放射治疗的最优化要求。最优化的一般要求为:开展放射治疗的医疗机构和执业医师应保障放射治疗防护和安全的最优化。放射治疗照射最优化过程至少应包括治疗照射处方、操作规程、治疗设备质量控制、照射的质量保证。其中要重点关注操作规程方面,在放射治疗中,应有实施照射的书面程序。在治疗计划制定时,除考虑对靶区施以所需要的剂量外,应尽量降低靶区外正常组织的剂量,在治疗过程中应采取适当措施使正常组织所受到的照射剂量保持在可合理达到的最低水平。除有明确的临床需要外,应避免对怀孕或可能怀孕的妇女施行腹部或骨盆受照射的放射治疗;若确有临床需要,对孕妇施行的任何放射治疗应周密计划,以使胚胎或胎儿所受到的照射剂量减至最小。患者在接受放射治疗之前,应有执业医师标明日期并签署的照射处方。处方应包含治疗的位置、总剂量、分次剂量、分次次数和总治疗周期,还应说明在照射体积内所有危及器官的剂量。

需定期开展相关检测,验证放射治疗的开展是否满足质量保证要求。在质量保证层面,开展放射治疗的医疗机构应制定放射治疗质量保证大纲。质量保证大纲应包括:执业医师和医学物理人员应对每一种放射治疗的实践活动编写标准化的程序性文件及相应的临床核查的规范化程序并确保其有效实施;患者固定、肿瘤定位、治疗计划设计、剂量施予及其相关验证的程序;实施任何照射前对患者身份、肿瘤部位、物理和临床因素的核查程序;剂量测定、监测仪器校准及工作条件的验证程序;书面记录、档案保存在内的整个患者治疗过程的规范化程序;偏差和错误的纠正行动、追踪及结果评价的程序;对质量保证大纲定期和独立的审查程序。

定期进行放射治疗相关测量和校准。放射治疗单位应配置医学物理人员。开展放射治疗的医疗机构应确保医学物理人员遵循国家相关标准进行患者的剂量测定并形成文件。开展放射治疗的医疗机构应确保:对用于放射治疗剂量测定的剂量计和其他检测仪器进行量值溯源,按国家法规和技术标准

的时间间隔要求对其进行校准;在放射治疗设备新安装、大维修或更换重要部件后应进行验收检测;每年至少接受一次状态检测;开展临床剂量验证工作,包括体模测量或在体测量。

二、含放射源放射治疗操作中的防护

后装放射治疗操作中,当自动回源装置功能失效时,应有手动回源的应急处理措施。

三、质子重离子放射治疗操作中的防护

对于质子重离子治疗束的放射治疗,除考虑中子放射防护外,在日常操作中还应考虑感生放射线的放射防护。

第四节　放射防护检测方法与要求

一、检测原则

放射治疗相关的放射防护检测方法与要求需参照 GBZ 121—2020《放射治疗放射防护要求》进行。加速器安装验收后投入运行前,或者加速器维修后、运行参数及屏蔽条件等发生改变时,应委托具有相应监测资质的技术服务机构进行 M 区内外杂散辐射的防护监测、患者平面内外辐射防护测量以及患者和其他人员的辐射防护测量,并据此作出辐射安全评价。加速器设备正常工作中,使用加速器设备的单位可根据需要委托有相应监测资质的机构开展 M 区内外杂散辐射的防护监测;患者平面内外辐射防护测量和患者和其他人员的辐射防护测量。

在加速器正常运行情况下,安全联锁系统每月检查 1 次。在加速器正常运行情况下,工作场所和周围区域辐射水平每年监测 1 次。放射工作人员个人剂量监测按国家标准要求执行。加速器设备的质量控制检测方面,加速器初次安装和维修后,使用单位应委托有相应监测资质的机构,按相关要求进行验收检验,在初次安装时应会同制造方一起进行验收检测。加速器设备正常工作中,使用单位应按相关要求进行稳定性检测。加速器设备正常工作中,使用单位应委托有相应监测资质的机构,按相关要求对加速器进行定期的状态检测。验收检测、稳定性检测和状态检测按 GB/T 19046 推荐的方法进行。所有辐射防护监测和质量控制检测应详细记录,其资料应妥善保管,存档备案。

二、验收

治疗机房放射防护验收检测方面，需对治疗机房屏蔽效果进行检测，治疗机房屏蔽效果检测应在巡测的基础上，对关注点的局部屏蔽和缝隙进行重点检测。关注点应包括：四面墙体、顶棚、机房门、管线洞口、工作人员操作位等，点位选取应具有代表性。需要考虑天空反射和侧散射时，对天空反射可能的剂量相对高的区域进行巡测选取关注点，对侧散射可能的至机房近旁建筑物较高层室的剂量相对高的区域进行巡测选取关注点治疗机房周围 50m 范围内有高于机房室顶的建筑时，应检测侧散射。治疗机房为单层建筑时，应检测天空反射。检测仪器测量范围、能量响应、抗干扰能力等性能应适用于被测辐射场，应有法定计量检定或校准证书，并在有效期内。

加速器治疗工作场所防护检测方法适用于利用医用电子加速器、X 射线立体定向放射治疗系统、螺旋体层放射治疗系统等开展放射治疗的工作场所防护检测。要求所涉及的检测条件包括：

（1）不同位置的检测。不同位置检测时，加速器的照射条件与使用的模体如下：对所有检测，治疗设备应设定在 X 射线照射状态，并处于可选的最高能量档匹配的等中心处最高剂量率、最大照射野，和等中心处最高剂量率档匹配的最高能量、最大照射野。当使用模体时，模体几何中心处于有用束中心轴线上，模体的端面与有用束中心轴垂直。

（2）不同检测区的检测。如图 10-4-1 和图 10-4-2 所示，关注点代表各检测区，相应的检测条件为：有用束区（图 10-4-1a、b 区和图 10-4-2 的 1 区），有用束中心轴垂直于检测区平面；有用束方向无模体或其他物品；治疗野的对角线垂直于治疗机架旋转平面（即准直器角为 45°）；侧墙区（e 区），有用束中心轴竖直向下照射；在等中心处放置模体；顶次屏蔽区（m₁ 区、m₂ 区），有用束中心轴竖直向上照射；在等中心处放置模体；次屏蔽区（d₁ 区、d₂ 区），X 射线治疗束 ≤10MV 机房入口（g 区）有用束中心轴垂直于 b 区水平照射，在等中心处放置模体；迷路外墙（k 区）、次屏蔽区（c₁ 区、c₂ 区），有用束中心轴垂直于 a 区水平照射；在等中心处放置模体；X 射线治疗束 >10MV 机房入口（g 区），有用束中心轴垂直于 a 区水平照射；照射野关至最小；分别对 X 射线和中子进行防护测量。其中，使用的模体为组织等效模体或水模体，厚度为 15cm，模体的端面积

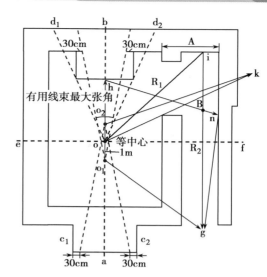

图 10-4-1　加速器机房的关注点和其主要照射区域、路径示意图

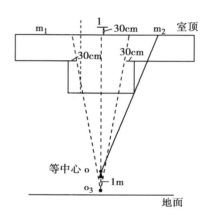

图 10-4-2　加速器机房顶的关注点局部纵剖面示意图

应能覆盖最大照射野下的有用束投影范围，当端面积较小时，可将模体向加速器靶的方向移位，使之能覆盖最大野有用束的投影，但靶和模体端面之间的距离不应小于 70cm（相应的模体端面不应小于 30cm×30cm）。

（3）对测量仪器的要求包括：仪器应能适应脉冲辐射剂量场测量，推荐 X 射线剂量测量选用电离室探测器的仪表，不宜使用 GM 计数管仪器。对 X 射线治疗束在 10MV 以上的设备，应配备测量中子剂量的仪器；测量仪器应有良好的能量响应；仪器最低可测读值应不大于 0.1μSv/h；仪器宜能够测量辐射剂量率和累积剂量；仪器需经计量检定或校准并在检定有效期内使用。

（4）测量方法方面，采取巡测方法找出加速器治疗机房周边关注点。测量时测量仪器距检测表面 30cm 处，距离地面 50~150cm 处，治疗机房外距中心点最近处作为巡测起点，围绕该起点进行上下

左右巡测找出最大剂量点。

术中放射治疗工作场所防护检测方法适用于利用移动式电子加速器开展放射治疗的工作场所防护检测。要求所涉及的检测条件包括：

（1）对所有关注点的检测，均需要可选的最高能量档匹配的等中心处最高剂量率、最大照射野，和等中心处最高剂量率档匹配的最高能量、最大照射野。对于顶棚和地板的测量倾角选择0°方向，对于四周屏蔽体与防护门的检测，应选取有用束朝向该屏蔽体的最大倾角；如图10-4-3所示，AB平面为左右45°，GT平面为前后各30°。

（2）关注点的选取方面，移动式电子加速器治疗机房的防护检测应在巡测的基础上，对关注点的局部屏蔽和缝隙进行重点检测。对于各屏蔽体，应选择公众成员居留因子大并可能受照剂量大的位置作为关注点。需要考虑天空反射和侧散射时，对天空反射可能的剂量相对高的区域进行巡测选取关注点，对侧散射可能的至机房近旁建筑物较高层室的剂量相对高的区域进行巡测选取关注点。

（3）测量仪器的要求包括：仪器应能适应脉冲辐射剂量场测量，推荐X射线剂量测量选用电离室探测器的仪表，不宜使用GM计数管仪器。对X射线治疗束在10MV以上的设备，应配备测量中子剂量的仪器；测量仪器应有良好的能量响应；仪器最低可测读值应不大于0.1μSv/h；仪器宜能够测量辐射剂量率和累积剂量；仪器需经计量检定或校准并在检定有效期内使用；所有检测均需使用测试模体，测试模体可以直接使用移动式电子加速器随机自带的质量保证模体或几何尺寸不小于质量保证模体的

水模。

（4）测量方法方面，采取巡测方法找出加速器治疗机房周边关注点。测量时测量仪器距检测表面30cm处，距离地面50~150cm处，治疗机房外距离中心点最近处作为巡测起点，围绕该起点进行上下左右巡测找出最大剂量点。

含放射源放射治疗工作场所防护检测方法适用于利用钴-60治疗机、γ射线立体定向放射治疗系统、γ放射源后装治疗机、中子放射源后装治疗机等开展放射治疗的工作场所防护检测。要求所涉及的检测条件包括：

（1）远距离含放射源放射治疗工作场所的检测条件对应不同位置检测时，照射条件与使用的模体如下：对所有检测，治疗设备应设定在X射线照射状态，并处于可选的最高能量档匹配的等中心处最高剂量率、最大照射野，和等中心处最高剂量率档匹配的最高能量、最大照射野。当使用模体时，模体几何中心处于有用束中心轴线上，模体的端面与有用束中心轴垂直。

（2）不同检测区的检测：参照图10-4-1和10-4-2所示的关注点代表各检测区，相应的检测条件为：有用束区（图10-4-1a、b区和图10-4-2的1区），有用束中心轴垂直于检测区平面；有用束方向无模体或其他物品；治疗野的对角线垂直于治疗机架旋转平面（即准直器角为45°）；侧墙区（e区），有用束中心轴竖直向下照射；在等中心处放置模体；顶次屏蔽区（m_1区、m_2区），有用束中心轴竖直向上照射；在等中心处放置模体；次屏蔽区（d_1区、d_2区）、X射线治疗束≤10MV机房入口（g区）有用束中心轴垂直于b区水平照射，在等中心处放置模体；迷

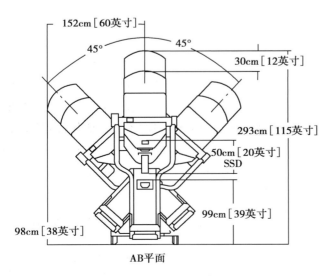

AB平面

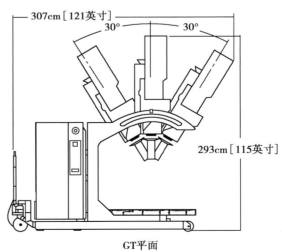

GT平面

图10-4-3　术中放射治疗工作场所用移动加速器倾角范围示意图

路外墙（k区）、次屏蔽区（c₁区、c₂区），有用束中轴垂直于a区水平照射；在等中心处放置模体；X射线治疗束>10MV机房入口（g区），有用束中心轴垂直于a区水平照射；照射野关至最小；分别对X射线和中子进行防护测量。其中，中子使用的模体为组织等效模体或水模体，厚度为15cm，模体的端面积应能覆盖最大照射野下的有用束投影范围，当端面积较小时，可将模体向加速器靶的方向移位，使之能覆盖最大野有用束的投影，但靶和模体端面之间的距离不应小于70cm（相应的模体端面不应小于30cm×30cm）。在检测γ放射源后装机和中子放射源后装机工作场所时，放射源应该处于裸源照射状态。

（3）关注点的选取方面：放射治疗设备机房的防护检测应在巡测的基础上，对关注点的局部屏蔽和缝隙进行重点检测。关注点应包括：四面墙体、地板、顶棚、机房门、操作室门、管线洞口、工作人员操作位等，点位选取应具有代表性。需要考虑天空反射和侧散射时，对天空反射可能的剂量相对高的区域进行巡测选取关注点，对侧散射可能的至机房近旁建筑物较高层室的剂量相对高的区域进行巡测选取关注点。

（4）对于测量仪器的要求：周围剂量当量率检测设备应使用在检定或校准周期范围内的γ和中子剂量率检测设备检测。探测下限应不大于0.1μSv/h。

（5）测量方法为：采取巡测方法找出加速器治疗机房周边关注点。测量时测量仪器距检测表面30cm处，距离地面50~150cm处，治疗机房外距离中心点最近处作为巡测起点，围绕该起点进行上下左右巡测找出最大剂量点。待仪器稳定后进行测量。

质子重离子放射治疗工作场所防护检测方法适用于利用质子重离子加速器开展放射治疗的工作场所防护检测。对所有检测要求所涉及的检测条件为：

（1）治疗设备应设定在质子或重离子照射状态，并处于可选的最高能量档匹配的等中心处最高剂量率、最大照射野，和等中心处最高剂量率档匹配的最高能量、最大照射野。当使用模体时，模体几何中心处于有用束中心轴线上，模体的端面与有用束中心轴垂直。

（2）关注点的选取原则为：在机房外、距机房外表面30cm处，选择人员受照的周围剂量当量可

能最大的位置作为关注点。其次，在距机房一定距离处，选择公众成员居留因子大并可能受照剂量大的位置作为关注点。

（3）检测位置：机房外周围剂量当量率的检测位置包括机房墙外，即沿墙外一切人员可以到达的位置，距墙外表面30cm处进行周围剂量当量率巡测；对相应的关注点，进行定点周围剂量当量率检测，对检测中发现的超过周围剂量当量率控制值的位置，向较远处延伸测量，直至剂量率等于控制值的位置；机房顶外：周围剂量当量率巡测位置包括主屏蔽区的长轴、主屏蔽区与次屏蔽区的交线以及经过机房顶上的等中心投影点的垂直于主屏蔽区长轴的直线。对关注点进行定点周围剂量当量率检测；所有位置均应测量中子及γ射线的周围剂量当量率水平。

（4）对测量仪器的要求包括：仪器应能适应脉冲辐射场测量，推荐γ射线周围剂量当量测量选用电离室探测器的仪器，不宜使用GM计数管仪器；中子及γ射线检测仪器的能量响应分别适合放射治疗机房外的中子及γ射线的辐射场；仪器最低可测读值应不大于0.1μSv/h；仪器宜能够测量周围剂量当量率和累积剂量；尽可能选用对中子响应低的γ射线剂量仪和对γ射线响应低的中子剂量仪；仪器需经计量检定或校准，并在有效期内使用。

（5）测量方法为：采取巡测方法找出加速器治疗机房周边关注点。测量时测量仪器距检测表面30cm处，距离地面50~150cm处，治疗机房外距离中心点最近处作为巡测起点，围绕该起点进行上下左右巡测找出最大剂量点。

对于上述检测结果，需要进一步进行数据处理和检测结果评价。首先，放射防护测量数据需附有相应的本底数据作为参考值，本底数据选取依据场所环境而定，如果场所处于地下空间，应该选取环境本底辐射值。如果场所处于室外环境，则应该选择天然本底辐射值。本底值选取应在周边无放射源情况下，用测量仪器读取5个数值，取其平均值作为测量结果的本底值。进一步，对于测量数据利用如下公式取平均值：

$$\bar{X} = \frac{1}{N}\sum_{i=1}^{N} X_i \qquad （式10-4-1）$$

式中：$\bar{X}$为平均值；N为测量数据的个数；X_i为第i个仪器读数值，计算得到平均值需依据检测仪器的校准因子进一步修正，得到最终测量结果。

对于标准偏差 σ_x 可利用如下公式计算出 5 个数据的标准差：

$$\sigma_x = \sqrt{\frac{1}{N-1}\sum_{i=1}^{N}(X_i - \overline{X})^2}\quad（式10-4-2）$$

式中：σ_x 为标准偏差；N 为测量数据的个数；X_i 为第 i 个仪器读数值；$\overline{X}$ 为平均值。

关于最低探测水平的确定，可按照本底值标准偏差的 3 倍即 $3\sigma_x$ 计算，即测量值减去本底值 $\geqslant 3\sigma_x$ 时，认为测量结果有意义。若测量值减去本底值 $< 3\sigma_x$，则认为测量结果小于最低探测水平。

其他方面，应进行治疗机房通风效果检测。标准要求是治疗机房建成并且设备安装调试完成后，进行防护效果验收检测。

对于上述检测结果的整理与评价方面，对检测结果的报告与评价要求如下：①报告的检测结果应扣除检测场所的本底读数（加速器关机条件下机房外的测读值）并进行仪器的计量校准因子修正。②依据治疗机房墙和入口门外关注点周围剂量当量率参考控制水平，确定检测的治疗设备在治疗应用条件下的周围剂量当量率控制水平值，直接用于检测结果评价。当审管部门在有效的文件中提出了不同的管理目标要求时，应遵从其要求，当仅有年剂量要求时，可按治疗机房墙和入口门外关注点周围剂量当量率参考控制水平导出等效的剂量率作为管理目标要求。③对于周围剂量当量率超过控制（或管理）目标的检测点，应给出超标的区域范围，分析可能的超标原因，如局部施工缺欠、屏蔽厚度不足、在机房内治疗设备的辐射剂量率高等。为判明上述超标原因，应检测机房内相应位置的辐射剂量率，并应确认所使用的测量方法有效。④检测时，治疗机房内的治疗设备未达到额定设计条件，检测报告应予以标明。

三、常规检测

治疗机房放射防护常规检测方面，应定期开展治疗机房放射防护常规检测，定期检测的周期为一年。此外，对于加速器设备的质量控制项目和周期可参照表10-4-1。

表 10-4-1　加速器设备的质量控制项目和周期

项目	验收检测	状态检测		稳定性检测	
		检测项目	检测周期	检测项目	检测周期
剂量检测系统校准控制	/	/	/	√	每周
重复性	√	√	每年	√	6个月
线性	√	√	每年	√	6个月
日稳定性	√	√	每年	√	6个月
移动束治疗的稳定性	√	√	每年	√	6个月
输出量和设备预定标称剂量的差异	√	√	每年	√	6个月
X射线的深度剂量特性	√	/	/	√	每周
电子辐射深度剂量特性	√	√	每年	√	6个月
方形X照射野的均整度	√	√	每年	√	6个月
方形X照射野的对称度	√	√	每年	√	6个月
最大吸收剂量率	√	√	每年	√	6个月
楔形过滤器的X照射野	√	√	每年	√	6个月
电子照射野的均整度	√	/	/	√	每周
电子照射野的对称度	√	/	/	√	每周
照射野的半影	√	√	每年	√	6个月
X照射野的数字提示	√	√	每年	√	每月
辐射野的光野指示	√	√	每年	√	每月
辐射束轴在患者入射表面上的位置指示	√	/	/	√	每周
辐射束轴在患者出射表面上的位置指示	√	/	/	√	每周

续表

项目	验收检测	状态检测		稳定性检测	
		检测项目	检测周期	检测项目	检测周期
辐射束轴相对于等中心点的偏移	√	√	每年	√	6个月
到等中心距离的指示	√	√	每年	√	每月
到辐射源距离的指示	√	√	每年	√	6个月
前后照射野的重合性	√	√	每年	√	/
治疗床的垂直运动	√	√	每年	√	每月
治疗床的等中心旋转	√	√	每年	√	每月

第五节　辐射应急处理要求

一、应急预案的编制要求

开展放射治疗的相关单位应参照应急预案的编制要求对与放射治疗辐射应急相关事件进行应急预案编制。编制应急预案的主要依据有《中华人民共和国突发事件应对法》《放射性同位素与射线装置安全和防护条例》《卫生部核事故和辐射事故卫生应急预案》《关于建立放射性同位素与射线装置辐射事故分级处理和报告制度的通知》《辐射损伤医学处理规范》等。

编制应急预案的主要原则有：医学应急机构应针对本地区可能发生的放射事故，放射源可能导致的照射情景及其可能引起的人员损伤情况，根据各自的职责任务，编制放射事故医学应急预案。在放射事故医学应急时，医疗机构主要承担伤病员的救治、转运和去污任务，卫生机构主要承担放射防护和照射剂量估算任务。放射事故医学应急预案应具有可操作性，并且与地方政府，上级主管单位以及相关部门的应急预案相衔接。根据预案实施中发现的问题和实际情况的变化，及时修订放射事故医学应急预案。此外，应急预案编制单位可根据放射事故医学应急的具体情况和需要，调整章节设置和预案内容。

应急预案的内容包括：①编制目的，简述应急预案的编制目的。②编制依据，简述编制应急预案依据的法律、法规、规章、标准和技术规范等。③适用范围，说明应急预案使用的区域范围以及放射事故的级别。④组织机构与职责，明确应急组织形式、构成单位或组成人员，以及其相应职责和联动机制等。⑤信息接报，明确 24h 应急值守电话，与相关部门的通信、联络方式，以及事故信息的报告，通知或通报内容和时限等。⑥应急响应，包括响应分级、响应的启动、事故现场处理、医疗救治、剂量估算，应急的终止。⑦培训与演练，培训方面，应明确对应急管理人员和专业技术人员开展应急培训的目的、内容、方式和要求。如果应急预案涉及社区和居民，要做好宣传教育和告知等工作。应急培训一般应包括放射防护基本知识和相关法规、标准，可能发生的放射事故及其医学应急处理措施，内外典型放射事故及其医学应急处理的经验教训，所涉及的应急预案或程序，急救基本知识和操作技能，人员去污基本知识和操作技能，心理危机干预基本知识和技术，有关放射测量仪表的性能和操作。演练方面，明确应急演练的规模、方式、频次、范围、内容、组织、评估、总结等内容。应模拟可能发生的事故情景进行演练。

二、制订放射治疗事件或事故应急预案

对于异常照射的应急处理参考相应的应急处理要求。对于异常照射事件的应急处理首先需要对异常照射事件定性，参考相关的界定方法，以下情况为异常照射事件：①任何剂量或剂量的分次给予与执业医师处方明显不同；②任何治疗设备故障、事故、操作错误或受到其他非正常照射导致患者受照与预期明显不同的情况。对异常照射事件的调查和处置应包括下述内容：①估算患者接受的剂量及其在体内的分布；②立即实施防止此类事件再次发生所需的纠正措施；③实施所有相关责任人自己负责的所有纠正措施；④在调查后，尽快向监管机构提交一份书面报告，说明事件原因并包括①~③的相关资料；⑤将事件的有关情况告知患者。

应急预案需列出相关单位和部门的联系方式，主要包括放射治疗机房负责人、技术人员、设备管

理部门、设备厂家工程维修部门等。

（一）放射治疗机房放射事件应急演练实施方案

为提高放射治疗机房发生放射事件时各相关人员的应急反应能力，结合临床治疗实际情况，需要制订放射治疗机房放射事件应急演练实施方案。

1. 实施频率　至少半年实施一次。

2. 实施地点　开展放射治疗的机房。

3. 主持人员　放射治疗机房负责人员。

4. 参加人员　放射物理师、放射治疗机房技术人员、设备管理部门工作人员、放疗部门医生。

5. 演练项目　人体受超剂量射线照射引发的事故处理。

6. 演练程序

（1）事故发生背景：患者的放疗由 A、B 两名放疗技术员共同实施。放疗过程中，放疗控制台突然失去控制，射线持续照射不能停止。

（2）放疗技术人员 A 按下应急开关后，冲进治疗室强行关闭总电源，迅速解除患者体位固定装置，立即协助患者离开治疗室，并通知医务部门相关人员；同时，放疗技术人员 B 立即疏散等候治疗的患者及其家属离开放射治疗机房，并建立隔离区。

（3）医务部门接到报告后，立即向分管负责人汇报，同时通知放射治疗开展单位放射事件应急处理领导小组。

（4）分管负责人接到汇报，立即指示放射治疗开展单位应急领导小组启动《放射事故应急处理预案》，组织应急管理小组准备工作，调动、指挥应急管理小组相关人员迅速赶赴现场，开展应急救援工作，同时向上级行政主管部门报告放射事件应急救援情况。

（5）保卫部门工作人员迅速赶往事故现场，协助现场警戒，划定紧急隔离区，疏散无关人员，最大限度减少人员射线伤害，迅速控制事态发展，保护好现场。

（6）应急演练实施过程中，需密切观察受照者病情变化。由于长时间受到 X 射线照射，受照者可能出现恶心呕吐、头晕、目眩、四肢瘫软等现象，此时需要立即将其送入急诊科观察室留院观察治疗。如发现患者情绪不稳定，应立即联系心理医生对其进行心理辅导、情绪安抚。

（7）通过紧急救治，事故险情得到控制后，通知设备管理部门相关人员，展开对机器的维修

工作。

（8）做好该事件的文字记录和存档工作。

（二）直线加速器突发故障中断治疗应急预案

为确保直线加速器的安全运行与放疗工作的有序开展，有效处置突发事件，建立统一指挥、职责明确、运转有序、反应迅速、处置有力的应急体系，最大限度降低加速器突发机械故障给患者和医务工作人员带来的不便，保障放射治疗单位相关工作正常、有序地开展，依据《放射性同位素与射线装置安全和防护条例》《放射诊疗管理规定》《医疗技术临床应用管理办法》及相关规章制度，结合放射治疗开展单位实际制订相应预案。

1. 故障上报及初步处理　加速器技术员若发现非常规机器连锁，或者机器无法正常工作时，应立即通知加速器工程维修人员和放射治疗开展单位负责人，并口头告知还在等候治疗的患者。

2. 工程维修人员迅速前往机房查看故障情况，排查故障原因，进行初步维修作业；一旦发现故障无法修复，应立即报告设备负责人及其上级主管人员，必要时向加速器厂家的工程师提出现场维修申请，并确定可能的故障原因、可能需要的配件，以及工程师预期到达时间，做好维修前的准备工作。

3. 放射治疗机房负责人应迅速询问其他加速器的治疗进度，负责人根据实际情况确定是否停止照射，一旦停止照射，放射治疗机房负责人需要制订临时排班表，将患者安排在其他加速器上进行治疗，并与放射治疗开展单位负责人商榷后执行。对于故障解决及患者后续治疗安排：①工程师到达后，放射治疗开展单位工程维修人员应详细告知故障现象，在维修过程中积极配合工程师进行维修，做好维修记录，每半天向放射治疗机房负责人汇报一次维修进度。②由专人负责打印停止照射通知和临时排班表，在机房门口、候诊室门口、放射治疗开展单位内部主要路口、病房门口进行张贴；加速器技术人员负责为正在候诊的患者讲解治疗时间、地点的安排，并引导患者返回病房。③若在放射治疗过程中出现中断治疗，当班放射治疗机房技术人员应详细记录患者已经照射的剂量、射野及未照射的剂量、射野，并尽快将患者安排到其他的加速器上进行补救治疗。④当维修完成后，工程维修人员应详细检查加速器的工作状态，收拾好相关维修工具，恢复机房的布局，出束检测确保加速器恢复正常后，及时向放射治疗机房负责人报告。⑤放射治疗机房负责人通知当班放射治疗机房技术人员；技

术人员到岗后与各病房护士站联系,组织患者前来治疗。

（三）放射治疗区直线加速器紧急停止开关失灵应急预案

直线加速器紧急停止开关控制失灵是指,当按下紧急停止开关之后,如果还未能听到驱动电机停止的声音,或者应该熄灭的指示灯未灭,说明紧急停止线路没有起作用,应采取以下紧急措施。

1. 立即断开主电路的电源(即关掉整机电源)。

2. 如有患者在治疗床上,应将患者迅速从治疗床上移开,并记录患者的照射剂量。

3. 操作人员不得试图再次开机,应联系设备维修人员进行维修,并上报放射治疗开展部门负责人及相关应急小组。

4. 确保机器能够正常工作和紧急停止开关正常时方可正常开机。

5. 做好相关的文字记录,并协助相关部门人员做好善后工作。

（四）放射治疗区直线加速器出束照射不能停止应急预案

在直线加速器的运行过程中,操作人员必须密切监视每一次治疗过程,如发现治疗设备不能正常停止照射时,应采取如下紧急措施。

1. 按下专用键盘的"停束"键。

2. 如果继续出束,则将键盘上的"出束钥匙开关"打到"禁止"位。

3. 如果继续出束,则按下控制台"紧急停止"开关。

4. 打开机房门,进入机房解除患者的体位固定装置,安抚并协助患者走下治疗床;及时联系设备维修人员,并上报放射治疗开展部门负责人及相关应急小组。

5. 在维修人员确保机器能够正常运行之前,操作人员不得试图再次开机。

6. 做好相关文字记录工作,协助相关部门做好善后工作。

（五）放射治疗区直线加速器事故性出束应急预案

直线加速器事故性出束是指,工作人员在治疗室内为患者摆位或者其他工作时,控制台处操作人员误开机出束,在治疗设备维修过程中,因检修人员误操作导致出束。若出现上述两种情况,则应该采取如下紧急措施。

1. 应立即就近按下"紧急停止"开关,切断电源,迫使机器停止出束。

2. 记录工作人员及患者的受照射情况,并上报放射治疗开展部门负责人及部门应急小组。

3. 情况严重需要医学干预者,请立即联系放射治疗开展单位急诊部门处置。

4. 做好相关的文字记录工作。

（六）放射治疗区人员误留治疗室应急预案

放射治疗区人员误留是指患者家属或工作人员在直线加速器机房门关闭后仍在治疗室内,若出现这种情况,应采取如下应急措施。

1. 若在加速器未出束的情况下发现这种情况,立即通过话筒联系误留人员,并打开机房门让其走出治疗室。

2. 若在加速器出束过程中,发现此情况操作者应立即按下控制台上的紧急停止开关,迫使机器停止出束。

3. 立即通过联系话筒联系误留人员,并打开机房门,迅速进入机房查看误留人员情况。

4. 记录加速器的出束情况,并上报放射治疗开展部门负责人和部门应急小组。

5. 做好误留患者家属的安抚工作。

6. 做好相应的文字记录与备案工作。

（七）放射治疗区超剂量照射应急预案

当放射治疗区出现超剂量照射时,应采取如下应急措施。

1. 应立即停机,并迅速打开机房门,协助患者走出治疗机房。

2. 及时上报放射治疗开展部门负责人及部门应急小组;若有机器故障请联系设备管理部门及相关维修人员。

3. 详细记录患者当时的照射情况,初步估计患者接受的照射剂量。

4. 尽快、就近安排受照人员进行医学检查;并做好安抚工作。

5. 并按《放射事故管理规定》,尽快向放射治疗开展单位业务主管部门(一般为医务部门)报告。

6. 在主管部门的监督、指导下做好善后处理工作。

7. 做好文字记录工作。

（八）放射性事故应急处理预案

1. **总则** 根据国家《放射性同位素与射线装置安全和防护条例》《放射诊疗管理规定》及《放射事故管理规定》的要求,结合放射治疗开展单位实际情况,为保证放射治疗开展单位发生放射性诊疗事故时,能迅速做出必要和有效的应急响应行动,切实保护好患者、工作人员、公众及环境的安全,应制定相关应急预案。

2. 放射性事故应急处理机构与职责 放射治疗开展单位成立放射性事故应急处理领导小组,组织、开展放射性事故的日常检查和应急处理救援工作,详细列出领导小组组成名单。应急处理领导小组职责包括:①根据放射治疗开展单位实际情况制订放射性事故应急处理的管理及救援等制度与措施;②定期组织小组成员对放射性诊疗场所、设备和人员的放射防护情况进行自查和监测,发现事故隐患及时上报放射治疗开展单位相关部门,提出整改意见、落实整改措施,追踪整改效果;③当发生人员超剂量受照的放射性事故时,应立即启动相应预案;④事故发生后立即组织有关部门和人员进行放射性事故应急处理,并做好善后处理工作;⑤负责向卫生行政部门及环保部门报告事故发生及处理情况;⑥负责放射治疗开展单位放射性事故应急处理具体方案的研究确定及现场组织实施工作;⑦负责迅速安置受照人员,进行医学评估和干预,组织控制区内人员的撤离工作,及时控制事故影响,防止事故扩大蔓延。

3. 放射性事故应急救援时应遵循的原则 主要包括:迅速报告原则;主动抢救原则;生命第一的原则;科学施救,控制危险源,防止事故扩大的原则;保护现场,收集证据的原则。

4. 放射性事故应急处理程序

(1)放射事故发生后,当事人应立即启动相关突发事故应急预案,并立即报告放射性事故应急处理领导小组。

(2)领导小组人员应尽快进驻现场指挥放射事故的应急处理,并评估放射事故的严重程度,凡严重或重大的事故,应立即向上级主管部门报告。

(3)领导小组人员进驻现场后立即召集专业人员,根据具体情况迅速制定事故处理方案。

(4)放射事故中若有人员受照时,要通过个人剂量计或其他工具、方法迅速估算相关人员的受照剂量;对需要进行医学干预的受照人员,领导小组人员应及时联系专业机构和人员对受照情况进行评估和医学处理。

(5)放射事故发生后,放射治疗开展单位应立即组织放射防护领导小组成员进行讨论,填写《放射事故报告卡》上报主管部门。《放射事故报告卡》主要内容包括:报告单位,报告单位编码,报告卡编码,基本情况(事件等级分为一般、严重、重大;事件单位;事件地点;发生日期),事件类别(放射性同位素分为核医学,放射治疗,辐照应用,γ射线工业探伤,密封源其他应用,非密封源其他应用,生产;射线装置分为 CT-X 射线诊断,其他 X 射线诊断,X 射线治疗,医用加速器,非医用加速器,X 射线工业探伤,其他应用,生产;核设施),放射源名称和活度,时间情况(受照人数,最大受照剂量,集体剂量当量,致残人数,死亡人数,直接经济损失),事件经过(包括事件原因、过程及患者主要临床表现,初步急救和患者救治)。

关于填卡的相关说明:①制卡目的是为及时、准确掌握我国放射卫生事件的发生情况制定本报告卡。②统计范围为中华人民共和国境内发生的所有放射事件均为统计对象。③填卡单位及报送日期需按照《放射事故管理规定》要求,该报卡应由具有放射事故管辖权的市级卫生监督机构填报;严重或者重大放射事故应在接到事故报告后,24h 内逐级上报到至国家卫生健康委员会。一般放射事故,省级报告单位于每年的 11 月 10 日前传报国家级负责报告单位。本年度内发生的事故不能在本年度内确定事故级别、受照人员及经济损失时,可延至确定的年度内统计。本年度以前发生的事故,在本年度被卫生行政部门发现并确定事故级别、受照人员及经济损失的事故统计在本年度内。

(朱 健 戴天缘)

第十一章　介入放射学的放射防护

第一节　概　述

一、介入放射学的特点

介入放射学(interventional radiology, IR)是以影像诊断为基础,在 X 射线透视、CT、超声、MRI 等医学影像设备的引导下,经过穿刺插管技术对患者进行疾病相关检查和治疗的一门新兴学科。目前介入放射学已经成为与内科、外科并列的第三大治疗学科。

与传统的开放性手术相比,介入放射学相关操作具有创伤小、疼痛轻、操作简便有效、并发症少、住院时间短、费用相对较低等特点,这些特点促使介入放射学的应用日益广泛。

目前 X 射线透视引导介入(fluoroscopically guided intervention, FGI)操作被广泛应用于各临床科室,包括心血管内科、血管外科、脑血管外科、神经内科、消化科、妇科等,其中以心血管内科应用最为广泛。因此,许多临床科室的医生成为了介入放射工作人员,不仅需要掌握临床诊断和治疗知识,也需要掌握放射防护与安全方面的知识,不断加强防护意识,增强介入放射学的放射防护管理,开展放射防护知识的培训,建立切实有效的防护管理措施,把介入工作人员和患者的辐射风险降低到尽可能低的水平,使介入放射学得以健康持续发展。放射防护的目的是提供保护人类的适当标准而不过分限制有益的引起辐射的实践活动。重在防止确定性效应的发生,同时将随机性效应限制在可接受的合理水平。

二、剂量学表征量

在对辐射危害性的评价中,与人体相关的防护量包括当量剂量和有效剂量。防护量主要用于确定剂量限值,以保证随机性效应的发生率保持在可合理接受的水平以下,同时避免确定性效应发生。

在电离辐射中,吸收剂量 D 是可测量的。电离辐射的效应不仅取决于吸收剂量,而且还与辐射的类型和能量相关,因而要考虑到辐射权重因子 ω_R,由吸收剂量用辐射权重因子加权而得到组织和器官的当量剂量 H_T。单位吸收剂量引起的生物学效应的发生概率不仅与辐射的种类有关,还与受照射的组织和器官的辐射敏感性相关,因此还要考虑到组织权重因子 ω_T,由当量剂量用组织权重因子加权并对各组织器官求和就得到有效剂量 E。

对于辐射危害性的评价,其先决条件就是对辐射剂量进行量化测量。防护量在实际工作中是不能直接测量的,因此,在评价体系中还要包括一些可测量的实用量(如剂量当量、空气比释动能-面积乘积、参考点空气比释动能等),以此为基础,对防护量(当量剂量和有效剂量)进行评估。

空气比释动能是 X 射线光子在单位质量的空气中释放出来的全部电子的初始动能之和,其单位为戈瑞(Gy)。空气比释动能-面积乘积(P_{KA})是 X 射线束的横截面积与该横截面积上的平均空气比释动能的乘积,原来称为剂量面积乘积(DAP),常用单位为 $Gy \cdot cm^2$,可作为 X 射线束授予患者总能量的代替表征量。可使用安装在 X 射线管组件出口上的大面积透射电离室进行测量。P_{KA} 值是评价患者随机性效应风险的一个良好的指标。

参考点空气比释动能(reference point air kerma),用符号 $K_{a,r}$ 表示,为介入操作中与透视设备机架有关的空间中某个特定点的累积空气比释动能。$K_{a,r}$ 的测量数据可作为介入操作中患者所有受照皮肤区域累积受到的总吸收剂量的近似估计。特定点是指患者的入射参考点,对于床下型 X 射线管布局的介入 X 射线设备,参考点位于床上 1cm 处。

第二节 设备与设施配置要求

介入放射学中所涉及的临床操作类型其目的和复杂程度不同，对图像质量的要求差异显著，因此对透视介入设备及相应的设施配置要求就不尽相同。同时，各类操作过程给患者和医务人员带来的辐射剂量和潜在风险也存在显著差异。为了确定介入放射学中所需要的透视介入设备的特点，现将操作类型分为潜在高辐射剂量类型和非潜在高辐射剂量类型。对于某一临床操作中，如果有 5% 以上的病例参考点空气比释动能超过 3Gy 或空气比释动能-面积乘积超过 $300Gy \cdot cm^2$，则该操作应归类为潜在高辐射剂量类型。临床上这种伴有高皮肤剂量的操作类型主要包括经颈静脉肝内门体支架分流术、栓塞治疗术、脑卒中治疗术、胆管引流术、血管成形术、支架植入术、化疗药物栓塞、消化道出血的血管造影及介入治疗、心脏介入治疗术、颈动脉支架植入术等。

鉴于介入操作的分类特点，相应的透视介入设备可分为：①适用于潜在高辐射剂量类型设备；②非适用于潜在高辐射剂量类型设备。国际电工委员会标准和我国的国家标准都对透视介入设备做出了明确的规定，在实际工作中要使用符合这些标准的设备来实施有潜在高辐射剂量的临床操作（图 11-2-1，见文末彩插）。

一些介入操作可用简单的透视介入设备实施完成，对场所要求不高，同时其辐射剂量较小。而有些介入操作可能需要高度专业化的设备在介入室或手术室内完成，其操作复杂，辐射剂量较大。大多数临床介入操作类型属于"潜在高辐射剂量类型"，通常需要特定的操作环境和专门设计的设备设施。合理设计、配置完善的介入室，可为有效实施患者诊疗和放射防护提供优化的环境条件。介入室的设施条件应包括符合介入操作要求的清洁无菌环境，影像设备和防护设备所需的空间条件，配备适当的辅助设备（如除颤仪、麻醉机、高压注射器、多导电生理仪、血管内超声机等）。同时在介入室设施和设备的规划中，要认真分析临床需求和放射防护性能的要求，并考虑到以后可能发生的变化，提供合理长久的介入室建设方案。

一、设备的要求

目前市场上透视介入设备种类繁多，型号各异。不同用途设备的硬件、软件及相关设置各不相同。如果介入操作类型和使用的设备和配置不相匹配，就可能对患者和操作者产生潜在的危害。同时设备供应方应与用户方的技师或工程师密切协作，使设备及其配置与操作类型相匹配。临床工作中要使用符合国际电工委员会标准和我国国家标准规定的介入设备。对于适用于潜在高辐射剂量类型设备的性能参数建议如下。

（一）影像探测器及其选择

介入设备应具备不同尺寸的影像探测器，以满足不同操作需求。如心血管介入专用介入设备的平板探测器尺寸相对较小，以满足多角度、大角度投射的临床需求。普通介入放射学设备则配有较大尺寸的探测器，以适应较大身体面积成像的需要。如果在四肢血管或腹部介入操作中使用心血管专用机，为满足大解剖范围的成像需求，往往需要多次透视和采集成像，这样会导致患者和操作者所受辐射剂量增加。反之，心血管介入中如果运用大尺寸探测器，则会使患者心脏血管的观察受到限制，影响心血管操作的临床性能。

（二）X 射线管及相关参数

大多数介入设备和移动式 C 形臂系统的 X 射线管相对于影像探测器而言更靠近地面，即床下型血管机。这样的配置可避免操作者头颈部遭受较强的散射线辐射照射，同样可使仰卧位患者乳腺组织避免入射线的照射。介入设备要求配备高热容量 X 射线管，以满足高负荷连续需求。应配备准直器、防散射滤线栅和附加滤过。附加滤过能根据实际需求自动切换。

（三）高压发生器及其参数

介入设备的高压发生器功率不低于 80kW，能提供较大动态范围的管电流水平，能提供不同成像体层厚度所需的不同电压峰值。透视曝光开关应为常断状态，并配有透视曝光限时提醒装置。机房内应具备工作人员在不变换操作位置的情况下就能成功切换透视和采集功能的控制开关。

（四）机械几何结构特点

介入设备的机架、X 射线管和影像探测器三者可共同围绕几何空间中的某一固定点做等中心旋转，这一固定点就是等中心点。而移动 C 形臂系统或其他透视设备就没有等中心点。

（五）透视模式

透视引导介入（FGI）操作过程中，X 射线的产生可能是连续的也可能是脉冲式的。操作者可以通过设备参数的选择来实现不同脉冲频率的切换。虽然剂量较低的 FGI 操作过程中持续透视模式剂量也是可以接受的,但是建议所有新购 FGI 设备都能提供可调频率脉冲透视功能。同时设备应具备末帧图像保持(last image hold, LIH)功能,即松开透视脚闸开关之后,还能在显示器上持续显示最后一帧影像。应具备透视存储功能,即操作者可以选择性地存储松开透视脚闸开关之前的一定帧数的动态透视影像或一定时间段内的动态透视影像。

(六)数字化采集

非数字化成像系统的图像处理功能严格受限,图像采集及显示的动态范围小,操作时间相对较长,辐射剂量大。大多数情况下无法满足 FGI 操作过程的需求。因此建议介入设备应具备数字采集功能。

(七)附加滤过

介入设备应具备自动能谱滤过插入功能。即设备能提供不同厚度的原子序数高于铝的滤过板(一般是铜滤过板),并且滤过板的厚度随患者成像部位的厚度、密度及 C 臂机架角度的变化而自动进行切换。移动式 C 形臂设备一般不具备自动能谱滤过功能。建议具备楔形滤过补偿功能,楔形滤过板可自动移入视野内,对曝光过度或不需要的成像区域进行遮挡,例如心脏介入中对肺野的补偿。

(八)准直调节功能

虚拟准直(virtual collimation)功能,在无射线的情况下,在影像显示器以图形的方式显示准直器叶片的位置,通过调整图形边线的位置来调节叶片的位置,以实现在探测器上获得一个无射线的边界。这一功能可减少准直器调整过程中患者和操作者的所受剂量。

(九)辐射剂量管理

介入设备应该是具备整合了现代化降低辐射剂量和剂量测量技术的设备,具备实时显示透视时间、累积的空气比释动能、累积的空气比释动能-面积乘积,便于操作者在术中实时评估患者所受的辐射风险。在设备控制面板上应当提供一个附加的安全开关,安全开关激活后可防止 X 射线发生,同时在控制面板上应提供该安全开关激活状态的清晰的指示。以免系统意外产生辐射。

(十)床旁防护体系

FGI 设备的床旁防护系统应包括床旁固定铅裙和悬吊防护屏。其中床旁固定铅裙包括上下两部分,上部分为向上延伸的侧向屏蔽板,下部分为床下铅裙。悬吊防护屏固定于天花板上,根据实际需求可以调整其位置和方向。床旁防护屏的铅当量不应小于 0.5mmPb。床旁防护系统可有效降低操作

者的所受剂量。移动式 C 形臂设备一般没有提供放射防护屏蔽。

(十一)辐射预警提示

介入放射设备应具备辐射预警提示功能。在 X 射线产生的任何时刻,不论是透视还是采集曝光,设备都应该给出相应的辐射警示信号。警示信号包括指示灯和音频警示,即射线产生时通过警示信号告诉工作人员有辐射产生。

(十二)儿童相关设备配置

儿童介入放射设备的相关配置和参数与成人迥异,应合理设计、选择有关设备的部件及技术配置。采用脉冲曝光模式,理想脉冲宽度应不超过 5ms,以减少辐射剂量;影像采集帧率应能扩展到不低于 60 帧/s,以控制幼童更显著的运动性模糊。防散射滤线栅可使患者组织吸收剂量增加 1~4 倍。移除滤线栅可有效减少儿童的辐射剂量,因此应保证不用工具便利地拆卸滤线栅的配置,这在儿科应用中非常重要。对婴幼儿细小的解剖结构和精细的介入器材的成像,需要良好的高对比分辨力。使用更小尺寸的焦点,可以显著改善影像质量。因此,用于儿科介入放射设备的发生器应当支持至少三焦点(0.3mm、0.6mm 和 1.0mm)的 X 射线管。儿童介入操作中建议使用双 X 射线管系统,其优点是既可以减少对比剂的用量又可以降低儿童的辐射剂量。

二、机房的要求

介入放射学场所(即介入室)的选址和设计时,要以外防护基本原则为根本出发点,同时还要考虑辐射发生装置的安全管理和控制因素,辐射发生装置引起的职业照射和公众照射因素。在工程设计和施工中要确保上述因素的可靠实施。在选址和布局时应综合考虑操作类型、工作负荷、场所内外的人员及设备的流动。综合运用与降低剂量相关的三个因素(时间、距离和屏蔽),优化职业和公众照射的防护,使辐射剂量达到尽可能低的水平。介入室主要包括操作室和控制室,如图 11-2-2 和图 11-2-3 所示。

(一)介入操作室

介入操作室是开展介入放射学各项手术操作的场所,其间要容纳介入放射学设备和相关辅助设备,以及操作人员和辅助人员。因此,操作室就要具备充足的使用面积和足够的天花板高度(对于悬吊式介入设备更为重要)。

一个使用面积充足的介入操作室具有以下几

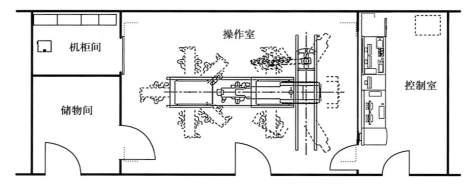

图 11-2-2　介入室俯面观

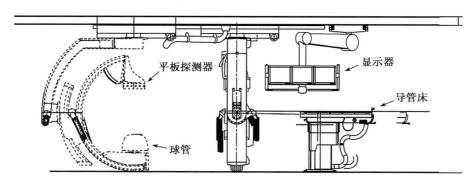

图 11-2-3　介入操作室侧面观

方面的优点：①使可能到达工作人员驻留区和公共区域的次级辐射（泄漏和散射辐射）水平降低，因而建筑物所需屏蔽厚度也会减少；②方便坐轮椅或躺在平车上的患者的出入，为辅助设备提供更为充裕的空间；③便于设备和人员在术中移动，有助于减少时间和照射；④可以使诊疗室内的工作人员尽可能远离患者（散射辐射源），站在安全的位置进行操作。

不同厂商的介入设备对天花板高度要求不尽相同，一般情况下落地式介入设备对天花板高度要求比悬吊式介入设备低一些。同时为满足天花板悬吊式设备（例如监视器、无影灯和防护屏）的安装和操作需求，介入操作室应当有足够的天花板高度（2.99~3.05m）。

成像设备厂家、型号不同，介入操作室面积的需求也有差别，例如双 X 射线管系统可能需要更大的空间。美国心脏病学院（ACC）和美国心脏协会（AHA）推荐介入操作室使用面积约 47m² （大于 56m² 更佳），不小于 37m²。世界卫生组织（WHO）建议介入操作室使用面积应不低于 40m²。ICRP 第 120 号出版物建议介入操作室面积不低于 50m²。在规划阶段，需要综合考虑设备类型、操作类型、工作负荷、人流物流、放射防护、感染控制、辅助设备等多种因素及可能的变化。以下列举几种介入放射学

操作室的基本构成条件。

开展心血管疾病介入诊疗的介入操作室应满足下列基本条件：①符合放射防护及无菌操作条件（有菌区、缓冲区及无菌区分界清晰，有单独的更衣、洗手区域）。②配备 800mA 和 120kV 以上的血管造影系统，具备透视和电影采集功能，影像质量和放射防护条件良好；具备医学影像存储与传输系统（PACS）。③能够进行心、肺、脑抢救复苏，有氧气通道、麻醉机、除颤器、吸引器等必要的急救设备和抢救药品。④有存放导管、导丝、球囊、支架、对比剂、栓塞剂等耗材和药品的存放柜，并有专人负责登记管理。⑤开展冠心病介入治疗还必须配备主动脉内球囊反搏仪，以及心电监护仪（具备有创压力、血氧饱和度监测及心排血量测量功能）；开展心内电生理检查和心律失常介入治疗还必须配备八导联以上（含八导联）的多导电生理仪。

开展神经血管介入诊疗的介入操作室应满足下列基本条件：①符合放射防护及无菌操作条件（有菌区、缓冲区及无菌区分界清晰，有单独的更衣、洗手区域）。②配备 800mA 和 120kV 以上的血管造影系统，具透视和数字减影血管造影（DSA）功能，具有"路图"功能，影像质量和放射防护条件良好；具备医学影像存储与传输系统（PACS）。③具备气管插管和全身麻醉条件，能够进行心、肺、脑抢救

复苏,具备供氧系统、麻醉机、除颤器、吸引器、心电监护仪等必要的抢救设备和药品。④具备存放导管、导丝、球囊、支架、弹簧圈、对比剂、栓塞剂等耗材和药品的存放柜,并有专人负责登记管理。

开展外周血管或综合介入诊疗的介入操作室应满足下列基本要求:①符合放射防护及无菌操作条件(有菌区、缓冲区及无菌区分界清晰,有单独的更衣洗手区域)。②配备有数字减影功能的血管造影系统,配备心电监护。③具备存放导管、导丝、球囊、支架、栓塞剂、对比剂等耗材、药品的存放柜,并有专人负责登记管理。

禁止对介入操作室的任何入口设置中断 X 射线产生的门机联动开关。门机联动开关固然消除了 X 射线辐射状态下室外人员开门时的意外受照,但是导致的介入成像过程的中断可能对患者造成严重后果。同时透视过程中,介入操作室门口的空气比释动能率一般低于 $0.1\mu Gy\cdot s^{-1}$,在这样低的照射水平,安装门机联动开关的放射防护利益与显著的患者潜在风险相比,是得不偿失的。但是,在介入操作过程中,除非紧急情况下,应当保持闭门状态。介入诊疗室每一个入口的门外均应设置醒目的工作状态指示灯,灯箱处应设警示语句。对工作状态指示灯应定期测试和保养,以有效避免在 X 射线照射状态时可能的人员误入。同时应当在介入操作室内多个位置安装射线警示灯,在 X 射线产生期间保持常亮,使介入操作室内任意位置的工作人员都能轻易地看到警示灯的显示状态。以提醒工作人员采取必要的个人防护措施。

(二)介入控制室

控制室与操作室毗邻且有观察窗和出入通道,分别安装有防辐射铅玻璃和铅门。有效使用面积不小于 $9m^2$,最好能达到 $14m^2$ 以上,天花板高度 2.44m 即可满足需要。控制室内主要放置介入设备控制台、显示器、影像工作站、心电监护仪和计算机等不需要介入操作人员直接操作的设备。同时可容许无需靠近患者直接实施或辅助介入操作的人员在不受到辐射照射的环境中对患者进行监护和设备操作,这一设计特性对教学医院尤其有用。控制室与操作室之间配备顺畅的通信联络系统,便于操作者和辅助人员的交流与沟通。

三、防护设施的要求

介入操作室的四周墙壁、天花板、地板(不含下方无建筑物的)、门和窗(含观察窗)应有足够的屏蔽厚度,确保机房外(含控制室)人员可能受到照射的年有效剂量不大于 0.25mSv(相应的周有效剂量不大于 $5\mu Sv$),距机房屏蔽体外表面 0.3m 处空气比释动能率不大于 $2.5\mu Sv\cdot h^{-1}$(透视条件下检测,连续曝光时间应大于仪器响应时间)。

介入操作室内经常需要进行较长时间的透视和大量影像采集,工作负荷较高,有用线束的照射方向经常变化。根据 GBZ 130—2020 规定,介入 X 射线设备机房所有方向的屏蔽防护铅当量厚度均不应小于 2mm。在屏蔽厚度设计和施工时,应在满足 GBZ 130—2020 中规定的屏蔽防护铅当量厚度基础上,依据机房结构、X 射线设备技术参数、工作负荷和建设单位的年有效剂量管理目标值进行具体核算。如屏蔽防护核算值大于标准规定的屏蔽防护铅当量厚度,则应按照核算值进行施工。在双管头或多管头的场合,需要对每一 X 射线管分别评估,对放射防护屏障的设计应当保证源于所有 X 射线管的总空气比释动能率不超过屏蔽设计目标值。

应合理设置介入操作室的门、窗和管线口位置,介入操作室的出入门和观察窗应与同侧墙具有同等的屏蔽防护当量。观察窗铅玻璃的大小应略大于窗口,防止窗与墙体接壤缝隙泄漏辐射。通往操作室的电器和通风管道应避开人员驻留位置,并采取弧式或多折式设计模式。

在介入操作中,工作人员常需要靠近患者和 X 射线源进行操作。除了建筑屏蔽之外,悬吊防护屏和床旁固定铅裙等辅助防护屏障也是不可或缺的,如图 11-2-4(见文末彩插)所示。这些辅助防护设施的设计和安装应保证在不妨碍医疗活动(例如手术操作、无菌操作要求)的前提下,尽可能降低工作人员所受剂量。在临床操作中,X 射线设备在确保悬吊防护屏和床旁固定铅裙等防护设施正常使用的情况下,在透视防护区测试平面上的空气比释动能率应不大于 $400\mu Gy\cdot h^{-1}$,如图 11-2-5 所示。

在介入操作中的任何时期,介入辅助工作人员(负责患者临床监护的人员)应该尽可能地留在控制室。然而,术中也可能需要护士、技师、麻醉师或其他相关人员进入介入操作室履行工作职责。对这部分人员,应考虑提供固定式或移动式落地铅屏风,铅屏风可以全透明或半透明,至少为 2m 高度,2mm 铅当量,如图 11-2-6 所示(见文末彩插)。铅屏风的设计和摆位应在确保不妨碍临床操作的前提下,使处在屏风之后不穿戴防护衣具的任何个人所受年有

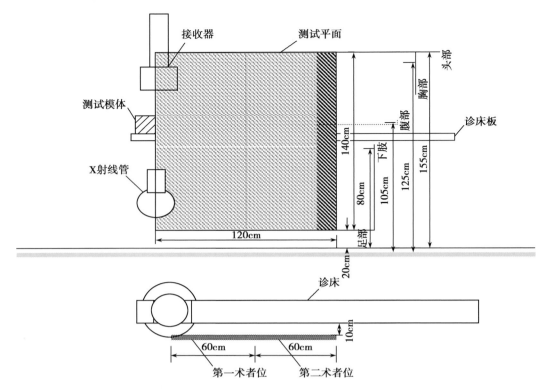

图 11-2-5 介入放射学透视防护区测试平面示意图

效剂量不大于 1mSv。需要注意的是,这些主要在铅屏风之后工作的人员,也应接受个人剂量监测,以确认铅屏风的防护效能。在影像采集模式时介入操作者也可以站在铅屏风之后,以尽可能减少辐射剂量。

第三节 工作人员的放射防护

介入放射学中,操作者与患者同在操作室内,且始终位于患者身旁进行手术操作,属于同室近床操作,所受辐射剂量大。同时介入放射学中所用的 X 射线强度较大,高于普通放射诊断中所观测到的辐射强度。随着技术的不断发展,病变复杂程度的不断加大,操作者的工作负荷和所受剂量都不断增加。如果考虑相对于患者的工作位置、屏蔽和工作时间等条件的差异,介入医师所受照射显著高于仅在控制室的工作人员。控制室内工作人员受到更为充分的距离防护和结构屏蔽防护。在合理设计的介入放射设施中,控制室内的辐射强度可能仅为操作者工作位置辐射强度的几万分之一。在介入程序中,辐射风险并非仅限于患者。操作者和相关工作人员也可能受到显著的医疗照射。工作负荷较重、不良操作习惯或者未合理使用放射防护工具的情况下,操作者手部、下肢和眼

晶状体剂量都可能会超过相应的当量剂量限值。这些问题表明了介入放射工作人员职业照射防护的重要性,尤其是对铅防护用品未覆盖的身体部位的防护。

一、介入程序中的射线分布特点

介入放射学中,辐射照射主要来源于以下三个方面:初始 X 射线束,X 射线管的漏射线,来自患者的散射线(图 11-3-1,见文末彩插)。

透视过程中患者出射表面空气比释动能率范围为 5~20mGy/h,出射 X 射线束的强度为入射 X 射线束强度的 1%~5%(图 11-3-2,见文末彩插)。在某些临床操作过程中,如透视引导下的脊椎注射治疗、椎体成形术、胆道引流和支架置入、中心静脉置管术、心脏起搏器安置术过程中,可能需要操作者的手短时间接近乃至进入初始 X 射线束路径中,应当注意避免手部的直接照射。在绝大多数操作过程中,操作者不会受到初始 X 射线束的直接照射。

在典型透视技术条件下,X 射线管的漏射线空气比释动能率,在操作者位置处仅为 0.001~0.010mGy·h^{-1},比初始射线、散射线的空气比释动能率低几个数量级。

操作者主要受到由初始 X 射线照射到患者身体中所引起的散射辐射。介入透视条件下,操

作者位置处的散射辐射空气比释动能率范围为 $1\sim10\mathrm{mGy\cdot h^{-1}}$。随着与患者受照部位距离的增加，散射辐射水平大体上依从距离平方反比定律急剧下降。床下管配置的 C 形臂透视系统前向（后前位，PA）投照时的散射辐射等剂量曲线分布，如图 11-3-3（见文末彩插）所示。应注意到使用床下管配置的 C 形臂透视系统时，操作者下肢的辐射强度非常高，这一分布是由 X 射线入射患者一侧较高的散射辐射水平所致。最初几厘米深度的组织产生的前向散射辐射被患者其余组织显著衰减，导致较强的散射辐射指向地面和 X 射线管方向，操作者头颈部受到的辐射水平较低（图 11-3-1）。如果使用床上管配置的 C 形臂透视系统，操作者头颈部将遭受最强的散射辐射照射。在侧位投照时，靠近 X 射线管的区域散射辐射水平最高，而影像探测器一侧散射辐射显著降低（图 11-3-4，见文末彩插）。

散射辐射的水平及分布受到诸多因素的影响，这些因素主要包括：患者体型，如图 11-3-5（见文末彩插）所示；机架角度；射线束视野，如图 11-3-6（见文末彩插）所示；滤过厚度，如图 11-3-7（见文末彩插）所示；受照部位，如图 11-3-8（见文末彩插）所示；透视设置；影像采集设置；屏蔽的使用情况等。一般而言，在未提供屏蔽的环境中，后前位（PA）投照过程中，散射辐射在床下最高，操作者腰部水平有所降低，眼部水平最低。然而，如果患者成像部位身体厚度较大、使用高剂量透视模式、使用高剂量影像采集或使用过度倾斜的机架角度，也可能导致操作者眼部受到显著剂量的辐射。

与成人介入程序相比，儿童介入操作可能需要操作者更靠近患者身体（散射辐射来源）进行操作，也可能需要使用双面（双 C 臂）透视设备。由于儿童身体厚度较小，使用较小的照射野尺寸，产生的散射辐射总量也较少，在一定程度上可抵消与操作者靠近患儿身体相关的高散射剂量率。但是，如果不使用防护工具，操作者眼部也会受到较高剂量的散射辐射。

在心脏介入操作中，动脉介入路径（股动脉或桡动脉）的选择，也可影响操作者所受的散射辐射剂量。在介入路径更接近患者受照部位（例如桡动脉入路）的程序中，操作者需要站在更靠近散射源的位置，将会使操作者所受剂量相对增加。

在介入放射学工作中应当认识到，仅在 X 射线发生器加载状态才会有上述三种类型的辐射。加载状态停止后，就不会存在初始 X 射线、散射辐射和泄漏辐射。工作中，众多因素会影响到介入工作人员所受到的辐射剂量，只有充分了解工作环境中的射线分布特点，才能做到有的放矢，从而更为有效地降低工作人员辐射剂量。

二、术中操作的防护最优化要求

（一）防护优化总则

时间防护、距离防护和屏蔽防护，是外照射防护的基本方法和重要原则。工作人员与患者之间在放射防护等许多方面密切关联，不可简单分割处理，降低患者剂量的同时，将导致操作者和其他工作人员所受的散射辐射剂量成比例降低。因此，使用降低患者剂量的技术也有助于降低介入诊疗工作人员的职业照射剂量。

1. 时间防护 时间防护是放射防护的一个重要方法。应尽可能缩短使用 X 射线的曝光时间，透视时间和影像采集帧数应与临床目标相称。缩短透视时间和降低透视剂量率，可导致患者剂量降低。患者剂量降低导致散射辐射减少，因此操作者受到的辐射剂量也将减少。

2. 距离防护 工作人员应当在临床允许范围内尽可能增大自己与 X 射线源的距离。平方反比定律认为，在一个无吸收的介质中，点源发射的辐射强度与离辐射源的距离的平方成反比。随着与辐射源之间距离的增加，辐射剂量率急剧下降。距离加倍，剂量率降低至 1/4。在介入程序中，介入医师进行操作时通常与患者之间的距离不超过一臂之遥，这将导致较高的受照剂量，尤其是在血管造影过程中手动注射对比剂时。如果必须进行手动注射对比剂，应考虑使用长导管，尽可能增加与患者之间的距离。如果使用高压注射器注射对比剂，操作者应尽可能远离患者，躲到落地铅屏之后更为理想。在经皮椎体成形术中，操作者站在距离 X 射线管 4m 之外的铅屏风之后，使用遥控骨水泥（黏合剂）输送装置进行骨水泥（黏合剂）注射，受照剂量显著低于常规人工注射。

一般而言，X 射线入射患者身体一侧的散射辐射强度最大。入射到患者身体的辐射仅有 1%~5% 到达人体另一侧。如果射线束为水平方向或接近水平方向，操作者应尽可能站在影像探测器一侧。如果射线束为垂直方向或接近垂直方向，应保持 X 射线管在诊疗床（导管床）之下，这将导致较强的散射辐射指向地面，操作者头颈部受照剂量较低。

3. 屏蔽防护 辐射屏蔽主要有三种类型：结

构屏蔽、辅助防护设施（室内防护装置）、个人防护用品。

（1）结构屏蔽：是能达到放射防护目的，纳入建筑结构整体设计的一种屏蔽方式。

（2）辅助防护设施：包括床下铅帘、床侧屏蔽板、天花板悬吊式铅屏、一次性辐射吸收垫（帘）和落地铅屏等。固定式或移动式落地透明铅屏风可对操作者和其他工作人员提供附加屏蔽防护，尤其适合技师、护士和麻醉师使用（图11-3-9，见文末彩插）。

（3）个人防护用品：包括防护铅衣（图11-3-10，见文末彩插）、铅眼镜（图11-3-11）、甲状腺铅领和防护手套等。

如果单靠结构屏蔽和行政管理控制措施无法满足所需的职业放射防护水平，用人单位必须确保向工作人员提供符合相关标准和技术规格，合适且足够的个人防护用品和室内防护装置，并确保工作人员合理有效地使用这些个人防护用品和室内防护装置。在需要工作人员接近X射线源和患者（散射辐射源）进行操作的介入程序中，个人防护用品和室内防护装置对于职业放射防护尤为重要。

（二）术中操作相关防护优化建议

手术操作过程中一些简单的措施，例如尽可能增加操作者与患者和床之间的距离、限制照射野尺寸（准直）以及尽可能迅速地实施操作以缩短照射时间等，都可以有效降低职业照射剂量。介入放射学中优化工作人员放射防护的几点建议如下。

1. 利用所有可用信息来规划介入程序 应尽可能利用患者术前影像检查资料（例如超声、MRI、CT）确定相关解剖病变信息，规划介入操作方案。如使用得当，术前的诊断性成像有助于缩短介入程序的时间，减少透视时间和影像采集的数量，减少并发症发生率。

2. 尽可能减少透视时间 应当仅在进行实时导管、导丝操作和需要观察运动现象时进行曝光透视。透视前，将目标区置于照射野中央，在调整患者成像位置和视野大小时，应尽量使用虚拟准直功能，避免在透视状态下进行。除非操作者正在观察监视器，其余操作时段不应进行曝光透视。尽可能使用短促间歇透视，避免持续透视。使用末帧图像保持（LIH）功能可代替额外的透视曝光，供术中分析、测量、对比使用。利用虚拟准直功能，可以提前调整准直器叶片的位置，消除了准直调节过程中的透视的必要性。

3. 尽可能减少图像采集帧数 影像采集过程中的剂量率显著高于透视的剂量率，图像采集帧数也会显著影响患者和操作者的辐射剂量。图像采集总帧数取决于采集时间及采集帧率。在临床可接受水平下应尽可能减少运行序列数量和每次运行的时间。许多介入透视设备的采集帧率是可调的。一般而言，帧率越低，给定运行时间内患者剂量也就越低。但是，帧率的选择应满足具体临床操作的所需的影像质量要求。例如，如果所用设备在7帧/s或15帧/s时的影像质量能够满足临床要求，则可以使用这样较低的帧率，而不使用25帧/s或30帧/s。冠心病介入治疗中，电影的标准帧率是25帧/s，虽然这符合我们的视觉习惯，但一般情况下12.5~15帧/s就足够看清楚。在有些情况下，可以通过机器参数的设定来使用变化帧率采集（而不用固定帧率）方式，在图像采集帧数最小化的同时不遗漏重要信息（例如动脉期时采集频率为10~15帧/s，静脉期时采集频率为3~7帧/s）。关于特定设备不同采集选项对剂量、影像质量的影响，应寻求资深技师的意见。

4. 尽可能使用降低患者剂量的技术 降低患者剂量的技术主要包括低剂量率透视模式、低脉冲

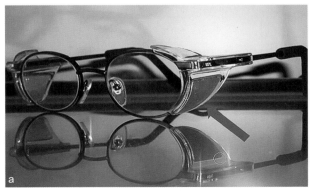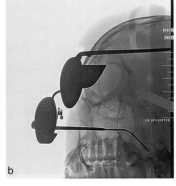

图11-3-11 个人防护铅眼镜

频率透视选项、采集时低剂量采集设置、低帧率影像采集选项、X 射线束滤过、增加 X 射线束能量、使用辐射准直、尽可能使 X 射线管远离患者使探测器靠近患者等。以上大多数技术都可以通过设置机器参数和设备的操作来实现。介入室内影像技师是连接介入设备和临床操作者的桥梁,其对设备的掌握和对临床操作的理解可使介入设备得到正确使用,同时降低患者和操作者所受剂量。因此,有必要寻求资深影像技师的意见,以准确全面地了解可用的选项和模式及其对剂量率和影像质量的潜在影响。在此基础上,针对特定设备和特定临床需求,做出恰当的选择。尖端不透 X 射线的导管更易于观察。对较小的儿童(体重低于 20kg 或 X 射线路径长度小于 15cm),或较大儿童及成人的较小部位(例如肢体,X 射线路径长度小于 15cm),可以考虑卸除散射滤线栅;但是,应当注意到卸除滤线栅在减少剂量的同时,可能会在一定程度上降低影像质量。

5. 使用合理的成像链几何布局 单向系统或双 C 臂系统的每一成像平面,影像探测器应当尽可能靠近患者身体,X 射线管尽可能远离患者身体。在后前位(PA)投照时应尽可能升高导管床高度,使患者背部(X 射线束入射面)尽可能远离 X 射线管。在侧位或斜位投照时,应特别注意成像链几何布局,使影像探测器尽可能靠近患者身体,而 X 射线管尽可能远离患者身体。如果没有严格意义上的必要性,应避免使用可能需要高剂量率的 C 形臂角度。

6. 使用准直 应当使用准直器,将 X 射线束限制到目标区。严格的准直有多重益处:由于受照组织体积的减少,降低了患者随机性效应的风险;减少到达影像探测器的散射辐射,改善影像对比度;减少工作人员受到的散射辐射;降低 X 射线束方向改变时或使用双 X 射线管系统成像时可能的照射野重叠。一些心血管造影设备配置了结合有圆形和椭圆形叶片的双形准直器,可以提供对心脏轮廓的适形照射野准直。使用半透明或楔形滤过板也有助于改善影像质量,降低患者剂量和散射剂量。如有虚拟准直选项,应使用。

7. 站在低散射辐射区域 站在距离 X 射线束尽可能远的位置,牢记平方反比定律。不要将手置于 X 射线束路径中。使用延长管或持针器,使手保持在照射野之外。尽可能使用高压注射器注射对比剂。在影像采集运行时,应尽可能后退,最好站在铅屏风之后,如可行或者离开介入室。在进行较大角度斜位或侧位投照时,X 射线束在患者入射侧的散射辐射强度最高。左前斜头位或左前斜脚位投照,可使操作者受到较高水平的散射辐射。在进行这些投照时,操作者应尽可能站在 X 射线管的对侧(即影像探测器一侧)。

8. 使用防护屏蔽 使用所有可用的个人防护用品。在透视引导介入程序中,应当穿戴包裹型防护围裙和甲状腺铅领。术后铅衣应悬挂于衣架上保管,以避免折损。天花板悬吊式铅屏可显著降低剂量,尤其是对防护衣具未覆盖的头部(眼)和颈部。如果不能保证在术中全程持续使用天花板悬吊式铅屏,建议佩戴有侧屏蔽的铅眼镜。床下铅帘可显著降低下肢剂量,应当尽可能使用。

9. 使用合适的成像设备 透视设备外观很相似,然而不同用途所需的硬件、软件和配置设定常存在显著差距。如果在特定介入程序中使用配置不当的设备,可能对患者或者操作者产生潜在危害。例如,心血管介入设备通常配有尺寸相对较小的影像探测器,具备透视和电影摄影功能。外周介入设备应配备尺寸较大的探测器,具有透视和数字减影血管造影(DSA)功能。如果在腹部介入操作中使用心血管设备,为满足大解剖范围成像的需要,往往需要更多的透视或影像采集运行,导致患者和操作者辐射剂量增加。同样,应用大尺寸影像探测器介入放射学设备观察心脏,则对患者心脏的观察会受到限制,损害心血管程序的临床性能。设备厂家的应用工程师和介入室技师应当密切协作,使设备及其配置与拟议的操作类型匹配。大多数介入影像系统的配置是,X 射线管相对于影像探测器而言更靠近地面(即床下管系统),这样的配置可避免操作者头颈部遭受最强的散射辐射照射,仰卧位患者的乳腺组织也很少受到入射 X 射线束的照射。如果在介入操作中使用床上管系统,会显著增加患者和工作人员的辐射风险,应引起充分警惕。不提倡使用床上管系统来实施介入操作。潜在高辐射剂量程序应当使用符合 IEC 60601-2-43 标准要求的透视设备。

10. 使用性能受控于质量保证计划的成像设备 所使用的设备应当有完善的质量保证计划。应当由有资质的介入技师验证临床各种操作模式中剂量率和剂量测量的准确性,合理配置透视和采集模式的剂量参数。在设备首次用于临床之前应进行这一性能测试,至少每年进行一次定期测试,以确保患者辐射剂量率与临床所需的影像质量水平相称。设备的性能持续保持在可合理接受的水平。必要时,应在技师或服务工程师的共同协助下,对一些技术条件进行校准。这些因素包括脉冲频率、脉冲宽度、透视和摄影过程中的脉冲峰值电压、线束滤过、透视和数字采集时影像探测器入射面的剂量设置、各种影像处理参数等。

11. 接受必要的培训 参与介入诊疗工作的所有专业技术人员,包括临床医师、放射医师和技师、麻醉师和护士等,上岗前皆应接受放射防护和有关法规知识培训,考核合格后方可参加相应工作。上岗后需要接受定期的再培训,培训的时间间隔不超过 2 年。如果工作人员拟进行不同技能的操作或会出现在不同辐射损害的区域,或者工作条件、程序或政策发生了变化,或者引进了新的设备、新技术或操作类型的情况下,工作人员需接受必要而适时的再培训,这种再培训应具有针对性。任何一项介入诊疗程序应由具备适合该程序相应放射学和临床资质要求的医师实施,或在其监督指导下实施。操作或监督使用介入设备的每一个人,都应接受安全使用特定设备的适时培训和再培训。如有可用的医学模拟器材,应当考虑在开始临床实际操作之前,利用这些模拟器材进行新技能的训练。

12. 佩戴个人剂量计 为确保工作安全,工作人员需要了解自己的职业照射剂量。应当在辐射工作期间全程正确佩戴个人剂量计。如果工作时经常不戴剂量计,或未按要求正确佩戴剂量计,就无法保证个人受照剂量数据的准确性。

介入放射学中工作人员的适用剂量限值包括有效剂量、眼晶状体当量剂量、皮肤和手足的当量剂量。工作人员实际工作中佩戴的剂量计可能会用于估算其中一个或多个量,根据被监测者具体工作类型和受照方式的不同,可能需要在体表能代表受照情况的位置上佩戴一个或两个剂量计。

(1)对于在介入放射学实践中仅利用一个剂量计进行个人监测的场合,国际原子能委员会建议:①如果工作人员从来不穿着防护服,剂量计应佩戴在躯体前面肩与腰之间的位置;②如果工作人员有时穿着防护服,在穿防护服时,剂量计应佩戴在防护服之内躯体前面肩与腰之间的位置;③如果工作人员经常穿着防护服,剂量计应佩戴在防护服之外躯体前面肩部或衣领位置;④在辐射经常或主要来自人员身体某一侧的场合,例如介入放射学程序(主要来自左侧),则除了上述①至③的指南之

外,还应使剂量计佩戴在躯体前面最靠近辐射源的一侧。

(2)对于在介入放射学实践中使用两个剂量计进行个人监测的情况下,例如,对于介入放射学操作时经常穿防护服的工作人员,一个剂量计应佩戴在防护服(包括甲状腺屏蔽)之外躯体前肩部或颈部最靠近辐射源的一侧。另一个剂量计应佩戴在防护服之内躯体前面肩与腰之间的位置,最好戴在最靠近辐射源的一侧。

(3)专用剂量计,例如用于监测手指剂量的指环式剂量计,应该遵循专门的佩戴指南。

当使用防护服时,根据不同情况估算其有效剂量:①佩戴在防护服之内的单个剂量计报告的 $H_p(10)$,可提供防护服覆盖的身体部分对有效剂量贡献的良好估算,但会低估未被防护服覆盖的身体部分(甲状腺,头颈部,四肢)的贡献。②佩戴在防护服之外的单个剂量计报告的 $H_p(10)$,可能会显著高估有效剂量,应当用合适的算法,对防护服所提供的防护进行校正。③佩戴两个剂量计(一个剂量计在防护服之内,另一个在防护服之外)时,应当使用合适的算法,由所报告的两个 $H_p(10)$ 数值得到有效剂量的估计值。

第四节 患者的放射防护和剂量管理

介入放射学中,患者是医疗行为健康利益的受益者,也是辐射危害的承担者。当接受复杂的介入诊疗操作时,受照剂量可能导致辐射损伤。一些患者可以出现皮肤辐射损伤,而儿童和较年轻患者将来罹患癌症的风险相对增加。对患者辐射效应的可能性和严重程度的预评估需要考虑人口因素(年龄、体重和人种等)、医学史、辐射照射史和操作类型。当预期患者会受到相对较高剂量照射时,这一预评估过程就尤为重要。对于绝大多数患者,受照剂量最高、辐射损伤风险最大的组织是 X 射线束入射部位的皮肤。在涉及头颈部的一些操作中,需要关注眼晶状体剂量。怀孕的患者需要特殊考虑。因此,作为一项高辐射剂量的医学影像手段,需要高度重视介入放射学相关操作的正当性判断、防护最优化和患者剂量管理。

一、术前诊疗方案规划

(一)患者辐射风险的影响因素

1. 人口因素 年龄越小,辐射致癌的风险越

高。年龄在 60 岁以上的人，大约降低到平均水平的 1/5。据估计，接受一次介入操作，儿童致死性癌症的概率为 0.07%~0.08%，但这一危险估计值可能依患者年龄、预期寿命和操作类型具体情况不同而存在很大的差异。儿童对辐射随机性效应的敏感性是成人的 2~3 倍，他们也比成人有更长的预期存活时间，有更长的时间显现出辐射相关的后果。辐射诱发儿童和青少年甲状腺癌、乳腺癌、皮肤癌、脑癌和白血病的风险显著高于成人。另一方面，体型较小的儿童在介入操作中受到的辐射剂量一般不足以诱发皮肤损伤或脱发。因此，对于儿童的介入操作，更应关注其潜在的随机性效应的风险。但是，对体型接近成人的儿童或青少年，应当同时关注组织反应的风险。对于较年长患者而言，由于辐射诱发癌症的潜伏期较长（一般在 10 年以上），而这些患者的预期存活时间相对较短，随机性效应风险不构成重大关切，通常视为一个较小的风险因子。对于成人患者，应着重考虑组织反应（皮肤损伤、脱发）的风险。

肥胖患者辐射诱发皮肤损伤的风险较高，这是因为所需辐射剂量较大和距离 X 射线管的距离较近所致。肥胖患者入射皮肤部位的吸收剂量可达非肥胖患者的 10 倍（图 11-4-1，见文末彩插）。已报道的介入操作诱发的皮肤损伤病例中，绝大多数是肥胖患者。另外不同人种的肤色差异也会影响辐射敏感性，肤色和发色浅的个人更为敏感。

2. 医学及辐射照射史 患者的既往史方面，应考虑遗传因素、共存疾病、用药史和妊娠。共济失调毛细血管扩张症（ATM）、尼梅亨断裂综合征、重症联合免疫缺陷病（SCID）、连接酶Ⅳ综合征和塞克尔综合征都是表现出超高辐射敏感性的疾病；而着色性干皮病的变种、范科尼贫血、人类早衰综合征和先天性角化不良都已被证实在较小的范围内增加辐射敏感性。可能是因为这些患者的异常的 DNA 修复和细胞死亡调节会导致较高的辐射易损性。在自身免疫性疾病（系统性红斑狼疮、幼年型类风湿关节炎、系统性硬化症和皮肌炎等）患者中发现，辐射诱导的 DNA 损伤修复延迟和淋巴细胞辐射敏感性增加。淋巴细胞处于活跃状态的患者比处于这些疾病的缓解期阶段的患者更具辐射敏感性。甲状腺功能亢进也可能导致辐射敏感性增加。糖尿病并不导致辐射敏感性增加，但是由于存在小血管病变，可能会使已发生的辐射损伤不易愈合。放线菌素 D、多柔比星、平阳霉素、

5-氟尿嘧啶和甲氨蝶呤等许多药物会增加辐射敏感性。

胚胎或胎儿的宫内受照导致附加风险增加。50~100mGy 的剂量可能引起临床上无法检出的发育状态变化。当剂量超过 100mGy 时，随着剂量增加，可能会出现从细微至明显的发育状态变化。胎儿对辐射致癌更为敏感，当胎儿受到 10mGy 及以上剂量的辐射时，出生后癌症风险上升。

吸烟、营养不良和皮肤完整性受损等患者相关因素也会增加辐射损伤的易感性。

如果临床计划的介入操作过程将会照射到以前受过辐射照射的（介入操作或放射治疗）皮肤部位，视先前的受照剂量和间隔时间不同，可能增加皮肤组织反应的风险。因此，在介入操作计划过程中，应充分考虑以前放射活动所致的显著皮肤剂量的影响。

3. 操作类型 由于临床目的和疾病复杂程度各不相同，介入操作的类型也不同，导致患者所受剂量相差几倍、几十倍乃至几百倍。即使同一介入操作类型，由于患者因素、设备、操作技术、防护措施、监督和质量保证等诸多差异的存在，不同国家和地区、不同医院乃至同一医院的不同操作者之间所产生的患者剂量水平可能存在非常显著的差异。特别是在潜在高辐射剂量操作过程中，如果涉及长时间透视和/或大量影像采集，使用高剂量模式，患者皮肤入射野很少变化，则更容易导致皮肤损伤。

（二）术前介入诊疗的正当性判断

对于介入术前规划，其实践的正当性判断主要在于总体是否有益，也就是说，执行该诊疗方案对个人和社会的预期益处是否超过该实践带来的危害（包括辐射危害）。由于介入诊疗辐射实践的特性，对患者的医疗照射，需要采取与其他照射不同的且更细致的正当性判断方法。

1. 正当性原则的三个层次 通常是以经验、专业判断和常识作为依据来分析一项医用辐射实践的正当性。国际放射防护委员会（ICRP）第 73 号出版物提出，在辐射的医学应用中，正当性原则适用于三个层次。第一个层次对于电离辐射正当性，第二个层次对于介入诊疗程序改善诊断和治疗效果的评价，都视为理所当然的，无需赘述。

第三个层次，应证明应用于患者个体的特定放射诊疗程序是正当的（利大于弊）。医生应该对每一例患者开具介入放射学程序申请单前都应进行正

当性判断。依次考虑如下：拟议程序应有足够的净利益；在能取得相同净利益的情况下，应尽可能采用非电离辐射的替代方法（例如超声、磁共振或内镜）；在无替代方法时，应权衡利弊，仅当拟议程序给受诊疗的个人带来的利益大于可能引起的辐射危害时才是正当的。

必要时，必须通过介入医师和申请医师之间的磋商来确定对个体患者进行拟议介入程序的正当性，尤其是对于孕妇和儿童，要考虑到请求的适当性、程序的紧迫性、拟议介入程序的特性、个体患者的特征、患者以往接受放射诊疗程序的相关信息。对于复杂病例，应当通过多学科团队（MDT）或联合会诊机制，共同讨论和确定恰当的治疗方式。

对育龄妇女进行介入诊疗前，应明确是否怀孕，并了解月经情况，诊疗应控制在月经来潮后的 10d 以内进行，或在诊疗前进行妊娠试验。除非在临床上有充分理由，否则要避免对已怀孕或可能怀孕的妇女进行会引起下腹部或骨盆受到直接照射的介入程序；在临床情况允许的前提下，可考虑将介入程序推迟到分娩之后。如确需实施介入程序，应尽可能在医学物理师的帮助下，对程序可能导致的胚胎或胎儿剂量及其潜在辐射风险做出预评估，进行恰当的利益-风险分析，探讨对程序进行必要调整使得胚胎或胎儿很少或不会直接受照的可行性。当临床上可行时，可通过使用低剂量透视模式、限制摄影数量、线束准直等降低剂量的措施，确保胚胎或胎儿剂量最小化。ICRP 已声明，一般情况下，在胎儿吸收剂量小于 100mGy 时因考虑辐射风险而做出终止妊娠的决定是不具有正当性的。

2. 透视引导介入程序的利益-风险评估　在对 X 射线透视引导介入（FGI）程序进行利益-风险评估时，应综合权衡预期患者健康利益（延长寿命、缓解疼痛、减轻焦虑、改善功能、相对于开放性手术的优势等）、程序本身的风险（并发症、发病率、死亡率、在接受程序时经历的焦虑和疼痛、漏诊或误诊、工作时间的损失等）及辐射风险（个人和社会的随机性效应风险、个人的确定性效应风险、妊娠风险），仅在预期临床利益大于包括辐射风险在内的全部风险的情况下，才认为该程序具有正当性。利益-风险评估应当贯穿整个介入程序的始终，从初步考虑对特定患者安排程序开始，直到程序已完成或终止。

初始分析将确定是否对患者实施某一程序，不仅应考虑拟议程序的利害，还应考虑不实施该程序的固有利害和替代程序的利害。如果预期利益小于估计的风险，一般情况下不应实施该程序。但是，如果不存在替代方法或不实施该介入程序预后会很差的情况下，仍可实施该程序。

在术前，如患者情况发生变化，或出现新的信息，则应重新进行利益-风险评估。

术中应继续进行利益-风险评估。一些不利因素（包括对比剂用量、患者或病变的解剖特征、患者的耐受性和合作能力、临床情况的变化、与导丝、导管和支架操作相关的技术因素等）可能会迫使程序调整或中断。辐射风险应作为术中持续评估的一部分，但绝对不能视为最重要的一部分。如果在达成临床目的之前终止手术，则所有已受到的剂量只会增加辐射风险而不带来任何临床利益。对于辐射风险的管理，可参照当前临床上用于对比剂负荷所致肾衰竭风险管理的类似方式，相应措施包括：术前预估风险水平；术中监测辐射剂量；受照剂量增加时如有可能限制所用辐射剂量；如需在手术成功前调整或终止程序，应慎重权衡与临床风险相比较的高辐射剂量的相对风险。

3. 患者医疗照射正当性转诊指南　《国际电离放射防护和辐射源安全的基本安全标准》2014 年版要求，在确定放射学程序中具体患者医疗照射的正当性时，必须考虑到相关的国家或国际层面的转诊指南（referral guideline）。

二十多年来，有关区域和国际组织已经发表了一系列关于合理使用医学影像检查的指南。如英国皇家放射学会（RCR）出版了《临床放射学服务的最佳应用指南》，欧盟 2000 年发表了《医学影像转诊指南》。这些指南大多基于循证医学的原理和方法，进行标准化的文献综述和证据表的汇总，由相关专业人士构成的专家组对每一指征的适合性进行评分，对包括各种诊断放射学程序、介入程序、核医学程序、超声、磁共振等方式在内的医学影像检查的临床指征进行了详细、全面的描述，可作为临床决策辅助工具，帮助执业医师针对特定临床问题，从众多可供使用的检查类型中快速选择最恰当的影像检查方式，从而导致更高的合理应用层次和更低的剂量。在无辐射成像方法也能得到同等的临床价值时，这些指南建议不采用电离辐射成像程序。

为诊断放射学制定的转诊指南中通常包括了

介入放射学程序。意大利和法国的指南中有专门的介入放射学部分,列出了 35~50 种常用的介入放射学程序,针对每一种临床情况及相关的介入程序,分别给出推荐类别、涉及的相对辐射水平以及必要的解释。在其他绝大多数转诊指南中,介入程序是作为特定诊断问题的一部分给出,例如,RCR 指南中,"经皮穿刺肝胆道成像"是作为"胃肠系统"中"黄疸"这一具体诊断问题的一个选项予以讨论和分析,对每一种介入程序也给出了推荐类别、涉及的相对辐射水平以及必要的解释。

在许多针对特定疾病的多学科指南中,也推荐了相应介入诊疗程序的转诊指南或适应证。这些指南凝聚了业界共识,旨在指导医生、患者、医疗机构和卫生部门基于循证医学原则进行临床决策。主要包括以下几个类别:①Ⅰ类,已证实和/或公认有益、有用和有效的操作或治疗,推荐使用;②Ⅱ类,有用/有效的证据尚存矛盾或存在不同观点的操作或治疗;③Ⅱa 类,有关证据/观点倾向于有用/有效,应用这些操作或治疗是合理的;④Ⅱb 类,有关证据/观点尚不能被充分证明有用/有效,可以考虑应用;⑤Ⅲ类,已证实和/或公认无用和/或无效,并对一些病例可能有害的操作或治疗,不推荐使用。其中对以上几类中的证据来源的水平(力度)表述如下:①证据水平 A,资料来源于多项随机临床试验或荟萃分析;②证据水平 B,资料来源于单项随机临床试验或多项非随机对照研究;③证据水平 C,仅为专家共识意见和/或小规模研究、回顾性研究、注册研究。

需要强调的是,这些多学科指南并非尽善尽美,只覆盖了部分程序,多数未提及辐射安全风险,也不一定适合具体患者的临床状况,不能替代医生的专业判断和逐例分析。应用时也应当考虑本地医疗服务的可及性、技术和实践的现状以及成本费用等具体因素。对于具体患者应结合临床经验逐例具体分析,对于复杂病例应进行多学科团队或联合会诊讨论。随着新技术的发展、临床研究的深入和证据的变化,应适时复审和修订现有指南;在发表新的指南之前,宜征求放射防护领域学术团体的专业意见。

国际原子能机构(IAEA)和世界卫生组织(WHO)发起的《波恩行动倡议书》中,对于加强全球范围内医疗照射正当性原则的实施提出以下倡议:①引入和推广 3A 行动,即认知(awareness)、适当性(appropriateness)和核查(audit),3A 行动可作为促进和强化实践正当性的一个工具;②在所有利益相关方的参与下,制定协调一致的循证标准,以增进临床影像技术(包括放射学、核医学诊断和非电离辐射程序)的合规应用;③在充分考量当地具体情况和地区差异的基础上,在全球实施临床影像转诊指南,并确保这些指南的定期更新、可持续性和可利用性;④加强与正当性相关的临床核查的应用,确保正当性成为放射学日常实践的一个有效的、透明的和可问责的组成部分;⑤引入信息技术解决方案,例如临床影像决策支持工具,并确保在医疗实践中能方便地获取和免费使用这些方案;⑥进一步制定无症状人群健康筛查计划的正当性标准,制定并不作为健康筛查参与者的无症状的个人接受医学影像检查的正当性标准。

(三)介入诊疗的人员要求

任何一项 FGI 诊疗程序应由具备适合该程序相应放射学和临床资格要求的医师实施,或在其监督指导下实施。操作或监督使用 FGI 设备的每一个人,都应当接受安全使用特定设备的适时培训和再培训。

依据所从事介入诊疗科目的不同,介入医师应在卫生行政部门认定的培训基地接受一定期限的系统培训(例如综合或外周血管介入不少于 6 个月;心血管疾病或神经血管介入不少于 12 个月)。培训期间,应在上级医师指导下,独立完成规定数量的诊疗科目病例,并经考核合格;在上级医师指导下,参加对相应介入诊疗科目患者的全过程管理,包括术前评价、诊断性检查结果解释、与其他学科共同会诊、介入诊疗操作、介入诊疗操作过程记录、围手术期处理、重症监护治疗和术后随访等。参与介入诊疗程序的专业护士及其他技术人员应经过相关专业系统培训并考核合格。

参与介入诊疗的所有专业技术人员,包括临床医师、放射医师和技师、麻醉师和护士等,上岗前皆应接受放射防护和有关法规知识培训,考核合格后方可参加相应的工作。上岗后需接受定期的再培训。必须强调,不得以临床经验或专业培训抵消或代替正式的放射防护培训。放射防护培训内容至少应包括电离辐射生物效应、影响患者剂量的因素、减少患者剂量的措施、患者峰值皮肤剂量的估算方法以及职业照射防护的实用方法。

（四）诊疗方案的制订

1. 根据前期资料选择不同的引导方式 介入医师应审阅患者以前所做过的相关影像检查，尽量查阅其原始影像。术前的医学影像检查，建议使用非介入的断层成像方式（例如超声、MRI、血管造影、MDCT 血管造影等），应优先选择非电离辐射的成像方式。如使用得当，术前的诊断性成像可能有助于缩短介入程序的时间，减少并发症发生率，减少透视时间和影像采集的数量。由 MRI 或 MDCT 血管造影得到的重建影像有助于更精准地解剖定位和确定治疗计划。对于外周动脉疾病的评估，可用 MDCT 血管造影代替数字减影血管造影（DSA）作为初始检查。对于胃肠道出血的评估，MDCT 血管造影可作为一线检查，为指导患者治疗规划提供了省时高效的方式。使用 CT 时，应注意减少诊断检查的剂量，从而减少患者的总辐射剂量。MR 胆道造影在确定梗阻的部位和性质方面得到越来越多的应用，对计划胆道介入操作，尤其是对于有肝门病变的患者的胆道引流有重要价值。

应根据临床目的选择恰当的影像引导方式，例如，X 射线透视引导 PCI，在活检时使用 CT 引导。有时可以在操作中使用两种以上的影像方式来改善效能和安全，结合使用非电离辐射成像方式可以降低辐射剂量，例如在经皮肾造瘘术中先用超声对肾盂定位再用透视引导插管。正确选择有合适尺寸和形状的影像探测器（平板探测器或影像增强器）的设备将进一步改善诊断影像质量。

2. 针对患者剂量采取的方案 诊疗方案应包括患者的皮肤剂量的有关内容，综合考虑下列因素来减少患者的辐射剂量：检查的部位、观察的次数或每次透视的时间；防散射滤线栅的使用；动态成像中相应的影像存储技术（例如每秒帧数）等。

不同投照方位的皮肤入射剂量率差异很大。侧位或角度过大的斜位投照时，与前后位（AP）或后前位（PA）投照相比，由于光子穿透的身体厚度增加，需要更高的辐射剂量率。现代透视设备在透视和影像采集过程中，能够自动调整辐射输出量以适应成像部位身体厚度的变化，维持预设的影像质量水平。此外，X 射线管至皮肤距离的减少也将进一步增加皮肤剂量。侧位或斜位投照时的辐射强度可能是 AP 位或 PA 位投照时的几倍至十几倍（图 11-4-2，见文末彩插）。在便于手术的情况下，设计诊疗方案时应考虑投照方位对皮肤入射剂量的影响。在任何合理可行的情况下，应当避免使用侧位或角度过大的斜位投照。在有必要使用这类机架角度时，必须认识到辐射剂量相对较高。

在照射野内的乳腺组织将增加成像部位的厚度，导致曝光参数（管电压管电流）和射束强度增加，因此应避免将乳房作为 X 射线束的入射面。出射 X 射线束的强度仅为入射 X 射线束强度的 1%~5%。因此，在可行且不干扰临床操作时，选择 PA 投照而不用 AP 投照，有助于减少胸部介入程序中乳房部位皮肤损伤的概率，降低乳腺组织吸收剂量及辐射诱发乳腺癌的风险（尤其是年轻患者）。在侧位或斜位投照时，应注意通过准直或机架角度变化，尽可能避免乳腺组织受照。

照射野应当仅限于必须成像的身体部位。当辐射束路径中包括了其他不需要成像的身体部位时，图像中会增加骨骼或其他组织的伪影，干扰对目标解剖结构或导管等介入器械的观察，可能导致辐射强度增加及操作时间的延长。在侧位或斜位投照时，如果双侧上肢处于照射野中，其中一侧上肢可能会非常靠近 X 射线管，在长时间操作中，该侧上肢可能会受到足以导致皮肤损伤的高吸收剂量（图 11-4-3，见文末彩插）。因此，应当在方案设计时注意上肢的术中位置。除非上肢是作为程序中计划成像任务的一部分，否则患者双上肢应全程处于辐射野之外。

肥胖患者身体厚度较大，因而成像需要较高的辐射输出量，而且身体距离 X 射线管的距离较近，入射皮肤部位的吸收剂量可达非肥胖患者的 10 倍。肥胖患者皮肤辐射损伤的风险较高，已报道的 FGI 程序诱发的皮肤损伤病例中，绝大多数是肥胖患者。肥胖患者也经常需要通过其他的程序性调整来降低剂量。

在制订当前的临床诊疗方案时，应将患者以前接受的辐射照射（包括放射治疗和介入程序）考虑在内。介入医师应尽可能了解患者是否已接受过介入诊疗操作，包括操作者情况、透视时间、影像采集帧数、部位以及大概的峰值皮肤剂量（PSD）等内容。如果先前的程序已导致很高的 PSD，则应在后续程序规划时考虑做出必要的策略调整，尽可能减少皮肤剂量。如果程序是重复进行的，在临床情况允许的情况下，可以考虑适当延长程序之间的时间间隔。皮肤受照后，DNA 修复过程基本上在 1d 内完成，视辐射剂量不同，需要几个月的时间完成再增殖过程。

对儿童患者进行介入诊疗时,应注意非诊疗部位的防护,特别应加强对性腺、眼晶状体、甲状腺、乳腺及儿童骨骺等辐射敏感器官的防护。准直是减少与成像任务无关剂量的最佳方法。

术前应当指定专人(技师、护士或其他人员)负责密切监控术中辐射剂量监测仪表的累积读数,并在达到首次通知或后续通知水平时立即通知介入医师。

必须强调,辐射仅是方案设计需要考虑的一个方面。应同时考虑其他非辐射风险因素,例如碘或钆对比剂的不利影响、术前影像检查的可靠性、进行多项检查的费用和时间代价等。对每一位患者及每一特定临床情况,都应仔细权衡。

二、术中患者剂量监测

(一)患者所受剂量的相关指标

1. 峰值皮肤剂量 峰值皮肤剂量(peak skin dose, PSD)是指介入放射学中患者任何部位的皮肤累积受到的最高吸收剂量值。PSD 主要包括初始入射 X 射线的贡献,也会有一些散射线的贡献。自动曝光控制(AEC)系统通过对到达影像探测器的 X 射线强度的采样自动决定曝光量,从而获得预定图像质量。由于投照方向的不断改变,受主 X 射线束照射的患者解剖区域也在变化,不同组织的衰减系数各异,导致管电流和管电压的持续变化。事先可能无法准确预计最大入射皮肤剂量发生的解剖位置,因此,很难实现对 PSD 的直接监测。在一些程序中(例如心血管介入),放置在患者皮肤上的剂量计可能并不处于所有投照方向的初始 X 射线束中。

2. 空气比释动能-面积乘积 易于测量,作为评估随机性效应风险的一个良好指标,可结合使用有效剂量转换系数(dose conversion coefficient, DCCE)推导有效剂量 E。DCCE 取决于患者的受照部位和介入程序类型,是对拟人数字模体实施模拟介入程序做蒙特卡罗模拟器官剂量计算导出的。已有研究表明,儿童的 DCCE 取决于年龄和程序类型,年龄越小,DCCE 越大,总体而言儿童的 DCCE 为成人的 1.33~16.40 倍。

3. 参考点空气比释动能 为介入操作中与透视设备机架有关的空间中某个特定点(患者入射参考点)的累积空气比释动能,不包括反散射。可作为在介入操作中所有受照皮肤区域累计受到的总吸收剂量的近似估计。患者入射参考点(PERP)经常

接近患者皮肤,但很少位于入射皮肤表面。在绝大多数的介入操作过程中,X 射线束相对于患者进行周期移动,使患者不同部位的皮肤受到照射,剂量得以分散。因此,基于 $K_{a,r}$ 的测量数据,一般情况下可能会过高估计皮肤损伤的风险。然而,如果机架移动减少乃至不变,则会增加皮肤损伤的风险。已报道的皮肤损伤,绝大多数有清晰的病变边界,提示在术中绝大部分的透视或影像采集期间射束移动有限,应引起高度重视。

皮肤损伤与 PSD 有关,目前尚无很好的实时测量或计算 PSD 的方法。规定的患者入射参考点(patient entrance reference point, PERP)的空气比释动能测量结果可用于 PSD 的粗略估算。对于床下 X 射线管布局的介入设备,PERP 在床上 1cm 处;对于床上 X 射线管布局的介入设备,PERP 在床上 30cm 处;对于等中心透视 C 形臂介入设备,PERP 位于 X 射线束基准轴上,距等中心向焦点方向 15cm 处。由于 PERP 是相对于介入设备机架的固定空间位置而不是患者位置定义的,当机架运动时,PERP 相对于患者的位置就发生改变。取决于患者成像部位的身体厚度、检查床的高度和射束角度,PERP 可能在患者体外,或与患者皮肤重合,或者位于患者体内。

如果 $K_{a,r}$>500mGy,可利用 $K_{a,r}$ 测量数据和式 11-4-1 估算峰值皮肤剂量 PSD:

$$PSD = 206 + 0.513 \times K_{a,r} \quad (式11-4-1)$$

式中:PSD 为峰值皮肤剂量;$K_{a,r}$ 为参考点空气比释动能。皮肤剂量的合理估算应考虑机架移动、患者身材及患者相对于机架的位置。

一般认为 P_{KA} 不能直接用于组织反应(确定性效应)的评估,在介入程序中 P_{KA} 与患者个人的 PSD 相关性很差,小照射野高剂量情况下 P_{KA} 值可能与大照射野低剂量情况下的 P_{KA} 值相同,利用 P_{KA} 数据估计皮肤剂量的潜在误差至少为 30%~40%。但是,如果无法测量 $K_{a,r}$,在一定条件下(P_{KA}>50Gy·cm²),可利用测得的 P_{KA} 估算 PSD 的近似值,见式 11-4-2:

$$PSD = 249 + 5.2 \times P_{KA} \quad (式11-4-2)$$

式中:PSD 为峰值皮肤剂量;P_{KA} 为假定患者体表 100cm² 的照射野面积时比释动能-面积乘积。应根据实际照射野的大小进行修正。

P_{KA} 和 $K_{a,r}$ 均忽略了来自患者的反散射影响。反散射依赖射束能量、照射野面积和患者体厚等因素,可使皮肤剂量增加 20%~60%。透视引导介入

程序中的患者剂量测量规程,包括剂量学表征量的选择、使用模体测量和患者测量的具体方法。过去要求 P_{KA}、$K_{a,r}$ 示值与真值的偏差不超过 ±50%,对于新的介入设备,有关标准要求显示值与真值的偏差不超过 ±35%。符合 IEC 60601-2-43:2010 标准要求的一些新介入设备可提供包括 P_{KA}、$K_{a,r}$ 增量、每次照射水平等信息的辐射剂量结构报告(RDSR),有助于实时创建皮肤剂量分布图。

4. 剂量测量胶片　剂量测量胶片(例如放疗的慢速胶片)是一种大面积剂量计,可提供大范围皮肤剂量分布情况的信息。但是,由于需要冲洗处理,无法用于介入操作过程中的实时监测,只能用于操作结束后的评估,应用价值受限。辐射变色胶片(例如 Gafchromic 介质)可铺设于床上患者体表,它对 X 射线照射迅速响应,无需冲洗自动变暗,可在正常周围光线条件下观察。如果在介入操作过程中疑有高皮肤剂量,则可以从患者身下取出胶片,与校准的标准剂量条带比较即可迅速进行剂量评价。

5. 透视时间　透视时间无法提供关于患者皮肤剂量率、照射野尺寸和分布以及影像采集模式剂量贡献的任何信息,与 $K_{a,r}$ 之间的无明显相关性。因此,在可能产生高辐射剂量的介入操作中,不应将透视时间作为唯一的患者剂量评估指标。

必须强调的是,不应将有效剂量 E 用于单个患者或一组患者随机性风险的定量评估。但是,如果一个 FGI 程序 E 可能超过 100mSv,则应仔细评估总体利益风险比,仅当可预期获得非常显著的个人利益时,方可判定该程序具有正当性。

(二)术中患者剂量监测

术中应全程监测患者的辐射剂量,事先指定的专人(技师、护士或其他符合要求的人员)应密切观察和记录辐射剂量监测仪表的累积读数,在达到表 11-4-1 所列数值的情况下,应立即通知介入医

师。不同设备显示的 P_{KA} 单位可能有差异,应注意其换算关系:1Gy=1 000mGy,1mGy=1 000μGy。应通知介入医师的有关数值进一步说明如下。

1. 设备显示 PSD　首次达到 2 000mGy,后续每增加 500mGy。

2. 设备显示 $K_{a,r}$　首次达到 3 000mGy,后续每增加 1 000mGy(依据公式 11-5-1,对应的 PSD 值分别约为 1 800mGy 和 500mGy)。

3. 设备显示 P_{KA},与患者体表照射野的关系　对于 100cm² 照射野,首次达到 300Gy·cm²,后续每增加 100Gy·cm²(依据公式 11-5-2,对应的 PSD 值分别约为 1 800mGy 和 500mGy);应当按照程序中的实际照射野面积等比例地调整 P_{KA} 值,例如当实际照射野面积为 50cm² 或 25cm² 时,应通知的 P_{KA} 值应分别调整为表中所列数值的 1/2 或 1/4。

4. 设备只能显示透视时间　首次达到 30min,后续每增加 15min。当程序中大量使用摄影功能(包括 DSA 和电影血管造影)时,通知时间间隔应缩短,由于透视时间与其他剂量参数的相关性很差,用于监控患者辐射照射时应慎用透视时间,尤其是潜在高辐射剂量程序中不得将透视时间作为唯一的剂量指标。

5. 照射野的重叠对剂量的影响　对于双 X 射线管系统,如果照射野不重叠,每个成像面照射野的剂量应单独考虑;如果照射野重叠,或不清楚是否有照射野重叠,两个成像面的剂量应相加。

6. 本次计划进行前的辐射照射　在程序前后 60d 内进行的辐射照射,应视其为已受照剂量的叠加。

介入医师需要在术中全程持续监控辐射剂量,如果已经使用了较多的辐射剂量,则应尝试作出努力,确保进一步的辐射剂量与临床需要相称且合理达到尽可能低。随着患者辐射剂量的增加,介入医师在接到相位辐射水平的通知时,应分析

表 11-4-1　辐射剂量监测首次和后续通知阈值及显著辐射剂量水平的建议

参数	首次通知阈值	后续通知阈值(每增加)	显著辐射剂量水平(SRDL)[b]
峰值皮肤剂量(PSD)/mGy	2 000	500	3 000
参考点空气比释动能($K_{a,r}$)/mGy	3 000	1 000	5 000
比释动能-面积乘积(P_{KA})/(Gy·cm²)	300[a]	100[a]	500[a]
透视时间/min	30	15	60

注:[a] 假定患者皮肤照射野面积为 100cm²。对于其他照射野面积,应当按照程序中的实际照射野面等比例地调整 P_{KA} 值,例如,当实际照射野面为 50cm² 或 25cm² 时,以 P_{KA} 值表示的通知阈值和 SRDL 应分别调整为表中所列数值的 1/2 或 1/4。

[b] 显著辐射剂量水平(significant radiation dose level, SRDL),正常适用于一种介入程序结束时所显示数值。

患者已受到的辐射剂量，综合考虑为完成手术还应接受的附加辐射剂量，以及其他因素（包括对比剂用量，患者或病变的解剖特征，患者的耐受性和合作能力，临床情况的变化，与导丝、导管和支架操作相关的技术因素等），做出进一步的利益-风险评估。一个程序不可能仅因为对辐射剂量的关切而终止，因为成功完成介入操作的临床利益几乎总是远远超过对患者的辐射危害。而且，如果在达成临床目标之前终止程序，则患者已经遭受的辐射风险不会换来相应的临床利益。介入医师可以通过限制电影采集序列的数量和长度、降低电影或透视的剂量率、使用准直或微调机架角度等方法来减少进一步应用的辐射剂量和控制皮肤剂量。

三、术后剂量记录和随访

（一）剂量记录

符合国际电工委员会要求的透视系统可在介入程序结束时提供患者剂量结构报告，有些设备生成的剂量报告中包括皮肤剂量分布信息。在介入手术结束时应形成患者辐射剂量报告并存档。术后应及时将辐射剂量数据记载到介入手术记录单和患者病历中。所有已获得的剂量信息都应当记录，包括PSD、$K_{a,r}$、P_{KA}、皮肤剂量分布、总透视时间和图像采集帧数等。

如果设备无法显示其他剂量参数，只能显示透视时间，则应记录总透视时间和图像采集帧数。透视时间不能反映透视剂量率的影响，也不能反映电影采集产生的剂量，辐射剂量之间的相关度很差。如果任何其他参数可提供，不应将透视时间作为估算剂量的唯一指标使用，尤其是对潜在高辐射剂量程序。

孕妇患者介入诊疗术后，应评估和记录胎儿剂量。必要时，可请医学物理师协助分析剂量监测数据，分别估算母体和胎儿受到的辐射剂量和风险。

如果手术结束时出现任何一种情况（表11-4-1），负责监控剂量的人员均应立即通知介入医师。这些显著辐射剂量水平（SRDL）值是基于剂量转换方程（式11-4-1和式11-4-2）和皮肤剂量-效应关系，在单次介入程序中可能提示最大皮肤剂量超过2 000mGy。介入诊疗科室可能需要考虑选择确定较低的SRDL数值，特别是在患者皮肤先前受过辐射照射或具有较高辐射敏感性的情形下。介入医师应当在术后立即在患者病历中记录剂量数据并作出合适的注解，声明患者辐射剂量已达到或超过SRDL，并说明原因。对于涉及正在进行其他辐射照射程序规划的患者，或60d内已经接受过涉及辐射照射规划的患者，即使本次剂量未超过SRDL，也应在病历中注明其接受的辐射剂量。

（二）患者随访

如果患者剂量超过SRDL，应在出院前告知患者本人（及其家属）可能会出现的皮肤组织反应，并安排随访，以早期发现和处理潜在的皮肤辐射损伤。在某些特殊情况时，较低的辐射剂量也需要进行随访，例如相同的部位近期接受过辐射照射或患者有较高的辐射敏感性。如果仅透视时间超过SRDL，但其他剂量参数未超过SRDL，则可能不需要随访。

对需要随访的患者，应在出院指导书中说明由于组织反应所致皮肤损伤的可能性，让患者本人或其家属检查X射线束入射部位的皮肤，注意有无红斑、皮疹、脱毛、脱发、脱皮、溃疡、坏死等征象。嘱咐患者在术后第10~14天及术后1个月时，将受照射部位的自我检查结果（无论是阳性或还是阴性）通过电话通知介入医师和/或合格的医学物理师。如果患者未将自我检查告知相应医务人员，介入医师应在术后1个月时电话联系患者，以确认有没有漏诊皮肤损伤。如果自我检查结果是阳性，介入医师应安排患者门诊检查和进一步的医学追踪观察。医学物理人员应从辐射剂量学角度提出阳性患者评估报告，及时与介入医师交流评估结果，并协助介入医师进行随访。为便于操作，建议基于估算剂量的高低程度进行随访。①$K_{a,r}$超过5Gy或P_{KA}超过500Gy·cm^2：教育患者关注可能的皮肤改变。如果发现，应及时电话通知介入医师。应当在术后1个月联系患者。如果$K_{a,r}$低于10Gy，电话联系即可。如果患者报告了疑似辐射损伤的相关症状或体征，应安排患者回医院复查。②$K_{a,r}$超过10Gy或P_{KA}超过1 000Gy·cm^2：美国医疗机构审评联合委员会（The Joint Commission，TJC）规定，将6个月至1年期间累积PSD超过15Gy的情形归类于警讯事件，应当请物理师及时进行仔细分析，计算PSD。应安排患者在术后第2~4周回医院复查可能的皮肤效应。③PSD超过15Gy：应在24h内通知医院风险管理人员，按有关规定向审管机构报告。

介入医师负责在患者术后至少1年内随访可能的皮肤组织反应。介入医师也可委托其他医务人员（例如熟悉放射损伤的放疗医师）对患者进行随访，并与其保持联系。所有相关症状和体征应首先假设为辐射照射所致，除非已有明确的其他诊断。如果出现疑似皮肤损伤，应安排患者到有放射性皮肤损伤临床诊疗经验的放疗科或皮肤科就诊，并提供介入操作及皮肤剂量方面的详细情况。活检的伤口有可能引起更为严重的继发性损伤，因此应当尽可能避免皮肤活检。

旨在发现低剂量辐射诱发白内障的临床随访是不可行的，因为潜伏期具有剂量依赖性（剂量越高，潜伏期越短），由受照至出现晶状体浑浊的间隔时间从数年至数十年不等。

四、放射防护要诀

（一）成人患者放射防护

介入放射学操作中影响患者剂量的因素有多种，可分为操作相关因素及设备相关因素两方面。一些剂量控制措施是专为介入放射学设计的，而程序性的剂量控制措施则与如何施行介入操作有关。介入医师和技术人员在临床介入操作中，要能理解并控制相关因素，从而使患者及自身的辐射剂量达到尽可能低的水平。

平方反比定律认为，在一个无吸收的介质中，点源发射的辐射强度与受照体-辐射源的距离的平方成反比。增加X射线管与患者身体之间的距离，意味着患者皮肤剂量率呈平方反比关系大幅度降低；反之，减少X射线管与患者身体之间的距离，患者皮肤剂量率则急剧增高（图11-4-4，见文末彩插）。减少患者身体与影像探测器（影像增强器或平板探测器）之间的距离则会使影像探测器截获的辐射强度最大化，导致X射线源产生的辐射强度降低，也会导致更有效的影像采集和总透视时间的可能减少，从而使患者剂量降低（图11-4-5，见文末彩插）。因此，在可行的情况下，操作者应尽可能增加X射线管与患者之间的距离，尽可能减少患者身体与影像探测器之间的距离，以预防皮肤损伤（图11-4-6，见文末彩插）。

许多设备在介入透视操作中的剂量率不断变化。当某项操作总的透视时间不变时，患者体重以及相关操作等因素如投照位置、角度、使用的剂量率、患者与X射线管间的距离以及影像采集帧数等因素，都可以使患者皮肤吸收剂量数以十倍地增加。

透视时间是最易于理解和控制的一个参数，但透视时间只是估计辐射损伤的一个大概指标。尽可能限制透视时间已被证明是降低患者和工作人员剂量最有效的方法之一。有些情况下，透视和帧采集的剂量贡献几乎相等。可通过选择使用间歇透视、末帧图像保持（LIH）、虚拟准直等方法实现透视时间最小化。应当仅在需要实时成像体内引导装置和观察运动现象时进行透视。只有介入医师正在观察监视器的情况下，才应进行透视。而在介入医师并未观察监视器的时间进行透视的情况是一个不可忽视的问题，估计这个时间占到总透视时间的10%以上，这种情形下的透视实际上是无用的，而且会使患者受到不必要的辐射。

术中浏览时可利用LIH图像或透视循环回放替代实时透视或电影采集，则在审阅期间患者不会受到额外的辐射照射。当成像目的仅是为了记录LIH图像上的图像信息时，如果LIH图像满足临床要求且可以贮存，就没有必要进行附加的影像采集。在透视循环足以提供诊断或记录所需信息且可储存时，贮存该透视循环而不进行附加的影像采集，也可以显著减少辐射剂量。

应尽量通过保持较高的管电压以降低管电流，以便在影像质量和辐射剂量之间达到适当的平衡。在可能的情况下，应全程使用临床上可接受的最低剂量率透视模式，仅在必要时使用高剂量率模式。与连续透视相比，脉冲透视可通过使用短脉冲辐射而降低患者和工作人员的剂量。在能够获取可接受影像质量的情况下，应使用最低采集帧率或最低脉冲频率的脉冲透视模式。

照射野重叠可导致某些区域皮肤剂量显著增加。当需要多次不同的投照或介入操作时间必须延长时，在不影响程序进行的前提下，应考虑采取适当的剂量分散技术，使机架的角度尽多样化，尽可能想办法微调机架或床的位置、通过旋转X射线管围绕患者运动改变入射点或者使用其他措施以改变X射线投照角度，以避免患者同一部位皮肤持续受照。适当的剂量分散措施既可以降低PSD，也可以减少受到PSD的皮肤面积。然而，即使采用剂量分散技术，不同照射野在皮肤表面也可能重叠，重叠区域将受到较高剂量的辐射。严格准直可以最大限度地防止发生照射野重叠，尤其是在使用双X射线管系统时，可进一步改善剂量分散技术的有效性。

除非上肢作为介入程序中的关注对象，患者双上肢应全程保持在辐射野之外。需要注意,体型较大患者或较厚的身体部位可引起入射体表剂量显著增加,斜位或侧位透视也可引起入射体表剂量增加。应尽量避免过分倾斜角度的投照。

一些透视系统在使用放大模式时,皮肤剂量率会增大,随着视野(FOV)的减少皮肤入射剂量率不断增加。因此,只有在临床上确有必要时才使用影像放大模式,放大倍数应限制在临床可接受的最低水平。

影像采集模式中剂量率可达常规透视剂量率的 10~60 倍。绝对不应当用影像采集模式代替透视。仅在需要获取较高质量图像供审阅或记录的情况下,方可进行影像采集。在临床可接受水平下应尽可能减少电影序列数量、每个电影序列的运行时间和帧率,使用与所需影像质量相称的最低剂量模式。在多数情况下,通过预先编程使用变化帧率采集(而不用固定帧率),可以在图像采集帧数最小化的同时不遗漏重要信息。应尽可能随时使用 LIH 图像或透视循环回放技术,而不用电影采集图像。

准直(collimation)旨在将 X 射线束限定在操作者所选择的区域。应使用准直器,将 X 射线束对准目标区,患者体表实际照射野不应大于关注区域的 10%。严格的准直有多重益处:由于受照组织体积减小,降低了随机性效应的风险;减少到达影像探测器的散射辐射,改善影像对比度;减少了工作人员受到的散射辐射;降低射束方向改变时或使用双面系统成像时可能的照射野重叠。一些心血管造影设备配置了结合有圆形和椭圆形叶片的双形准直器,可以提供对心脏轮廓的适形照射野准直。利用虚拟准直功能,可以在调节准直器叶片时,在临床图像以图形显示准直器叶片的位置。这一特征消除了准直调节过程中的患者受照。

在满足临床要求的前提下,应尽可能减少患者眼晶状体剂量。在头面部成像时,采用 PA 方向投照时,眼剂量显著小于 AP 方向投照。在侧位或斜位投照时,可通过严格的线束准直尽可能避免将眼球纳入照射野。经皮腔内泪道系统球囊扩张术中,合理选择侧斜位、侧位投照最少化和严格准直可减少健侧眼的剂量。其他合理控制剂量的措施,例如避免不必要的透视和影像采集、限制透视时间和采集帧数、低脉冲频率透视等,都有助于减少眼晶状体剂量。

对孕妇实施 FGI 程序时,应制订优化的技术方案,尽一切合理的努力将胎儿剂量降低到与临床目的相称的最低水平。减少胎儿受照剂量最常用的方法包括:将 X 射线束准直到一个非常特定的目标区;在可能时去掉滤线栅;在保证不会对获取影像造成干扰情况下,使用屏蔽用具;减少透视时间和影像采集帧数;增加管电压也可降低胎儿剂量,特别是胎儿直接受照的情况下。但是,如果技术上的任何变更过度影响必需的影像质量或妨碍临床目标的达成,将是得不偿失的。一些程序可以在不直接照射胎儿或很少直接照射胎儿的条件下实施,如果胎儿仅受到散射辐射照射,则胎儿通常受到的剂量极低,风险水平是可以接受的。

综上所述,对于介入放射学中成人患者放射防护可得出如表 11-4-2 所示的放射防护要诀。

表 11-4-2　介入放射学中成人患者放射防护要诀

序号	建议
1	尽可能增加 X 射线管与患者之间的距离
2	减少患者与影像探测器之间的距离
3	缩短透视时间。记录并保存每个患者的透视时间、P_{KA} 和总 $K_{a,r}$(如可获得)
4	在能够获得可接受影像质量的情况下,使用最低采集帧率的脉冲透视
5	采用多角度投照以避免皮肤同一区域重复受照。通过旋转 X 射线管围绕患者运动,改变射线束的入射点
6	体型较大患者或较厚的身体部位可引起入射体表剂量的增加
7	斜位透视也可增加入射体表剂量。注意入射体表剂量的增加会增大皮肤损伤的可能性
8	避免使用放大模式。视野面积减少一半可能使剂量率增加至 4 倍
9	在满足临床需求条件下减少采集图像帧数和电影次数。避免将采集模式作为透视使用。尽可能随时使用末帧图像保持回放技术,而不用电影采集图像
10	使用准直器,将 X 射线束限定在目标区域内

(二)儿童患者的放射防护

与成人相比,儿童的辐射敏感性更高,预期寿命较长,因而更有可能显现出辐射的随机性效应。年龄较大、体重接近成人的儿童,在接受复杂的、需要长时间透视或大量影像采集的介入程序时也有皮肤辐射损伤的风险。一些患有先天性心脏病的儿童，经常需要接受多次诊断性和治疗性导管插管，其单次介入程序的有效剂量相当于一次后前位胸部 X 射线摄影有效剂量的几百倍，多次介入程序的累积剂量诱发远期辐射效应的风险不容忽视。

避免不必要的辐射照射，是儿童患者最为有效的放射防护方法。对儿童实施的介入程序，应逐例进行正当性分析。除非绝对必要，否则不应对儿童实施任何缺乏正当性的介入程序。对于复杂病例，应当通过多学科团队（MDT）或联合会诊机制，共同讨论和确定恰当的治疗方式。

与成人相比，由于儿童身躯及内部器官尺寸较小、解剖变异较多、心率较快，介入操作（例如先天性心脏病）的技术难度大，耗时较长，而且可能需要多次介入程序方可完成，可导致较高辐射剂量。因此，难度较高的儿童（尤其是新生儿和婴幼儿）介入程序，应当由临床和放射防护两方面都训练有素的儿科介入操作者来实施。

先天性和/或结构性心脏病复杂的三维解剖特征往往需要多次电影记录，在导管插管过程中可结合其他恰当的成像方式（例如经食管和心内超声心动图）尽可能减少辐射照射。在复杂的经导管介入治疗（例如瓣周漏）术中可结合使用 CT 三维重建。旋转血管造影也越来越多地用于先天性心脏病的临床治疗，虽然采集通常最多需要四五秒，但所获信息经三维重建，可能会消除数次双向电影采集运行的必要性，对接受复杂的肺动脉修复的患者尤其有用，可精准地确定需经导管介入治疗的中个病灶的最佳角度。旋转血管造影的剂量分散在更大的皮肤面积，也有利于降低皮肤损伤的风险。

辐射安全需要整个介入团队的努力，积极使用介入程序安全核对表有助于增强团队成员的安全意识，周密计划手术方案从而预先避免不当手术或手术中断，以及其他一些重复性照射，有效降低患者和医务人员的辐射风险。

应当合理设计、制造、配置和调试常规用于儿童介入程序的设备，使其能满足年龄、体重变化范围很大的患者及不同程序的临床需求。由于儿童可耐受的碘对比剂负荷严重受限（320~350mg/ml，每千克体重 4~6mg），许多儿童介入程序需要使用双 X 射线管系统。发生器应能提供大动态范围的

管电流水平，以尽可能使补偿不同厚度所需的管电压峰值（kVp）和曝光时间的变化幅度最小化；对于新生儿和婴幼儿，影像采集帧率应能扩展到不低于 60 帧/s，以适应其更快的心率；发生器应当支持至少三焦点的 X 射线管；防散射滤线栅应可不用工具方便地卸除。应在有经验的医学物理师的协助下，合理设定不同操作模式的影像探测器入射表面空气比释动能范围。为适应非常用角度投照之需对导管床设计的必要修改，可能会降低患者的总剂量。

必须在减少辐射剂量与安全、准确、有效进行操作之间取得恰当的平衡。在每一例实际应用中完全遵循这些步骤可能并不可行，需要结合患者体型、技术挑战和程序制约因素具体分析，目标是在提供必要且充分的医疗服务的前提下尽可能使患者剂量最小化。

影像增强器或平板探测器的尺寸往往大于新生儿和婴幼儿的身体尺寸，如果不进行准直，照射野可能覆盖患儿整个身体从而增加不必要的辐射照射，这种情形是不可接受的。应当进行严格准直限束，使照射野仅限于目标区，鼓励使用虚拟准直。与成人相比，儿童患者更需要使用放大，将进一步增加剂量。应当仅在临床确实需要时使用几何放大和电子放大，放大倍数应限制在临床可接受的最低水平，在可行时尽量使用数字放大或后处理放大。

采集模式（电影摄影、数字血管造影、DSA 等）的剂量率显著高于透视模式，因此仅在诊断或结果评估必需时进行影像采集运行，帧率、运行长度和序列数量应当保持在与实现临床目标相称的尽可能低的水平。末帧图像保持（LIH）、图像捕获、视频记录和数字透视运行可存档于 PACS 系统，供随后审阅之用。

在使用 C 形臂设备时应当注意，侧位和斜位投照过程中源皮距（SSD）相对较短，会导致患者皮肤剂量增加。在耗时较长的操作中，应采取适当的制动措施，防止患者上肢向主射束路径移动。应尽可能减少不同投照时的照射野重叠。

术中应全程监测患者的辐射剂量，术后及时评估和记录患者受到的辐射剂量，对达到 SRDL 的患者应当安排必要的随访。

对于介入放射学中儿童患者放射防护可得出如表 11-4-3 所示的放射防护要诀。

表 11-4-3　介入放射学中儿童患者放射防护要诀

序号	建议
1	更为严格的正当性判断
2	由临床和放射防护两方面都训练有素的操作者来实施
3	尽可能地结合应用其他恰当的成像方式来减少辐射照射
4	使用合理设计、制造、配置和调试过的常规用于儿童介入程序的设备
5	如条件允许尽可能使用双 X 射线管系统
6	防散射滤线栅应可方便地卸除
7	严格准直线束
8	尽量使用数字放大或后处理放大
9	影像采集参数要调整到与目标相称的最低剂量水平,考虑到患者体型、帧率、运行长度和序列数量
10	使用末帧图像保持、透视存储功能
11	患者双上肢应全程保持在辐射野之外
12	尽可能减少不同投照时的照射野重叠
13	尽可能增加 X 射线管与患者之间的距离,减少患者与影像探测器之间的距离
14	做好患者的辐射剂量管理

（曹国全　王智廷）

第十二章　放射防护组织与法规

第一节　国际和国内的放射防护组织

一、国际放射防护组织

（一）联合国原子辐射效应科学委员会

联合国原子辐射效应科学委员会（United Nations Scientific Committee on the Effects of Atomic Radiation，UNSCEAR）是联合国框架内负责收集、评议、整理与整合电离辐射致人及环境影响的科学组织。1974年以前，科学委员会的日常办事机构设在美国纽约，在这之后一直设在奥地利维也纳。

20世纪50年代开始，随着全球核武器试验的增加，电离辐射对人和环境的影响日益引起人们的关注。1955年联合国第10届大会期间，经第一委员会讨论后，于12月3日通过第913（10）号决议案，决定设立联合国原子辐射效应科学委员会（UNSCEAR），负责收集联合国会员国及各专门机构供给的，有关环境中观测到的电离辐射及放射现象的报告，和有关电离辐射对人类及其环境影响问题的文献资料，并将这些资料审核加工汇编，向联合国大会提出报告，同时出版传播。科学委员会最初由15个指定的联合国成员国组成。1986年联合国大会通过第41/62B号决议决定科学委员会的成员国最多可以增至21个，并邀请中华人民共和国成为科学委员会的成员国。

UNSCEAR每年或不定期向联合国大会提交科学评估报告，评估全球电离辐射的水平与影响，为电离辐射防护提供科学基础。UNSCEAR报告书通常包括正文和附件两大部分，正文概述委员会讨论的结论，附件详细述评委员会结论所依据的现有文献资料和分析程序。委员会的结论是根据现有的科学资料得出的，并不认为是最后结论，尚应随科学知识进展而修正。它向联合国大会提交的报告被各科学团体普遍公认为具有权威性，为各国有关组织和科学工作者，系统地提供了很有价值的情报资料，供他们进一步深入研究电离辐射对人类和环境的影响问题，并为评价电离辐射生物效应和制定辐射防护标准提供了重要的科学依据。

（二）国际辐射单位与测量委员会

国际辐射单位与测量委员会（International Commission on Radiation Units and Measurements，ICRU）是一个非官方的国际学术机构，致力于开发与颁布国际一致接受的关于与电离辐射相关的量和单位、术语、测量程序和参考数据，并使之安全而有效地应用于医学诊断和治疗、辐射科学与技术以及个体与群体的辐射防护。

ICRU是国际上公认的权威学术组织，专门研究提出关于电离辐射量与单位，以及有关电离辐射量的测量和应用方面的技术报告。ICRU主要学术活动包括：①收集和评估与辐射测量问题有关的最新数据和信息；②报告委员会负责起草与辐射测量有关问题的专题报告，推荐辐射量的最适宜数值和目前使用中具有最高接受度和最安全的技术；③委员会年会及报告委员会工作会议等。

ICRU已经建立起辐射量及其测量的国际标准。ICRU技术报告的起草过程得到了有关国际组织的广泛参与，因而该委员发布的技术报告得到国际计量局（BIPM）、ICRP、IAEA等国际组织和各国的广泛认可和采纳。ICRU技术报告推荐的各种电离辐射量和单位，测量程序，以及有关参考数据在涉及电离辐射的科学技术研究、核医学和电离辐射的工业应用、放射防护和环境保护等领域得到了广泛的应用。自2001年起ICRU技术报告以"ICRU杂志"形式正式发布。该杂志每年一卷，由英国牛津大学出版社出版发行。

（三）国际放射防护委员会

国际放射防护委员会（International Commission

on Radiological Protection, ICRP）国际放射防护委员会是非营利、非官方的独立国际科学组织，是在英国注册的慈善机构性质的团体。其任务是：了解放射防护领域内的进展，研究放射防护基本原理、定量方法和据此确定的防护措施，制定放射防护标准建议，指导放射源的广泛运用。主要为公众利益推动辐射防护科学的发展，特别是就电离辐射防护的各个方面提供建议和指导。

国际放射防护委员会的前身是 1928 年成立的国际 X 射线与镭防护委员会（IXRPC），1950 年改组并更名为现在的国际放射防护委员会（ICRP）。国际放射防护委员会目前设有一个 1 名专职的科学秘书，以及 4~6 人的工作团队，主要负责国际放射防护委员会的日常管理工作。ICRP 设有主委员会、科学秘书处及 4 个执行委员会，即①第 1 委员会：辐射效应。涉及考虑辐射诱发癌症和遗传疾病（随机性效应）的危险及辐射行为的根本机制；也考虑辐射诱发器官或组织损伤及发育成缺陷（确定效应）的危险，严重程度及机制。②第 2 委员会：辐射剂量。开发外部辐射照射和内部辐射照射评价的剂量系数；开发参考生物动力学和剂量模式，以及公众成员和工作人员参考数据。③第 3 委员会：医学防护。涉及电离辐射用于医学诊断、治疗或生物医学研究时，人员和未出生儿童的防护；包括事故照射医学后果的评价。④第 4 委员会：委员会建议的应用。涉及为防护体系应用于职业照射和公众照射的所有方面提供建议，也是电离辐射防护其他国际组织和专业协会的主要联络点。

中国自 1978 年参加该委员会第 3 委员会的工作，1986 年参加该委员会主委员会的工作。

国际放射防护委员会通过任务组和工作组准备报告（出版物），通常由委员会成员和邀请的该领域的其他专家组成。报告（出版物）在相应的执行委员会会议上进行研讨，最后经主委员会批准。ICRP 发表的各种建议和报告，已成为世界各国制订放射卫生防护法规标准和指导防护实践的重要依据。

（四）国际原子能机构

国际原子能机构（International Atomic Energy Agency, IAEA）是联合国系统内广为人知的全球"原子用于和平与发展"组织，也是核领域的国际合作中心。成立于 1957 年，总部设在奥地利维也纳。原子能机构总干事是联合国执行委员会的成员，定期参加由联合国秘书长主持的会议。其宗旨是机构

尽其所能，确保由其本身、或经其请求、或在其监督或管制下提供的援助不致用于推进任何军事目的；机构谋求加速和扩大原子能对全世界和平、健康及繁荣的贡献。机构通过制定国际规则，对成员国进行评价等，促进核设施和核活动的安全。

IAEA 有很多种出版物，如《安全丛书》（Safety Series）、《会议录》（PROCEEDINGS SERIES）、《小组讨论会议录》（PANEL PROCEEDINGS SERIES）、《法规丛书》（LEGAL SERIES）、《技术报告丛书》（TECHNICAL REPORTS SERIES）和《技术文件》（TECHNICAL DIRECTORIES）等，分别以 STI/PUB/序号和 STI/DOC/序号等统一编号以及各自的序号编排。与放射防护关系最密切的是《安全丛书》。

（五）国际辐射防护协会

国际辐射防护协会（International Radiation Protection Association, IRPA）是放射防护领域的一个学术性国际专业协会，是一个非营利性的社会团体，经国家和区域放射防护协会加入。协会通过提供良好实践的基准，鼓励应用专业行为、技能及知识的交流与合作，造福个人及社会，促进全球范围内专业能力、辐射防护文化及实践的提升。涉及的主要领域有与辐射相关的科学、技术、工程、医学和法律等。

协会于 1965 年 6 月 19 日成立，我国在 1989 年以中国辐射防护学会名义加入了国际辐射防护协会。国际辐射防护协会通过招募属于某个国家或地区协会的成员成为协会会员。它的主要目的是提供一个平台，使各国从事辐射防护的人能够更容易地相互交流，并通过交流过程促进世界各地的辐射防护。协会委员会下设出版物委员会，国际会议筹备委员会、国际会议计划委员会、蒙特利尔基金委员会、规则委员会、希沃特奖委员会、协会管理和发展委员会。现有 3 个任务组：公众理解辐射危害任务组、执行眼晶状体剂量限值的影响任务组、辐射源安保任务组。

协会的出版物包括关键指导性文件（如伦理导则、辐射防护专业人员与利益攸关方接触的指导原则、辐射防护文化建立指导原则、辐射防护专家认证指导、实施工作人员眼晶状体防护和剂量监测指导等）、关键战略性文件以及各届大会的会议文集和通报。

（六）世界卫生组织

世界卫生组织（WHO）是从事国际卫生工作的

联合国专门机构,1948年正式成立。它的宗旨是提高世界人民健康水平,承担国际卫生工作的指导与协调。其工作内容之一就是促进营养、食品、药物、生物制品与环境卫生等的国际标准化,收集和制定有关的法规与标准。

它出版的季刊《国际卫生立法文摘》(*International Digest of Health Legislation*)。该刊收集了世界各国的卫生法规,包括放射防护方面的卫生法规。由于许多国家涉及卫生、安全的标准内容经常以法规的形式出现,因而该刊对放射卫生防护的标准化工作有重要参考价值。该刊的文摘内容一般都很简略,有全文、主要内容、简单摘要甚至题录等多种摘录形式,有关放射防护技术、仪器和方法之类的内容较少。

(七)其他

除以上组织以外,国际放射学学会(ISR)、欧盟(EC)、欧洲原子能共同体(EURATOM)、国际放射技师协会(ISRRT)、美国辐射防护和测量委员会(NCRP)、英国医学物理和工程学研究所(IPEM)等许多国际和区域性组织也出版相关标准或标准化文件涉及放射卫生防护方面的内容。

二、国内放射防护组织

(一)中华医学会放射医学与防护学分会

1978年我国召开了全国科学大会和全国医学科学大会,大大鼓舞了科学技术工作者的信心和决心,当时我国核能事业的发展特别是核电事业的发展对放射医学与防护学提出了迫切的要求,在老一辈放射医学与防护科学家的积极倡导下,申请在中华医学会成立放射医学与防护学学会(后改为分会),以促进我国这一领域的学科发展。在中华医学会的大力支持和领导下,于1980年6月25日在北京举行了分会成立大会,广大的放射医学与防护学科的科研、教学、临床、放射防护与管理工作者有了自己的学术组织。中华医学会放射医学与防护学分会挂靠单位是卫生部工业卫生实验所(现为中国疾病预防控制中心辐射防护与核安全医学所)。

(二)中华预防医学会放射卫生专业委员会

中华预防医学会放射卫生专业委员会是中华预防医学会下属的二级学会,成立于1994年4月。中华预防医学会放射卫生专业委员会挂靠单位为中国医学科学院放射医学研究所。

中华预防医学会放射卫生专业委员会团结广大放射卫生科学技术人员,紧跟国内外学科发展动态,对促进放射卫生学术的繁荣与发展,提高我国放射卫生工作人员的理论技术和管理水平,促进核能辐射技术的应用与发展起到了积极作用。

(三)中国辐射防护学会

中国辐射防护学会是辐射防护工作者和从事辐射防护科学技术研究、生产、教学、应用、管理的企事业单位自愿结成并依法登记的,具有独立法人地位的全国性、非营利社会组织,是国际辐射防护协会(IRPA)的成员国学术团体。2013年7月12日经民政部批准筹备成立,由工业和信息化部作为业务主管单位,国家国防科工局作为业务指导单位承担日常监管工作。中国辐射防护学会的前身是中国核学会辐射防护分会,成立于1980年。

学会的宗旨是:遵守中华人民共和国宪法、法律、法规和国家各项方针政策,遵守社会道德风尚。充分发扬学术民主,实事求是的科学态度和严谨的学术作风;团结广大辐射防护科技工作者和其他相关学科科技工作者,促进辐射防护科学与技术的繁荣和发展,促进辐射防护科学与技术的普及和推广,促进辐射防护科技人才的成长和素质的提高,为经济社会和生态环境可持续发展贡献力量。

学会的业务范围:开展辐射防护及相关学科的学术交流活动,促进辐射防护科学技术的发展和应用;为会员与团体会员单位提供技术咨询和技术服务,推广先进技术;开展同国外相关学术团体和科技工作者的友好交往;维护会员权益,促进科学道德和学风建设;开展科普宣传,促进公众信息沟通;依照有关规定,经批准举办科技展览会;向政府有关部门提出辐射防护建议,经政府有关部门授权进行科技项目论证、规划、评估、咨询、鉴定和专业技术职称评定等活动;开展专业技术培训,培养、发现并举荐人才;接受相关业务单位委托的其他任务。

学会日常管理机构有综合行政部、学术与国际交流部、公众沟通部与财务部四个工作部门。

(四)中国卫生监督协会放射卫生专业委员会

中国卫生监督协会放射卫生专业委员会是由卫生监督管理工作者和卫生监督、疾病预防控制、医疗、技术服务机构、科研院校以及有关企事业单位自愿组成并依法登记的全国性、行业性、非营利性的社团法人。

2011年5月17—21日在浙江杭州召开了中国卫生监督协会放射卫生专业委员会成立大会暨放射专业委员会会议。根据学会的规章制度及要求,放射卫生专业委员会为卫生行政部门立法、规章标准制定提供技术支撑。

（五）中国医学装备协会医用辐射装备防护与检测专业委员会

中国医学装备协会医用辐射装备防护与检测专业委员会是中国医学装备协会的分支机构，是经国家有关主管部门批准登记的二级学术团体，挂靠单位为中国疾病预防控制中心辐射防护与核安全医学所，于2008年10月成立。

中国医学装备协会医用辐射装备防护与检测专业委员会的设立宗旨是在中国医学装备协会的指导下，广泛团结医用辐射装备防护与检测专业技术人员充分发挥会员单位与政府之间的桥梁和纽带作用，积极开展医用辐射装备的安全防护专业培训、检测与评价，质量控制技术交流与咨询等工作，努力提高我国放射治疗、放射诊断、核医学和介入放射学等诊疗设备的安全性、准确性和有效性，切实保障患者、放射工作者和公众的健康和安全。

（六）国际辐射研究协会中国委员会

为促进国内辐射研究领域相关学术团体以及科学工作者之间的合作与交流，更好地与国际辐射研究协会（IARR）进行学术交流和工作往来，1987年经国家科委批准，同意成立IARR中国委员会。IARR中国委员会1987年3月12日在北京召开了"国际辐射研究协会中国委员会"第一届委员会第一次全体会议。

2006年6月9日，IARR中国委员会召开了第五届理事（扩大）会议，修订了IARR中国委员会章程，中国疾病预防控制中心辐射防护与核安全医学所作为IARR中国委员会的挂靠单位委员会，由中国核学会辐射防护分会、中华医学会放射医学与防护分会、中华预防医学会放射卫生专业委员会、中国毒理学会放射毒理专业委员会、亚洲辐射研究协会等的委员组成。

（七）中华医学会影像技术分会辐射防护学组

中华医学会影像技术分会成立于1993年7月15日，是中华医学会的专科分会之一。学会的办会宗旨是团结、组织广大医学科学技术工作者，遵守国家宪法、法律和法规，执行国家发展医学科技事业的方针和政策。崇尚医学道德，弘扬社会正气。坚持民主办会原则，充分发扬学术民主，提高医学科技工作者的业务水平，促进医学科技的普及和推广，促进医学科学技术队伍的成长和提高，促进医学科技与经济建设相结合，为我国人民的健康服务，为社会主义现代化建设服务。

中华医学会影像技术分会自2017年（第八届委员会）开始，设立了辐射防护学组。旨在向全国放射诊断技术人员宣传国内辐射防护相关的法律法规和标准，了解国内外辐射防护的研究进展，更新辐射防护的知识，加强辐射防护意识，交流临床操作中的经验，实现受检者辐射剂量的优化，提升临床放射诊断的辐射防护水平。

第二节　国际放射防护标准

一、国际电离辐射防护体系历史沿革

1895年威廉·康拉德·伦琴发现了X射线，同时也开始了辐射损伤研究的历史。第二年，*British Medical Journal*第一次报道了初期X射线研究人员眼睛疼痛和皮肤出现红斑的现象。1902年出现了因射线照射所致的皮肤癌患者死亡的病例，这一年Rollins试图找到X射线引起皮肤损伤的界限剂量，就以软X射线照射照相底片7min而无曝光现象作为无害的界限剂量，于是他提出以"皮肤红斑量"作为软X射线引起人体皮肤损伤的界限剂量。这是世界上放射防护史上最早对辐射危害定量的表示方法。

1915年，英国伦琴学会发表了《对X射线操作者进行防护的建议》。1921年，英国设立了X射线与镭防护委员会，该组织的建立很快波及美国、法国等其他国家。1925年，在伦敦召开的第一届国际放射学大会（ICR）上，提出了用于放射防护的第一个建议书，在这次会议上成立了国际辐射单位与测量委员会（ICRU），会议强调需要加强与辐射单位和测量相关的国际合作。

1928年，在斯德哥尔摩举行第二届国际放射学大会时，会议把伦琴（R）定为电离辐射的国际单位，并决定成立放射防护委员会。同年，国际X射线与镭防护委员会（IXRPC）成立，并发布了它的第一个建议书，采用了"耐受剂量"推荐年耐受剂量为0.1皮肤红斑量，约相当于60R。

1934年，IXRPC将原来的红斑量表示的耐受剂量转换为每天0.2R，所规定的"耐受值"是假定"在此限值以下年复一年的工作也不会造成危害"。所谓"危害"指的是红斑、脱发和白细胞降低等确定性效应。

随着高管电压X射线装置的普及，射线对造血器官的影响较之以往的皮肤损伤更受重视，美国X

射线与镭防护委员会在 1936 年将耐受剂量降低为 0.1R/d。

以耐受概念为依据建立的基本防护标准，防护的目的是防止职业人员受 X 射线和镭的过量外照射，防护原则是具备足够防护和合适的工作条件，剂量按日控制，以防止发生确定性效应为基本出发点，这是这一阶段的标志。

第二次世界大战结束后，核能的和平利用技术蓬勃发展，其应用领域日益扩大。1950 年，国际 X 射线与镭防护委员会（IXRPC）更名为国际放射防护委员会（International Commission on Radiological Protection，ICRP）。

ICRP 要求将放射防护作为一项重要课题开展广泛的研究，除了过去已知的对皮肤及造血器官的影响外，还要求开展对恶性肿瘤、白内障、肥胖、妊娠损伤、寿命缩短、遗传影响等方面的研究。但是以当时的研究水平还不能明确回答在耐受剂量以下能否保证照射终生也不会产生损伤的问题，所以过去称为耐受剂量并不确切，于是改称作最大允许剂量（maximum permissible dose，MPD），其定义为"根据现有知识一生中任何时期都不会引起可以感知的躯体损伤的量"。其值建议为：空气照射量，0.3R/周；造血器官，0.3R/周，对体内照射也提出了建议值。最大允许剂量仍然指的是确定性效应。

1958 年 9 月，ICRP 将过去的建议归纳整理出版了第 1 号出版物，认为 750rem 的终身剂量也许已经超过了白血病的阈剂量。在这个建议书中作为对职业照射的限制，性腺、造血器官、眼晶状体的最大允许剂量为 3rem/13 周（30mSv/13 周），增加了累积剂量允许值，为 5（N–18）rem，其中 N 为年龄（100rem=1Sv）。

委员会后续的基本建议书分别是 1964 年发布的第 6 号出版物、1965 年第 9 号出版物。ICRP 在 1965 年出版的第 9 号出版物表明了当时该委员会的基本立场。职业照射成人性腺和红骨髓的最大允许剂量为 5rem/年（50mSv/年），公众成员剂量限值为职业照射的 1/10，即 0.5rem/年（5mSv/年）。ICRP 第 9 号出版物认为辐射防护的目的是，防止急性辐射效应并将晚期效应的危险限制到一个可以接受的水平。虽然当时未区分确定性效应与随机性效应，也不知道是否存在一个阈值，但委员会明确提出了线性无阈的假定，并确认这种假设不致低估辐射危害。辐射危害的线性无阈假定使限值以下的剂量不能再看作是完全"安全"的剂量。第 9 号出版物提

出了"可接受的危险"的概念，表明了剂量限值的选取还必须考虑到社会可接受的程度。

1977 年，ICRP 分析并采纳了近 10 年有关辐射损伤和防护方面的研究成果，对原来的建议进行了大幅度的修改，出版了第 26 号出版物。26 号出版物提出了一些新的概念，指出辐射的生物效应可分为随机性效应和非随机性效应，为了更好地联系辐射引起的较为重要的有害效应，特别是随机性效应，ICRP 第 26 号出版物引入了"剂量当量"概念。辐射防护的目的在于防止有害的非随机性效应的发生，并限制随机性效应的发生率使之达到被认为可以接受的水平。该出版物提出的对职业人员和一般公众的年剂量当量限值分别为 50mSv/年和 5mSv/年。包括中国在内的世界上多数国家的放射卫生防护法规及标准都是根据这个建议书制定的。1977 年国际放射防护委员会第 26 号出版物的发布，是辐射防护界的一个重要里程碑。该出版物废弃了"最大容许剂量"的概念，第一次提出了基于辐射防护三项基本原则的辐射防护体系，即实践的正当性、防护的最优化和个人剂量限值，三条原则互相联系组成一个有机整体。强调最优化是辐射防护的一个最重要的基本原则，提出了随机性效应大致为线性无阈的观点，并把辐射防护考虑的重点转移到随机性效应上了，提出了辐射防护体系。

1977 年后的十几年间，放射防护领域的研究出现了新进展，特别是对日本广岛、长崎两地原子弹受害者受照剂量的重新评价结果表明，原有的危险系数低估了辐射致癌的危险性。以此为契机，ICRP 于 1990 年发表了第 60 号出版物《国际放射防护委员会 1990 年建议书》，进一步澄清了该体系中的某些概念，提出了基于实践和干预的放射防护体系，并为了避免防护最优化原则应用过程中可能引起的严重不公平结果，首次正式提出了剂量约束或危险约束的概念。ICRP 发表第 60 号出版物提出了当量剂量（H_T）和有效剂量（E），并采用了新的计权因子即辐射权重因子（ω_R）和组织权重因子（ω_T）。ICRP 第 60 号出版物降低了职业性照射的剂量限值。把过去的每年 50mSv 降为在 5 年内每年平均 20mSv，并要求在任何一年内不得超过 50mSv。对于公众照射的限值则为每年 1mSv。

根据 ICRP1990 年建议提出的基本原则和定量要求，国际原子能机构（IAEA）、联合国粮食及农业组织（FAO）、国际劳工组织（ILO）、经济合作与发展组织核能机构（OECD/NEA）、泛美卫生组织

（PAHO）和世界卫生组织（WHO）在1990年共同倡议，并于1997年发布了《国际电离辐射防护和辐射源安全的基本安全标准》（IAEA安全丛书No.115）。

2007年，国际放射防护委员会2007年建议书（ICRP第103号出版物）正式取代委员会以往的1990年建议书。它更新、充实和发展了1990年以来关于辐射源照射控制的补充导则。该建议书更新了当量剂量和有效剂量的辐射权重因子和组织权重因子，更新了辐射危害数值。保持了辐射防护三原则，即正当性、最优化和剂量限值应用，阐明了如何将这些原则应用于施予照射的辐射源和接受照射的个人。ICRP第103号出版物进一步完善了放射防护体系，提出了一套用于计划照射情况、应急照射情况以及现存照射情况的放射防护体系，并进一步发展了计划照射情况下剂量约束或危险约束概念，针对应急照射情况和现存照射情况提出了参考水平的概念。

二、国际电离辐射防护基本安全标准

（一）国际电离辐射防护与辐射源安全基本安全标准（IBSS，1996年）

IAEA安全丛书发表的基本安全标准，是官方的国际机构把ICRP等科学建议转化为可应用的规范，具有各倡议组织的法定章程所决定的约束力，应是倡议组织的业务范围和受其援助的活动所必须遵守的基本要求。IAEA 1996年国际基本安全标准（简称IBSS）主要是基于ICRP第60号出版物的新建议，其内容主要包括：①实践必须是正当的；②个人从所有相关实践的复合照射中所受的剂量不应超过规定的相应剂量限值；③防护与安全应是最优化的；④只要干预是正当的，就应通过干预减少不是实践部分的辐射来源的照射，并且干预措施应是最优化的；⑤授权从事涉及辐射源的某种实践的法人应对防护与安全负主要责任；⑥应强调安全素养，并以其支配所有与辐射源有关的个人和组织机构对防护与安全所持的态度和所作的行为；⑦纵深防御措施应纳入辐射源的设计和运行程序中，以弥补可能的失效和失误；⑧应通过优质管理和良好的工程设计、质量保证、对人员的培训和资格审查、对安全的综合评价和注意从经验与研究中吸取教训来确保防护与安全。

IBSS由绪论、主要要求、附件（详细要求）、附录、术语等5部分组成。绪论阐明标准的基本目标和原则，概述标准所依据的原理和基础结构，并明确指出实施标准时政府管理方面应作的安排。主要要求是标准的正文，它分一般要求、对实践的要求和对干预的要求等三章，规定对人员所受辐射照射的防护和对辐射源安全的基本要求。附件是对主要要求的具体补充，构成标准的主要条款。6个附件以照射类型分类，提出关于职业照射、医疗照射、公众照射、潜在照射、应急照射情况和慢性照射情况的详细要求。IBSS适用于实践（包括实践中的任何源）和干预这两大类活动。由实践或实践中的源产生的照射，依照射对象区分有职业照射、医疗照射和公众照射。如依照射存在形式区分，有预期在某装置或源的正常运行条件下受到的常态照射，还有一类并不一定发生的潜在照射，诸如设备故障或误操作造成的事故或具有概率性质的事件等。

IBSS新标准降低了工作人员职业照射的个人剂量限值，并对职业照射含义及控制原则等作出具体规定。要求连续5年内平均年有效剂量应低于20mSv，并且任何单一年份内不超过50mSv。同时一年中眼晶状体所受的当量剂量应小于50mSv，四肢和皮肤小于500mSv。各种实践引起公众成员的照射不得超过下列剂量限值：年有效剂量1mSv，特殊情况下允许连续5年内平均；同时眼晶状体和皮肤的年当量剂量分别限于15mSv和50mSv。IBSS还要求对医疗照射患者的志愿扶持人员和探视人员所受照射加以限制。要求在医疗照射患者诊治期间慰问探视人员所受照射应不超过5mSv，而探视体内有放射性物质的患者的儿童应低于1mSv。此外，要求接受碘-131治疗的患者体内活度必须降至1 100MBq以下才可出院以减少公众照射。

（二）国际辐射防护和辐射源安全基本安全标准（新版IBSS，2014年）

国际原子能机构（IAEA）理事会于2011年9月通过了修改后的《国际辐射防护和辐射源安全基本安全标准》（General Safety Requirement Part 3，GSR Part 3）（简称新版IBSS），并于2014年正式出版了包括中文版在内的文本。此修订过程始于2005年，修改主要基于国际放射防护委员会（ICRP）的2007年建议书，替代了1996年发布的IBSS。

从应用的角度，新版IBSS提供了保护人员与环境免受电离辐射损害及确保放射源安全的总体安全要求，主要对下列问题有了一些新的要求和考虑：医疗照射的正当性判定、室内氡、眼晶状体的新剂量限值、剂量约束和最优化，以及天然存在的放射性物质（NORM）工业中的防护。对比1996年的标准,新版 IBSS 的主要更新是将辐射暴露分为三种情形:计划辐射暴露(planned exposure situation)、应急辐射暴露(emergency exposure situation)和固有辐射暴露(existing exposure situation),并针对每种辐射暴露情形提出了详细的防护导则。

鉴于医疗照射的重要性,新版 IBSS 加大了对医疗照射控制的要求,由旧版 IBSS 的责任、医疗照射的正当性判断、医疗照射的防护最优化、医疗照射的指导水平与剂量约束、事故性医疗照射的预防和调查 5 项要求,扩展到新版 IBSS 的政府对医疗照射的责任、监管机构对医疗照射的责任、注册者和许可证持有者对医疗照射的责任、医疗照射的正当性判断、医疗照射的防护和安全的最优化、孕妇和哺乳期女性患者、患者接受放射性核素治疗后出院、意外医疗照射和事故性医疗照射、审查和记录等 9 项要求。

新版 IBSS 采纳了 ICRP 于 2011 年 4 月发表"关于组织反应的声明"和 ICRP118 号出版物中的建议,大幅降低眼晶状体的个人剂量限值,当量剂量从原来的 150mSv 降低为任何单一年份不超过50mSv,5 年平均不超过 20mSv。

第三节 国内放射防护法规和标准

一、我国放射卫生法规和标准体系

(一)放射卫生法规体系

法规是由国家制定或认可,并由国家强制执行或实施的具有普遍效力的行为规范体系。法规的概念有狭义和广义的区别,狭义的法规,专指国务院或地方人民政府发布的行政管理条例。广义的法律,包括国家公务的法律,国务院或地方人民政府发布的行政管理条例,国务院所属部委发布的部门规章规范性文件。这里使用的是广义的法规概念。

放射卫生法规是放射卫生防护监督和执法的依据,是放射工作人员、监督执法人员、相关专业技术人员必须遵守的行为规范。卫生行政部门及其卫生监督部门对贯彻实施放射卫生法规负有监督管理职责,应用核与辐射技术的放射工作单位对本单位执行放射卫生法规承担主要法律责任。

多年来,随着我国法治建设的不断加强,在统一规范与约束全社会的放射防护与安全行为方面,我国的放射防护法规与标准体系已经逐步建立,并初具规模,发挥了重要作用。

如图 12-3-1 所示的这个金字塔形结构形象地揭示了我国放射防护法规与标准体系的框架结构。

最高层次是全国人民代表大会制定的法律,经全国人民代表大会常委会审议通过后,由中华人民共和国主席以主席令公布施行。除了我国宪法和相关的通用法律(如《中华人民共和国行政许可法》)外,迄今直接同放射防护与安全有关的法律有两部:《中华人民共和国职业病防治法》和《中华人民共和国放射性污染防治法》。

第二个层次是中华人民共和国国务院颁发的行政法规,通常称为条例,经国务院常务会议审议通过后,由国务院总理以国务院令发布。迄今,直接与放射防护有关的行政法规主要是《放射性同位素与射线装置安全和防护条例》。

第三个层次是我国政府各有关部、委、局,为了具体贯彻执行国家法律和国务院发布的行政法规,依照各自职责制定的部门规章。相关部委局先后制定并颁发了一批有关放射工作许可制度及放射防护管理办法、核与放射事故管理规定、放射工作人员健康管理规定等。

以上三个层次均属于法规范畴。而贯彻执行这些法规所需要的大量有关放射防护与安全的具体技术规范和要求,都在第四个层次技术标准中。在现行相关法律法规中,也都明确规定具体的放射防

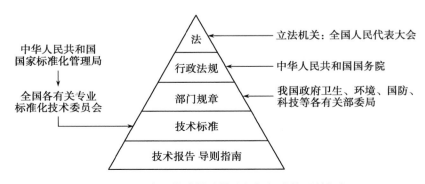

图 12-3-1 我国的放射防护法规与标准体系的框架

护与安全技术要求应遵照相关的国家标准或行业标准执行。技术标准是放射防护监督执法和监测评价的基本依据。

在第四个层次技术标准中，以我国放射防护与安全的基本标准为最重要，并以放射防护与安全的基本标准为基础和依据，派生出了一大批各种放射防护次级专项标准（包括国家标准、国家职业卫生标准、行业标准等），更加具体规范了各种各样应用电离辐射技术的放射防护与安全行为。现行的我国放射防护基本标准是 GB 18871—2002《电离辐射防护与辐射源安全基本标准》。

（二）放射卫生标准体系

放射卫生标准包括放射卫生防护标准和放射性疾病诊断标准。放射卫生防护标准是为实施国家放射卫生相关法律、法规和政策，保障广大人民群众身体健康与生命安全的重要技术规范，在经济与社会发展中发挥着重要作用。

1981 年，卫生部（81）卫工护第 20 号文决定，在首届全国卫生标准技术委员会中增设"放射卫生防护"和"放射病诊断"两个卫生标准分委员会，并写入《全国卫生标准技术委员会章程》。2013 年 12 月 18 日，国家卫生计生委员会将原放射卫生防护标准专业委员会和放射性疾病诊断标准专业委员会合并成立第七届国家放射卫生标准委员会，负责放射卫生标准的技术研究和管理工作。标委会秘书处挂靠在中国疾病预防控制中心辐射防护与核安全医学所，并承担着标委会秘书处的日常管理工作。

放射专业委员会主要标准工作范围：辐射防护、核和辐射突发事件卫生应急准备与响应、辐射检测规范与监测方法、剂量估算方法、放射诊疗设备质量控制检测规范、防护设施与防护器材以及放射卫生管理标准，放射性疾病诊断与治疗、远后效应医学随访、核和辐射突发事件医学处置、放射工作人员健康监护等卫生标准。

放射卫生标准体系按适用范围分为国家标准（GB）、国家职业卫生标准（GBZ）和卫生行业标准（WS）；按实施性质分为强制性标准和推荐性标准。以放射卫生标准体系的科学性和相对稳定性作为构建体系的基础，结合两次放射卫生标准的清理复审结果以及放射卫生标准专业委员会标准领域和主要工作范围，参考国际放射卫生出版物等相关资料，对标准体系进行重新界定、分类和调整，确定了新的放射卫生标准体系层次结构图（图 12-3-2）。放射卫生标准体系将放射卫生标准分为 8 大类：基础标准、计划照射、应急照射、现存照射、职业健康管理、放射性疾病诊断与处理、检测与评价、其他。

（三）我国电离辐射防护基本标准历史沿革

在卫生标准体系中，放射防护标准体系是其重要组成部分。放射防护标准与相关法律法规相辅相成，成为国家放射防护基础结构的第一要素。健全的放射防护法规标准体系是推动提高放射防护水平的关键。放射防护标准体系自身又可分为两个层次，即放射防护基本标准和次级专项标准。

我国电离辐射（放）防护基本标准迄今经历了四代更迭，其发展变化是我国放射防护事业不断进步的缩影，也反映我国核科学技术及其应用的不断发展。

1. 第一代：《放射性工作卫生防护暂行规定》 1956 年，我国制定科学技术发展 12 年规划，把原子能科学技术的发展列为重点之一，有力推动了我国核工业以及和平利用原子能事业从初创迈向发展阶段。与此相适应，为了保证放射工作人员和公众的身体健康与安全，国务院于 1960 年批准了《放射性工作卫生防护暂行规定》（简称《暂行规定》），由卫生部和国家科委联合下达在国内执行。同时，根据《暂行规定》，卫生部和国家科委组织制定了与之配套的《电离辐射的最大容许量标准》《放射性同位素工作的卫生防护细则》《放射性工作人员的健康检查须知》等三个配套技术文件，于 1960 年 2 月与《暂行规定》同时发布试行。显然，《暂行规定》与三项配套的标准、细则等，构成了我国最早的电离辐射防护法规标准，可以视为我国第一代放射防护基本标准。

《暂行规定》及配套标准、细则等，把技术标准与管理规定结合在一起，受历史条件限制，《电离辐射的最大容许量标准》等主要参照苏联有关标准编制。虽然第一代放射防护标准有许多局限性，但是对我国新生的原子能事业的创建与发展依然发挥了十分重要的保障与推动作用。

2. 第二代：GBJ 8—1974《放射防护规定》 20 世纪 60 年代，我国核科学技术及其应用迅速发展。1973 年，全国环境保护会议的召开推动了放射防护基本标准编制工作。1974 年，全国环保会议筹备办公室组织有关部门共同编制《放射防护规定》，正式列为中华人民共和国国家标准 GBJ 8—1974，由国家计划委员会、国家基本建设委员会、国防科学技术委员会和卫生部联合批准发布，自 1974 年 5 月 1 日起试行。《放射防护规定》是比较规范的我国第

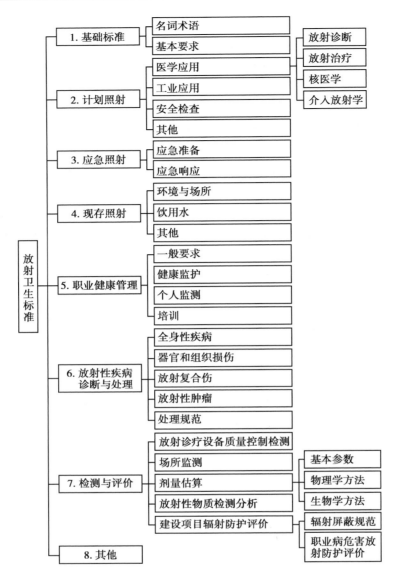

图 12-3-2　我国放射卫生标准体系

二代放射防护基本标准。

GBJ 8—1974 把有关技术标准内容和放射防护管理要求合为一体,共分列 7 章和 5 个附录。明确制定宗旨是"为了促进我国原子能事业的发展,并保护环境、保障从事放射性工作人员和居民的健康与安全"。《放射防护规定》采用了 ICRP 第 1 号、6 号、9 号出版物推荐的"最大容许剂量"概念和剂量限值。对职业性放射性工作人员的年最大容许剂量当量,放射性工作场所相邻及附近地区工作人员和居民的年限制剂量当量,按受照射部位划分四类器官分别规定限值。

1979 年 2 月,卫生部、公安部和国家科学技术委员会联合修订,并重新发布《放射性同位素工作卫生防护管理办法》,自 1979 年 4 月 1 日起实施。这是三部委联合修订 1964 年国务院批准的原"管理办法"。这项防护法规从监督角度保证了 GBJ 8—

1974《放射防护规定》更有效地实施。

3. 第三代:GB 4792—1984《放射卫生防护基本标准》和 GB 8703—1988《辐射防护规定》 1977 年,ICRP 发表具有重要里程碑意义的第 26 号出版物,淘汰了沿用多年的最大容许剂量概念,在我国放射防护界产生较大影响,我国放射防护工作进入了与国际接轨的新时期。1981 年卫生部成立第一届全国卫生标准技术委员会,并设放射卫生防护标准分委会。1985 年第一届全国核能标准化技术委员会辐射防护分委会成立,我国放射防护领域的标准化工作有了较大发展。

第三代基本标准 GB 4792—1984《放射卫生防护基本标准》于 1984 年 12 月发布,自 1985 年 4 月 1 日起实施。全国卫生标准技术委员会放射卫生防护标准委员会又组织制定数十个的次级专项标准并陆续颁发,逐步建立健全我国放射卫生防护标准体系。

1988年，国家环境保护局批准发布一个国家标准GB 8703—1988《辐射防护规定》，自1988年6月1日起实施。于是，我国在20世纪80年代出现了我国并存两个辐射防护基本标准的局面。先后发布的GB 4792—1984和GB 8703—1988虽然均以ICRP第26号出版物为依据，主要原则基本相同，但各有侧重，在一些具体问题上不尽一致，致使各地各有关部门在贯彻实施中产生一些问题，这是我国第三代放射防护基本标准存在的特殊问题。于是，有过此段特殊经历后，大家从工作出发，迫切希望有统一的基本标准，联合研制统一的我国第四代放射防护基本标准成了众望所归，势在必行。

1989年国务院以第44号令发布了《放射性同位素与射线装置放射防护条例》，在以后的10余年中它是最高层次的放射卫生防护法规，标志着我国的放射卫生防护管理步入了法治化、规范化的轨道。

4. 第四代：GB 18871—2002《电离辐射防护与辐射源安全基本标准》 1991年，ICRP发表第60号出版物更新其基本建议书，这份新建议书中反映了国际放射防护领域重大进展在国际、国内外引起了强烈的反响。与此同时，IAEA与WHO等六个国际权威组织共同制定出新的国际基本安全标准（IBSS），加快了我国联合研制统一的第四代基本标准的步伐。

2002年10月，国家质量监督检验检疫总局以编号GB 18871—2002批准发布我国第四代放射防护基本标准《电离辐射防护与辐射源安全基本标准》，自2003年4月1日起实施，取代了先前发布的GB 4792—1984《放射卫生防护基本标准》和GB 8703—1988《辐射防护规定》，从而结束了两个基本标准共存的局面。

GB 18871—2002是由11章和9个附录组成的新基本标准，从我国实际出发，等效采用了IAEA等6个国际组织共同制定的国际基本安全标准IBSS，同时又吸收了ICRP出版物的有关原则。新基本标准强制性地规定了放射防护与安全所涉及的各方面要求，同过去历代基本标准相比，覆盖了放射防护与安全整个领域，凸显其涵盖面广、系统性强，体现了既与国际放射防护领域新进展接轨，又有我国特色。在新基本标准中，"电离辐射防护"与"辐射源安全"并列，把过去通称的"电离辐射防护"扩展为"放射防护与安全"；放射防护与安全不仅要靠良好的防护技术措施，而且必须通过有效的防护管理要求来实现，因此新基本标准中防护管理要求与防护技术要求并重；GB 18871—2002在职业照射的控制方面有许多新的重要改变；又明确增加对一些可控天然辐射照射提出控制要求；尤其是前所未有地在基本标准中突出强化对医疗照射的控制；新基本标准充实干预的防护体系，强调确保防护与安全还必须加强应急准备与响应，并增加规定放射性残存物持续照射的剂量约束等。

纵观我国四代辐射防护标准的历史沿革与进展，每个标准都在其有效历史时期内起着重要作用，使得我国标准较快与国际接轨，反映了我国辐射防护事业不断进步，同时也反映了我国核科学技术及其应用不断发展。

二、我国放射卫生法规

《职业病防治法》与《放射性污染防治法》是放射卫生管理所依据的最高层次的法律。《放射性同位素与射线装置安全和防护条例》（国务院令第449号）是关于放射性同位素与射线装置的安全和防护方面的国务院条例。卫生系统近年来陆续发布了一些有关放射卫生管理的重要文件，这些文件是为实施放射卫生相关管理规章、适应当时管理工作的需要而制定的，具有很强的针对性、可操作性和时效性，是放射卫生法规体系不可或缺的组成部分。

（一）法律

1.《中华人民共和国职业病防治法》 于2001年10月27日以第60号主席令公布，自2002年5月1日起施行。最近一次修订是根据2018年12月29日第十三届全国人民代表大会常务委员会第七次会议《关于修改〈中华人民共和国劳动法〉等七部法律的决定》第四次修正。

《职业病防治法》的立法目的是预防、控制和消除职业病危害，防治职业病，保护劳动者健康及其相关权益，促进经济发展。

适用范围是：中华人民共和国领域内的职业病防治活动。这里所称职业病，是指企业、事业单位和个体经济组织（以下统称用人单位）的劳动者在职业活动中，因接触粉尘、放射性物质和其他有毒、有害物质等因素而引起的疾病。《职业病防治法》中的放射性物质不仅包括能够自发地放出射线的含有放射性同位素的实体物质，还包括来自放射性物质和射线装置放出的粒子射线与电磁波。

放射性危害属于较严重的职业危害。放射事

故不仅会造成人员伤亡和财产损失,还往往使大范围人群产生严重的心理恐惧,影响社会的安定和相关应用产业的可持续发展。因此,《职业病防治法》对职业放射性危害和职业性放射性疾病的防治作出了特殊的规定。

2.《中华人民共和国放射性污染防治法》 于2003年6月28日以第六号主席令公布,自2003年10月1日起施行。

其宗旨是为了防治放射性污染,保护环境,保障人体健康,促进核能、核技术的开发与和平利用。《放射性污染防治法》适用于中华人民共和国领域和管辖的其他海域在核设施选址、建造、运行、退役和核技术、铀(钍)矿、伴生放射性矿开发利用过程中发生的放射性污染的防治活动。国家对放射性污染的防治,实行预防为主、防治结合、严格管理、安全第一的方针。建立严格的放射性污染防治的法律制度,必须明确法律责任,从严查处违法行为。同时,既要防治放射性污染,又要促进核能和核技术的开发利用。此法对"放射性污染"的定义为:由于人类活动造成物料、人体、场所、环境介质表面或者内部出现超过国家标准的放射性物质或者射线。而"核技术利用"则是指密封放射源、非密封放射源和射线装置在医疗、工业、农业、地质调查、科学研究和教学等领域的使用。

放射性污染防治法第八条规定,国务院环境保护行政主管部门对全国放射性污染防治工作依法实施统一监督管理,国务院卫生行政部门和其他有关部门依据国务院规定的职责,对有关的放射性污染防治工作依法实施监督管理,因此《放射性污染防治法》中有关个人剂量监测、人员健康监护以及为保障人体健康而规定的防治措施均属放射卫生防护管理的重要内容。

(二)行政法规

2005年8月31日,国务院以449号国务院令发布了《放射性同位素与射线装置安全和防护条例》,自2005年12月1日起施行。最近一次修订是根据2019年3月2日《国务院关于修改部分行政法规的决定》(国务院令第709号修正)。

449号令宗旨是为了加强对放射性同位素、射线装置的安全和防护的监督管理,促进放射性同位素、射线装置的安全应用,保障人体健康,保护环境。凡在中华人民共和国境内生产、销售、使用放射性同位素和射线装置,以及转让、进出口放射性同位素的均应遵守此条例规定。

(三)部门规章

1.《放射诊疗管理规定》 依据《中华人民共和国职业病防治法》、国务院的《放射性同位素与射线装置安全和防护条例》和《医疗机构管理条例》(国务院1994年第149号令),卫生部以2006年第46号令新颁发了《放射诊疗管理规定》,2006年3月1日起施行。最近一次修订是根据2016年1月19日国家卫生和计划生育委员会令第8号《国家卫生计生委关于修改〈外国医师来华短期行医暂行管理办法〉等8件部门规章的决定》修正。

《放射诊疗管理规定》的宗旨是为了加强放射诊疗工作的管理,保证医疗质量和医疗安全,保障放射诊疗工作人员、患者和公众的健康权益。

《放射诊疗管理规定》就是具体落实国务院449号令条例的有关规定。适用于开展放射诊疗工作的医疗机构。此规定所称放射诊疗工作,是指使用放射性同位素、射线装置进行临床医学诊断、治疗和健康检查的活动。卫生部负责全国放射诊疗工作的监督管理。县级以上地方人民政府卫生行政部门负责本行政区域内放射诊疗工作的监督管理。

2.《放射工作人员健康管理办法》 中华人民共和国卫生部令第55号,自2007年11月1日起施行。

《放射工作人员职业健康管理办法》共分七章46条,以及3个附件。该《办法》规定了放射工作单位和放射工作人员的定义和范围,放射工作单位是指开展下列工作的企业、事业单位和个体经济组织:放射性同位素(非密封放射性物质和放射源)的生产、使用、运输、储存和废弃处理;射线装置的生产、使用和维修;核燃料循环中的铀矿开采、铀矿水冶、铀矿浓缩和转化、燃料制造、反应堆运行、燃料后处理和核燃料循环中的研究活动;放射性同位素、射线装置和放射工作场所的辐射监测;卫生部规定的与电离辐射有关的其他工作。放射工作人员,是指在放射工作单位职业活动中受到电离辐射照射的人员。该《办法》分别对放射工作人员上岗前健康检查、在岗期间健康检查、离岗时健康检查、应急照射或事故照射健康检查和医学救治方面用人单位的责任做出规定;并规定了在岗期间定期健康检查的频度,对职业健康检查中发现的不宜继续从事放射工作的人员、需要复查和医学观察的放射工作人员、疑似职业性放射性疾病患者等情形时的用人单位的安置、处理和报告等义务做出规定。《办法》明确放射工作人员职业健康检查、医疗救治和医学随访的费用,由其所在的放射工作用人单位承担;规定了用人单位对放射工作人员职业健康检查结果的告知义务和时限和对孕妇、哺乳期妇女应采取的特殊保护措施。《办法》对放射工作人员的培训、个人剂量监测及其评价分析、健康监护等管理内容与新的放射防护基本标准保持一致,也与国际原子能机构、国际放射防护委员会等国际组织近年的出版物相接轨。

3.《放射性同位素与射线装置安全许可管理办法》 为具体落实国务院 449 号令《放射性同位素与射线装置安全和防护条例》规定的辐射安全许可制度,国家环保总局 2006 年第 31 号令颁发了《放射性同位素与射线装置安全许可管理办法》,自 2006 年 3 月 1 日起施行。最近一次修订是 2017 年 12 月 20 日经环境保护部令第 47 号修改。

三、我国放射卫生标准

(一)基本标准

2002 年 10 月,国家质量监督检验检疫总局批准发布了我国第 4 代放射防护基本标准 GB 18871—2002《电离辐射防护与辐射源安全基本标准》,自 2003 年 4 月 1 日起实施。我国第 4 代放射防护基本标准是由卫生部、国家环境保护总局、国防科工委三主管部门联合提出并组织研制的。该基本标准系等同采用国际原子能机构(IAEA)1996 年发布的基本安全标准(IAEA 安全丛书第 115 号),并代替我国原有的两个基本标准 GB 4792—1984 和 GB 8703—1988,成为新的统一的基本标准。

《电离辐射防护与辐射源安全基本标准》由前言、十一章和九个附录组成,内容按一般要求、主要要求和详细要求三个层次逐层深入。

本标准分别针对六种照射对象与情况提出详细要求,展开实质性内容;较具体地规定职业照射、医疗照射和公众照射的控制原则;阐述了潜在照射的控制,强调重视辐射源的安全,防范放射事故;就应急照射情况和持续照射情况的干预提出具体要求。同时,在附录中列出了本标准的主要定量要求以及实施标准的有用资料。

(二)放射诊疗放射防护标准

放射诊疗按技术复杂程度和诊疗风险分为四类:放射治疗、核医学、介入放射学、X 射线影像诊断。做好医疗照射的放射防护工作,是放射诊疗工作持续健康发展的前提。我国既往发布了多项放射

诊疗防护相关标准,但是这些标准发布年代不同,对同类型的设备要求不尽一致,存在部分标准间重复的情况,给标准的使用带来不便。近几年为响应国务院"全面清理和修订现行国家、行业、地方标准,整合现行各级强制性标准"的意见,放射卫生标准专业委员会对现有的多项放射诊疗中的防护标准进行清理整合。

1. 医用 X 射线诊断和介入放射学 在医用辐射各分支中,X 射线诊断学与介入放射学普及面最广,占医用辐射最大份额。

(1)GBZ 130—2020《放射诊断放射防护要求》,于 2020 年 4 月 3 日发布,2020 年 10 月 1 日实施。标准整合了:

GB 16348—2010《医用 X 射线诊断受检者放射卫生防护标准》;

GBZ 130—2013《医用 X 射线诊断放射防护要求》;

GBZ 165—2012《X 射线计算机断层摄影放射防护要求》;

GBZ 176—2006《医用诊断 X 射线个人防护材料及用品标准》;

GBZ 177—2006《便携式 X 射线检查系统放射卫生防护标准》;

GBZ 179—2006《医疗照射放射防护基本要求》的放射诊断部分;

GBZ/T 180—2006《医用 X 射线 CT 机房的辐射屏蔽规范》;

GBZ/T 184—2006《医用诊断 X 射线防护玻璃板标准》;

GBZ 264—2015《车载式诊断 X 射线机的放射防护要求》。

GBZ 130—2020 标准共 8 章,7 个附录。标准规定了放射诊断的防护要求,包括 X 射线影像诊断和介入放射学用设备防护性能、机房防护设施、防护安全操作要求及其相关防护检测要求。标准适用于 X 射线影像诊断和介入放射学。放射治疗和核医学中的 X 射线成像设备参照标准执行。此项标准的发布,将对放射诊断设备使用的安全管理发挥积极作用,可有效控制放射工作人员、受检者和公众的受照剂量,降低辐射危害的发生。

(2)WS/T 637—2018《X 射线计算机断层摄影成年人诊断参考水平》,于 2018 年 9 月 21 日,2019 年 4 月 1 日实施。

CT 诊断参考水平是用于患者放射防护最优化

的一个调查水平，表明在常规条件下某个 CT 检查项目给予中等体型患者的剂量是否异常高或异常低。通常是指一个国家或地区内患者辐射剂量分布的某一百分位数，一般作为非正常高辐射剂量水平（通常使用 75% 位数）的一个警示，也可作为非正常低剂量水平（通常使用 25% 位数）的一个提示。WS/T 637—2018 标准给出了医用 X 射线计算机断层摄影（简称 CT）中常见检查项目辐射剂量的诊断参考水平。标准适用于成年人的常规 CT 扫描，不适用于成年人健康体检和儿童的 CT 扫描。标准不适用于各类锥形束 CT 扫描。

2. 核医学 临床核医学既包括各种放射性核素显像检查，又包括各种放射性核素治疗。临床核医学的放射防护除了工作人员、受检者与患者防护外，公众防护涉及医用放射性废物管理等。临床核医学的质量保证与各种放射性核素成像设备、放射性核素发生器、放射性药物及其活度测定等密切相关，因而有关设备及药物的性能与质量控制标准不能忽视。

GBZ 120—2020 核医学放射防护要求于 2020 年 10 月 26 日发布，2021 年 5 月 1 日发布。标准整合了：

GBZ 120—2006《临床核医学放射卫生防护标准》；

GBZ 133—2009《医用放射性废物的卫生防护管理》；

GBZ 134—2002《放射性核素敷贴治疗卫生防护标准》；

GBZ 136—2002《生产和使用放射免疫分析试剂（盒）卫生防护标准》；

GBZ 178—2017《粒子源永久性植入治疗放射防护要求》；

WS 457—2014《医学与生物学实验室使用非密封放射性物质的放射卫生防护基本要求》；

WS 533—2017《临床核医学患者防护要求》；

GBZ 179—2006《医疗照射放射防护基本要求》的核医学部分。

GBZ 120—2020 标准共 13 章，14 个附录。规定了医疗机构中核医学诊断、治疗、研究和放射性药物制备中有关人员以及工作场所的放射防护要求。适用于医疗机构开展核医学诊断、治疗、研究和放射性药物制备中使用放射性物质时的防护。非医疗机构的相关实践活动参照标准执行。

除了卫生系统发布的 GBZ 120—2020 标准外，

核医学设备相关质量控制检测标准还包括：

GB 16361—2012《临床核医学的患者防护与质量控制规范》。

3. 放射治疗 肿瘤的放射治疗是治疗肿瘤的重要手段之一，无论是远距离放射治疗还是近距离放射治疗都发展很快。尤其是各种肿瘤放射治疗设备和辅助设备均不断更新换代，肿瘤放射治疗的新方法与新技术不断涌现，与肿瘤放射治疗的放射防护与安全有关的专项标准还应不断发展和充实、完善。

GBZ 121—2020《放射治疗放射防护要求》，于 2020 年 10 月 26 日发布，2021 年 5 月 1 日发布。标准整合了：

GB 16351—1996《医用 γ 射线远距治疗设备放射卫生防护标准》；

GB 16362—2010《远距治疗患者放射防护与质量保证要求》的患者放射防护部分；

GBZ 121—2017《后装 γ 源近距离治疗放射防护要求》；

GBZ 131—2017《医用 X 射线治疗放射防护要求》；

GBZ 161—2004《医用 γ 射束远距治疗防护与安全标准》；

GBZ/T 257—2014《移动式电子加速器术中放射治疗的放射防护要求》；

GBZ 126—2011《电子加速器放射治疗放射防护要求》的治疗室防护和安全操作部分；

GBZ 168—2005《X、γ 射线头部立体定向外科治疗放射卫生防护标准》的对机房的防护要求和操作的防护要求部分；

GBZ 179—2006《医疗照射放射防护基本要求》的放射治疗部分。

GBZ 121—2020 标准共 9 章，6 个附录。规定了放射治疗的放射防护要求。适用于利用医用电子加速器、钴-60 治疗机、中子放射源及 γ 放射源后装治疗机、X 射线及 γ 射线立体定向放射治疗系统、螺旋断层放射治疗系统、术中放射治疗的移动式电子加速器、医用 X 射线治疗机、低能 X 射线放射治疗设备和质子重离子加速器等设备开展放射治疗的防护要求。标准不适用于放射性粒子植入和放射性核素敷贴治疗的放射防护。

除了卫生系统发布的 GBZ 121—2020 标准外，放射治疗设备相关质量控制检测标准还包括：

GBZ/T 201.2—2011《放射治疗机房的辐射屏蔽

规范 第2部分：电子直线加速器放射治疗机房》；

GBZ/T 220.3—2015《建设项目职业病危害放射防护评价规范 第3部分：γ辐照加工装置、中高能加速器》；

GBZ/T 201.4—2015《放射治疗机房的辐射屏蔽规范 第4部分：锎-252中子后装放射治疗机房》；

GBZ/T 201.5—2015《放射治疗机房的辐射屏蔽规范 第5部分：质子加速器放射治疗机房》。

（三）放射诊疗设备质量控制检测标准

放射诊疗技术作为医疗机构不可或缺的疾病诊断和治疗技术，已广泛应用于医疗事业且发展迅猛。放射诊疗设备质量控制是医用辐射防护的关键环节，科学、实用的放射诊疗设备质量控制检测规范是做好医用辐射防护及放射诊疗质量控制的前提和基础，是卫生行政部门开展医用辐射防护监管等工作的重要依据。制定/修订放射诊疗设备质量控制检测规范，对加强放射诊疗管理、保障医护人员、患者和受检者的安全和健康权益具有重要的现实意义。

对各种放射诊疗设备需根据相关标准要求进行验收检测、状态检测和稳定性检测。验收检测是指设备安装完毕或重大维修之后，为鉴定其性能指标是否符合约定值而进行的质量控制检测；状态检测是指运行中的设备为评价其性能指标是否符合要求而进行的定期质量控制检测；稳定性检测是指为确定使用中的设备性能相对于一个初始状态的变化，是否符合控制标准而进行的质量控制检测。

为落实《中华人民共和国职业病防治法》《放射性同位素与射线装置安全和防护条例》《放射诊疗管理规定》等法律法规的要求，做好放射诊疗设备质量控制检测工作，国家卫生健康委员会陆续发布实施了多项相关标准。这些标准对规范医疗机构放射性同位素和射线装置的使用、提高医疗机构放射诊疗辐射防护水平、推动相关产业健康有序发展发挥了积极作用。

1. 医用X射线诊断和介入放射学

（1）WS 76—2020《医用X射线诊断设备质量控制检测规范》，于2020年10月26日发布，2021年5月1日发布。标准整合了：

WS 76—2017《医用常规X射线诊断设备质量控制检测规范》；

WS 518—2017《乳腺X射线屏片摄影系统质量控制检测规范》；

WS 520—2017《计算机X射线摄影（CR）质量控制检测规范》；

WS 521—2017《医用数字X射线摄影（DR）系统质量控制检测规范》；

WS 522—2017《乳腺数字X射线摄影系统质量控制检测规范》；

WS 530—2017《乳腺计算机X射线摄影系统质量控制检测规范》；

WS 581—2017《牙科X射线设备质量控制检测规范》。

WS 76—2020标准共15章，16个附录。标准规定了医用X射线诊断设备质量控制检测和防护性能检测的一般要求、检测项目、检测方法及其技术要求。适用于医用X射线诊断设备的质量控制检测和防护性能检测，包括①X射线摄影设备：含X射线屏片摄影设备、数字X射线摄影（DR）设备、计算机X射线摄影（CR）设备；②X射线透视设备：含直接荧光屏透视设备、影像增强器透视、平板透视设备；③牙科X射线设备（含口内机和口外机）、数字减影血管造影（DSA）X射线设备、乳腺X射线摄影设备：含乳腺X射线屏片摄影设备（乳腺屏片）、乳腺数字X射线摄影（乳腺DR）设备、乳腺计算机X射线摄影（乳腺CR）设备。移动式X射线设备、便携式X射线设备、车载式X射线设备、碎石机和医用常规X射线模拟定位设备可参照使用。标准不适用于X射线计算机体层摄影（CT）装置和锥形束CT的质量控制检测。

（2）WS 519—2019《X射线计算机体层摄影装置质量控制检测规范》，于2019年1月25日发布，2019年07月1日实施。

WS 519—2019标准是在GB 17589—2011《X射线计算机断层摄影装置质量保证检测规范》基础上修订而成。修订过程中参考了国际电工委员会（IEC）、国际原子能机构（IAEA）和英国医学物理和工程学研究所（IPEM）的相关出版物。标准内容具有良好的可操作性和普遍的可使用性，对于医疗机构中CT机影像质量和辐射剂量的最优化起到了有力的监督和保证作用。

WS 519—2019标准共5章1个附录。标准规定了X射线计算机体层摄影装置（简称CT）质量控制检测的要求和方法。标准适用于诊断用CT的质量控制检测，包括验收检测、使用中CT的状态检测及稳定性检测。放射治疗中模拟定位CT、核医学用CT可参照标准执行。标准不适用于锥形束CT

（CBCT），如牙科 CT，乳腺 CT 等；也不适用于专用于头颅检查的移动式 CT。

2. 核医学　WS 523—2019《伽玛照相机、单光子发射断层成像设备（SPETCT）质量控制检测规范》，于 2019 年 1 月 25 日，2019 年 7 月 1 日实施。

标准中规定了伽玛照相机、单光子发射断层成像设备（SPECT）质量控制检测的要求及检测方法。适用于伽玛照相机、单光子发射断层成像设备（SPECT）的验收检测、状态检测和稳定性检测。标准中的检测指标包括固有均匀性、固有空间分辨力、固有空间线性、固有最大计数率、系统平面灵敏度、系统空间分辨力、断层空间分辨力、全身成像系统空间分辨力共 8 个指标。除断层空间分辨力指标及全身成像系统空间分辨力外，其他指标适用于伽玛照相机的质量控制检测。

除了卫生系统发布的 WS 523—2019 标准外，核医学设备相关质量控制检测标准还包括：

GB/T 18988.1—2003《放射性核素成像设备性能和试验规则　第 1 部分：正电子发射断层成像装置》；

GB/T 18988.2—2003《放射性核素成像设备　性能和试验规则　第 2 部分：单光子发射计算机断层装置》；

GB/T 18988.3—2003《放射性核素成像设备性能和试验规则　第 3 部分：伽玛照相机全身成像系统》；

GB/T 18989—2003《放射性核素成像设备　性能和试验规则　伽玛照相机》。

3. 放射治疗

（1）电子加速器：WS 674—2020《医用电子直线加速器质量控制检测规范》，于 2020 年 4 月 3 日发布，2020 年 10 月 1 日实施。标准规定了医用电子直线加速器的设备防护性能要求、设备质量控制要求及设备质量控制检测方法。代替 GBZ 126—2011《电子加速器放射治疗放射防护要求》中"5 加速器的放射防护性能要求""7 加速器治疗设备及操作的质量控制要求"及"8.2 加速器设备的质量控制检测"等部分。

标准主要参考了 GB 15213—2016《医用电子加速器　性能和试验方法》、GB/T 19046—2013《医用电子加速器　验收试验和周期检验规程》。GB/T 19046—2013《医用电子加速器　验收试验和周期检验规程》是加速器设备质量控制验收和稳定性检测要求和检测方法的国家标准，它与国际标准

IEC/TR 60977—2008 接轨较好，因此标准中规定验收和稳定性检测应采用 GB/T 19046—2013，仅状态检测是根据我国的情况，提出的一种监督性检测，GB/T 19046—2013 未涉及；选择了验收检测项目中较为关键的项目作为标准的状态检测项目。状态检测的方法和要求也推荐使用验收和稳定性检测的方法。

（2）射波刀：WS 667—2019《机械臂放射治疗装置质量控制检测规范》，发布于 2019 年 9 月 27 日，2020 年 4 月 1 日实施。标准规定了机械臂放射治疗装置的质量控制和防护性能检测项目、检测方法和要求。标准适用于机械臂放射治疗装置的质量控制和防护性能检测。

机械臂放射治疗装置（cyberknife），又称射波刀，采用的主要治疗方式是低分次、高剂量的照射方式。高剂量带来高疗效的同时也带来了高风险。影响射波刀放射治疗疗效与安全的最根本的两个方面：一是照射剂量；二是照射位置。标准在射波刀质量控制检测项目的设置上紧紧围绕这两个方面，"靶区定位系统追踪偏差"检测项目是保证照射位置准确的；"计划剂量与实测剂量的偏差"检测项目是保证照射剂量要准确的。标准参考了企业标准及国内已发布的加速器相关标准，增加了部分防护性能检测项目，旨在提高射波刀放射治疗的质量控制工作。

（3）立体定向放射治疗系统：WS 582—2017《X、γ 射线立体定向放射治疗系统质量控制检测规范》，于 2017 年 10 月 27 日发布，2018 年 5 月 1 日实施。标准由 GBZ 168—2005《X、γ 射线头部立体定向外科治疗放射卫生防护标准》中的质量控制部分转化而来。

标准规定了 X、γ 射线立体定向放射治疗系统质量控制检测的要求和方法。适用于 γ 射线立体定向放射治疗系统（简称治疗系统）及 X 射线立体定向放射治疗系统（简称"X-刀"）的质量控制检测。标准不适用于机械臂放射治疗装置的质量控制检测。

（4）后装机：WS 262—2017《后装 γ 源近距离治疗质量控制检测规范》，于 2017 年 4 月 10 日发布，2017 年 10 月 1 日实施。标准替代了 WS 262—2006《后装 γ 源治疗的患者防护与质量控制检测规范》。

标准规定了后装 γ 源近距离治疗质量控制检测的要求和方法。适用于 ^{192}Ir 和 ^{60}Co 近距离治疗的

质量控制检测。其他γ源后装质量参照执行。

（5）TOMO 放射治疗：WS 531—2017《螺旋断层治疗装置质量控制检测规范》，于 2017 年 4 月 10 日发布，2017 年 10 月 1 日实施。标准规定了螺旋断层治疗装置（helical tomotherapy unit，TOMO）质量控制检测的要求和方法。标准适用于螺旋断层治疗装置的质量控制检测。

四、放射卫生防护法规和标准的实施

（一）放射防护管理

为进一步预防和控制辐射危害，建立相应的放射防护管理措施是非常必要的。

《中华人民共和国职业病防治法》第二十条规定，用人单位应当采取下列职业病防治管理措施：①设置或指定职业卫生管理机构或者组织，配备专职或者兼职的职业卫生管理人员，负责本单位的职业病防治工作；②制定职业病防治计划和实施方案；③建立、健全职业卫生管理制度和操作规程；④建立、健全职业卫生档案和劳动者健康监护档案；⑤建立、健全工作场所职业病危害因素监测及评价制度；⑥建立、健全职业病危害事故应急救援预案。

《放射诊疗管理规定》第十九条规定：医疗机构应当配备专（兼）职的管理人员，负责放射诊疗工作的质量保证和安全防护。

《放射性同位素与射线装置安全和防护条例》《放射诊疗管理规定》《放射工作人员职业健康管理办法》等法规和部门规章对放射防护管理也提出了具体要求。在对医疗机构建立的放射防护管理制度进行评价时应结合上述法律法规，针对医疗机构的具体情况，合理分析已建立规章制度的可行性以及是否能够满足实际工作的需要。医疗机构应建立放射防护组织机构，明确放射防护组织机构职责、制定放射防护制度。此外，医疗机构应当定期检查放射诊疗管理法律、法规、规章等制度的落实情况，保证放射诊疗的医疗质量和医疗安全。

（二）放射诊疗建设项目评价

《职业病防治法》的颁布实施，为卫生行政部门加强对建设项目职业病危害评价的管理和职业卫生技术服务机构开展职业病危害评价提供了法律的保障。其第十七条和第十八条明确规定：新建、扩建、改建建设项目和技术改造、技术引进项目（以下统称建设项目）可能产生职业病危害的，建设单位在可行性论证阶段应当进行职业病危害预评价。建设项目的职业病防护设施设计应当符合国家职业卫生标准和卫生要求。其中，医疗机构放射性职业病危害严重的建设项目的防护设施设计，应当经卫生行政部门审查同意后，方可施工。建设项目在竣工验收前，建设单位应当进行职业病危害控制效果评价。医疗机构可能产生放射性职业病危害的建设项目竣工验收时，其放射性职业病防护设施经卫生行政部门验收合格后，方可投入使用；其他建设项目的职业病防护设施应当由建设单位负责依法组织验收，验收合格后，方可投入生产和使用。

《放射诊疗管理规定》同样规定：新建、扩建、改建放射诊疗建设项目，医疗机构应当在建设项目施工前向相应的卫生行政部门提交职业病危害放射防护预评价报告，申请进行建设项目卫生审查。医疗机构在放射诊疗建设项目竣工验收前，应当进行职业病危害控制效果评价。

根据《放射诊疗管理规定》和《放射诊疗建设项目卫生审查管理规定》相关内容，放射诊疗建设项目按照可能产生的放射性危害程度与诊疗风险分为危害严重和危害一般类。

（三）质量控制与放射防护检测

《放射诊疗管理规定》中明确规定：医疗机构的放射诊疗设备和检测仪表，应当符合下列要求。

（1）新安装、维修或更换重要部件后的设备，应当经省级以上卫生行政部门资质认证的检测机构对其进行检测，合格后方可启用。

（2）定期进行稳定性检测、校正和维护保养，由省级以上卫生行政部门资质认证的检测机构每年至少进行 1 次状态检测。

（3）按照国家有关规定检验或者校准用于放射防护和质量控制的检测仪表。

（4）放射诊疗设备及其相关设备的技术指标和安全、防护性能，应当符合有关标准与要求。

不合格或国家有关部门规定淘汰的放射诊疗设备不得购置、使用、转让和出租。

医疗机构应当制定与本单位从事的放射诊疗项目相适应的质量保证方案，遵守质量保证监测规范。医疗机构应当定期对放射诊疗工作场所、放射性同位素储存场所和防护设施进行放射防护检测，保证辐射水平符合有关规定或者标准。

（四）放射工作人员健康管理

生产、销售、使用放射性同位素和射线装置的单位，应当严格按照国家关于个人剂量监测和健康管理的规定，对直接从事生产、销售、使用活动的工作人员进行个人剂量监测和职业健康检查,建立个人剂量档案和职业健康监护档案。

放射诊疗工作人员应当按照有关规定佩戴个人剂量计。医疗机构应当按照有关规定和标准,对放射诊疗工作人员进行上岗前、在岗期间和离岗时的健康检查,定期进行专业及防护知识培训。

(五)放射卫生监督管理

放射卫生监督具有卫生行政管理和司法的两重性,即用卫生司法和行政管理权,推行卫生方针政策和卫生法规与标准的执行。

《放射性同位素与射线装置安全和防护条例》第三条规定:国务院生态环境主管部门对全国放射性同位素、射线装置的安全和防护工作实施统一监督管理。国务院公安、卫生等部门按照职责分工和本条例的规定,对有关放射性同位素、射线装置的安全和防护工作实施监督管理。县级以上地方人民政府生态环境主管部门和其他有关部门,按照职责分工和本条例的规定,对本行政区域内放射性同位素、射线装置的安全和防护工作实施监督管理。

《放射诊疗管理规定》中明确规定:医疗机构应当加强对本机构放射诊疗工作的管理,定期检查放射诊疗管理法律、法规、规章等制度的落实情况,保证放射诊疗的医疗质量和医疗安全。县级以上地方人民政府卫生行政部门应当定期对本行政区域内开展放射诊疗活动的医疗机构进行监督检查。检查内容包括:

① 执行法律、法规、规章、标准和规范等情况;②放射诊疗规章制度和工作人员岗位责任制等制度的落实情况;③健康监护制度和防护措施的落实情况;④放射事件调查处理和报告情况。

(六)其他

生产、销售、使用放射性同位素和射线装置的单位申请领取许可证,应当有符合国家环境保护标准、职业卫生标准和安全防护要求的场所、设施和设备。

使用放射性同位素和射线装置进行放射诊疗的医疗卫生机构,还应当获得放射源诊疗技术和医用辐射机构许可。

生产、销售、使用放射性同位素和射线装置的单位,应当对直接从事生产、销售、使用活动的工作人员进行安全和防护知识教育培训,并进行考核;考核不合格的,不得上岗。

若发生辐射事故,县级以上人民政府环境保护主管部门、公安部门、卫生主管部门,按照职责分工做好相应的辐射事故应急工作:卫生主管部门负责辐射事故的医疗应急;环境保护主管部门、公安部门、卫生主管部门应当及时相互通报辐射事故应急响应、调查处理、定性定级、立案侦查和医疗应急情况。

(徐　辉)

第十三章　放射工作人员的职业健康管理

第一节　放射工作人员的从业条件与管理

一、放射工作人员和职业照射种类

（一）放射工作单位

根据 2007 年施行的中华人民共和国卫生部令（第 55 号）《放射工作人员职业健康管理办法》，放射工作单位是指开展下列活动的企业、事业单位和个体经济组织：①放射性同位素（非密封放射性物质和放射源）的生产、使用、运输、贮存和废弃处理；②射线装置的生产、使用和维修；③核燃料循环中的铀矿开采、铀矿水冶、铀的浓缩和转化、燃料制造、反应堆运行、燃料后处理和核燃料循环中的研究活动；④放射性同位素、射线装置和放射工作场所的辐射监测；⑤卫生部规定的与电离辐射有关的其他活动。

（二）放射工作人员

根据《放射工作人员职业健康管理办法》，放射工作人员指在放射工作单位从事放射职业活动中受到电离辐射照射的人员。

根据 GBZ 98—2020《放射工作人员健康要求及监护规范》，放射工作人员的定义为"受聘用全日、兼职或临时从事放射工作的任何人员"，即除了正式员工之外，也包含实习学生、研究生、进修人员等人。

（三）职业照射的种类

根据《放射工作人员职业健康管理办法》中放射工作人员证的格式，职业照射的种类分为以下几种。

1. 核燃料循环　铀矿开采、铀矿水冶、铀的浓缩和转化、燃料制造、反应堆运行、燃料后处理、核燃料循环研究。

2. 医学应用　诊断放射学、牙科放射学、核医学、放射治疗、介入放射学、其他。

3. 工业应用　工业辐照、工业探伤、发光涂料工业、放射性同位素生产、测井、加速器运行、其他。

4. 天然源　民用航空、煤矿开采、其他矿藏开采、石油和天然气工业、矿物和矿石处理、其他。

5. 其他　教育、兽医学、科学研究、其他。

（四）职业健康监护

根据 GBZ 98—2020《放射工作人员健康要求及监护规范》，职业健康监护指为保证放射工作人员参加工作时及参加工作后都能适任其拟承担或者所承担的工作任务而进行的医学检查和评价。其主要包括职业健康检查和职业健康监护档案管理等。

二、放射工作人员的从业条件

根据《放射工作人员职业健康管理办法》中第五条的内容，放射工作人员应当具备下列基本条件：年满 18 周岁；经职业健康检查，符合放射工作人员的职业健康要求；放射防护和有关法律知识培训考核合格；遵守放射防护法规和规章制度，接受职业健康监护和个人剂量监测管理；持有《放射工作人员证》。

三、放射工作人员证的办理

《放射工作人员职业健康管理办法》中第六条规定了放射工作单位在放射工作人员从业中承担的相关责任，包括：放射工作人员上岗前，放射工作单位负责向所在地县级以上地方人民政府卫生行政部门为其申请办理《放射工作人员证》；开展放射诊疗工作的医疗机构，向为其发放《放射诊疗许可证》的卫生行政部门申请办理《放射工作人员证》；开展本办法第二条第二款第（三）项所列活动以及非医用加速器运行、辐照加工、射线探伤和油田测井等活动的放射工作单位，向所在地省级卫生行政部门申请办理《放射工作人员证》；其他放射工作单位办理《放射工作人员证》的规定,由所在地省级卫生行政部门结合本地区实际情况确定。(《放射工作人员证》的格式由卫生部统一制定。)

《放射工作人员证》作为一种行政许可项目,由用人单位向所在地县级以上卫生行政部门申请《放射工作人员证》,以便及时、动态记录劳动者接受放射防护培训、个人剂量监测、职业健康检查的情况,不接受个人单独申请。申请时需提交下列相关资料:《放射工作人员证申请表》、放射工作人员的2寸近期免冠照片、身份证复印件、放射工作人员放射防护和相关法律法规知识培训合格证明、符合放射工作人员的职业健康体检证明等(不同地区具体要求由所在地卫生行政部门结合本地区实际情况确定)。

四、放射工作人员职业健康管理

(一) 放射工作人员的职业健康要求

根据《放射工作人员健康要求及监护规范》,放射工作人员的职业健康要求包括以下内容:

(1)神志清晰,精神状态良好,无认知功能障碍,语言表达和书写能力未见异常。

(2)内科、外科和皮肤科检查未见明显异常,不影响正常工作。

(3)裸眼视力或矫正视力不应低于4.9,无红绿色盲;耳语或秒表测试无听力障碍。

(4)造血功能未见明显异常,参考血细胞分析(静脉血仪器检测)结果,白细胞和血小板不低于参考区间下限值(表13-1-1)。

表13-1-1　放射工作人员血细胞分析参考区间

性别	血红蛋白/ ($g \cdot L^{-1}$)	红细胞数/ ($10^{12} \cdot L^{-1}$)	白细胞数/ ($10^9 \cdot L^{-1}$)	白小板数/ ($10^9 \cdot L^{-1}$)
男	120~175	4.0~5.8	4.0~9.5	100~350
女	110~150	3.5~5.1	4.0~9.5	100~350

注:高原地区应参照当地参考区间。

(5)甲状腺功能未见明显异常。

(6)外周血淋巴细胞染色体畸变率和微核率在正常参考值范围内。

同时,该规范规定了不应从事放射工作的指征:

(1)严重的视、听障碍。

(2)严重和反复发作的疾病,使之丧失部分工作能力,如:严重造血系统疾病、恶性肿瘤、慢性心肺疾患导致心肺功能明显下降、未能控制的癫痫和

暴露部位的严重皮肤疾病等。

(3)未完全康复的放射性疾病。

(二) 职业健康监护

放射工作人员的职业健康监护目的是评价放射工作人员对于其预期工作的适任和持续适任的程度,为事故照射的医学处理和职业病诊断提供健康本底资料。

1. 职业健康检查要求　职业健康检查包括上岗前、在岗期间、离岗时、应急照射和事故照射后的健康检查。

放射工作人员上岗前,应进行上岗前职业健康检查,符合放射工作人员健康要求的,方可参加相应的放射工作;放射工作单位不得安排未经上岗前职业健康检查或者不符合放射工作人员健康要求的人员从事放射工作。

放射工作人员在岗期间职业健康检查周期按照卫生行政部门的有关规定执行,一般为1~2年,不得超过2年,必要时可适当增加检查次数;在岗期间因需要而暂时到外单位从事放射工作,应按在岗期间接受职业健康检查。

放射工作人员无论何种原因脱离放射工作时,放射工作单位应及时安排其进行离岗时的职业健康检查,以评价其离岗时的健康状况;如果最后一次在岗期间职业健康检查在离岗前3个月内,可视为离岗时检查,但应按离岗时检查项目补充未检查项目;离岗3个月内换单位从事放射工作的,离岗检查可视为上岗前检查,在同一单位更换岗位,仍从事放射工作者按在岗期间职业健康检查处理,并记录在放射工作人员职业健康监护档案中;放射工作人员脱离放射工作2年以上(含2年)重新从事放射工作,按上岗前职业健康检查处理。

开展放射工作人员职业健康检查的医疗卫生机构应具有与职业健康检查相适应的仪器设备、人员及技术,其授权的主检医师执业范围为"职业病",熟悉放射医学和辐射防护专业知识,能分析放射工作人员的健康状况与其所从事的放射工作的适任性。

在用人单位中从事放射工作的人员均应纳入放射工作人员管理,并依法接受职业健康检查,用人单位应依据职业病危害因素分类目录提供放射因素名称。

2. 职业健康检查项目的确定及检查方法　职业健康检查项目与《放射工作人员职业健康检查表》的内容按照国家卫生行政部门的有关规定执行,其

中职业健康检查项目的确定应遵循考虑放射因素名称、职业照射种类，并包含辐射敏感器官等原则；满足国家法律法规的最低要求和健康检查的一般要求，根据需要，主检医师可以向用人单位建议增加部分选检项目和其他检查项目。

　　放射工作人员职业健康检查项目中包括基本信息资料、常规医学检查部分和特殊医学检查部分，基本信息资料和常规医学检查方法要求按GBZ 188的相应规定执行，应详细记录既往病史、职业接触史（部门、工种、起始时间、操作方式、工作量、职业照射种类和放射因素名称），如有受照史和其他职业史也应记录，其中受照史应包括医疗照射，剂量资料记录在职业健康检查表中；特殊医学检查项目包括细胞遗传学检查和眼科检查，其中细胞遗传学检查包括外周血淋巴细胞染色体畸变分析和淋巴细胞微核率试验，技术要求应符合GBZ/T 248—2014和WS/T 187—1999的相应规定，眼科检查应符合GBZ 95—2014的相应规定。

　　（1）上岗前职业健康检查项目。必检项目：医学史、职业史调查；内科、皮肤科常规检查；眼科检查（色觉、视力、晶体裂隙灯检查、玻璃体、眼底）；血常规和白细胞分类；尿常规；肝功能；肾功能；外周血淋巴细胞染色体畸变分析；胸部X射线检查；心电图；腹部B超。

　　选检项目（根据职业受照的性质、类型和工作人员健康损害状况选检）：耳鼻喉科、视野（核电厂放射工作人员）；心理测试（核电厂操纵员和高级操纵员）；甲状腺功能；肺功能（放射性矿山工作人员，接受内照射、需要穿戴呼吸防护装置的人员）。

　　（2）在岗期间职业健康检查项目。必检项目：医学史、职业史调查；内科、皮肤科常规检查；眼科检查（色觉、视力、晶体裂隙灯检查、玻璃体、眼底）；血常规和白细胞分类；尿常规；肝功能；肾功能检查；外周血淋巴细胞微核试验；胸部X射线检查。

　　选检项目（根据职业受照的性质、类型和工作人员健康损害状况选检）：心电图；腹部B超；甲状腺功能；血清睾丸酮；外周血淋巴细胞染色体畸变分析；痰细胞学检查和/或肺功能检查（放射性矿山工作人员，接受内照射、需要穿戴呼吸防护装置的人员）；使用全身计数器进行体内放射性核素滞留量的检测（从事非密封源操作的人员）。

　　（3）离岗前职业健康检查项目。必检项目：医学史、职业史调查；内科、皮肤科常规检查；眼科检查（色觉、视力、晶体裂隙灯检查、玻璃体、眼底）；

血常规和白细胞分类；尿常规；肝功能；肾功能；外周血淋巴细胞染色体畸变分析；胸部X射线检查；心电图；腹部B超。

　　选检项目（根据职业受照的性质、类型和工作人员健康损害状况选检）：耳鼻喉科、视野（核电厂放射工作人员）；心理测试（核电厂操纵员和高级操纵员）；甲状腺功能；肺功能（放射性矿山工作人员，接受内照射、需要穿戴呼吸防护装置的人员）；使用全身计数器进行体内放射性核素滞留量的检测（从事非密封源操作的人员）。

　　（4）应急/事故照射职业健康检查项目。必检项目：应急/事故照射史、医学史、职业史调查；详细的内科、外科、眼科、皮肤科、神经科检查；血常规和白细胞分类（连续取样）；尿常规；外周血淋巴细胞染色体畸变分析；外周血淋巴细胞微核试验；胸部X射线摄影（在留取细胞遗传学检查所需血样后）；心电图。

　　选检项目（根据职业受照的性质、类型和工作人员健康损害状况选检）：根据受照和损伤的具体情况，参照GB 18196—2000、GB/T 18199—2000、GBZ 112—2017、GBZ 104—2017、GBZ 96—2011、GBZ/T 151—2002、GBZ 113—2006、GBZ 106—2020等有关标准进行必要的检查和医学处理。

　　3. 职业健康检查报告　受委托的职业健康检查机构为放射工作单位出具职业健康检查报告时应遵循的原则同GBZ 188—2014，一般包括汇总报告和个体报告。

　　汇总报告是对委托单位本次职业健康检查结果的全面总结，一般包括单位基本信息、检查结果分析和适任性评价三部分内容。基本信息包括受检单位名称、放射因素名称、受检单位应检人数、实际受检人数、职业照射种类、检查时间及地点等信息；检查结果分析包括未见异常人员名单、各种异常或患病人员名单及处理建议、复查人员名单，并附个人职业健康检查结果一览表。与放射危害因素相关的检查结果异常包括外周血淋巴细胞染色体畸变率和/或淋巴细胞微核率异常，血细胞分析中白细胞和血小板异常等，均需要提供复查结果，依据复查结果给出适任性评价，受检人员在等待复查期间暂时脱离放射工作。

　　填写个体报告《放射工作人员职业健康检查表》，检查结果出现单项或多项异常，需要复查确定的，应明确复查的内容和时间；由主检医师对检查结论进行审核后给出适任性意见并签名；发现疑似放射损伤的人员，在个体报告和汇总报告中均应予以载明，并由职业健康检查机构通知放射工作单位，并及时告知放射工作人员本人，同时提示放射工作人员到相关的放射性疾病诊断机构进一步明确诊断，并按规定向放射工作单位所在地的卫生行政部门报告。

从事职业健康检查的医疗卫生机构应自体检工作结束之日起 30 个工作日内，为用人单位出具职业健康检查报告，并对报告内容负责。

4. 适任性评价

（1）放射工作人员适任性评价——上岗前

1）可从事放射工作。

2）在一定限制条件下可从事放射工作（例如，不可从事需采取呼吸防护措施的放射工作，不可从事涉及非密封源操作的放射工作）。

3）不宜从事放射工作。

（2）放射工作人员适任性评价——在岗期间

1）可继续原放射工作。

2）在一定限制条件下可从事放射工作（例如，不可从事需采取呼吸防护措施的放射工作，不可从事涉及非密封源操作的放射工作）。

3）暂时脱离放射工作。

4）不宜继续原放射工作。

暂时脱离放射工作的人员，经复查符合放射工作人员健康要求，主检医师应提出可返回原放射工作岗位的建议。

（3）放射工作人员适任性评价——离岗时

1）可以离岗。

2）转相关医疗机构进一步检查。

离岗时职业健康检查结果中出现职业相关的异常如白细胞数、血小板数低于正常参考区间、甲状腺功能 2 项及以上异常或辐射敏感器官异常等情况建议其到相关医疗机构进一步检查。

5. 职业健康咨询

从事职业健康检查的医疗机构有义务安排专业人员接受放射工作人员对健康检查结果的质疑或咨询，专业人员要如实地向放射工作人员解释检查结果和提出的问题，解释时应考虑放射工作人员的文化程度和理解能力。主检医师应向下列放射工作人员提供必要的职业健康咨询和医学建议。

（1）怀孕或可能怀孕的以及哺乳期的女性放射工作人员。

（2）已经或可能受到明显超过个人剂量限值照射的放射工作人员。

（3）可能对自己受照的情况感到忧虑的放射工作人员。

（4）由于其他原因而要求咨询的放射工作人员。

6. 放射工作人员职业健康监护档案管理

放射工作人员职业健康监护档案应包括以下内容。

（1）职业史（放射和非放射）、既往病史、个人史、应急照射和事故照射史（如有）。

（2）历次职业健康检查结果评价及处理意见。

（3）职业性放射性疾病诊治资料（病历、诊断证明书和鉴定结果等）、医学随访资料。

（4）需要存入职业健康监护档案的其他有关资料，如工伤鉴定意见或结论，怀孕声明等。

放射工作单位应为放射工作人员建立并终生保存职业健康监护档案。放射工作人员职业健康监护档案应有专人负责管理，妥善保存；应采取有效措施维护放射工作人员的职业健康隐私权和保密权。

放射工作人员有权查阅、复印本人的职业健康监护档案。放射工作单位应当如实、无偿提供，并在所提供复印件上盖章。

目前职业健康检查档案并没有获得良好的利用。实习学生、研究生、进修人员的职业健康管理情况也亟待改善。

第二节　放射防护培训

一、培训的目的和要求

（一）培训目的

国家职业卫生标准 GBZ/T 149-2015《医学放射工作人员放射防护培训规范》阐述了培训的目的。

1. 了解有关放射防护法规和标准的主要内容；

2. 掌握放射防护基本原则和方法；

3. 掌握控制工作人员和患者、受检者以及公众所受照射剂量的原理和方法，以及有关放射防护设施与放射防护用品的正确使用方法；

4. 了解可能发生的异常照射及其应急措施。

（二）培训要求

1.《放射工作人员职业健康管理办法》对放射防护培训提出了相关要求。

（1）放射工作人员上岗前应当接受放射防护和有关法律知识培训，考核合格方可参加相应的工作。培训时间不少于 4 天。

（2）放射工作单位应当定期组织本单位的放射

工作人员接受放射防护和有关法律知识培训。放射工作人员两次培训的时间间隔不超过 2 年,每次培训时间不少于 2 天。

（3）放射工作单位应当建立并按照规定的期限妥善保存培训档案。培训档案应当包括每次培训的课程名称、培训时间、考试或考核成绩等资料。

（4）放射防护及有关法律知识培训应当由符合省级卫生行政部门规定条件的单位承担,培训单位可会同放射工作单位共同制定培训计划,并按照培训计划和有关规范、标准实施和考核。

放射工作单位应当将每次培训的情况及时记录在《放射工作人员证》中。

2. 此外,国家职业卫生标准 GBZ/T 149—2015《医学放射工作人员放射防护培训规范》中具体规定了医学放射工作人员放射防护培训的要求。

（1）上岗前的培训:医学放射工作人员上岗前应当接受放射防护知识和有关法律知识的培训,并经考核合格方可参加相应的工作。培训时间不少于 4d。

（2）在岗期间的培训:各类医学放射工作人员在岗期间应定期接受再培训,两次培训的时间间隔不超过 2 年,每次培训时间不少于 2 天。

（3）实习前的培训:医学院校学生进入与放射工作有关的专业实习前,应接受放射防护基本知识的培训。

（三）培训方式要求

放射防护培训应根据培训对象的具体情况及其工作性质采取相应方式,例如课堂教学、远程教学、现场实习和个人自学等。充分利用各种音像教材培训。

1. 课堂教学和远程教学可以放射防护基础知识和相关法律、法规、标准为主,较系统讲授共同性内容;也可以某方面专题为内容举办培训班。

2. 现场实习以实际操作为主,侧重培养学员放射防护技能。

3. 个人学习应由所在单位负责组织并安排,选择合适教材,提出统一要求。

（四）考核要求

1. 放射防护基本知识应列为医学放射工作人员的业务考核的内容。

2. 新参加医学放射工作的人员,应经过当地卫生行政部门认可的放射防护培训,经考核合格后方能上岗。

3. 每两年应对在岗的医学放射工作人员进行一次放射防护知识与技能的考核。

4. 应将每次培训情况及考核结果记录在《放射工作人员证》中。

（五）培训工作的实施要求

从事电离辐射医学应用的医疗、科研、教学单位的主要负责人,应对本单位的放射防护培训负责,从组织上落实放射防护培训计划的制定与实施,并定期核查培训效果。

各地卫生行政部门指定的放射防护培训机构应负责督促并协助各有关单位做好放射防护培训工作,同时建立一支能够胜任放射防护培训的教学与考核任务的师资队伍。

放射防护培训教学人员应熟知放射防护法律法规和标准,不仅要有较好的理论素质,而且要有较丰富的实践经验。

对医学放射工作人员的放射防护培训应有档案记录。培训档案的记录内容应当包括每次培训的教学人员和课程名称、培训时间和地点、参加人员简况、考试或考核的内容和成绩等资料。培训档案的保存时间依档案类别而定。

二、培训的知识和内容

根据国家职业卫生标准 GBZ/T 149—2015《医学放射工作人员放射防护培训规范》,放射防护培训的内容和深度以及培训的频度和时间,应与放射防护培训对象的职责和责任相称,与其工作性质和条件相适应。可参照下列给出的几类培训内容提纲和培训课程举例加以选择。

（一）基础类

1. 原子核结构和放射性衰变。

2. 电离辐射的特点及其与物质的相互作用。

3. 电离辐射的量和单位。

4. 天然与人工电离辐射源。

5. 放射生物学基础。

6. 放射性物质的吸收、代谢与促排。

7. 辐射测量与仪器设备。

8. 个人监测。

9. 场所防护监测。

10. 放射事故及其处理。

11. 放射损伤防治。

12. 放射性废物处置。

13. 表面放射性污染的去除。

（二）法规标准类

1. 放射防护法规。

2. 放射防护标准。

3. 放射工作人员的职业健康管理。

（三）防护知识类

1. 放射防护的目的和任务。

2. 放射防护原则。

3. 职业照射及其防护。

4. 医疗照射的质量保证与患者防护。

5. 外照射的防护措施。

6. 内照射的防护措施。

7. 安全操作技术。

8. 电离辐射医学应用新进展、放射防护新知识、新技术。

（四）应用类

1. 医用 X 射线诊断　包括医用 X 射线诊断设备工作原理、X 射线诊断技术的发展、X 射线诊断设备的防护性能及其监测方法、医用 X 射线诊断放射卫生防护标准及有关防护管理法规、附加防护设备与辅助防护用品、工作人员的防护、受检者的防护、X 射线诊断的质量保证、特殊类型 X 射线检查的防护、事故预防及处理。

2. 核医学　包括放射性药物，放射性核素发生器，放射性物质的开瓶与分装，放射性物质的运输和保存，放射性废物处理，内照射防护，外照射防护，工作人员和受检者与患者的防护，防护监测，内照射剂量估算，核医学和介入放射学的质量保证，介入放射学设备的工作原理、防护设备和防护用品、防护性能及其检测方法，附加防护设备与辅助防护用品，污染的预防和清除，事故预防及处理，有关的放射卫生防护标准和管理法规。

3. 放射治疗　包括放射治疗源、放射治疗设备工作原理、放射治疗设备的防护性能及其监测方法、放射治疗的物理学和放射生物学基础、肿瘤放疗定位技术、肿瘤放射治疗剂量、放射治疗的质量保证、有关防护标准与防护管理法规、工作人员的防护、患者的防护、事故预防及处理。

4. 介入放射学　包括介入放射学的质量保证及其设备的工作原理，防护设备和防护用品、防护性能及其检测方法，附加防护设备与辅助防护用品，工作人员和受检者与患者的防护，防护监测，针对介入放射学中辐射剂量的过程优化，事故预防及处理，有关的放射卫生防护标准和管理法规。

在医学放射工作人员的放射防护培训中应强调受检者与患者的防护，医疗照射的正当性判断和最优化分析应列为放射防护培训的重要内容。

接触医用非密封放射性物质的工作人员的放射防护培训内容应包括内照射防护和放射性废物处理知识。

X 射线诊断、介入放射学、核医学和放射治疗的质量保证，应列为相应医学放射工作人员的放射防护培训内容。

放射防护培训内容应适时更新。

第三节　个人剂量管理

一、个人监测的目的

个人监测是指用佩戴在放射工作人员身上的装置，即个人剂量计，对放射工作人员所作受照剂量的测量和对此测量结果的解释。个人监测的主要目的是对主要受照射的器官或组织所接受的平均当量剂量或有效剂量做出估算，进而限制工作人员个人接受的剂量，并且证明工作人员接受的剂量是符合有关国家标准的，防止放射工作人员受到过量照射，保障放射工作人员与公众的健康和安全。附加目的是提供工作人员所受剂量趋势和工作场所条件以及有关事故照射的资料。

二、个人剂量监测的要求

（一）《放射工作人员职业健康管理办法》的要求

1. 放射工作单位应当按照本办法和国家有关标准、规范的要求，安排本单位的放射工作人员接受个人剂量监测，并遵守下列规定。

（1）外照射个人剂量监测周期一般为 30 天，最长不应超过 90 天；内照射个人剂量监测周期按照有关标准执行。

（2）建立并终生保存个人剂量监测档案。

（3）允许放射工作人员查阅、复印本人的个人剂量监测档案。

2. 个人剂量监测档案应当包括：

（1）常规监测的方法和结果等相关资料。

（2）应急或者事故中受到照射的剂量和调查报告等相关资料。

放射工作单位应当将个人剂量监测结果及时记录在《放射工作人员证》中。

3. 放射工作人员进入放射工作场所，应当遵守下列规定：

（1）正确佩戴个人剂量计。

（2）操作结束离开非密封放射性物质工作场所时，按要求进行个人体表、衣物及防护用品的放射性表面污染监测，发现污染要及时处理，做好记录并存档。

（3）进入辐照装置、工业探伤、放射治疗等强辐射工作场所时，除佩戴常规个人剂量计外，还应当携带报警式剂量计。

4. 个人剂量监测工作应当由具备资质的个人剂量监测技术服务机构承担。个人剂量监测技术服务机构的资质审定由中国疾病预防控制中心协助卫生部组织实施。

个人剂量监测技术服务机构的资质审定按照《职业病防治法》《职业卫生技术服务机构管理办法》和卫生部有关规定执行。

5. 个人剂量监测技术服务机构应当严格按照国家职业卫生标准、技术规范开展监测工作，参加质量控制和技术培训。

个人剂量监测报告应当在每个监测周期结束后1个月内送达放射工作单位，同时报告当地卫生行政部门。

6. 县级以上地方卫生行政部门按规定时间和格式，将本行政区域内的放射工作人员个人剂量监测数据逐级上报到卫生部。

7. 中国疾病预防控制中心协助卫生部拟定个人剂量监测技术服务机构的资质审定程序和标准，组织实施全国个人剂量监测的质量控制和技术培训，汇总分析全国个人剂量监测数据。

（二）《中华人民共和国职业病防治法》的要求

对放射工作场所和放射性同位素的运输、贮存，用人单位必须配置防护设备和报警装置，保证接触放射线的工作人员佩戴个人剂量计等。

（三）《放射性同位素与射线装置安全和防护条例》的要求

生产、销售、使用放射性同位素和射线装置的单位，应当严格按照国家关于个人剂量监测和健康管理的规定，对直接从事生产、销售、使用活动的工作人员进行个人剂量监测和职业健康检查，建立个人剂量档案和职业健康监护档案。

（四）《放射诊疗管理规定》的要求

1. 放射诊疗工作人员应当按照有关规定佩戴个人剂量计。

2. 医疗机构应当按照有关规定和标准，对放射诊疗工作人员进行上岗前、在岗期间和离岗时的健康检查，定期进行专业及防护知识培训，并分别建立个人剂量、职业健康管理和教育培训档案。

3. 医疗机构违反本规定，有下列行为之一的，由县级以上卫生行政部门给予警告，责令限期改正；并可处一万元以下的罚款。

（1）购置、使用不合格或国家有关部门规定淘汰的放射诊疗设备的。

（2）未按照规定使用安全防护装置和个人防护用品的。

（3）未按照规定对放射诊疗设备、工作场所及防护设施进行检测和检查的。

（4）未按照规定对放射诊疗工作人员进行个人剂量监测、健康检查、建立个人剂量和健康档案的。

（5）发生放射事件并造成人员健康严重损害的。

（6）发生放射事件未立即采取应急救援和控制措施或者未按照规定及时报告的。

（7）违反本规定的其他情形。

（五）《放射性同位素与射线装置安全许可管理办法》的要求

1. 辐射工作单位应当建立放射性同位素与射线装置台账，记载放射性同位素的核素名称、出厂时间和活度、标号、编码、来源和去向，及射线装置的名称、型号、射线种类、类别、用途、来源和去向等事项。

2. 放射性同位素与射线装置台账、个人剂量档案和职业健康监护档案应当长期保存。

（六）《放射性同位素与射线装置安全和防护管理办法》的要求

1. 生产、销售、使用放射性同位素与射线装置的单位，应当对本单位的放射性同位素与射线装置的安全和防护状况进行年度评估，并于每年1月31日前向发证机关提交上一年度的评估报告。

2. 生产、销售、使用放射性同位素与射线装置的单位，应当按照法律、行政法规以及国家环境保护和职业卫生标准，对本单位的辐射工作人员进行个人剂量监测；发现个人剂量监测结果异常的，应当立即核实和调查，并将有关情况及时报告辐射安全许可证发证机关。

生产、销售、使用放射性同位素与射线装置的单位，应当安排专人负责个人剂量监测管理，建立辐射工作人员个人剂量档案。个人剂量档案应当包括个人基本信息、工作岗位、剂量监测结果等材料。个人剂量档案应当保存至辐射工作人员年满75周岁，或者停止辐射工作30年。

辐射工作人员有权查阅和复制本人的个人剂量档案。辐射工作人员调换单位的,原用人单位应当向新用人单位或者辐射工作人员本人提供个人剂量档案的复制件。

3. 生产、销售、使用放射性同位素与射线装置的单位,不具备个人剂量监测能力的,应当委托具备下列条件的机构进行个人剂量监测。

(1)具有保证个人剂量监测质量的设备、技术。

(2)经省级以上人民政府计量行政主管部门计量认证。

(3)法律法规规定的从事个人剂量监测的其他条件。

4. 环境保护部对从事个人剂量监测的机构进行评估,择优向社会推荐。

环境保护部定期对其推荐的从事个人剂量监测的机构进行监测质量考核;对考核不合格的,予以除名,并向社会公告。

5. 接受委托进行个人剂量监测的机构,应当按照国家有关技术规范的要求进行个人剂量监测,并对监测结果负责。

接受委托进行个人剂量监测的机构,应当及时向委托单位出具监测报告,并将监测结果以书面和网上报送方式,直接报告委托单位所在地的省级人民政府环境保护主管部门。

6. 环境保护部应当建立全国统一的辐射工作人员个人剂量数据库,并与卫生等相关部门实现数据共享。

(七)《放射卫生技术服务机构管理办法》的要求

1. 本办法所称的放射卫生技术服务机构是指为医疗机构提供放射诊疗建设项目职业病危害放射防护评价、放射卫生防护检测,提供放射防护器材和含放射性产品检测、个人剂量监测等技术服务的机构。

2. 放射诊疗建设项目职业病危害放射防护评价资质(甲级、乙级)中包含放射卫生防护检测项目和/或个人剂量监测项目的,不必再单独申请放射卫生防护检测资质和/或个人剂量监测资质。

(八)GBZ 128—2019《职业性外照射个人监测规范》的要求

外照射个人监测类型可分为常规监测、任务相关监测和特殊监测。

1. 常规监测周期一般为 1 个月,最长不应超过 3 个月。

2. 任务相关监测和特殊监测应根据辐射监测实践的需要进行。

三、个人剂量计的使用

根据 GBZ 128—2019《职业性外照射个人监测规范》,个人剂量计的佩戴有以下要求:①对于比较均匀的辐射场,当辐射主要来自前方时,剂量计应佩戴在人体躯干前方中部位置,一般在左胸前或锁骨对应的领口位置;当辐射主要来自人体背面时,剂量计应佩戴在背部中间。②对于如介入放射学、核医学放射药物分装与注射等全身受照不均匀的工作情况,应在铅围裙外锁骨对应的领口位置佩戴剂量计。对于该种工作情况,建议采用双剂量计监测方法(在铅围裙内躯干上再佩戴另一个剂量计),且宜在身体可能受到较大照射的部位佩戴局部剂量计(如头箍剂量计、腕部剂量计、指环剂量计等)。

每个季度初,放射工作单位在收到监测单位发出的新元件后,要立刻将已经佩戴了 3 个月的旧元件换下,并尽快送达监测单位。同时附上送检表。延期送达将影响测量。

根据国家规定,监测机构在放射工作人员受照剂量大于一定水平(即调查水平)时需对人员的受照情况进行调查。GBZ 128—2019《职业性外照射个人监测规范》建议的年调查水平为有效剂量 5mSv,每周期为 1.25mSv。受调查单位应调查剂量计是否正常使用,是否属于真实受照,有没有发生剂量计使用方法不当、丢失在工作现场等非工作人员本人受照的情况,并如实上报。工作单位应将上报情况留底,存入个人剂量档案。

个人剂量监测方面存在佩戴不规范,实习学生、研究生、进修人员的个人剂量监测管理情况也亟待改善,超剂量调查不认真等问题,为了使个人剂量监测结果能真实反映工作人员的受照情况,剂量计在使用时必须注意以下问题:

(1)按正确的方法佩戴剂量计,不能将剂量计佩戴在铅围裙的外面。如果需要(如介入科),在铅围裙里佩戴剂量计的同时,可在衣领处加戴一个剂量计。

(2)不能带着剂量计接受拍片、CT 等各种影像检查、核素治疗等活动。

(3)不能故意将剂量计放在射线下进行照射。

(4)不要将放有剂量计的工作服借给其他人使用,不能和其他工作人员交换剂量计。

(5)不要将剂量计遗忘在拍片室、治疗室等工作现场。

（6）一个周期的剂量元件仅对本周期有效，使用或者存放超过 3 个月的剂量元件将无法进行准确的剂量估计。

（7）工作时随身携带，工作后放在无光照、射线影响的地方。

（杨晓鹏　欧阳雪晖）

参考文献

［1］ 苗晓翔，苏垠平，徐辉，等.浅议放射卫生在医用辐射防护领域的几个问题［J］.中华放射医学与防护杂志，2021，41（4）：276-281.

［2］ BRAMBILLA M, VASSILEVA J, KUCHCINSKA A, et al. Multinational data on cumulative radiation exposure of patients from recurrent radiological procedures: call for action［J］. Eur Radiol, 2020, 30（5）: 2493-2501.

［3］ REHANI M M, YANG K, MELICK E R, et al. Patients undergoing recurrent CT scans: assessing the magnitude［J］. Eur Radiol, 2020, 30（4）: 1828-1836.

［4］ 强永刚.医学辐射防护学［M］.2版.北京：高等教育出版社，2013.

［5］ 赵进沛，杨会锁，李秀芹，等.放射诊疗卫生防护及其监督监测［M］.北京：军事医学科学出版社，2012.

［6］ 王鹏程.放射物理与辐射防护［M］.北京：人民卫生出版社，2016.

［7］ UNSCEAR. Sources and effects of ionizing radiation, UNSCEAR Report 2008［R］. New York: United Nations, 2010.

［8］ 刘长安，陈肖华.放射诊断中的医疗照射防护［M］.北京：军事医学科学出版社，2014.

［9］ ICRP. ICRP Publication 105: Radiological protection in medicine［J］. Ann ICRP, 2007, 37（6）: 1-63.

［10］ 高林峰.X射线诊断的医疗照射防护技术［M］.上海：上海交通大学出版社，2019.

［11］ 刘树铮.医学放射生物学［M］.北京：中国原子能出版社，2006.

［12］ 苏燎原，刘芬菊.医学放射生物学基础［M］.北京：中国原子能出版社，2013.

［13］ 龚守良.医学放射生物学［M］.4版.北京：中国原子能出版社，2015.

［14］ 孙亮，李士骏.电离辐射剂量学基础［M］.3版.北京：中国原子能出版社，2014.

［15］ HARRISON J D, BALONOV M, BOCHUD F, et al. ICRP Publication 147: The Use of Dose Quantities in Radiological Protection［J］. Ann ICRP, 2021, 50（1）: 9-82.

［16］ International Atomic Energy Agency. Dosimetry in Diagnostic Radiology: An International Code of Practice［M］. Vienna: IAEA Publishing Section, 2007.

［17］ International Atomic Energy Agency. Absorbed Dose Determination in External Beam Radiotherapy［M］. Vienna: IAEA Publishing Section, 2000.

［18］ 中华人民共和国卫生和计划生育委员会.放射诊断放射防护要求：GBZ 130—2020［S］.北京：中国标准出版社，2020.

［19］ 中华人民共和国卫生和计划生育委员会.医用X射线诊断设备质量控制检测规范：WS 76—2020［S］.北京：中国标准出版社，2020.

［20］ 潘自强，周永增，周平坤，等译.国际放射防护委员会2007年建议书，国际放射防护委员会第103号出版物（中文版）［R］.北京：中国原子能出版社，2008.

［21］ 中华医学会核医学分会《临床核医学辐射安全专家共识》编写委员会.临床核医学辐射安全专家共识［J］.中华核医学与分子影像杂志，2017，37（4）：225-229.

［22］ 中华人民共和国国家卫生健康委员会.核医学放射防护要求：GBZ 120—2020［S］.北京：中国标准出版社，2021.

［23］ 中华人民共和国国家质量监督检验检疫总局.电离辐射防护与辐射源安全基本标准：GB 18871—2002［S］.北京：中国标准出版社，2002.

［24］ 中华人民共和国国家卫生健康委员会.医用电子直线加速器质量控制检测规范：WS 674—2020［S］.北京：中国标准出版社，2020.

［25］ 中华人民共和国国家卫生健康委员会.放射治疗放射防护要求：GBZ 121—2020［S］.北京：中国标准出版社，2020.

［26］ 刘长安.介入诊疗防护与安全指南［M］.北京：北京大

学医学出版社, 2016.

[27] 余建明. 实用医学影像技术[M]. 北京: 人民卫生出版社, 2015.

[28] 孙全富, 苏垠平, 侯长松. 新版《国际辐射防护和辐射源安全基本安全标准》实施带来的挑战[J]. 中华放射医学与防护杂志, 2018, 38(6): 478-480.

[29] 陈尔东, 鞠金欣, 薛茹. 我国放射卫生标准体系的结构探讨[J]. 环境与职业医学, 2016, 33(3): 274-277.

[30] 中华人民共和国国家卫生健康委员会. 放射工作人员健康要求及监护规范: GBZ 98—2020[S]. 北京: 中国标准出版社, 2020.

[31] 中华人民共和国卫生和计划生育委员会. 医学放射工作人员放射防护培训规范: GBZ/T 149—2015[S]. 北京: 中国标准出版社, 2015.

[32] 中华人民共和国国家卫生健康委员会. 职业性外照射个人监测规范: GBZ 128—2019[S]. 北京: 中国标准出版社, 2019.

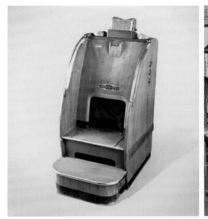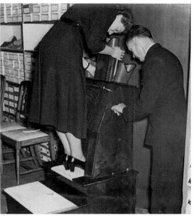

图 1-1-1　X射线在试鞋器中应用

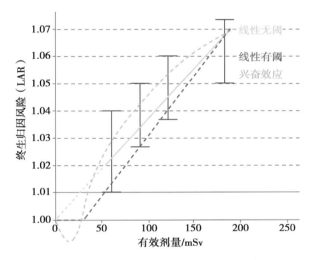

图 1-2-1　癌症的相对生物学风险与所接受的有效剂量
之间的关系

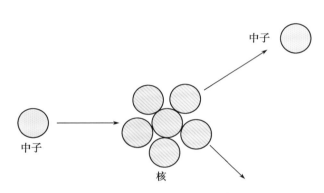

图 2-3-7　中子弹性散射示意图

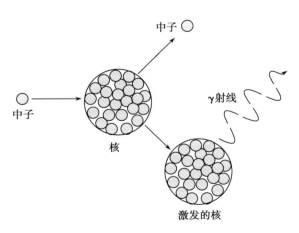

图 2-3-8　中子非弹性散射示意图

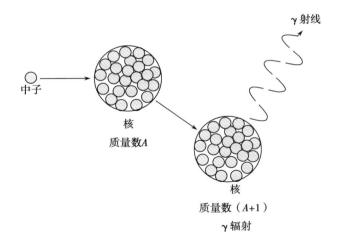

图 2-3-9　中子俘获示意图

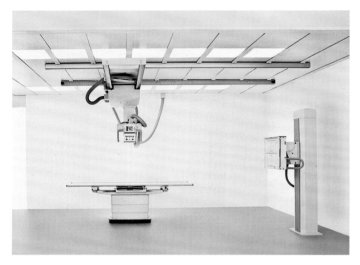

图 2-4-2　DR 设备

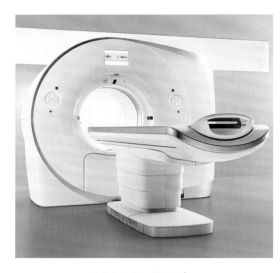

图 2-4-3　CT 设备

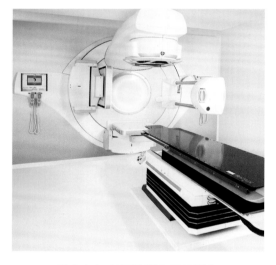

图 2-4-4　医用直线加速器设备

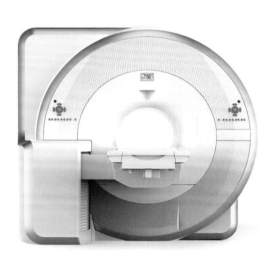

图 2-4-5　PET/MR 设备

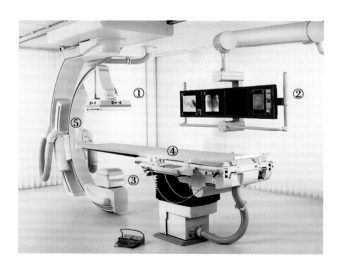

①平板探测器;②显示器;③X 射线管;④导管床;⑤C 型臂。

图 11-2-1　适用于潜在高辐射剂量类型介入设备

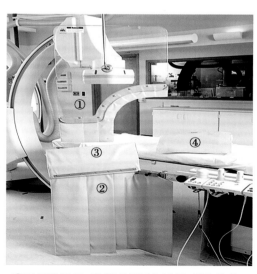

①悬吊防护屏;②③床旁固定铅裙;④防护垫。

图 11-2-4　介入放射防护装置

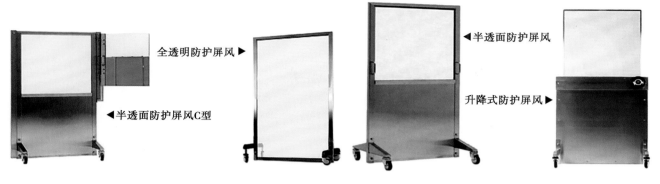

全透明防护屏风 ▶

◀ 半透面防护屏风C型

◀ 半透面防护屏风

升降式防护屏风 ▶

图 11-2-6　移动式铅屏风

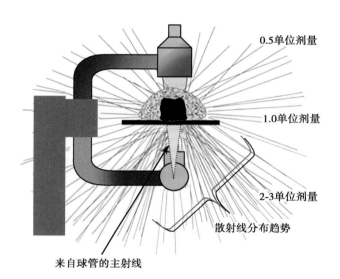

0.5单位剂量

1.0单位剂量

2-3单位剂量

散射线分布趋势

来自球管的主射线

图 11-3-1　主射线和散射线的分布及相对强度

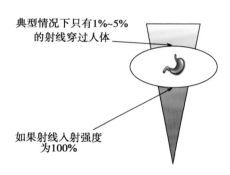

典型情况下只有1%~5%
的射线穿过人体

如果射线入射强度
为100%

图 11-3-2　患者入射和出射侧辐射相对强度

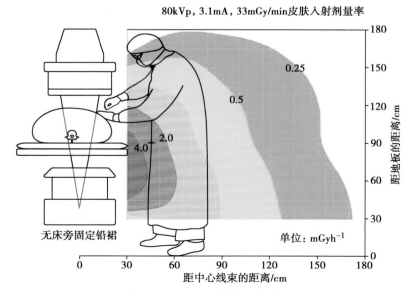

80kVp，3.1mA，33mGy/min皮肤入射剂量率

0.25

0.5

2.0

4.0

无床旁固定铅裙

单位：mGyh⁻¹

距地板的距离/cm

距中心线束的距离/cm

图 11-3-3　距患者受照部位距离的增加，散射辐射水平急剧下降

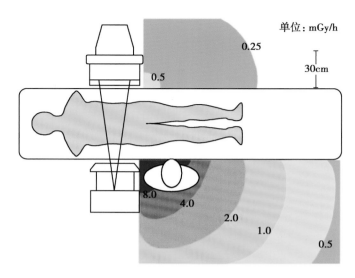

图 11-3-4　X射线管位于患者右侧位时散射辐射水平分布情况

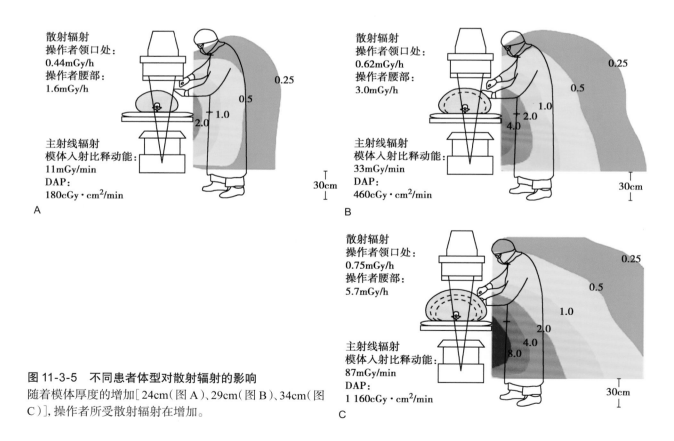

图 11-3-5　不同患者体型对散射辐射的影响
随着模体厚度的增加[24cm(图A)、29cm(图B)、34cm(图C)],操作者所受散射辐射在增加。

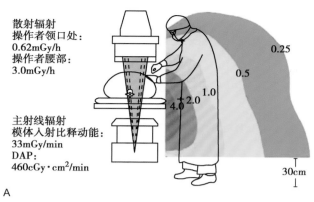

散射辐射
操作者领口处：
0.62mGy/h
操作者腰部：
3.0mGy/h

主射线辐射
模体入射比释动能：
33mGy/min
DAP：
460cGy·cm²/min

A

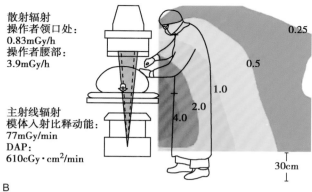

散射辐射
操作者领口处：
0.83mGy/h
操作者腰部：
3.9mGy/h

主射线辐射
模体入射比释动能：
77mGy/min
DAP：
610cGy·cm²/min

B

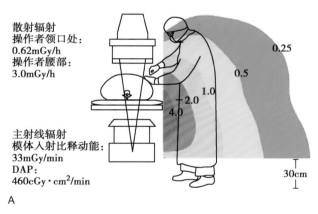

散射辐射
操作者领口处：
0.43mGy/h
操作者腰部：
2.0mGy/h

主射线辐射
模体入射比释动能：
81mGy/min
DAP：
310cGy·cm²/min

C

图 11-3-6　不同射线束视野对散射辐射的影响
FOV=20cm（图 B）时散射辐射最大，FOV=28cm（图 A）时散射辐射次之，FOV=14cm（图 C）时散射辐射最小。

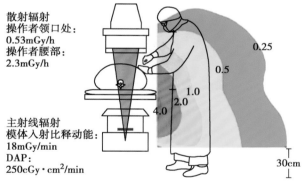

散射辐射
操作者领口处：
0.62mGy/h
操作者腰部：
3.0mGy/h

主射线辐射
模体入射比释动能：
33mGy/min
DAP：
460cGy·cm²/min

A

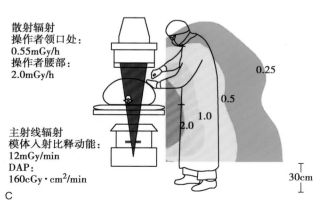

散射辐射
操作者领口处：
0.53mGy/h
操作者腰部：
2.3mGy/h

主射线辐射
模体入射比释动能：
18mGy/min
DAP：
250cGy·cm²/min

B

散射辐射
操作者领口处：
0.55mGy/h
操作者腰部：
2.0mGy/h

主射线辐射
模体入射比释动能：
12mGy/min
DAP：
160cGy·cm²/min

C

图 11-3-7　不同滤过厚度对散射辐射的影响
随着滤过厚度的增加［无滤过（图 A）、0.2mm 铜滤过（图 B）、0.5mm 铜滤过（图 C）］，操作者所受散射辐射在降低。

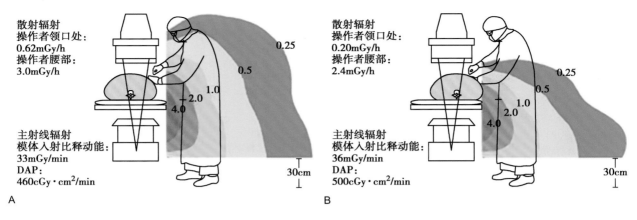

散射辐射
操作者领口处：
0.62mGy/h
操作者腰部：
3.0mGy/h

主射线辐射
模体入射比释动能：
33mGy/min
DAP：
460cGy·cm²/min

A

散射辐射
操作者领口处：
0.20mGy/h
操作者腰部：
2.4mGy/h

主射线辐射
模体入射比释动能：
36mGy/min
DAP：
500cGy·cm²/min

B

图 11-3-8　受照部位不同对散射辐射的影响

受照部位靠近操作者（图 A）时的散射辐射高于远离操作者（图 B）时的散射辐射。

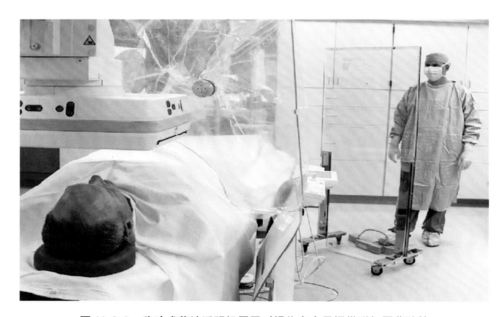

图 11-3-9　移动式落地透明铅屏风对操作者人员提供附加屏蔽防护

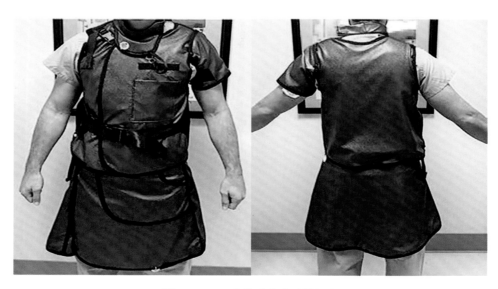

图 11-3-10　分体式个人防护铅衣

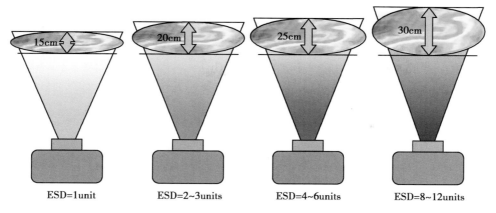

图 11-4-1　体层厚度的增加所引起的患者入射体表剂量(ESD)的增加

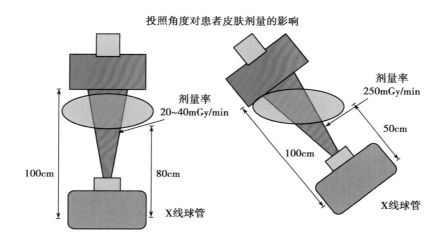

图 11-4-2　投照角度变化引起的患者入射体表剂量率的变化

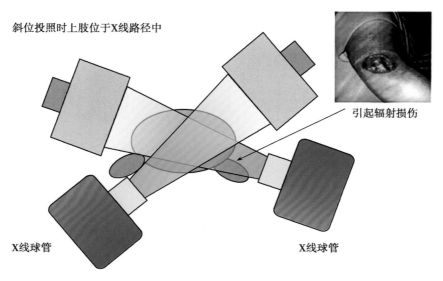

图 11-4-3　侧位或斜位投照时双侧上肢处于照射野中引起辐射剂量增加,导致皮肤损伤

焦皮距的变化能显著影响患者的皮肤剂量

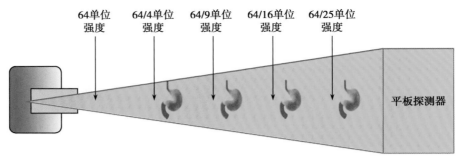

图 11-4-4　患者皮肤剂量与 X 射线
管至患者身体距离之间的关系

应使焦皮距保持在实际可行的最大值

缩小影像探测器与患者之间的距离可减少射线量和患者皮肤剂量

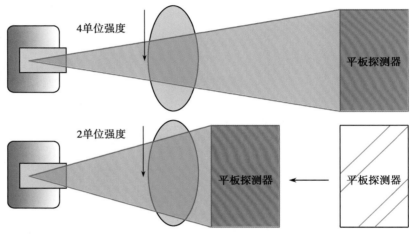

图 11-4-5　患者皮肤剂量与探测器至患者
身体距离之间的关系

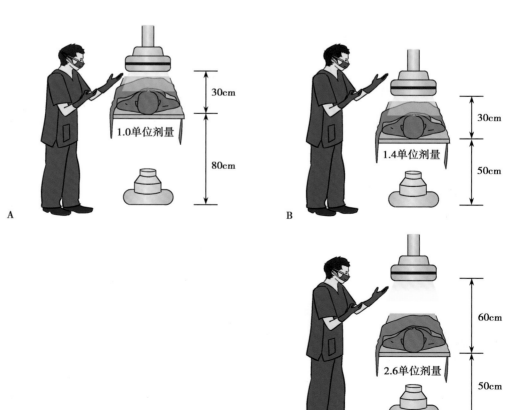

图 11-4-6　X 射线管、探测器、患者三者之间距离与患者剂量的关系　C

48